Anthropologische Psychiatrie

Band II

Psychiatrie Verlag

Anthropologische Psychiatrie | Band II

Herausgegeben von Prof. Dr. Thomas Bock

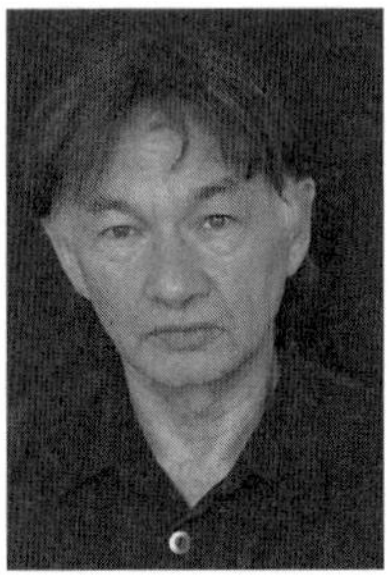

Thomas Bock, Professor für Klinische Psychologie und Sozialpsychiatrie, Psychologischer Psychotherapeut, Leiter u.a. der Psychosenambulanz der Universitätsklinik Hamburg-Eppendorf; mit Dorothea Buck Mitbegründer der Psychoseseminare und weiterer trialogischer Projekte; Autor von Fach- und Kinder-Büchern.

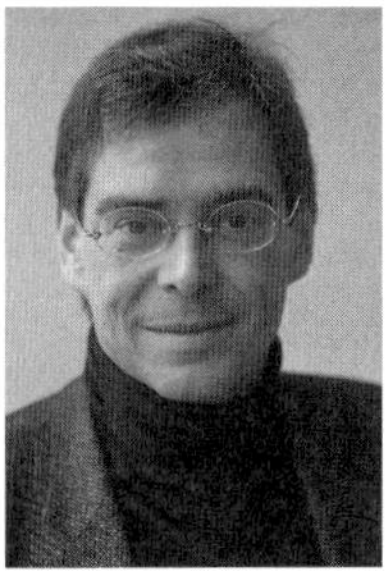

Andreas Heinz, Direktor der Klinik und Professor für Psychiatrie und Psychotherapie, Charité – CCM. Studierte Medizin, Philosophie und Anthropologie in Bochum, Berlin und Washington D.C. Dissertation in Medizin und Philosophie. Neurologe und Psychiater.

Thomas Bock und Andreas Heinz

Psychosen

Ringen um Selbstverständlichkeit

Herausgegeben von Prof. Dr. Thomas Bock

Thomas Bock und Andreas Heinz
Psychosen. Ringen um Selbstverständlichkeit
Anthropologische Psychiatrie 2
1. Auflage 2016
ISBN Print 978-3-88414-602-6
ISBN PDF 978-3-88414-873-0

Bibliografische Information der Deutschen Nationalbibliothek
Die Deutsche Nationalbibliothek verzeichnet diese Publikation in der Deutschen Nationalbibliografie; detaillierte bibliografische Daten sind im Internet über http://dnb.ddb.de abrufbar.

Weitere Bücher zum Umgang mit psychischen Erkrankungen unter: www.psychiatrie-verlag.de.

Mitherausgebender Redakteur: Uwe Britten, Eisenach
Umschlagkonzeption und -gestaltung: GRAFIKSCHMITZ, Köln, unter Verwendung eines Fotos von Blauel Gnamm – ARTOTHEK / Camille Claudel (1856 – 1913)
Typografiekonzeption und Satz: Iga Bielejec, Nierstein
Druck und Bindung: Kösel, Krugzell (www.KoeselBuch.de)

FSC www.fsc.org
MIX
Papier aus verantwortungsvollen Quellen
FSC® C013736

Einleitung: Spurensuche

Kontext des Ringens um Selbstverständlichkeit

»Jeder Mensch muss wissen, wie er sich verhält, hat eine Bahn, eine Denkweise. Sein Handeln, seine Menschlichkeit, seine Gesellschaftlichkeit, alle diese Spielregeln, die er ausführt: ich konnte sie bis jetzt noch nicht so klar erkennen. [...] Und auch ebenso die Denkarten, so das Einfache, das *Einfachste.* [...] Was fehlt mir eigentlich? So etwas *Kleines,* so komisch, etwas *Wichtiges,* ohne das man aber nicht leben kann. [...] Das ist wohl die *natürliche Selbstverständlichkeit,* die mir fehlt.« Dieses Zitat stammt von Anne Rau, der Hauptperson in Wolfgang Blankenburgs für unsere Arbeit so wichtigem Buch (Blankenburg 1971/2012), in dem er auf sehr ausführliche und angenehme Weise Schizophrenien nicht von außen zu *erklären*, sondern als Erfahrung zu *beschreiben* und zu *verstehen* versucht.

Auch für uns ist die Selbstverständlichkeit ein wesentlicher Bezugspunkt, wenn auch sicher nicht der einzige. Der Begriff ist vielschichtig: Gelingt es uns Menschen zum Beispiel in schweren Krisen, uns selbst zu verstehen? Aber auch: Wie selbstverständlich sind wir in dieser Welt? In beiden Hinsichten müssen wir immer wieder um unsere Selbstverständlichkeit ringen – und zwar egal, ob mit oder ohne Psychosen. Doch der Unterschied kann bedeutsam, das Ringen sehr existenziell werden; zugleich spiegelt uns diese Existenzialität auch das eigene Menschsein wider.

In einer Psychose steht unsere Selbstverständlichkeit sehr grundlegend infrage; das Dasein bekommt eine andere Bedeutung, eine andere Konnotation. Das birgt das Risiko tiefer und nachhaltiger Verunsicherung, aber auch die Chance einer neuen Sicht auf uns und die Welt. Alle Beteiligten werden in und durch Psychosen mit zutiefst menschlichen und uns alle im Kern berührenden Themen konfrontiert. Wolfgang Blankenburg spricht von »Alienation« als eine Prozess des Sich-fremd-Werdens, der nicht anders als mit Bezug auf die lebensweltliche Erfahrung verstanden werden kann. Die zentrale Frage lautet: »Wie konstituiert sich für ihn (den Patienten) eine besondere Lebenswelt, die sein Erfahren, Erleben, Handeln und Sichdarleben prägt?« (Blankenburg 2012, S. 35). Blankenburg unterscheidet in diesem Zusammenhang die Alienation interaktionell: »Unsere *Befremdung* und seine *Entfremdung* stehen sich gegenüber und verweisen doch zugleich aufeinander« (ebd.).

Dorothea Buck (BUCK-ZERCHIN 2005, BUCK 2013; siehe auch die Thesen dazu weiter unten) spricht von der tiefen Begegnung mit sich selbst, der Konfrontation mit unbewussten Geschehnissen, die im positiven Sinne eine große Bedeutung bekommen kann – vorausgesetzt, die Auseinandersetzung gelingt konstruktiv.

Als Therapeuten sind wir also mit Entfremdung *und* Annäherung konfrontiert, haben die Risiken des einen und die Chancen des anderen abzuwägen. Dabei hilft es, den Begriff der Selbstverständlichkeit näher zu betrachten. Blankenburg grenzt ihn ab von »Verstiegenheit, Verschrobenheit, Manieriertheit«, Begriffe, die Ludwig BINSWANGER (1956), ebenfalls anthropologischer Psychiater, in einer Monografie als »drei Formen mißglückten Daseins« für schizophrene Zustände gewählt hat. Selbstverständlichkeit sei nicht ohne Weiteres einer Werteskala zuzuordnen, schon gar nicht einer Dichotomie »gesund – pathologisch« (BLANKENBURG 2012, S. 79): »Ist doch letztlich Unselbstverständlichkeit nicht weniger, sondern nur anders als Selbstverständlichkeit konstitutiv für menschliches In-der-Welt-Sein« (ebd.).

Jeder Mensch kennt beides; das Verhältnis beider Zustände sagt etwas darüber aus, *wie* er in der Welt ist. Wir Menschen sind reflexive Wesen, nicht vor allem instinktgesteuert, wir können gar nicht immer unmittelbar sein; unser Dasein ist weder fraglos noch harmlos. Insofern gehört es zu uns, um unsere Selbstverständlichkeit ringen zu müssen. Menschen mit Psychoseerfahrung spiegeln uns wider, dass dieses Ringen mehr oder weniger ausgeprägt sein, mehr oder weniger existenzielle Bedeutung haben kann. In Blankenburgs phänomenologischer Analyse wird der mögliche *Verlust der natürlichen Selbstverständlichkeit* (so der Titel seines Hauptwerks; BLANKENBURG 2012), die er nicht statisch, sondern dynamisch als »Missverhältnis« zwischen Selbstverständlichkeit und Unselbstverständlichkeit versteht, daran geprüft, ob »Weltverhältnis, Zeitigung, Selbstkonstitution und intersubjektive Konstitution« (ebd., S. 171) wesentlich verändert sind. Ohne Frage trifft eine solche Verunsicherung auf Menschen mit Psychoseerfahrung in besonderem Maße zu.

Die Frage nach der Selbstverständlichkeit steht nicht im luftleeren Raum. Nicht nur die Psychiatrie, sondern auch die soziokulturellen Praktiken bestimmen mit, welchen Platz das Selbst-Verstehen und das Selbstverständlich-Sein haben – vor allem auch im Umgang mit Psychosen. Wir wollen mit diesem Buch die vorsichtige Hoffnung ausdrücken, dass sich die menschliche Sicht auf Psychosen, die Kultur der Psychiatrie sowie die Sensibilität und Toleranz in der Gesellschaft so weiterentwickeln, dass auch ein Mensch mit Psychoseerfahrung Selbstverständlichkeit finden kann.

Wir möchten mit diesem Buch also bei aller Vorsicht die Koordinaten erweitern, die unsere Selbstverständlichkeit bestimmen, und wir möchten die Frage mit einbeziehen, was wir als Therapeutinnen und Therapeuten dazu beitragen können, dass unsere Gesellschaft im Umgang mit psychotischen Erfahrungen Selbstverständlichkeit zurückgewinnt, damit auch den Betroffenen die Balance zwischen Selbst- und Nichtselbstverständlichem besser gelingen kann. In diesem Sinne sprechen wir von einem »Ringen um Selbstverständlichkeit« als einem aktiven Prozess sowohl der Betroffenen selbst als auch ihrer Freunde und Angehörigen, einem Prozess, den wir therapeutisch im besten Fall erleichtern und stützen können, aber wir sprechen auch von unserem eigenen Ringen um die Selbstverständlichkeiten zutiefst menschlicher Erfahrungen.

Menschen können aus der sozial geteilten Realität »aussteigen«, ihre Wahrnehmung radikal verändern, den üblichen gelernten logischen, rationalen Denkmodus in einen eher assoziativen verwandeln. Die einen brauchen dafür Drogen, die anderen nicht. Bei vielen braucht es eine extreme Belastung bzw. Reizüberflutung oder einen sehr umfassenden Reizentzug, damit die Sinnesorgane entweder abschalten oder eine beträchtliche Eigendynamik entwickeln. Bei anderen mit entsprechender Vulnerabilität und Vorgeschichte können schon geringere Anstöße und Konflikte das aktuelle kognitive wie emotionale Fassungsvermögen überschreiten oder bescheidene Rückzugstendenzen schon ein eigenes inneres Echo erzeugen oder verstärken.

Entscheidend ist dabei nicht nur, wie dünnhäutig ein Mensch ist und wie empfindlich er in Krisen wird, sondern auch ob, in welchem Umfang und mit welcher Nachhaltigkeit sein Selbstverstehen und seine Selbstverständlichkeiten verloren gehen.

Ab wann wir von einer »Psychose« sprechen und was wir darunter verstehen, ob wir vor allem extreme Verunsicherung oder auch einen Schutzmechanismus, eine erhebliche Störung des inneren Gleichgewichts oder auch ein Ringen um eben dieses thematisieren, ist abhängig von unseren kulturellen Praktiken, auch von der Kultur der Medizin. Kaum Zweifel gibt es, dass Psychosen sehr vielfältig sind, Symptome höchst individuelle Geschichten erzählen, es zugleich aber Gemeinsamkeiten gibt; beides ist für das Verständnis und die Behandlung bedeutsam. Ohne Frage ist eine sorgfältige medizinische Diagnostik hilfreich, um psychotische Phänomene im Zusammenhang unterschiedlicher Krankheitsbilder erkennen, erklären und behandeln zu können – so gibt es kognitive (schizophrene), affektive und delirante Psychosen, Psychosen bei Demenzen, bei primär neurologischen Erkrankungen wie der Chorea Huntington sowie aufgrund von Drogenkonsum.

Doch genauso wichtig ist daneben die anthropologische Betrachtung, die auf das Verstehen der Erfahrungen zielt: Was an diesen Phänomenen ist zutiefst menschlich? Neben die Suche nach dem Besonderen, Fremden, Anderen, Kranken rückt die Frage: Was ist gemeinsam, grundlegend menschlich, vielleicht Ausdruck kulturell verständlicher Erklärungsmuster oder eines Rückgriffs auf biografisch frühe Erlebensweisen? Welche sehr grundlegenden Mechanismen und Bewältigungsstrategien drücken sich aus? Dem entspricht auf pragmatischer therapeutischer Ebene die Frage nach funktionalen und dysfunktionalen Aspekten konkreter Symptome. Diese Frage wiederum erlaubt den Blick nicht nur auf Ursachen und Bedingungen, sondern auch auf Funktionalität, biografische Bedeutung und subjektiven Sinn psychotischer Wahrnehmungen. Eine Balance dieser Aspekte ist Voraussetzung für eine therapeutische Beziehung, die von Anfang an auf Partizipation und gemeinsame Verantwortung angelegt ist. Diese Sichtweise steht in diesem Buch im Vordergrund.

An welche Traditionen der Anthropologie knüpfen wir an?

Eine personenzentrierte, an den Bedürfnissen der Patientinnen und Patienten orientierte Psychiatrie und Psychotherapie, die trialogisch und damit auf Augenhöhe mit den Nutzerinnen und Nutzern und ihren Angehörigen ein Verständnis psychotischer Erfahrungen erarbeiten, diskutieren und in angemessene Therapieformen umsetzen will, kann sich auf vielfältige philosophische Wurzeln berufen, nicht zuletzt darauf, dass die Medizin insgesamt sehr lange auch philosophisch verankert war. Wir können auf diese Weise den Begriff der Anthropologie mit neuem, lebendigem Inhalt füllen; doch wir können uns nicht bruchlos auf anthropologische Traditionen berufen.
Einerseits steht heute ein anthropologischer Ansatz für das menschliche Ringen um ein Verständnis psychischer Erkrankungen und der damit verbundenen Erfahrungen als »zutiefst menschliche« Erfahrungen, die nicht einfach nur naturwissenschaftlich erklärt, sondern eben immer auch im Kontext der jeweils eigenen Lebensgeschichte verstanden werden können und müssen. Beispielhaft für diesen Ansatz ist das Buch *Irren ist menschlich* (erstmals 1978) von Klaus Dörner und Ursula Plog, das psychisch erkrankte Menschen als Handelnde ernst nimmt und ihre Erlebnisse und Erfahrungen nicht auf unverständliche, allenfalls biologischen Mechanismen zuzuschreibende Gehirnprozesse reduziert, sondern immer berücksichtigt, dass alle Menschen ihre Erfahrungen verarbeiten und kreativ damit umgehen, um Ausdruck rin-

gen und sie in der Mitwelt kommunizieren müssen, sodass diese Erlebnisse Teil der eigenen Lebensgeschichte werden können.

Die Interpretation solcher Erlebnisse, wie sie sich in der Psychose entwickeln können, verweist zudem immer auf ein Menschenbild, das – so zumindest unser Ansatz – die Diversität menschlicher Lebensformen respektieren muss und im Idealfall helfen kann, die Entstehung psychotischer Erfahrungen zu erklären und ihre individuelle Bedeutung zu verstehen. Mit dieser Unterscheidung von einem naturwissenschaftlich ausgerichteten *Erklären* und dem lebensgeschichtlichen *Verstehen* knüpfen wir an Wilhelm DILTHEY (1924) an und betonen die allgemein menschliche, auch therapeutisch bedeutsame Suche nach dem Sinn der eigenen Erfahrungen, wie ungewöhnlich sie auch sein mögen.

Beim Versuch, psychotische Erfahrungen als Ausdruck zutiefst menschlicher Möglichkeiten des Erlebens zu erfassen, beziehen wir uns auf die Tradition einer philosophischen Anthropologie, wie sie beispielsweise von Helmuth PLESSNER (1975) entwickelt und von Hans Peter Krüger (1999) fortgeführt wurde, und verbinden diese mit der von Jean-Paul SARTRE (1993) und Manfred FRANK (1991) entwickelten und unter anderem auch von Wolfgang BLANKENBURG (1971) verwendeten Konzeption des präreflektiven Selbstvertrauens, das unseres Erachtens in der Psychose verloren gehen kann. Blankenburg ging es dabei in der Tradition der Phänomenologie nicht um die (monokausale) Erklärung der Schizophrenie, sondern um einen Beitrag der Klärung ihres (menschlichen) Charakters. Etwas von dieser Sorgfalt des genauen Hinsehens und Fühlens und des Dabeiseins wünschen wir uns in die gegenwärtige Psychiatrie zurück.

Es gibt aber andererseits auch Traditionen, auf die wir bewusst nicht nur keinerlei Bezug nehmen, sondern gegen die wir uns ganz explizit verwahren. In Deutschland gehört dazu die Tradition des Kaiser-Wilhelm-Instituts für Anthropologie, das von seinen Direktoren Eugen Fischer und Fritz Lenz geprägt war, die gemeinsam mit Erwin Baur den *Grundriss der menschlichen Erblichkeitslehre und Rassenhygiene* (1921) und damit das Standardwerk zur sogenannten Eugenik verfassten.

Eugen Fischer entwickelte seine Auffassungen unter anderem anhand von Forschungen in der damaligen Kolonie Deutsch-Südwestafrika, in der nach dem Aufstand mehrerer dort lebender Völker – darunter der Herero und Nama – vom deutschen Militär eine systematische Vernichtungspolitik betrieben wurde. Diese hatte sich gezielt die »Vernichtung einer Rasse«, in diesem Fall der aufständischen Afrikaner, vorgenommen und die nach der Vertreibung in die Wüste überlebenden Herero und Nama in Konzentrationslagern interniert, in denen sie der »Vernichtung durch Arbeit« ausgesetzt wurden (OLUSOGA & ERICHSEN 2010).

Wenn also Eugen Bleuler wenige Jahre nach diesem Völkermord (ab 1904) von der angeblichen »Unfähigkeit des Negers« [sic!] schwadroniert, der eine Untat leugne, auch wenn er sie nachweislich begangen habe, und wenn Bleuler darin dasselbe »autistische« Wunschdenken wie bei den Schizophrenen zu finden meint (Bleuler 1911), dann ist diese spekulative Gleichsetzung für beide Seiten gefährlich – für die dem Massenmord des Deutschen Reiches anheimgefallenen Afrikaner ebenso wie für die »Schizophrenen«, deren Zwangssterilisation der Schweizer Eugen Bleuler nachdrücklich vertrat und die in der Zeit des Nationalsozialismus ebenso wie die Kinder schwarzer französischer Besatzungssoldaten im Rheinland eben dieser Zwangsmaßnahme ausgesetzt werden sollten.

Wir haben an anderer Stelle (Heinz 2002a) darauf hingewiesen, dass fast alle Schizophrenie-Theorien in der ersten Hälfte des 20. Jahrhunderts explizit oder implizit auf solche imaginären »Rassenhierarchien« Bezug nahmen und schizophrene Psychosen als eine Art von evolutionsgeschichtlicher Rückkehr auf die vermeintlich »primitive« Stufe der menschlichen Entwicklung interpretierten, auf der sich auch die unterworfenen Kolonialvölker befinden sollten. Wir werden die bereits formulierte Kritik hier nicht wiederholen, sie erklärt aber, warum wir zu vielen Theorien, die im Umfeld derartiger rassistischer Konstruktionen entstanden sind, im vorliegenden Buch Abstand halten. Dies zwingt dazu, eine Vielzahl von Thesen und Theorien kritisch zu hinterfragen. Sogar Karl Jaspers, der mit seiner jüdischen Frau in der Zeit des Nationalsozialismus ständig bedroht war und sich auf den Suizid vorbereitet hatte, formulierte noch 1946, dass die Mischung einer »höheren« mit einer »niederen« Menschenrasse (»Weiße und Neger«) zu wertemäßig in der Mitte stehenden Nachkommen führe, und bezog sich dabei direkt auf die oben genannten Untersuchungen Eugen Fischers in der ehemaligen Kolonie Deutsch-Südwestafrika (Jaspers 1946, S. 422).

Wenn wir uns im Rahmen transkultureller Überlegungen bewegen, halten wir bewusst Abstand von derartigen Konstruktionen. Möglich wird unser kritischer Standpunkt hier durch Traditionen einer »Social Anthropology«, wie sie sich im Rahmen der ethnologischen Untersuchungen von Bronislaw Malinowski, Edward Evens-Pritchard und Claude Lévi-Strauss ergeben und zur heute allgemein akzeptierten Erkenntnis geführt hat, dass unterschiedliche menschliche Kulturen nicht linear auf einer Stufenfolge vermeintlicher Höher- oder Minderwertigkeit anzusiedeln sind, sondern als gleichberechtigter Ausdruck der Vielfalt menschlichen Lebens respektiert werden müssen. Dasselbe gilt unseres Erachtens für *alle* Menschen und ihre Erfahrungen und damit auch für jene Grenzreisende, die in der Psychose die Tiefen und Untiefen menschlichen Lebens erkunden und ausloten müssen.

Dass wir uns erst auf dem Weg zu einem solchen theoretischen Verständnis befinden, in das die Erfahrungen der Betroffenen und ihrer Angehörigen gleichberechtigt mit den Konzeptualisierungsversuchen der psychiatrisch Tätigen eingeht, ist uns bewusst. Deshalb kontrastieren wir an einzelnen Stellen diese Sichtweisen, und gerade deshalb liegt ein Akzent unseres Buches auf den praktischen Auswirkungen der jeweiligen Ansätze, damit im Sinne eines pragmatischen Vorgehens die intendierten wie nicht intendierten Konsequenzen unterschiedlicher Konzepte (soweit möglich) mitgedacht werden. Wie hilfreich eine solche Theorie ist, ergibt sich, davon sind wir überzeugt, aus ihrer Brauchbarkeit für die Betroffenen, ihre Angehörigen und für eine Gesellschaft, die sich (zumindest offiziell) der Inklusion aller Menschen verschrieben hat.

Wozu nützt der anthropologische Blick auf Psychosen?

In der Psychiatriegeschichte gab es immer wieder verschiedene Erklärungsmuster, gab es Somatiker und Psychiker, also Wissenschaftler, die Ursachen psychotischer Erfahrungen an dem einen oder anderen Pol, Körper oder Seele, festmachten. Inzwischen ist dieses absolute Entweder-oder obsolet. Auch früher schon gab es Theoretiker und Praktiker, die versuchten, sich den psychotischen Phänomenen unvoreingenommen zu nähern und diese zu beschreiben. Wesentliche Autoren in dieser Traditionslinie sind unter anderem Karl JASPERS (1946), Ludwig BINSWANGER (1956) und Medard BOSS (1979). Allerdings begrenzte Jaspers' Annahme, dass nur der Inhalt eines Wahns, nicht aber die Wahnbildung an sich verständlich sei, alle weitergehenden Versuche, über die biografisch verständlichen Inhalte beispielsweise des Verfolgungserlebens hinaus auch die Entstehung der Wahnsymptome selbst verstehend zu erhellen. Einen – allerdings tief im zeitgenössischen Evolutionismus verstrickten – Ansatz dazu bot die Psychoanalyse, die Jaspers jedoch gerade deshalb ablehnte, weil sie einen verstehenden Zugang durch mechanistisch anmutende Erklärungsmodelle ergänzte, die jenseits des bewusst erfassbaren Geschehens auf Konstrukte wie die Libido oder das Unbewusste zurückgreifen, um die Entwicklung psychotischer Erfahrungen zu erklären (für eine detailliertere Diskussion siehe HEINZ 2002a).

Traditionell beschränkt sich also der verstehende Zugang auf die mehr oder weniger umfassende Beschreibung psychotischer Erlebnisse und vermeidet

Spekulationen über ihre Entstehung. Ein richtungweisender Versuch ist Ludwig Binswangers Analyse der »Verschrobenheit« (1956), der das In-der-Welt-Sein eines Patienten ganzheitlich zu beschreiben versuchte. Besonders interessant an diesem Ansatz ist, dass Binswanger die Erwartungen der Umwelt inklusive jener der Ärzte an die Patienten in seine Betrachtung ihres Erlebens einbezog, ohne dass es allerdings zu einer systematischen Umkehrung des Blicks auf die gesellschaftlichen Verhältnisse kam, in denen ein Patient als »verschroben« bezeichnet wurde (siehe dazu HEINZ 2014). Ein Impuls zur Veränderung des institutionellen Umgangs mit psychisch Kranken, der sich allzu oft auf jahrelange Verwahrung beschränkte, ergab sich aus diesen Ansätzen zumindest damals allerdings nicht.

Ein starkes Plädoyer, die Psychiatrie philosophisch erneut zu begründen und sie bezüglich ihres Menschenbildes und ihrer sozialen Konsequenzen zu hinterfragen, kam von Karl Peter KISKER (1960). Seine Aufforderung, nach dem Sinn psychotischer Erfahrungen zu fragen, hat direkte gesellschaftliche Bezüge: »Will man die Sprache eines schizophrenen Menschen nicht mehr nur als Kuriosum oder Symptom nehmen, dann entsteht die Aufgabe, ihrem Sinn als Mit-Teilung, als Ruf an den oder die Anderen nachzugehen« (KISKER 1976; siehe auch MACHLEIDT u.a. 2007).

Neu belebt wird die anthropologische Sicht durch das Erstarken der Psychiatrieerfahrenen und deren Angehörige sowie durch den dadurch entstandenen »Trialog«. Hier wird der Blick auf das zutiefst Menschliche in allen psychischen Ausnahmesituationen in den Vordergrund gerückt. Die narrativen Prozesse in Psychoseseminaren geben der Idee der vorurteilsfreien phänomenologischen Begegnung einen neuen sozialen Rahmen (BOCK 2006). Was früher vor allem in diffizilen Analysen einzelner Therapien geschah, erhält im Trialog eine andere Basis: Betroffene und Angehörige sind selbstbewusster und besser organisiert und haben klarere Forderungen, wie sie gesehen, verstanden und behandelt werden wollen. Psychiatrische Theoriebildung ist kein geschlossener Raum mehr, und ihre Öffnung in Richtung anderer Versorgungs- und Erklärungsmodelle ist in vollem Gange. In diesem Zusammenhang rückt es näher, Menschen in all ihren Aspekten und Möglichkeiten zu sehen, ihnen auch im Krankheitszustand das zu unterstellen, was Menschsein ausmacht, sowie Symptomen Ausdruckskraft und Sinn zu unterstellen und damit die Handlungen der Betroffenen ernst zu nehmen und ihnen so auch die Eigenverantwortung nicht gänzlich abzusprechen – nicht bedingungslos, vor allem nicht schutzlos, sondern im therapeutischen Kontext, das heißt im Kontext einer tragenden Beziehung.

Für diese therapeutische Beziehung, für die therapeutische Kultur ist es wichtig, mit welchem Menschenbild wir arbeiten. Ringen wir um Beziehung und fördern damit Selbst-Beziehung? Unterstellen wir Sinnhaftigkeit und fördern damit die Integration des Erlebten? Tragen wir die Mitverantwortung des anderen und stützen wir damit die Entwicklung seines Selbstgefühls? Nehmen wir den anderen als Person ernst inklusive ihrer tiefen Verletzungen und helfen ihr so, ihre Identität vorsichtig wieder zu befestigen und ihre Selbstverständlichkeit zurückzugewinnen? Oder beschränken wir uns darauf, Symptome zu Syndromen zu addieren und vorrangig Defizite festzustellen, um erst dann Hilfe anzubieten? Ordnen wir jede Besonderheit und jede Auffälligkeit der Erkrankung zu, um uns anschließend zu wundern, dass sie immer mächtiger wird? Prägen wir im Erstgespräch eine einseitige Beziehung, um danach Wochen zu brauchen, diese wieder aufzulösen? Schaffen wir therapeutische Bedingungen und setzen wir auf Methoden, die soziale Hierarchien festigen, oder lassen wir Spielraum für echte, zwischenmenschliche Begegnung – auch auf vielleicht abstrusen Gebieten und mit existenziellen Themen, mit denen Psychoseerfahrene besser vertraut sind als wir und gegebenenfalls ein »Heimspiel« haben?

In den therapeutischen Konsequenzen der Balance zwischen medizinisch oder psychologisch orientiertem Erklären und anthropologischem Verstehen gibt es kein Entweder-oder. Je nach Krankheitsphase, Situation und eigener Belastbarkeit rückt der eine oder andere Pol in den Vordergrund. Auch in den Momenten der Fremdbestimmung gibt es Wärme und Kälte, Klarheit und Chaos, Transparenz und Intransparenz. Selbst wenn die zwischenmenschliche Entfernung vorübergehend größer wird, kann es ein Ringen um »Augenhöhe« geben. Auch wenn wir in der Extremsituation den Handlungsradius des anderen zu seinem oder anderer Schutz begrenzen müssen, ist er als handelnde Person zu respektieren. Wenn es solche Ausnahmesituationen gibt, müssen wir uns selbst verpflichten, diese vorher wie nachher zu begründen und die Beziehungslücke in der Folge wieder zu schließen.

Auch die Biologie verpflichtet uns zur Vielfalt, zur anthropologischen Reflexion, zur systemischen Wahrnehmung von Wechselwirkungen, zum Respekt vor Komplexität. Das Gehirn ist in hohem Maße plastisch. Es bestimmt die Grenzen unserer Wahrnehmungs- und Handlungsfähigkeit, aber es wird auch umgekehrt geprägt von dem, was wir wahrnehmen und wie wir handeln. Selbstverständlich ist der Hirnstoffwechsel beteiligt, wenn jemand psychotisch wird; doch seine Imbalance geschieht nicht im luftleeren Raum und kann die Psychose allein nicht erklären. Auch andere Ausnahmezustände (Liebe, Ekstase, Sexualität) haben gravierende körperliche Auswirkungen, doch diese Erfahrungen allein mit diesen somatischen Korrelaten zu erklären gelingt nur Zynikern.

Eine anthropologische Sichtweise muss »Krankheit« nicht leugnen. Es gehört zum Menschen, erkranken zu können, primär somatisch mit psychischen Auswirkungen sowie primär psychisch mit somatischen Konsequenzen – und das Ganze in einem konkreten familiären, sozialen und einem erweiterten kulturellen, gesellschaftlichen Zusammenhang. Krankheit bedeutet nicht per se ein Stigma, eine Erkrankung zu benennen kann auch dem Schutz dienen – im konkreten persönlichen Zusammenhang, aber auch im gesellschaftlichen Kontext. Die Anerkennung der Alkoholabhängigkeit als Krankheit war ein sozialpolitischer, aber auch ein kultureller Fortschritt (HEINZ & BATRA 2003). Krankheit legitimiert Lohnersatzgelder (Krankengeld), schützt vor falscher Schuldzuweisung und erlaubt berufliche und soziale Auszeiten. Doch auch hier ist der Kontext bestimmend: Eine psychische Erkrankung auf Stoffwechselprozesse zu reduzieren hat Stigmatisierung nicht zurückgefahren, sondern den Wunsch nach sozialer Distanz eher gesteigert (ANGERMEYER u.a. 2011; SCHOMERUS u.a. 2012; MÜLLER & HEINZ 2013).

Die Ausweitung der Diagnoseschlüssel läuft Gefahr, soziale Missstände zu psychiatrisieren und damit fremden Interessen zu dienen. Doch auch das ist nicht nur ein quantitatives Phänomen: Schlimmer noch ist ein Reduktionismus, der auf die Frage, warum jemand psychotisch geworden ist, nur noch die Antwort hat: »Er hat eine Psychose.« Die Diagnose wird dann unreflektiert zur Erklärung. Der konkrete Mensch in seiner Gewordenheit, in seiner brüchigen Dynamik von Belastungen und Ressourcen und mit seinen in die Zukunft gerichteten Hoffnungen und Ängsten kommt dann nicht mehr vor. Spätestens dann hätte sich die Psychiatrie abgeschafft.

Dieses Buch will dazu beitragen, Psychosen als extreme menschliche Erfahrungen zu verstehen. Eine reduktionistische Sichtweise verringert weder die öffentliche noch die individuelle Angst, nicht das Stigma und nicht das Risiko der Selbststigmatisierung, nicht die soziale Distanzierung und nicht den sozialen Rückzug. Wir müssen Begegnung zulassen: äußerlich und innerlich, im öffentlichen Raum, im therapeutischen Kontext und im inneren Erleben. Dann können wir dazu beitragen, dass sich psychotische Patientinnen und Patienten sowie ihre Angehörigen und Freunde das Erlebte wieder aneignen, ihre Ressourcen nutzen und sich nicht verstecken (müssen), dass die Öffentlichkeit sich nicht distanziert und dass Bedeutungsräume entstehen, die zur Widerständigkeit, zur Resilienz beitragen (BOCK 2013; BOCK u.a. 2013).

Wenn wir uns Psychosen anthropologisch nähern, sie offener zu verstehen suchen und als Ausdruck allgemein menschlichen Erlebens thematisieren, das von den Betroffenen immer auch selbst mitgestaltet, interpretiert und ausgedrückt wird, dann können wir auch psychiatrische Hilfen anders gestalten und deutlich verbessern – als sozialen Raum mit vielfältigen Kulturen, als Ort von Begegnung und Besinnung, und zwar mit einem Primat der Begegnung im Sinne einer offenen therapeutischen Beziehungskultur und einem selbstverständlichen Schwerpunkt außerhalb des Krankenhauses.

Grundsätzliches

Wie gesund ist krank?

»Was gesund und was krank bedeutet, darüber zerbricht sich der Mediziner am wenigsten den Kopf [...]. Was krank im Allgemeinen sei, hängt weniger vom Urteil der Ärzte als vom Urteil des Patienten ab und von den herrschenden Auffassungen der jeweiligen Kulturkreise«, so schreibt Karl Jaspers 1946 (JASPERS 1965, S. 652). Ob er das nach dem Siegeszug der westlichen Medizin und den starken Bemühungen der Vereinheitlichung von Diagnosen immer noch so sagen würde?

Die zahlreichen Definitionen und Umschreibungen von »Gesundheit« fallen seit Anfang des 20. Jahrhunderts sehr unterschiedlich aus (DGPPN 2012). Gesundheit sei beispielsweise:

- der »Zustand vollkommenen körperlichen, seelischen und sozialen Wohlbefindens« (JAHODA 1958 in der Präambel der WHO),
- der »Zustand optimaler Leistungsfähigkeit eines Individuums für die wirksame Erfüllung der Rollen und Aufgaben, für die es sozialisiert worden ist« (PARSONS 1967),
- die Fähigkeit, »zu lieben und schöpferisch zu sein« (FROMM 1964).

Diese Auswahl ist beispielhaft und bei Weitem nicht vollständig. Schon diese drei Zitate aber haben unterschiedliche Hintergründe und Implikationen. Die Formulierung der Weltgesundheitsorganisation war gesundheitspolitisch gut gemeint und wichtig, indem die subjektive Bewertung sowie seelische und soziale Aspekte gleichberechtigt aufgenommen wurden. Doch können damit auch sehr weitgehende Interessen der Gesundheitswirtschaft begründet werden. Die Definition von Talcot Parsons zielt ausschließlich auf Leistungs- und Rollenerwartungen. Die Definition von Erich Fromm schließlich rückt die Kreativität und Liebesfähigkeit in den Mittelpunkt – unabhängig von der Leistungsfähigkeit. Für das Leben von Menschen mit psychischen Beeinträchtigungen kann diese Differenzierung entscheidend sein. So könnten sich Menschen in und nach schweren psychischen Krisen auch als gesund verstehen.

Dass »Gesundheit« in all ihrer Komplexität nicht leicht zu definieren ist, liegt auf der Hand und muss nicht weiter verwundern. Kritiker betonten deshalb auch schon früh, die Gesundheit werde mystifiziert – und erst diese Mystifizierung führe dazu, Phänomene zu Symptomen zu machen und damit zu Krankheiten. Ein solcher Blick beispielsweise auf abweichendes Verhalten und auf psychische Absonderlichkeiten macht Menschen schnell zu »Kranken«, die dann aus der Gemeinschaft der vermeintlich Gesunden ausgegrenzt werden und nur noch als »behandlungsbedürftig« gelten. Gleichzeitig holen andere Definitionen von Gesundheit und Krankheit Aspekte in die Betrachtung, die durchaus als »emanzipatorisch« verstanden werden sollten. So kommt die Definition von Erich Fromm dem aktuellen Gedanken des »Recovery« schon recht nahe: Der Maßstab ist eben nicht die völlige Symptomfreiheit, sondern das gesunde Leben – gegebenenfalls mit Restsymptomen bzw. mit begrenzten Beeinträchtigungen. Es geht also um die Akzeptanz dieser Beeinträchtigungen und um die Gewinnung einer möglichst hohen Lebensqualität *trotz* der Begrenztheit der individuellen Möglichkeiten.

Fieber signalisiert, dass der Körper sich wehrt – gegen Entzündungen und Belastungen durch äußere Einflüsse (Viren, Bakterien etc.). Kein Hausarzt käme auf die Idee, ausschließlich das Fieber zu bekämpfen. Zusätzlich wird er immer den Körper in seinem Abwehrkampf stärken. Erst ab einer gewissen Höhe wird das Fieber selbst zum Problem, weil bestimmte lebenswichtige Körper- und Immunvorgänge nicht mehr reibungslos funktionieren.

Auch Kinderärzte raten nicht, alle Infektionskrankheiten vollständig zu vermeiden, denn die entsprechende Stärkung des Immunsystems ist wichtig. In Phasen besonderer Belastung und Schwäche oder bei einzelnen Erkrankungen kann das aber ganz anders aussehen und medizinische Hilfe ist überlebenswichtig.

Für die psychische Entwicklung gilt ebenfalls, dass sich stabile und instabile Phasen abwechseln, dass alle Menschen sich in komplexen Spannungsfeldern zurechtfinden und schwierige Entwicklungsaufgaben leisten müssen, die jeweils Chancen und Risiken bergen: die Entwicklung eines eigenen Ich-Erlebens, die Balance von Bindung und Autonomie, die Triangulierung in Beziehungen, die Balance von Nähe und Distanz inklusive der jeweiligen Ängste und Wünsche, die Entfaltung eigener Ressourcen, das Umgehen mit den eigenen Schwächen, mit äußeren Einflüssen, Bestärkungen und Verunsicherungen, die Entwicklung von Vertrauen und Selbstvertrauen, die Balance von inneren und äußeren Erwartungen, Möglichkeiten und Wünschen ... Bei all diesen Entwicklungsaufgaben gibt es kein absolutes und endgültiges Scheitern oder Gelingen, sondern alle diese Prozesse können uns mehr oder weniger lebenslang begleiten, und zwar als immer wieder neue Herausforderungen oder auch als immer wieder alte Hypotheken. Zudem handelt es sich nie um Gegensätze, die sich ausschließen, sondern um ein wechselseitiges Durchdringungsverhältnis. So gelingt die adoleszente Loslösung von den Eltern am besten, wenn die Bindung stimmig ist.

Insofern ist kein Mensch endgültig seelisch gesund oder ausschließlich psychisch krank. Wir ringen ständig um unser Gleichgewicht – körperlich wie psychisch, mit allen komplexen Wechselwirkungen. So müsste es uns auch nicht stärker ängstigen, wenn wir psychisch erkranken, als wenn wir körperlich krank werden. Doch das ist ein hehrer und bestenfalls zukunftsweisender Anspruch, noch längst keine selbstverständliche Realität. Es scheint also weiterhin notwendig, psychische Erkrankung zu entdramatisieren (auch die Psychosen!), die Übergänge als fließend zu begreifen und der Eigendynamik von pathologischen Klassifizierungen entgegenzuwirken.

Die Eigendynamik von Diagnoseschlüsseln

Es erscheint als banale Erkenntnis, dass die Definition psychischer wie somatischer Erkrankungen kulturabhängig ist: Ganz offensichtlich spiegeln Essstörungen und Herz-Kreislauf-Erkrankungen nicht nur eine bestimmte somatische Eigendynamik, sondern auch die Lebensweise in unserer Gesellschaft. So war die Definition der Sucht als Krankheit ein sozialpolitischer Fortschritt, da nun die Frage von Schuld und Versagen anders diskutiert wurde, therapeutische Hilfen zugänglich und nicht zuletzt mit der Krankschreibung auch Lohnersatzleistungen wie Krankengeld verbunden wurden. Umgekehrt war es ein kultureller Fortschritt, Homosexualität nicht mehr als Erkrankung zu definieren und den Spielraum individueller Lebenskonzepte in diese Richtung zu erweitern. Wie werden wir es in Zukunft rückblickend bewerten, dass der amerikanische Diagnoseschlüssel DSM-5 neue Erkrankungen kreiert hat? Wir werden zukünftig beobachten müssen, wie es sich auswirkt, wenn eine intensive kindliche Trotzreaktion oder eine ausgeprägte Vergesslichkeit (als mögliche Vorstufe der Demenz) fortan als »krankheitswertig« gelten (Jacobi u.a. 2013).

Die medizinische Diagnoseverschlüsselung ICD-10 hat die Psychiatrie differenzierter gemacht, aber tendenziell dem biografischen und beziehungsorientierten Denken entfremdet. Kaum ein Patient verlässt heute eine psychiatrische Klinik mit nur einer Diagnose. Manchmal mag diese Differenziertheit angemessen und wünschenswert sein, doch häufig geht es vor allem darum, unangenehme Anfragen des Medizinischen Dienstes der Krankenkassen (MDK) abzuwehren und Liegezeiten zu rechtfertigen. Komorbidität festzustellen wird zur abstrakten Addition, ohne ein Gefühl für die Wechselwirkungen der Phänomene zu entwickeln. Mit dieser Haltung wird vor allem Unverständnis vermittelt und das Risiko der (Selbst-)Stigmatisierung verstärkt. Psychosen, Angststörungen und Depressionen werden addiert, anstatt die Angst aus der Psychose zu erklären und die Depression mit Genesung und Erschrecken in

Verbindung zu bringen. Wir vergessen, was früher längst geläufig war, dass Symptome Hierarchien bilden, sich wechselseitig bedingen und teilweise auch erklären. So können Zwangshandlungen zur Abwehr einer psychotischen Dekompensation eingesetzt oder Wahnvorstellungen als verzweifelter Versuch der Erklärung von Halluzinationen verstanden werden. Hypomanien können als Ausgleich von Depressionen (subjektiv) geradezu nötig sein. Eine reduktionistische Betrachtung steht einem partizipativen Verständnis der Phänomene ebenso im Wege wie die reine Addition von Diagnosen. Beides begünstigt eher Fremdbestimmung und Entfremdung und eben nicht innere Anteilnahme und Förderung von Empowerment.

Die Vielfalt psychischer Besonderheiten ist unendlich; jeder Versuch der Kategorisierung bleibt lücken- und auch fehlerhaft. So notwendig die Definition bestimmter psychischer Krankheiten für die Kommunikation der psychiatrisch Tätigen sein mag: Mindestens ebenso wichtig ist das Bewusstsein, dass dies Konstruktionen bleiben und bestenfalls Annäherungen darstellen an die Einzigartigkeit des einzelnen Menschen mit seiner unverwechselbaren Biografie und seinem individuellen Erleben. »Durch ihre einseitige, mit einem technischen Imperativ verbundene Entwicklung hat die Medizin – obwohl unzweifelhaft erfolgreich – an Direktheit, an Zwischenmenschlichkeit und Unmittelbarkeit verloren. Sie hat damit den Patienten das wesentliche Gefühl des ›Gemeintsein‹ genommen und sich zunehmend in eine kalte, gefühlsarme, berechenbare und ökonomisch bewertbare Wissenschaft gewandelt«, schreiben dazu Christian Hess und Annina Hess-Cabalzar (2006, S. 7).

Wird die Menschheit kränker oder Krankheit menschlicher?

Liest man die drastischen Zahlen über die Zunahme von Krankschreibungen wegen psychischer Erkrankungen, dann könnte man sich Sorgen um die Gesundheit der Bevölkerung machen. Sicher ist, dass Menschen mit und ohne Erkrankung älter werden und dass es aufgrund der demografischen Entwicklung mehr Demenzen gibt. Eine allgemeine Zunahme psychischer Erkrankungen belegen epidemiologische Untersuchungen allerdings nicht (Jacobi u. a. 2014). Was zunimmt, ist demgegenüber offenbar die Bereitschaft, sich zu einer psychischen Erkrankung zu bekennen und entsprechend wahrgenommen zu werden. Das könnte bedeuten, dass der Kampf gegen Vorurteile doch langsam Fortschritte macht.

Epidemiologische Studien zeigen relativ konstant, dass knapp 30 Prozent aller Menschen in Deutschland innerhalb der jeweils letzten zwölf Monate unter einer psychischen »Störung« gelitten haben; dabei werden alle Formen und Schweregrade zusammengerechnet (Jacobi u.a. 2014). Die Häufigkeit von schizophrenen Psychosen gilt ebenfalls als relativ konstant und wird weltweit auf etwa 1 Prozent geschätzt (Jablensky & Sartorius 2008). Innerhalb einer Gesellschaft fallen allerdings regionale Unterschiede im Auftreten oder in der Wahrnehmung von Erkrankungen auf. Hamburg beispielsweise ist die Stadt mit den meisten Krankschreibungen aus psychischen Gründen (Bock 2016). Wie ist das zu verstehen? Sind Hamburger besonders krank oder sind sie nur ehrlicher? Macht die Anonymität der Großstadt krank, wofür es im Hinblick auf Psychosen einige Hinweise gibt? Oder ist Hamburg besonders liberal und tolerant und ermutigt die Betroffenen so, zu ihren Schwierigkeiten zu stehen? Sind die Ärzte ehrlicher und verstecken sich nicht mehr hinter anderen Diagnosen? Oder haben die vielen Krankschreibungen damit zu tun, dass es dort so viele Fachleute gibt, die berechtigt sind, jemanden krankzuschreiben? Wer profitiert also von solchen Krankschreibungen?

Zugleich liegt Hamburg an erster Stelle im sogenannten *Glücksatlas*, ein komplexes Instrument, das subjektive und objektive Lebensdaten verarbeitet. Wie passt beides zusammen? Die einfachste Erklärung wäre, das Glück den Bewohnern eines privilegierten und die Krankheit denen eines benachteiligten Stadtteils zuzuordnen (Bock 2016). Dass Armut und soziale Benachteiligung psychische Erkrankungen mitbedingen, sie verstärken und ihren Verlauf verschlechtern, ist immer wieder postuliert und in der Gegenwart mehrfach belegt worden (Becker u.a. 2012; Heinz u.a. 2013) – bisher weitgehend ohne Konsequenzen für die Verteilung von Ressourcen oder gar für Präventionsprogramme. Doch ganz so schematisch funktioniert die Epidemiologie nicht: Auch im benachteiligten Lebensumfeld kann man Glück haben bzw. empfinden und auch im privilegierten Blankenese psychotisch werden.

So muss auch erlaubt sein, hoffnungsvoll zu fragen: Könnte es nicht gerade so sein, dass in einem Leben beides Platz hat, nämlich die psychische Erkrankung und das Glück, jedenfalls wenn damit eine Zufriedenheit gemeint ist, die sich nicht auf die Ewigkeit bezieht (das führt ins Unglück), sondern auf die alltäglichen Momente des Lebensvollzugs – die wiederum entsprechend brüchig bleiben. Ob das gelingen kann, hängt in hohem Maße von unseren kulturellen Praktiken ab, und eben auch von unserem Krankheitsverständnis inklusive des Risikos der Fremd- und Selbststigmatisierung. Der Recoverybegriff bietet hierzu eine Orientierung, eine Abkehr vom Mythos der Unheilbarkeit und von der Fixierung auf bloße Symptomreduktion (Amering &

Schmolke 2012). Auf jeden Fall wird deutlich, dass die Prognosen mit ihren diversen Zahlenangaben und ihren dadurch geweckten Erwartungshaltungen sozial wirksam sind.
Offensichtlich wird der Zusammenhang quantitativer Schätzungen und Interessenlagen immer dann, wenn, wie seit einiger Zeit, darüber nachgedacht wird, sogenannte Prodromalphasen oder Burn-out-Zustände zu Erkrankungen zu erklären. Hier zeigt sich allerdings auch, wie vielfältig die Interessenlagen sind, die es in einer offenen Gesellschaft auszuhalten und auszuhandeln gilt. So wird die Diagnose »Burn-out« ja nicht primär von professionellen Therapeuten, sondern von Betroffenen verwendet, um sich individuell gegen überfordernde Arbeitsbelastungen zur Wehr zu setzen. So positiv das für die Betroffenen sein mag, so negativ kann es beispielsweise für jene Menschen sein, die »ausgepowert« oder arbeitslos unter einer Depression leiden, die sich nicht durch ihr Engagement beispielsweise am Arbeitsplatz begründen lässt.
Auch die Frage, ob Prodromalstadien einer Erkrankung mit der in solchen Situationen unweigerlich vorhandenen Unschärfe überhaupt diagnostiziert werden sollten, verweist auf vielfältige Probleme und auf konträre Interpretationen im fachlichen Diskurs. Einerseits kann eine frühe Diagnosestellung den Betroffenen zweifelsohne helfen, etwa durch das Erlernen von Entspannungsübungen oder den Einsatz familientherapeutischer Interventionen, um das Konfliktpotenzial in einer Familie und damit perspektivisch auch den Verlauf einer Erkrankung eines jungen Menschen positiv zu beeinflussen. Andererseits kann eine solche frühe Diagnosestellung auch dazu führen, dass sich die Betroffenen als stigmatisiert empfinden oder sogar gegebenenfalls gegen ihren Willen medikalisiert werden. Solche fachlichen Konflikte sind dazu da, gelebt und ausgefochten zu werden. Uns ist an einem Begriff von Psychosen gelegen, der auch und explizit die Kreativität, Vielfältigkeit und Widerständigkeit jener Menschen thematisiert, die diese ungewöhnlichen Erfahrungen gemacht haben.

Reduktionismus und soziale Ausgrenzung

Die Erfahrung der Antistigmaprojekte vor Ort zeigt schon längere Zeit, dass es vor allem die unmittelbare Begegnung und der direkte Austausch sind, die helfen, Vorurteilen entgegenzuwirken und das Bedürfnis vieler Menschen nach sozialer Distanzierung von den Betroffenen zu reduzieren. Diese Erfahrung wird gestützt durch sehr umfassende und sorgfältige Metaanalysen aller Studien, die in den letzten Jahren zur Häufigkeit von Vorurteilen gegenüber psychisch erkrankten Menschen gemacht wurden.

Die Forscher Matthias C. Angermeyer, Georg Schomerus und Kollegen (Angermeyer u. a. 2011; Schomerus u. a. 2012) konnten zeigen, dass die Stigmatisierung von Menschen mit schizophrenen Psychosen in den letzten Jahren eher noch zugenommen hat, und zwar ausgerechnet dann, wenn bei den Befragten eine verstärkte Übernahme biologischer Erklärungsmodelle zu finden war (siehe hierzu auch die differenzierten Darstellungen in Gross u. a. 2008). Die Autoren erklären das damit, dass mit solchen verkürzten Krankheitskonzepten weniger Schuldfreiheit assoziiert wird als vielmehr Unberechenbarkeit. Als Beispiel mag die Studie von Nicolas Rüsch und Kollegen (2011) gelten, wonach die höhere Zustimmung zu genetischen Ursachen korrelierte mit einer stärkeren Furcht vor Menschen mit psychischen Erkrankungen und mit stärkeren impliziten Selbstbeschuldigungen.
Metaanalysen von Matthias C. Angermeyer und Georg Schomerus kommen zu diesem Fazit (Angermeyer u. a. 2011; Schomerus u. a. 2012):

- Es gibt gute theoretische und empirische Gründe, warum biologische Krankheitsmodelle nicht zur Entstigmatisierung der Schizophrenie beitragen. Es gibt sogar Hinweise auf einen gegenteiligen Effekt, das heißt eine stärkere Ablehnung in der Bevölkerung und eine stärkere Distanzierung von sich selbst im Zusammenhang mit biologisch reduzierten Krankheitsvorstellungen.
- Wissen allein ist nicht genug, Aufklärung allein ist keine ausreichende Antistigmastrategie. Es gibt gute, kreative Strategien, die weit über Aufklärung hinausgehen. Entscheidend ist die zwischenmenschliche Begegnung in der Wirkung gegen Stigmatisierung und analog die Peerarbeit (Utschakowski u. a. 2016) in ihrer Wirkung für Selbstwirksamkeit und gegen Selbststigmatisierung.
- Die »Schizophrenie« sollte nicht einfach nur als »Krankheit wie andere Krankheiten auch« dargestellt werden, sondern der fließende Übergang von psychischer Gesundheit und Krankheit betont werden. Je mehr das geschieht, desto eher können Ausgrenzungsbedürfnisse wegfallen. Eine anthropologische Sichtweise, die diese Vorgänge betont, kann hier also lohnend und zielführend sein, und zwar sowohl gegen Fremd- als auch gegen Selbststigmatisierung.

Das ursprüngliche Ziel der Antistigmaarbeit ist längst erweitert worden um den Aspekt der Prävention. Der Abbau sozialer Distanz und Ausgrenzung wird als wichtige Voraussetzung dafür angesehen, auch die Distanz des Betroffenen zu sich selbst zu reduzieren, eigene Krisen für die Zukunft nicht völlig auszuschließen und achtsam mit sich selbst und der eigenen Befindlichkeit umzugehen. Ein Zuwachs an Toleranz im Umgang mit anderen Menschen und an Sensibilität im Umgang mit sich selbst müssen die Ziele dieses Herangehens sein – beides Voraussetzungen für psychische Gesundheit (siehe auch die Kapitel zu den therapeutischen Konsequenzen).

Stigmatisierung und Selbstbehauptung

Thomas Szasz wurde mit seiner These vom Mythos der Geisteskrankheit bekannt. Er leugnete damit nicht die Besonderheit von Gemütszuständen, aber er stellte infrage, ob der Begriff der geistigen Erkrankung genügend Konsistenz aufweise, um eben diese Besonderheit zu erklären. Seine Infragestellung bezog sich auf die vielfältigen soziokulturellen und psychosozialen Prozesse, die bei der Entwicklung oder Zuschreibung eine Rolle spielen und die mit dem Begriff der geistigen Erkrankung nicht adäquat abgebildet werden:

» Man nimmt dabei an, daß man letztlich einen – vielleicht kaum wahrnehmbaren – neurologischen Defekt finden würde, der für all diese Störungen des Denkens verantwortlich ist. Viele Psychiater, Ärzte und andere Wissenschaftler vertreten heute diese Ansicht. Diese Position setzt stillschweigend voraus, daß Menschen Schwierigkeiten – im Sinne dessen, was *heute* als ›Geisteskrankheiten‹ bezeichnet wird – überhaupt nicht aufgrund der Unterschiede ihrer persönlichen Bedürfnisse, sozialen Bestrebungen, Werte usw. haben *können. Alle Probleme des Lebens* werden physikochemischen Prozessen zugeordnet, die früher oder später durch die medizinische Forschung aufgedeckt würden « (Szasz 1960, S. 114).

In diesem Hinweis findet sich einerseits der wichtige Verweis darauf, dass ein seelisches Leiden durch persönliche und soziale Konflikte entstehen kann, also keine *primäre* neurobiologische Ursache haben muss. Allerdings ist in dieser Argumentation auch angelegt, dass die von Szasz so betitelten »Schwierigkeiten«, unter denen Menschen leiden, ihrer eigenen Verantwortlichkeit zugeschrieben werden und entsprechend für eine Kürzung der sozialen Unterstützung plädiert wird, wie das Szasz in späteren Schriften (Szasz 1997) auch getan hat.
Die Kritik an den bis dahin herrschenden Zuständen einer verwahrenden, aus der Gesellschaft aktiv ausschließenden Psychiatrie und Psychotherapie eint viele weitere Autorinnen und Autoren, die – wie Ronald Laing (1972) – auf die in den Vor-68er-Jahren noch sehr rigiden gesellschaftlichen Anforderungen verwiesen und die herrschende Psychiatrie dafür kritisierten, dass sie die Menschen vorbehaltlos an diese Normvorstellungen anzupassen versuche – oder eben in außerhalb von Ortschaften gelegene »Anstalten« ausgrenze.

Mit vielen dieser Kritiken war der explizite Wunsch verbunden, die Menschen in ihrem Leben, ihrer Lebensgestaltung und ihrer Suche nach Sinn auch in, mit und gegen die Erkrankung und das sie behandelnde System zu verstehen und zu unterstützen. Zu diesen Autoren gehören Jan FOUDRAINE (1973) sowie Heinar KIPPHARDT, der früher an der Charité in Berlin als Psychiater gearbeitet hatte und in *März* (1987) den schwierigen Weg der Annäherung und Solidarisierung eines Arztes mit seinem Patienten beschreibt. Auch in Italien gab es entsprechende Reformbemühungen, die unter anderem von Franco Basaglia vorangetrieben wurden und zur Auflösung der Großkrankenhäuser führten (BASAGLIA 1971). Getragen waren diese Reformbemühungen in den späten sechziger und frühen siebziger Jahren von gesellschaftlichen Umbrüchen, die das Recht der Menschen auf Diversität betonten und die Ausschließung vermeintlich unliebsamer Minderheiten kritisierten. Ohne eine soziale Unterstützung drohte die Enthospitalisierung in einer bloßen Verschiebung von chronisch Kranken aus Krankenhäusern in geschlossene Heime zu enden, die die gesellschaftliche Ausschließung in neuen Formen zementieren würde.

Was an jener Reformära bewundernswürdig war, das ist ihr Versuch, die institutionellen Barrieren und Zwänge psychiatrischer Institutionen zu thematisieren, zu kritisieren und zu reformieren. Möglich war das nur durch das direkte Engagement der Betroffenen und ihrer Angehörigen, die gemeinsam mit kritischen Therapeutinnen und Therapeuten um ihre soziale Integration kämpften.

In Deutschland fand diese internationale Bewegung ihren Ausdruck in der Psychiatrie-Enquete, die wiederum der Ausgangspunkt weiterer Entwicklungen wurde. Im Rückblick kann man kritisch anmerken, dass organisatorische und strukturelle Reformen im Vordergrund standen. Erst mit dem Erstarken der Angehörigen- und Betroffenenbewegung und mit dem Trialog entstand die Basis, auch inhaltlich zu einem vertieften Verständnis psychotischer Erfahrungen zu gelangen. Mit den Psychoseseminaren ergab sich ein weiterer Schritt in diese Richtung (BUCK-ZERCHIN 2002, 2005, BUCK 2012).

In dieser Entwicklungslinie stehend, scheint uns nach wie vor eine kritische Auseinandersetzung mit dem Begriff »Psychose« wichtig, um die Betroffenen nicht einfach als »hilflose Opfer« einer ausschließlich neurobiologisch zu erklärenden Gehirnkrankheit zu verstehen, sondern um das kreative Ringen aller Menschen – gerade auch der von einer Psychose betroffenen – mit ihrer individuellen Sinngebung zu respektieren, um ein Verständnis ihrer Lebenssituation zu entwickeln und um für die nötigen Freiräume einzutreten. Die Frage bleibt, ob diese wichtige Handlungs- und Verantwortungsebene der Betroffenen besser erreichbar wird, wenn wir den Begriff der geistigen/psychischen Erkrankung ganz abschaffen, oder ob wir inzwischen so weit sind, die durch eine psychische Erkrankung bedingten Einschränkungen nicht mehr absolut zu setzen für Wohl und Wehe eines Menschen, sie zugleich aber auch nicht zu leugnen, sondern ernst zu nehmen als wichtige Ausgangsbedingung für das aktive Ringen eines Menschen um die für ihn mögliche Lebenszufriedenheit.

Wie wachsen Sensibilität und Toleranz?

Dass es sich bei der Stigmatisierung um einen komplexen Prozess handelt, ist beginnend mit Erving GOFFMANS *Stigma*-Buch (ursprünglich bereits 1963) über die verschiedenen empirischen Untersuchungen von Matthias C. ANGERMEYER und Kollegen (2011) bis hin zu Asmus FINZEN (2013) und vielen anderen detailliert beschrieben worden. Vermittelt über gesellschaftliche Vorurteile trägt ein psychisch erkrankter Mensch seine eigene Stigmatisierung bereits früh in sich. Populäre Massenmedien tragen mit ihrem Hang zu Vereinfachungen und zur Bestätigung von Klischees ihren Teil dazu bei (BOCK 2012a). Die Frage ist nun aber, ob die Fachwelt ihrerseits die Stigmatisierung untermauert oder wie gerade sie zur Entstigmatisierung beitragen könnte – und müsste.

Wo und wie geschieht Stigmatisierung – in der unaufgeklärten Nachbarschaft, durch voreingenommene Kollegen oder als »Zuordnung negativ bewerteter Merkmale« durch psychiatrisch Tätige im Moment der Diagnostik? Letztlich natürlich überall, auch in psychiatrischen Kontexten. Betreiben wir mit unserer Diagnostik nicht ungewollt Stigmatisierung und sind entsprechend verantwortlich für die Sprache, mit der wir die alltagsfremden Begriffe übersetzen? Spiegeln die Vorurteile von heute nicht die Fehler der Psychiatrie von gestern wider? Welches Krankheitsverständnis kann Vorurteile begünstigen oder entkräften, welches Toleranz und Sensibilität fördern? Wie sieht erfolgreiche Antistigmaarbeit aus, welche notwendigen Voraussetzungen, welche aktuellen Grenzen und welche hoffnungsvollen Visionen gibt es? Wie muss eine Psychiatrie aufgestellt sein, die den Übergang von Lebenskrisen zu Erkrankungen fließend versteht, das Erlebte nicht unnötig in fremden Begriffen und Konzepten abspaltet sowie umgekehrt die Aneignung des fremdartig Erlebten fördert?

Die Fragen nach Stigmatisierung und im Gegenzug nach Toleranz, Sensibilität, Prävention und Hoffnung greifen tief in unser Verständnis von Krankheit und Gesundheit sowie in unsere Konzeption therapeutischer Praktiken ein (BOCK u.a. 2013a und b). Die Stigmatisierung aufgrund einer Krankheit (im Vergleich zu angeborenen Merkmalen oder einem Minderheitenstatus) wird allgemein als subjektiv dramatischer beurteilt, weil die potenziell stigmatisierte Person vor der Erkrankung in der Regel selbst Träger dieser Vorurteile war und deshalb zur Selbststigmatisierung neigt. Wer aufgrund welcher Merkmale stigmatisierbar ist, hängt nicht nur von der Besonderheit des Einzelnen, sondern auch vom allgemeinen Menschenbild ab: Gilt das in manchen Medien propagierte Bild des erfolgreichen, flexiblen, jungdynamischen Menschen als unhinterfragbares Maß, dann ist jede Abweichung davon stigmatisierbar.

Konsequenzen: ein veränderter Krankheitsbegriff

Jede psychiatrische Einrichtung und jeder einzelne psychiatrisch Tätige tragen Verantwortung dafür, Vorurteilen entgegenzuwirken. Nur wenn die eigene Haltung ständig reflektiert wird und wenn fachliche Darstellungen immer und immer wieder auf Differenziertheit bestehen, ist die psychiatrische Arbeit glaubwürdig. Unumgehbar gehört heute das dazu, was inzwischen als »trialogische« Gesprächskultur bezeichnet wird, nämlich die Betroffenen selbst und die nahen Angehörigen mit ihrer Sicht auf psychotisches Geschehen hereinzuholen in den Fachdiskurs. Das beginnt bei der Anamnese und reicht bis zur ambulanten, begleitenden Nachsorge. Für den Umgang mit der Diagnosestellung heißt das etwa: Eine Psychiatrie, die mit Diagnosen vorsichtig umgeht, die sich um eine gemeinsame Sprache bemüht, Symptome nicht nur bekämpft, sondern auch zu verstehen sucht, Selbstverstehen und Selbstverständlichkeit fördert, die Angehörige einbezieht und in ihren Aufgaben stützt, nur eine solche psychiatrische Arbeit betreibt Antistigmaarbeit, die dann in der allgemeinen Öffentlichkeitsarbeit wirkungsvoll sein kann.
Eine Psychiatrie jedoch, die Diagnosen und Behandlungsstandards schematisch zuordnet, die sich auf ihre medizinische Fremdsprache beschränkt (und dabei den Zugang zur »psychotischen« Sprache verliert) und Symptome ausschließlich wie Fremdkörper bekämpft, die tieferliegende Gefühle und Konflikte nicht aufgreift, sondern weiter abspaltet, die damit Gefahr läuft, die Patientinnen und Patienten von ihren (verrückten) Wahrnehmungen noch weiter zu entfremden, ein psychiatrisches Vorgehen, das Angehörige nicht oder nicht rechtzeitig einbezieht und auch selbst keine Behandlungskontinuität anbietet oder zu organisieren vermag, eine solche psychiatrische Arbeit

widerspricht nicht nur modernen Erkenntnissen, sondern betreibt ihrerseits Stigmatisierung, weil sie Fremdheit auf allen Ebenen verstärkt, statt sie zu mindern. Ein solcher Prozess ist später auch durch noch so große öffentliche Anstrengungen nicht aufzuheben.

Demgegenüber ist die Benennung einer Krankheit zunächst nicht per se schlecht, sie kann sowohl ängstigen als auch entängstigen. Nicht die Diagnostik allein entscheidet über das Wohl, sondern der sprachliche Kontext, die damit verbundene Botschaft sowie die gleichzeitig angebotene oder verweigerte Beziehung. Entgegen dem allgemein recht engen Verständnis von Krankheitseinsicht und Compliance stellt Wulf ROESSLER schon 1999 fest, dass Patienten mit einem »idiosynkratischen Krankheitskonzept«, also mit einem eigenwilligen Selbstverständnis, eine höhere Lebensqualität aufweisen als andere. Daraus ist der Auftrag an die Psychiatrie abzuleiten, Psychoedukation sensibler, großzügiger und dialogischer zu konzipieren: Krankheitseinsicht ist nicht als einseitige Vorleistung der Patientinnen und Patienten zu verstehen, sondern als Aufgabe des Therapeuten. Compliance ist eben kein Unterwerfungsritual, sondern das Ergebnis einer *gemeinsamen* Anstrengung (BOCK 2014). Eltern, andere Angehörige und Freunde von der Erarbeitung therapeutischer Konzeptionen auszuschließen, muss heute als Kunstfehler betrachtet werden (ebd.).

Aber wie kann ein Krankheitsbegriff formuliert werden, der den Betroffenen und ihren Angehörigen ein anthropologisches Psychoseverständnis erleichtert, das die oft erschreckenden Erlebnisse der Betroffenen ernst nimmt, ihr Leid und ihre Vereinsamung nicht leugnet und gleichzeitig die Tiefe jener Erfahrungen schätzt, die in der Psychose aufbrechen und Themen berühren, die alle Menschen angehen? Wir glauben, dass hier die Tradition einer philosophischen Anthropologie hilfreich sein kann, deren Vordenker Helmuth Plessner aus Deutschland während der Herrschaft der Nationalsozialisten vertrieben wurde und die erst langsam wieder Eingang in den psychiatrischen Diskurs findet.

Argumente für einen philosophisch informierten Krankheitsbegriff

»Der gänzliche Verzicht auf einen geisteswissenschaftlich-hermeneutischen Ansatz lässt sich vor dem nicht ernsthaft bestreitbaren Hintergrund, dass der Mensch Natur- und Kulturwesen zugleich ist und die naturalistische

Forschung lediglich die Rahmenbedingungen absteckt, jedoch nicht die inhaltliche Ausgestaltung einer Biographie mit ihrer subjektiven Sinnsetzung bestimmen kann, nicht rechtfertigen« (GUTMANN 2006, S. 5).
Die psychiatrische Forschungslandschaft ist vielfältig und oft sehr auf Details ausgerichtet. Auf eine Erklärung des jeweiligen Menschenbildes wird meist verzichtet, wenngleich sehr wohl implizite Annahmen wirksam werden. Krankheit wird dann unausgesprochen mit einer Normabweichung oder mit menschlichem Leid gleichgesetzt, obwohl beides auch unabhängig von Erkrankungen auftreten kann und vom menschlichen Wesen und der menschlichen Vielfalt nicht zu trennen ist.
Um etwas als Krankheit zu definieren, reicht es nicht aus, das entsprechende Symptom als eine Normabweichung zu deklarieren, denn Normvarianten gibt es viele und die wenigsten werden mit dem Etikett »Krankheit« belegt, außerdem können Krankheiten durchaus »normal« sein und werden dennoch als solche anerkannt. Ein Beispiel ist Karies, die einen großen Anteil der Bevölkerung betrifft und dennoch als Krankheit verstanden wird. Georges CANGUILHEM (1974) weist zudem darauf hin, dass Menschen ihre Normen immer wieder sprengen. Aber es gibt ein noch viel tiefergehendes Argument gegen den Versuch, Krankheit mit Normalität bzw. Normabweichung zu begründen. Es ergibt sich aus der Diversität menschlicher Lebensformen, die kulturhistorisch ausgesprochen unterschiedlich sein können. Denn wer möchte in unseren heutigen pluralen Gesellschaften ernsthaft eine universell geltende Norm formulieren, deren Abweichung dann eine Krankheit begründet?
Ein weiterer Einwand gegen den Versuch, Krankheit auf Normen zu gründen, ergibt sich aus der Frage, ob denn eine Reaktion auf ein traumatisches Ereignis nicht ganz »normal« sein kann und trotzdem von den Betroffenen als seelische Erkrankung empfunden wird. Man denke an die Posttraumatische Belastungsstörung, bei der das Wiederauftreten der traumatischen Ereignisse in Flashbacks oder Albträumen eine »normale« Reaktion auf das erhebliche Leid darstellen kann, das die betroffene Person real erlebt hat. Ein solches Erleben kann diesen Mensch so schwer treffen, dass er seinen Alltag kaum noch oder gar nicht mehr bewältigen kann.

Seelisches Leid und soziale Beeinträchtigung

Mit dem Verweis auf individuelles Leiden oder eine massiv beeinträchtigte soziale Teilhabe sind zwei für das Erleben und damit die Lebenswelt der Betroffenen entscheidende Kriterien einer Erkrankung benannt, nämlich erstens das (immer subjektiv erlebte) *Leid*, das im Englischen dem Bereich des

Krankseins (»illness«) zugeordnet wird, sowie zweitens die Einschränkung der Fähigkeiten, den Alltag *zu bewältigen*. Unter »Bewältigung« werden sinnvollerweise all jene Verhaltens- und Handlungsweisen verstanden, die im täglichen Lebensvollzug notwendig sind, um das Leben und Überleben zu ermöglichen, also die Körperpflege, Nahrungsaufnahme etc. Hierbei handelt es sich um Fähigkeiten der basalen sozialen Teilhabe, die im Englischen im Fall ihrer Einschränkung unter dem Begriff »sickness« verhandelt werden. Auch hier ist es sinnvoll, einen engen Krankheitsbegriff zu wählen, damit nicht etwa die fehlende soziale Teilhabe aufgrund einer politisch abweichenden Meinung im Sinne der Dissidenten pathologisiert werden kann, wie dies in der Sowjetunion der Fall war und heute noch unter diktatorischen Regimen üblich ist (Heinz 2014).

Wer also aufgrund einer wie auch immer zustande gekommenen eigenen Meinung an der politischen Teilhabe im Rahmen einer Gemeinschaft oder Gesellschaft gehindert wird oder sich aus einer solchen zurückzieht, weil er deren »Mainstream« nicht mittragen kann, nimmt dementsprechend weniger oder kaum noch am sozialen Leben teil, hat aber sicher keine Einschränkung der sozialen Teilhabe, die in irgendeiner Form »krankheitswertig« ist und damit pathologisiert werden darf. Deshalb sollte der Begriff der krankheitsrelevanten Teilhabestörung auch auf die Beeinträchtigung jener Fähigkeiten begrenzt sein, die der Bewältigung des Alltagslebens direkt dienen, wie eben die Nahrungsaufnahme oder Körperpflege.

Auch Menschen mit psychotischen Erfahrungen ziehen sich häufig zurück, etwa zur Reduktion der Außeneinflüsse, die sie überfordern; dieser Rückzug als solcher sollte aber nicht vorschnell als krankheitswertige Beeinträchtigung der sozialen Teilhabe gewertet werden – das wäre er nur dann, wenn die betroffene Person sich aufgrund der psychotischen Erfahrungen (etwa weil Stimmen dies verbieten und die Person sich nicht gegen sie wehren kann) nicht mehr waschen und anziehen kann oder Nahrungszubereitung und -aufnahme nicht mehr bewältigt, also in ihren alltagsrelevanten Fähigkeiten eingeschränkt ist.

Natürlich kann eine sozial ausgeschlossene Person immer auch unter diesem Ausschluss leiden. Tatsächlich sind soziale Ausschließungsprozesse oft in besonders starker Weise mit dem Auftreten einer Erkrankung verbunden. Das lässt sich bereits bei sozial lebenden Tieren neurobiologisch nachvollziehen und findet sich in vielfältiger Form auch beim Menschen. Als Folge sozialer Ausschließung können basale Prozesse der Emotionsverarbeitung verändert werden, es finden sich beispielsweise bei isoliert aufwachsenden Primaten erhöhte Ängstlichkeit, eine beeinträchtigte Fähigkeit zur sozialen Interaktion und eine erhöhte Aggressivität, da soziale Auseinandersetzungen oft nicht spielerisch bewältigt werden können; neurobiologisch zeigen sich

Veränderungen der Informationsweitergabe zwischen Nervenzellen, die unter anderem durch einen verminderten Umsatz des Botenstoffs Serotonin erklärt werden können (zur Übersicht siehe HEINZ u. a. 2011).

Studien zu den Folgen sozialer Isolation beim Menschen verweisen auf die belastenden Folgen langer Heimaufenthalte und später Adoption von Kindern, die ihre biologischen Eltern verloren hatten (HEINZ & BATRA 2003). Untersuchungen zur Arbeitslosigkeit und dem damit verbundenen Verlust der sozialen Kontakte belegen deren negative Effekte auf riskanten Alkoholkonsum (HENKEL & ZEMLIN 2008). Krankheitsrelevant sind solche Veränderungen aber nur, wenn sie Leid verursachen oder die soziale Teilhabe im Sinne der Bewältigung alltäglicher Verrichtungen schwer beeinträchtigen.

Die soziale Ausschließung ist also ein wichtiges Kriterium für das Vorliegen einer Erkrankung, doch müssen die subjektiv sehr unterschiedlichen Maßstäbe für soziale Teilhabe akzeptiert werden: Aus der frühen anthropologischen Forschung in den USA stammt der Begriff des »positive withdrawal« (CORIN & LAUZON 1992, S. 266), also des subjektiv sinnvollen Rückzugs. Studien zu den unterschiedlichen Rehospitalisierungsrisiken zeigten, dass Menschen, die sich von den sozialen Mittelschichtsnormen distanzierten, besser geschützt waren (DAVIDSON & STRAUSS 1992, S. 131 ff.). Gerade deshalb würden wir nur dann von einer »Krankheit« sprechen, wenn die Betroffenen entweder unter den Symptomen leiden oder die soziale Teilhabe so schwer beeinträchtigt ist, dass die Aktivitäten des täglichen Lebens (Essen, Waschen, Anziehen etc.) nicht mehr selbstständig durchgeführt werden können – aber auch hier sind individuelle und kulturelle Unterschiede zu beachten (HEINZ 2014).

Symptome als Ausdruck einer Störung wesentlicher Funktionsfähigkeiten

Nicht jede Beeinträchtigung der sozialen Teilhabe und nicht jede leidvolle Erfahrung sind Folge einer Erkrankung. Politische Verfolgung, soziale Ungleichheit und Diskriminierung, unerwartete Schicksalsschläge und vieles andere mehr können tiefes Leid bewirken und sozial isolieren, ohne deshalb Krankheiten zu sein. Krankheitsrelevant werden individuelles Leid und soziale Ausschließung dann, wenn sie im Rahmen einer Beeinträchtigung medizinisch relevanter Funktionsstörungen auftreten. Was aber ist darunter zu verstehen?

Im Bereich der somatischen Medizin, etwa der Neurologie, betreffen medizinisch relevante Funktionsstörungen das Funktionieren eines Organs; beispielsweise ist eine Lähmung eine Beeinträchtigung jener Kraft, mit der die Bewegung einer Extremität ausgeführt werden kann. Was aber sind relevante Funktionen im Bereich des Zentralnervensystems, deren Störung als medizinisch relevantes Krankheitssymptom gelten kann?

Funktionen lassen sich immer im Hinblick auf ein Ziel beschreiben, die Funktion einer kraftvollen Bewegung der Hand kann also das Ergreifen eines Gegenstandes sein. Angesichts der Vielfältigkeit menschlicher Lebenswege wäre aber jeder Versuch, eine umfassende Beschreibung komplexer (psychischer) Funktionen des Zentralnervensystems zu erstellen, deren Störung jeweils als Krankheitssymptom gewertet werden kann (was DSM und ICD versuchen), einerseits uferlos und andererseits immer in Gefahr, einen Teil der Vielfalt menschlichen Lebens und Erlebens unangemessen zu pathologisieren. Deshalb begrenzt sich ein alternativer Ansatz (BOORSE 1976) darauf, nur jene Funktionsstörungen als krankheitsrelevant anzusehen, die für das Überleben des Menschen in aller Regel notwendig sind. Syndrome wie das Delir werden anhand solcher überlebensrelevanten Funktionsstörungen diagnostiziert. Dazu gehören die Einschränkung der Wachheit, die Desorientiertheit bezüglich Zeit oder Ort, die Störung der Auffassung und der Konzentration. Es ist relativ unstrittig, dass ein solches Delir überall auf der Weltanhand relativ vergleichbarer Symptome diagnostiziert werden kann. Ähnliches gilt für eine demenzielle Erkrankung, bei der es zu schweren Störungen der Merkfähigkeit und des Altgedächtnisses kommt. Krankheitswertig sind solche medizinisch relevanten Funktionsbeeinträchtigungen aber nur dann, wenn sie, wie oben diskutiert, im Einzelfall auch tatsächlich entweder leidvoll erlebt werden oder die soziale Teilhabe massiv beeinträchtigen.

Bei der Übertragung auf Psychosen zeigt sich aber schon, dass die Frage, was medizinisch relevante, lebenswichtige psychische Funktionsfähigkeiten sein können, durchaus umstritten ist. Zu den typischen Leitsymptomen einer psychotischen Erkrankung gehört das Auftreten komplexer akustischer Halluzinationen, also beispielsweise das Hören von Stimmen, die in Rede und Gegenrede miteinander streiten, die Handlungen des Menschen kommentierend begleiten oder ihm Befehle geben. Nach dem oben Gesagten reicht das Vorliegen solcher medizinisch relevanten Symptome aber noch nicht aus, um eine Erkrankung zu diagnostizieren. Wenn eine Person Stimmen hört, kann das aus medizinischer Sicht als Halluzination und damit als Störung der Wahrnehmung verstanden werden, wenn die Person aber nicht darunter leidet und ihren Alltag bewältigt, sollte auch keine Erkrankung diagnostiziert werden. Eine aus medizinischer Sicht relevante Funktionsstörung wird also nur dann zum Krankheitssymptom, wenn sie Leiden verursacht oder die alltägliche soziale Teilhabe massiv beeinträchtigt.

Neben dem Stimmenhören gehört zu den Leitsymptomen einer Psychose aus medizinischer Sicht das phänomenologisch vom Stimmenhören vielleicht gar nicht so klar unterscheidbare Eingeben fremder Gedanken als Beispiel für eine sogenannte Ich-Störung. »Eingegebene, fremde« Gedanken erkennen die betroffenen Personen manchmal am Klang dieser Gedanken (die dann von akustischen Halluzinationen schwer zu unterscheiden sind), manchmal auch an der Art, wie die Sätze grammatisch geformt werden, oder an anderen, schwer zu beschreibenden »Fremdheitsaspekten« der Gedanken. Aber warum denn sollten unsere Gedanken immer »unsere« sein? Wem gehört denn beispielsweise der Gedanke, dass die Erde rund ist und sich um die Sonne dreht? Eigentlich lesen wir einen solchen Gedanken doch in einem Buch oder lernen ihn in der Schule, das heißt, er wurde von jemand anderem geäußert und wir erzählen ihn nur nach, weil wir diese Äußerung für glaubhaft halten.

Von daher unterscheiden etwa Gottfried VOSGERAU und Martin VOSS (2014) zwischen dem »Autor« eines Gedankens, also jener Person, die etwas erstmals ausgedrückt hat (was bekanntlich nicht immer leicht zu entscheiden ist!), dem »Eigentümer« des Gedankens, wenn wir einem Gedanken nachhängen (also uns selbst), sowie der »Kontrolle« über die Gedanken. Letztere kann eingeschränkt sein, wenn sich uns beispielsweise zwanghaft irgendein ungewollter Gedanke aufdrängt. Solange wir diesen ungewollten Gedanken als unseren eigenen empfinden, sprechen wir eben nicht von Gedankeneingebung, sondern von Obsessionen im Sinne eines Zwangsdenkens. Typisch für die Diagnose einer Ich-Störung, die als Leitsymptom einer Psychose gilt, ist also nicht nur die mangelnde Kontrolle über den Gedanken, der »einfach so« auftaucht, sondern das Gefühl, dass dieser Gedanke mir tatsächlich »fremd« ist, ich ihn also nicht als Autor hervorgerufen habe, auch wenn er trotzdem irgendwie in »meinem« Gedankenstrom auftaucht.

Menschen stehen immer auch außer sich

Es gibt viele verschiedene Versuche, Gedankeneingebungen zu verstehen. Letztlich verweisen sie alle auf ein Grundverständnis »des Menschen« und damit zumindest auf minimale Annahmen darüber, wie menschliches Bewusstsein zustande kommt und wie es verstanden werden kann. Ein in diesem Kontext wesentlicher Autor ist der Anthropologe und Philosoph Helmuth Plessner. Er pflegte einen engen Gedankenaustausch mit den Biologen und insbesondere Primatenforschern seiner Zeit und postulierte, es sei ein besonderes Kennzeichen des Menschen, dass wir uns einerseits (wie andere Tiere auch) im Zentrum des Geschehens erleben können, uns aber andererseits aus dieser Position immer wieder »exzentrieren« und unsere Umwelt »wie von außen« vorstellen können (PLESSNER 1975). So versuchte Plessner zu erklären, dass Schimpansen zwar durchaus intelligent sind, aber eine Kiste, die ihnen im Weg liegt, nie wegräumen, da sie sich keinen »leeren Raum« vorstellen können. Sie bleiben also ihrer um sie selbst zentrierten (»zentrischen«) Perspektive verhaftet. Menschen können sich dagegen exzentrieren und somit die Perspektive wechseln.

Plessner ging davon aus, dass die Fähigkeit, uns selbst und die Situation, in der wir uns befinden, »wie von außen« und damit auch vom Standpunkt anderer Menschen her zu verstehen, uns Menschen eine »Welt« überhaupt erst erschließt. Er verwies darauf, dass diese menschliche Fähigkeit zum Positionswechsel (von zentrisch nach exzentrisch und wieder zurück) bereits eine »keimhafte Spaltung« zwischen den Positionen in sich trägt.

Damit kann sich auch ein Phänomen verbinden, das wir alle aus dem Alltag kennen: Wir können uns in einer Tätigkeit verlieren und ganz im Moment gefangen sein, genauso wie wir zu anderen Zeiten uns distanziert vom eigenen Leib wie der eigenen Person empfinden (bis hin zu »out-of-body experiences«). Üblicherweise schwingen wir Menschen also zu einem der beiden Pole der zentrischen bzw. exzentrischen Positionalität, ohne den jeweils anderen je ganz aufzugeben: Wir verlieren im Alltag nie die Möglichkeit, in jedem Augenblick eine Situation auch wie »von außen« oder wie »von innen« wahrzunehmen. Jemand kann sich also mitten in einem Fußballspiel oder sonst eine die ganze Person und den Leib ergreifenden Situation befinden und trotzdem plötzlich mit dem eigenen Spielen aufhören, wenn sich neben ihm eine Person den Fuß verstaucht und vor Schmerz aufstöhnt – auf einmal fokussiert sich mein Erleben auf die Wahrnehmung des Mitmenschen. Karl JASPERS (1946) würde sagen, dass wir erleben, wie »Seelisches aus Seelischem hervorgeht«, das heißt, dass wir verstehen, warum ein Mitmensch Schmerzen empfindet, wenn er sich den Fuß verstaucht. Wir versetzen uns also in den anderen hinein und bleiben doch gleichzeitig immer in uns selbst. Dieses alltägliche Spiel zwischen den unterschiedlichen Polen der Erfahrung kann nun, so unsere Annahme, in der Psychose ins (chaotische) Oszillieren geraten.

Es ist also gerade die zutiefst menschliche Fähigkeit, sich auf sich selbst wie auch auf die Position eines Mitmenschen beziehen zu können, die sich in der Psychose in ihrer ganzen Bandbreite zeigt – einschließlich der Extremposition, in der sich jemand nur noch im Zentrum des Geschehens empfindet (etwa bedroht durch eine Verschwörung seiner Mitmenschen, denen er sich hilflos aufgeliefert fühlt) oder am anderen Pol des Erlebens in der Depersonalisation, in der Entfremdung vom eigenen Erleben und vom eigenen Leib. Auch das Hören von Stimmen und das Erleben, das jemandem vermeintlich »fremde« Gedanken eingegeben werden, ist in dieser Sicht gerade eine Überspitzung der menschlichen Fähigkeit, sich selbst quasi »wie von außen« zu sehen bzw. zu erleben. Problematisch ist allerdings, dass es dann unter Umständen nicht mehr gelingt, im Vollzug der Gedanken oder Handlungen wieder bruchlos ins Zentrum des Geschehens (wie auch des eigenen Leibes) zurückzukehren: Aus dem lebendigen Leib wird der objektivierte Körper, aus dem Fluss der eigenen Gedanken wird eine fremd anmutende Gedankenreihe, deren Syntax und Semantik, also deren sprachliche Reihung und Bedeutung, zunehmend fremd erscheinen. In Psychosen wird also die menschliche Fähigkeit, gleichzeitig in sich zu sein und sich wie von außen zu erfahren, in ihrer Extremform und in ihrer Vereinzelung im bedrohten Zentrum des Geschehens oder im entfremdeten Blick von außen deutlich.

Die Rolle der Sprache

Sollen psychotische Erfahrungen kommuniziert werden, geht das wiederum nur in der Sprache. Aber wie soll das gehen, wenn es sich um besondere, außergewöhnliche Erlebnisse handelt, für die (noch) kein passender Ausdruck gefunden wurde? Erich Wulff (1995) postulierte, dass beim Versuch der Artikulation solcher Erfahrungen der überkommene Sinn eines Ausdrucks hinter individuelle, zutiefst subjektive Bedeutungen zurücktritt. Klaus Leferink und Kollegen (1999) haben einen psychotischen Patienten beschrieben, für den die Aussage »der Ernst des Lebens« eine immer größere Bedeutung gewann, wobei »der Ernst« gleichzeitig zu einer Chiffre für eine konkrete Person, die den Betroffenen bedrohte, aber auch zu einem Symbol für verschiedene schwierige Situationen im Leben wurde. Hier zeigt sich, dass unsere menschliche Fähigkeit, Sprache kreativ (symbolhaft und konkret) zu verwenden und ungewohnte Ereignisse und Erfahrungen mit Worten zu beschreiben, die wir bisher in anderen Kontexten mit einer anderen Bedeutung verbunden hatten, in der Psychose auf die Spitze getrieben wird – oft um den Preis, für die Mitmenschen nicht mehr verständlich zu sein. Die Bedeutung der Sprache verdeutlicht dieses Zitat eines Psychoseerfahrenen, der lange Zeit ohne professionelle Behandlung geblieben war:

» Ich glaube, dass man auf (einige) Medikamente verzichten könnte, wenn man die Sprachdimension erweitern würde, also versucht, die psychotischen Elemente noch mehr in Sprachen und Bildern rüberzubringen

[...]. Das Eindimensionale, das halten wir Psychotiker nicht aus! [...] Psychiater sollten nicht Manuale lesen, sondern Weltliteratur « (BOCK 2007, S. 318).

Martin HEIDEGGER (1927/2006) und im Anschluss an ihn der Philosoph Jan SLABY (2011) haben herausgestellt, dass wir immer schon »so und so gestimmt« in der Welt sind (siehe dazu auch CIOMPI 1998 und 2002). Zu unserem Dasein gehört in jedem Augenblick eine Gestimmtheit als jeweils gegebene Ausprägung der Befindlichkeit, die unser »In-der-Welt-Sein« charakterisiert. Wenn wir im Rahmen einer schweren affektiven Erkrankung eine massive Einschränkung der Bandbreite unserer jeweils möglichen Stimmungen erfahren (etwa uns in der schweren Depression nur noch affektstarr als absolut hoffnungslos und verloren empfinden und das auch anderen so vermitteln), dann geht eine wesentliche menschliche Fähigkeit, die affektive Schwingungsfähigkeit, zumindest zeitweise verloren. Dieser Verlust kann als Krankheitszeichen gelten, allerdings nur, wenn die Bandbreite emotionaler Befindlichkeiten als eine Funktionsfähigkeit gewertet wird, die für unser Leben und Überleben in der Mitwelt entscheidend ist. Es ist also das jeweilige Menschenbild, das (auch minimale) Annahmen über psychische Funktionsfähigkeiten und damit über mögliche Krankheitssymptome prägt.

Die Bewertung einer Erfahrung oder Verhaltensweise als Krankheitszeichen schließt nicht aus, dass eine emotionale Reaktion für die Betroffenen auch einen Schutzmechanismus darstellen kann, zum Beispiel vor traumatisierenden Interaktionen, oder als unartikulierter Hilferuf verstanden werden sollte. Als hinreichender Hinweis für das Vorliegen einer Erkrankung können sie dann gewertet werden – und zwar unabhängig davon, ob sie noch tieferes Leid abwehren –, wenn die betroffene Person darunter leidet oder ihre soziale Teilhabe massiv beeinträchtigt ist. Bei schweren Depressionen kommt hinzu, dass oft das Zeitgefühl mehr oder weniger stark verloren geht, also ein Vorher oder Nachher nicht mehr vorstellbar ist, und die Verzweiflung ins Unendliche gesteigert wird. Spätestens hier wird der Unterschied zur alltäglichen Verstimmung deutlich.

All diese Symptome sind zutiefst menschlich und deuten bereits an, zu welchen Höhen und Tiefen unser Denken und Fühlen fähig ist. In ihrer Überspitzung oder Starre können sie aber auch dazu führen, dass Erlebnisse und Erfahrungen anderer Personen aus der sozialen Umgebung kaum noch zugänglich werden und der Erkrankte vereinsamt.

Menschen- und Krankheitsbilder – Fazit

Jede Definition von »Gesundheit« und »Krankheit« verweist auf ein bestimmtes Bild vom Menschen. Die verschiedenen Diagnosen sind Konstruktionen, die notwendig sind, um eine unendliche Vielfalt von Phänomenen zu ordnen. Die Symptome der verschiedenen Erkrankungen haben neben dysfunktionalen immer auch funktionale, neben störenden auch sinnhafte Aspekte. Die rein biologische Betrachtungsweise kann in der Umgebung des Patienten die soziale Distanz verstärken und im Patienten selbst eine innere Distanz forcieren – mit dem Risiko einer doppelten Entfremdung. Umso wichtiger ist es, die rein medizinische und organbezogene Betrachtung von Erkrankungen um eine soziale und eine philosophische Dimension zu erweitern. Da Psychosen besonders mit dem Risiko der Entfremdung sowie der Selbst- und Fremdstigmatisierung verbunden sind, ist eine anthropologische Ergänzung der Pathologie besonders dringlich.

Die psychiatrische Forschung ist in viele verschiedene Forschungsparadigmen aufgefächert, auf die Darstellung der impliziten Menschenbilder wird in der Regel weitgehend verzichtet. In dieser Situation kann die anthropologische Sichtweise eine Brücke bilden, die die Forschungsrichtungen verbindet und interdisziplinär diskursfähig macht, zugleich die Fähigkeit zum Austausch mit Betroffenen und Angehörigen bewahrt und den Trialog befördert, indem sie nach einer verbindenden Artikulation und Begrifflichkeit sucht. Umgekehrt ist die Psychiatrie »durch ihre Beschäftigung mit den Extremen menschlichen Erlebens und Verhaltens [...] grundsätzlich durchaus (auch) geeignet, Beiträge zu einem anthropologischen Selbstverständnis des Menschen zu liefern« (Gutmann 2006, S. 13). Insofern beruht der anthropologische Diskurs zwischen Medizin und Philosophie auf Nehmen und Geben.

Wenn wir um uns selbst ringen – kulturhistorische Hintergründe

Warum ist unsere Identität brüchig?

Das Wort von der Identität verweist auf die ewige Wiederkehr des immer Gleichen – ich bin eine Person, die sich selbst trotz aller Wandlungen gleich bleibt und deren Identität im vermeintlich Konstanten wurzelt, nämlich in meiner Geschichte, meiner Umwelt, früher hätte man auch gesagt: meiner Nation, Sippe oder »Rasse« (wobei es Letztere nicht gibt – zumindest nicht als sinnvollen Begriff im Bereich der Biologie, auch wenn es rassistische Diskriminierung gibt; HEINZ & KLUGE 2014). All diese Assoziationen zeigen, wie kritisch der Begriff der Identität gesehen werden muss, denn natürlich bleiben wir uns selbst nie gleich. Wir steigen nie in denselben Fluss, weil sich das Wasser im Fluss verändert; und auch wir selbst sind nie dieselben. Jede neue Erfahrung formt uns. Auch die ganze Metaphorik des »Wurzelns in etwas« verdinglicht uns Menschen zu unbeweglichen Pflanzen.

Fatih Akin, ein deutsch-türkischer Regisseur, antwortete auf einem Kongress der deutsch-türkischen Psychiatriegesellschaft in Istanbul auf die Frage, ob er sich denn als Deutscher oder Türke fühle, mit einem Zitat eines chilenischen Freundes, der als Exilant in Deutschland lebt: »Ich bin ein Mensch, ich bin doch kein Baum. Sehen Sie irgendwelche Wurzeln?« In der Beliebigkeit postmoderner Industriegesellschaften, in denen alle Beziehungen und Ideen vermarktet und damit zur Ware verdinglicht werden können, sehnen wir uns manchmal nach der vermeintlich biologisch gegebenen Einfachheit unserer Existenz. Das mag die Offenheit mitbedingen für Bilder wie das Wurzeln in der heimischen Erde oder gefährliche, weil andere Menschen sofort ausschließende Metaphern wie die vom »Volkskörper«.

Helmuth PLESSNER (1928/2003) verwies auf die (oben bereits angedeutete) fundamentale Komplexität von uns Menschen: Anders als selbst intelligente Schimpansen, die eine Vielzahl von Aufgaben lösen können, erleben wir Menschen die Umwelt nicht nur aus der zentralen Perspektive unseres Leibes, sondern wir können uns auch in die Position der Mitmenschen hineinversetzen und so eine »Welt« und nicht nur eine (um das Individuum zentrierte) »Umwelt« erfahren. Plessner folgerte daraus, dass es ein zentrales Charakteristikum von uns Menschen sei, dass wir uns gegenüber unserer leiblich gegebenen Perspektive immer wieder »exzentrieren« können und dass sich damit eine Mitwelt im Sinne der möglichen Positionen all unserer Mitmenschen erschließt.

Eine solche menschliche Konstitution ist aber immer brüchig, sie ist vom Oszillieren zwischen diesen Positionen der Zentralität und Exzentralität, des Aufgehens im Geschehen und des Blicks von außen, bedroht. Eine Psychose ist gerade kein Verlust des Menschseins, sondern seine Steigerung bis zum leidvollen Erleben der Umwelt, die sich bedrohlich um die im Zentrum des Geschehens stehende Person schließt, oder der entfremdeten Welt, die mir ebenso beziehungslos gegenübertritt wie mein mir fremd gewordener Leib und meine entfremdeten Gedanken, wenn ich mich aus der exzentrischen Positionalität nicht mehr bruchlos ins Zentrum meines Lebens begeben kann.

Laut Plessner gelingt die Vermittlung zwischen dem Leben im Zentrum des Geschehens und der exzentrischen Reflexion oder dem Herauskatapultieren aus der Mitte des Geschehens in Lachen oder Weinen nur im »Vollzug«. Immer dann, wenn wir handeln, drücken wir unsere Gedanken und Gefühle in unserem Leib und mittels unseres Leibes aus, in Mimik und Gestik, Sprechakten und anderen Aktionen. Das Fazit lautet deshalb: Identität muss brüchig sein und ist im Vollzug eigener Handlungen immer wieder neu herzustellen.

Zwischen Gemeinschaft und Privatheit – das Ringen um Selbstverständlichkeit

Zu diesem Vollzug des menschlichen Handelns gehört aber auch die »selbstverständliche« Fähigkeit, immer schon mit mir selbst vertraut zu sein, zu wissen, auf welchen Leib, welches Zentrum sich meine exzentrischen Erfahrungen beziehen. Zur »natürlichen Selbstverständlichkeit« gehört ein »präreflexives Selbstvertrauen«, wie es der Philosoph Manfred Frank (1991) formuliert hat. Dieses Selbstvertrauen bedarf nicht der Reflexion; ich muss nicht erst überlegen, welche der Personen in einem Raum ich selbst bin, um meinen Gedanken, dass ich zum Beispiel gerne etwas zu trinken hätte, auch tatsächlich umsetzen zu können. Wahrscheinlich ist diese präreflexive Selbstvertrautheit tief in den zentralnervösen Korrelaten unseres Handelns und Denkens verankert (Gallagher 2000, 2004).

Die Selbstvertrautheit ist aber auch verletzlich, sozial kränkbar. Jede Ausschließung kann dazu führen, dass ich nicht mit der Person identifiziert werden will, die da unter den verachtenden Blicken der Gemeinschaft im Raum steht, dass ich keine bruchlose Erzählung produzieren kann, die frühere Erlebnisse mit jetzigen verbindet. Die in der je eigenen Geschichte gegebene »Identität« ist ja eine gesellschaftliche Anforderung: Wir Menschen sollen uns so verhalten, dass unsere Handlungen jederzeit vor den Augen der Gemeinschaft erzählbar und erklärbar sind. Plessner hat davor gewarnt, diese »Gemeinschaft« zu idealisieren. Für ihn benötigt der Mensch neben der Gemeinschaft immer auch eine Gesellschaft, in der man einen Privatbereich aufbauen kann, der den Blicken der alles verschlingenden und kontrollierenden, auf Homogenität und Anpassung zielenden Gemeinschaft entzogen ist (wobei Plessner die Bedrohung durch die in den 1920er-Jahren aufkommende völkische Bewegung und ihr rassistisches Gemeinschaftsideal genau gespürt hat). Jüngste Erfahrungen mit den Ausspähskandalen der westlichen Geheimdienste lassen ahnen, wie schmerzlich der Verlust einer solchen Privatheit in der Gesellschaft sein kann. Auch hier sind zentrale Erfahrungen psychotischen Erlebens angesprochen, die sich beispielsweise dann manifestieren können, wenn die eigenen Gedanken in der Psychose ihre Privatheit verlieren und so erlebt werden, als ob sie in alle Welt ausstrahlen, oder wenn umgekehrt Gedanken und Intentionen anderer »imperativ« in die eigene Person hineinwirken.

Entwicklung und Entwicklungsbrüche der Identität

Die Fragen »Woher weiß ich, dass ich bin?« und »Woher weiß ich, dass ich ich bin?« (siehe Moldzio 2004) beschäftigen die Menschheit schon seit Jahrhunderten. Das »Selbst«, das »Ich« und die »Identität« sind sowohl Themen vieler Philosophen als auch von Menschen in besonders brüchigen Lebensphasen, beispielsweise in der Pubertät sowie in Zeiten von Krankheiten und psychischen Krisen. Sowohl in der Soziologie als auch im psychiatrisch-psychologischen Diskurs befindet sich die Auffassung von Identität in einem Wandel. Zentraler Diskussionspunkt ist die Annahme von Kohärenz und Kontinuität. Aus soziologischer Perspektive postulieren die einen eine »Krise der Identität« (Abels 2010, S. 198), andere sehen darin wiederum die Chance, diesen Begriff als flüssigen und diskontinuierlichen zu definieren (siehe Klika 2000).

Heinz Abels (2010) definiert Identität als »das Bewusstsein, ein unverwechselbares Individuum mit einer eigenen Lebensgeschichte zu sein, in seinem Handeln eine gewisse Konsequenz zu zeigen und in der Auseinandersetzung mit anderen eine Balance zwischen individuellen Ansprüchen und sozialen Erwartungen gefunden zu haben« (ebd., S. 258). Identität ist demnach keine sich selbst starr erhaltende Eigenschaft, die man einmal besitzt oder nicht. Sie ist konstruiert, sie ist ein von uns persönlich entworfenes und stets einem sozialkulturellen Anpassungsprozess unterworfenes Selbstbild. Sie kann als die Aufgabe betrachtet werden, sich selbst im Zuge der eigenen Entwicklungsphasen zu verändern und dennoch eine Lebensgeschichte zu gestalten, die man gegenüber sich selbst und anderen kommunizieren und vertreten kann.

Der Psychoanalytiker Erik H. Erikson (1965) entwickelte in den 1950er-Jahren die Theorie der lebenslänglichen, phasenhaften Entwicklung der Identität. Er maß der Phase der Jugend dabei eine besondere Bedeutung und auch Krisenhaftigkeit zu. Hier finde ein Wechsel statt, in dem alte, gegebene Identifikationen zurückgelassen und neue gewählt werden. Für ein Gefühl innerer Identität im Sinne eines selbstbestimmten Ganzen sei eine wahrgenommene Kontinuität zwischen dem kindlichen und jugendlichen Erleben eine Voraussetzung. Die Aufrechterhaltung einer Kontinuität und Konsistenz ist in der Theorie Eriksons das Kernelement des Identitätserlebens.

Der deutsche Psychologe Hilarion Petzold (2012) betrachtet die Herausbildung einer Identität als Ausgangspunkt für eine gesunde Persönlichkeitsentwicklung. Die Kindheit sei heutzutage von der Anpassung an das Leben, an die Erwartungen und Leistungsansprüche der Erwachsenen geprägt; die Jugend setze früh ein und habe sich zu einer verlängerten Lebensphase entwickelt, die keinen deutlichen Übergang zum Erwachsensein mehr aufweise. Durch das Bedürfnis, sich in seiner eigenen Biografie als eigenständig und kontinuierlich zu empfinden, kommt es im Rückblick zu unbemerkten Umdeutungen der eigenen Handlungen und Ziele, um das aktuelle Bild von sich selbst zu bestätigen (siehe dazu auch Abels 2010).

Identität ist also nichts, was man einmal besitzt und dann unveränderlich bleibt, sondern etwas, was man permanent im Kontakt mit anderen neu erzeugt. Es ist sinnvoll, von einer erzählten (narrativen) Identität zu reden, wie Paul Ricœur (1995) das tut. In der psychiatrisch-therapeutischen Arbeit mit psychosekranken Menschen erscheint es also als notwendig, solche narrativen Räume zu schaffen. Psychoseseminare sind ein solches Forum und bieten die Möglichkeit, sich neu erzählen zu lernen. Man muss sich bei der Art, wie man sich selbst erzählt, entscheiden, was man für ein gutes, sinnvolles, lebenswertes Leben hält. Man muss Fragen der Selbstachtung, der Schuld und der Liebe behandeln. »Heilung« ist keine Rückkehr zum

Gesunden, sondern die (Er-)Findung einer erweiterten Identität, die das psychotische Erleben integriert statt ausgrenzt.

Doppelcharakter der sozialen Anpassung

Die eigene Identität ist etwas, mit dem sowohl ein individueller Freiraum (Autonomie) gesichert als auch die gesellschaftliche Anpassungsleistung erbracht wird. In der Interaktion mit anderen bedeutet Identität, sich sowohl der Einzigartigkeit als auch der sozialen Funktion des eigenen Selbst bewusst zu sein und beides zu zeigen. Dabei ist das Bild, das wir von uns abgeben, in einem gewissen Rahmen sehr flexibel. Es ist völlig selbstverständlich, dass wir bei verschiedenen Personen verschiedene Bilder von uns hinterlassen. Die Identität, die wir vor anderen zeigen, kann mit unserem Selbstbild kongruent sein, aber auch einem Bild entsprechen, das stark davon geprägt ist, wie wir glauben, dass andere uns sehen wollen (ABELS 2010).

Der Zusammenhang zwischen der Identität und den sozialen Erwartungen wird in der Rollentheorie Talcott PARSONS (1967) deutlich. Demnach geben Rollen vor, wie sich eine Person in einem sozialen System (im Sinne eines Zusammenhangs von Individuen mit spezifischen Erwartungen) zu verhalten hat (siehe auch ABELS 2010, S. 255). Diese Erwartungen können dem Einzelnen als Halt gebender Rahmen dienen, aber auch eine einschränkende Wirkung entfalten. Im reibungslosesten Fall werden die vorhandenen kulturellen Werte internalisiert und zum inneren Antrieb gemacht. Die sozialen Rollen und die Identität sind aus dieser Perspektive eng miteinander verwoben. Was aber, wenn die sozial eingenommenen Rollen mit ihren Erwartungsbündeln nicht den individuellen Bedürfnissen entsprechen? Die sogenannte Rollendistanz beschreibt das Bemühen, soziale Erwartungen in einer Situation selbst zu beeinflussen und damit Raum für die eigene Identitätsdarstellung zu schaffen (ebd., S. 333). Voraussetzung für das Gelingen ist eine Interaktion von im sozialen Machtgefüge ungefähr Gleichen (ebd., S. 334).

Auch Helmuth PLESSNER (1960) stellt die Bedeutung der sozialen Rollen für die Gestaltung des eigenen Lebens heraus. Der Philosoph Hans-Peter KRÜGER (1999) betont in Anlehnung an Plessner, dass wir Menschen immer schon in sozialen Rollen aufeinandertreffen. Krüger erinnert daran, dass sich der Begriff der Person von der Maske (»persona«) ableitet, die Schauspieler in der Antike trugen, wenn sie eine Rolle spielten, und unterscheidet entsprechend zwischen dem individuellen Rollenspieler, der als einzigartiger Mensch seine Rolle selbst gestaltet, und dem Träger der Maske, der eine sozial vorgegebene Rolle spielt, die auch ein anderer Mensch an seiner statt übernehmen könnte. Das Spielen einer Rolle ist dann aber nicht nur ein notwendiges Übel, bedingt durch die sozial geforderte Anpassung an gesellschaftliche Normen, sondern es eröffnet auch Freiräume durch den individuell zu gestaltenden »Spielraum« der Rolle. Mit dem Rollenspiel eröffnet sich zudem die Differenz zwischen Privatem und Öffentlichem und damit ein schützenswerter Bereich des eigenen Lebens, der einer gesellschaftlichen Kontrolle zumindest partiell entzogen ist (oder es sein sollte).

Wiederum zeigt sich, warum zumindest die »Gleichwürdigkeit« der Rollenspieler so wichtig ist: Wenn die Rolle stigmatisiert oder entwertet ist, lässt sie kaum Spielraum für die individuelle Gestaltung und bedarf des Widerstands, um die Rollenverteilung zu ändern. Wenn der Mensch, der in verschiedenen sozialen Situationen unterschiedliche Rollen übernehmen muss, zu stark gekränkt oder verletzt wurde, kann die Fähigkeit verloren gehen, die gesellschaftlich vorgegebenen Rollen individuell auszugestalten und die eigenen Erfahrungen zu einer erzählbaren Lebensgeschichte zu verbinden, aus der sich ein kohärentes Selbstbild und damit die eigene Identität ergeben.

Identität ist also ein Konstrukt, eine wandelbare Selbstdefinition des vergangenen Seins, der derzeitigen Selbstwahrnehmung sowie der Entwurf einer möglichen Zukunft. Sie ist eng verwoben mit den Rahmenbedingungen, in der sie sich herausbilden kann. In der heutigen individualisierten Gesellschaft hat ein jeder die Freiheit, sich innerhalb einer vermeintlich unendlichen Vielfalt von Möglichkeiten zu entscheiden – zumindest soweit diese die herrschende Gesellschaftsordnung nicht grundsätzlich infrage stellen: Sobald sie das tun, müssen die Freiräume erkämpft werden, individuell oder kollektiv. Diese Freiheit beinhaltet gleichzeitig die Aufgabe, ohne festen Orientierungsrahmen immer wieder vor neue Entscheidungen gestellt zu werden. Das bedeutet, dass es nicht (nur) darum geht, seine Einzigartigkeit anderen gegenüber zu zeigen, sondern auch, auf sich allein gestellt zu sein (Abels 2010, S. 18).

Das heißt aber auch, dass jede Person ihren eigenen Weg finden muss, um ihre Freiheiten einzufordern und zu bewahren – bestehende Grenzen in einer offenen Gesellschaft werden oft nicht weniger aggressiv erzwungen als in totalitären Gemeinschaften, nur ist der individuelle Spielraum in der Regel größer und kann durch soziale Kämpfe erweitert werden. Die hier beschriebene Balance zwischen dem Ringen um Autonomie und den notwendigen Anpassungsleistungen kann in psychosenahen Situationen zur existenziellen Herausforderung werden und zugleich bitter notwendig sein. Umso wichtiger ist, dass psychosoziale Angebote nicht einseitig verortet werden (etwa nur auf der Seite der Anpassung) und dass Therapeuten die psychotischen Wahrnehmungen auch in ihren autonomen bzw. autonomiesichernden Bedeutungen anerkennen.

Im Zusammenhang mit (schizophrenen) Psychosen wird von einer »Pathologie der Ich-Identität« (KLIKA 2000, S. 290) gesprochen, im Zuge derer sich wahnhafte Ideen herausbilden, um eine neue Identität zu schaffen und so die Kontinuität aufrechtzuerhalten. Klaus DÖRNER und Ursula PLOG (1978/2016) beschreiben die psychotische Krise als ein Bemühen, »die vom Zusammenbruch bedrohte Identität zu retten« (ebd., S. 154). Psychotisches Erleben kann als Ausdruck und Konsequenz einer Erschütterung der eigenen Identität angesehen werden. Da diese aber immer brüchig ist (man denke an Plessners Menschenbild), zeigt sich in der Psychose die *Conditio humana* nur umso deutlicher – alle Menschen müssen sich immer wieder neu definieren, neu (er-)finden, ihre Erfahrungen in einer Lebensgeschichte artikulieren und sich in der Mitwelt positionieren.

Das Sinnbedürfnis der allermeisten Psychoseerfahrenen zeigt entsprechend, dass die Psychose das Ringen um den inneren Zusammenhalt (Kohärenz) nicht beendet, vielleicht nicht einmal unterbricht, sondern die Gestaltung und Erzählung der eigenen Lebensgeschichte und der sich daraus ergebenden Identität nur umso dringlicher und notwendiger macht (BOCK u.a. 2014, zusammenfassend S. 283 ff.). Wenn es gelingt, den Zusammenhang zwischen Lebens- und Krankheitserfahrung wieder herzustellen – und sei es auf einer bescheidenen Ebene weit unterhalb der Ansprüche etwa der Psychoanalyse –, dann können Selbstvertrauen und Zuversicht (wieder) wachsen (siehe das Kapitel zu den therapeutischen Handlungskonsequenzen).

Die Bedeutung von Traumata

Gerade traumatische Erfahrungen können die Erzählbarkeit einer Lebensgeschichte stark beeinträchtigen. Bezüglich der Erfahrungen, die uns schwer verletzen, fehlen uns oft die Worte und das fürs Sprechen notwendige Vertrauen. Traumatische Erfahrungen sind gerade solche, die das psychische Fassungsvermögen eines Menschen überschreiten. Es gelingt ihm dann nicht, die Erfahrung bruchlos einzubinden; stattdessen müssen Abwehrmechanismen mobilisiert werden, vielleicht erst alltägliche, momentane wie das Vergessen und Nichterinnern, doch sobald das nicht reicht, auch anhaltende und nachhaltige wie die Dissoziation oder das Ausblenden von Erfahrung um den Preis eines veränderten Umgangs mit der Realität.

Die Übergänge zwischen Irritation und Erschütterung sind fließend – sowohl hinsichtlich des Ereignisses als auch hinsichtlich seiner Verarbeitung. Dissoziationen als veränderte Bewusstseinszustände lassen sich zwar von psychotischen Ich-Störungen im Sinne der Gedankeneingebung oder des Entzugs der eigenen Gedanken unterscheiden. Beide Phänomene können aber offenbar durch soziale Ausschließung und Traumatisierung ausgelöst werden, denn tatsächlich finden traumatisierende und subjektiv verletzende soziale Erfahrungen auch als Entstehungsbedingungen psychotischer Erfahrungen in den letzten Jahren verstärkt Beachtung (Heinz u.a. 2013).

» Die Annahme, dass außeralltägliche Gewalterfahrungen psychische Verletzungen hervorrufen können, ist heutzutage Allgemeingut. In gewissem Sinne ist das Wissen um diesen Zusammenhang fast so alt wie Beschreibungen menschlichen Verhaltens überhaupt. [...] Zugleich ist jede Definition eines Traumas historisch (mit-)bedingt. Nach dem Zweiten Weltkrieg führten Psychiater das psychische Leiden von KZ-Überlebenden oder auch von ehemaligen Soldaten regelmäßig nicht auf ihre Gewalterfahrungen zurück, sondern auf individuelle Defekte, oder sie betrachteten es als Produkt von Einbildung und Verstellung. Zu jener Zeit war es auch nicht üblich, sexuellen Kindesmissbrauch mit psychischer (und nicht nur sittlicher) Gefährdung der Opfer zu assoziieren. Fragt man nach den Gründen für den enormen Wandel der Auffassungen, stößt man auf die Verschränkung wissenschaftlicher und politischer bzw. kultureller Entwicklungen. So flossen unterschiedliche theoretische Ansätze aus Medizin und Psychoanalyse Ende des 19. Jahrhunderts sowie veränderte Deutungsmuster bezogen auf Gewalt und ihre Folgen seit der Mitte des 20. Jahrhunderts zusammen, bevor das Konzept ›Trauma‹, wie es uns heute vertraut ist und wie es den einschlägigen DSM- und ICD-Klassifizierungen zugrunde liegt, formuliert und in verschiedenen Einzelaspekten (Ursachen, Folgen, Schutzfaktoren u.a.) theoretisch und empirisch vertieft wurde [...]. Trauma ist psychologisches Konzept, medizinische Diagnose, kulturelle Metapher und gängiger Topos kollektiver wie individueller Selbst- und Fremddeutung. Sein wichtigster Vertreter ist gewissermaßen unsere Kultur, es ist uns so geläufig, wie es den Menschen zu früheren Zeiten vermutlich das Konzept des Schicksals war « (Demke 2014a, S. 505 f.).

Diese Definition ist eine gute Basis, um die komplexe Wechselwirkung von Trauma- und Psychoseerfahrung zu klären: Ein hoher Anteil von Menschen, die später Psychosen entwickeln, haben in ihrer Kindheit und Jugend Gewalt und/oder sexuelle Übergriffe erlebt (Kapfhammer 2012, 2013). Aber nicht jede und jeder, der bzw. die solche Erfahrungen gemacht hat, wird später psychotisch. Viele Menschen entwickeln während ihrer Psychosen, aber viele sicher auch schon vorher eine so starke Sensibilität und Empfindlichkeit, dass auch Eindrücke und Erlebnisse eine traumatische Wirkung entfalten, die das vorher nicht konnten und die auch bei anderen Menschen nicht so wirken.

Ohnehin ist die traumatische Wirkung eines Ereignisses selten objektiv zu messen und fast immer subjekt- und kontextabhängig (SCHÄFER 2009 a, b). Hinzu kommt, dass die – realitätsimmanente oder -sprengende – Reaktion auf eine traumatische Erfahrung zugleich protektive Funktionen und die Unsicherheit verstärkende Folgen haben kann (FISCHER & RIEDESSER 2009).
Psychosen können also wesentlich durch Traumata mitbedingt sein und indirekt zu deren Bewältigung dienen, sie können die Wirkung von kritischen Lebensereignissen traumatisch verstärken und sie können zu traumatischen Erfahrungen führen – im sozialen Kontext, in der psychiatrischen Behandlung und als Opfer späterer Gewalt.
Viktor Frankl, Vertreter der dritten Wiener Schule der Psychoanalyse und selbst Überlebender des Holocaust, begründete aus seinen eigenen Erfahrungen und aus denen von Patienten schon sehr früh die Annahme, dass Sinnsuche und Sinngebung eine zentrale Bedeutung für den Heilungsprozess haben. Eine Erkenntnis, die für Menschen mit Psychoseerfahrung aus unserer Sicht besonders wichtig ist und lange Zeit erschreckend vernachlässigt wurde (siehe das Kapitel zu den therapeutischen Handlungskonsequenzen).

Das Selbstsystem: Theorien zum Kern unseres Wesens

Wissenschaftlerinnen und Wissenschaftler mit sehr unterschiedlichen Hintergründen, das heißt aus romantischen, modernen und postmodernen Zusammenhängen, gehen davon aus, dass seelische Grundfunktionen auch in schweren seelischen Krisen erhalten bleiben (LUDEWIG 1993, S. 9) und ein Kernbereich unserer psychischen Existenz unantastbar ist. So postuliert Friedrich Wilhelm DENEKE (1989, 1992), Psychoanalytiker und emeritierter Professor für Psychosomatik und Psychotherapie, schon lange, dass Grundfunktionen des »Selbst« auch in Psychosen erhalten bleiben. Das Selbstsystem geht aber über diese Grundfunktionen hinaus und wird mit all den Haltungen und Überzeugungen in Verbindung gebracht, mit denen wir uns zutiefst identifizieren.
»Das Selbstsystem ist das organisierte persönliche Weltmodell eines Menschen, einschließlich aller Regulationsvorgänge, die an seiner Organisation teilhaben. Über ihre Manifestationen, also Affekte, Wünsche, Phantasien, Gedanken und Handlungsentwürfe werden die selbstregulativen Prozesse erleb- und modifizierbar« (DENEKE 1989, S. 589). Später ergänzt er: »Inhalte

des Selbstsystems sind somit alle Wirklichkeiten, die ein Mensch jemals entworfen hat oder als potentielle Entwürfe skizzenhaft in sich trägt, also alle intern repräsentierten bewußten oder dynamisch unbewußten Erinnerungen, Gedanken, Gefühle, Handlungsentwürfe etc., einschließlich zukunftsbezogener Phantasien« (DENEKE 1992, S. 147).

Dieses Selbstsystem reguliere sich in »einem ständigen und lebenslangen Prozeß, der weder willkürlich gestartet noch gestoppt werden kann, also autonom abläuft« (ebd., S. 147). Das Selbstsystem suche vergangene Erfahrungen und gegenwärtige Wahrnehmungen anzugleichen, es sei aber auch in der Lage, zukunftsorientierte Vorstellungsinhalte und Lösungsversuche daraufhin in Beziehung zu setzen. Ausgehend von neueren Ergebnissen der Kleinkinderforschung entwickelte Deneke also eine Konzeptualisierung des Selbstsystems, in der das Selbst als autoregulatives System, das die Gesamtheit aller Selbstrepräsentanzen beinhaltet, aufgefasst wird.

Transkulturelle Untersuchungen weisen darauf hin, wie stark solche Konzepte von sich selbst und anderen von jenen kulturellen Praktiken abhängen, die das Selbst-Verständnis der Individuen fördern und formen, das heißt von den jeweils in einer Gesellschaft artikulierbaren und den tabuisierten Erfahrungen, Gefühlen und Bedürfnissen, von Herrschaftsbeziehungen zwischen Männern und Frauen, Kindern und Erwachsenen, (ehemaligen) Kolonisatoren und Kolonisierten, von traditionellen und modernen Erklärungsmustern. Gemeinsam ist allen diesen Selbstentwürfen offenbar die Fähigkeit zum Selbstbezug, zur Verortung der eigenen Person im Zentrum des Geschehens, wie zur Exzentrierung, zum Blick »von außen«, zur Einnahme des Standpunkts anderer Menschen. Was aber in diesem vielfältigen Interaktionsprozess als »Selbst«, als das »Eigene« und was als »Fremdes« definiert wird, ist von Zeitraum zu Zeitraum und von Gesellschaft zu Gesellschaft extrem variabel (HEINZ u. a. 2012).

Auch der Systemtheoretiker Kurt Ludewig geht davon aus, dass Menschen aufgrund ihrer konstitutionellen Ausstattung und ihrer sozialen Entwicklungsbedingungen in der Lage sind und dazu neigen, operationale Kohärenzen zu entwickeln, die die jeweiligen Umgebungen spiegeln. Er spricht in diesem Zusammenhang von einer »Multipersönlichkeit« als seelischem Normalzustand. »Im Unterschied zum Verständnis der Schizophrenie als Spaltung einer einheitlichen Seele bedeutet hier die psychotische Krise gewissermaßen den Zusammenbruch des ›polyphrenischen‹ (= vielstimmmigen) Normalzustands zu einem ›einseeligen‹ bzw. vereinheitlichten Selbst« (LUDEWIG 1993, S. 9 f., siehe aus psychoanalytischer Sicht auch LEMPA & VON HAEBLER 2012).

Diese Überlegungen verweisen ebenfalls darauf, dass in der Psychose kein »Selbstverlust« auftritt, sondern eine dynamische Umgestaltung der Erfahrung von bzw. mit sich selbst und anderen. Dabei kann die Umwelt an Vielfalt verlieren und sich zum beängstigenden Bild einer bedrohlichen Verfolgung um die im Zentrum des Geschehens stehende Person schließen. Oder die eigenen Gedanken, Gefühle und Impulse erscheinen ihr wie von außen, als fremd und von anderen kontrolliert und gesteuert. Wir können uns also in der zentrischen wie exzentrischen Positionalität verirren (PLESSNER 1975; HEINZ 2014), die Vielfalt der Bezugspunkte und Sichtweisen kann in der psychotischen Krise und ihrer Existenzangst zeitweise verloren gehen – die Psychose ist und bleibt damit aber Ausdruck der in unserer menschlichen Natur vorgegebenen Möglichkeiten, sie zeigt uns diese in extremer Form, sie ist: zutiefst menschlich.

Selbstrepräsentanzen als Erlebniseinheiten

Im Verlaufe des Lebens, in der Auseinandersetzung mit der Umwelt und bei der Regulation der eigenen Bedürfnisse bilden sich »episodische Repräsentanzen, die kleinste dynamische Erlebniseinheit, die für uns sinnträchtig ist« (DENEKE 1992, S. 148). Sie können beiläufig integriert werden und unauffällig bleiben oder aber im Sinne von Internalisierungen (siehe MENTZOS 1984) das spätere Verhalten oder Erleben eines Menschen maßgeblich bestimmen. In jedem Fall treten Kognitionen und Affekte bei der Bewertung von Episoden in eine enge Verbindung und sind kaum voneinander zu trennen (CIOMPI 1986, 1995). »Das sich aus den episodischen Repräsentanzen aufbauende persönliche Weltmodell eines Menschen wird zunehmend differenzierter und komplexer ausgestaltet« (DENEKE 1992, S. 148).

Kognitive Prozesse spielen dabei eine zunehmend stärkere Rolle, den Affekten kommt im Wesentlichen eine Verstärkerfunktion zu. Die Repräsentanzen verdichten sich, unterliegen aber auch Abwehrprozessen, was bedeutet, dass sie dem unmittelbaren Zugang entzogen und in ihrem Inhalt modifiziert werden (siehe MEYER u. a. 1977). Die Gesamtheit aller Repräsentanzen, die unsere persönliche Eigenheit ausmachen, nennt Deneke das Identitätsselbst. Es umfasst »alle Selbstrepräsentanzen, die mich zu der spezifischen, einmaligen und unverwechselbaren Person machen, als die ich mich fühle und erlebe« (DENEKE 1992, S. 156). Idealtypisch unterscheidet er zwischen »guten« Repräsentanzen, die uns beschützen, stärken und hoffnungsvoll machen, sowie »schlechten«, die uns traumatisiert haben oder in der Fantasie zu traumatisieren drohen. Mit beiden Arten von Selbstrepräsentanzen sind spezifische Ängste und Risiken verbunden.

Wenn das Selbstsystem bzw. das Identitätsselbst bedroht wird, wird es »Regulationsvorgänge in Gang setzen, um die Bedrohung abzuwehren und sich in seiner Funktionsfähigkeit zu erhalten« (ebd., S. 157). Das heißt, wenn ein Zusammenbruch der Selbstregulation droht, sucht das Selbst die nächstbeste Organisationsform: »Das System nähert sich dann in einem Prozeß zunehmender Destabilisierung jenen Grenzzuständen psychischer Organisation, die uns in angsterfüllten Phantasien zumindest ahnungsweise zugänglich sind: Das Selbst wird von Lähmungs- und Ohnmachtsgefühlen überflutet; jede Kontroll- und Abwehrtätigkeit droht zusammenzubrechen; die eigene Person und die Umwelt werden als unwirklich und fremd erlebt; das Selbst verliert seine zeitliche Kontinuität« (ebd., S. 158).

Dieser Zerfall der psychischen Organisation, der einer psychotischen Dekompensation entsprechen mag, geschieht im subjektiven Erleben, nicht aber in funktionaler Hinsicht, denn die Regulierung des Selbstsystems dauert fort, solange wir leben. »Auch die psychotische Dekompensation bildet prinzipiell nur eine Stufe in der gestaffelten Folge von Versuchen, die das destabilisierte Selbstsystem unternimmt, um sich im Rahmen seiner noch verfügbaren Möglichkeiten optimal zu organisieren« (ebd., S. 159).

Zusammenfassend geht Friedrich Wilhelm Deneke also von drei Voraussetzungen aus:

- In jedem Moment unseres Lebens erzeugen wir Wirklichkeit.
- In jedem Moment unseres Lebens wollen wir etwas.
- Auch Depression oder Depersonalisation sind Leistungen eines prinzipiell aktiven Selbstsystems, dem eine bessere Selbstorganisation nicht gelungen ist.

Anders als bei körperlich begründbaren Psychosen sind die Bewusstseinshelligkeit, die Orientierung in Raum und Zeit, die Aufmerksamkeit, das Gedächtnis und die zusammengesetzte Funktion der Intelligenz bei den meisten Psychoseerfahrenen primär nicht gestört. Sie wissen, wer sie sind und wo sie sind. Sie sind »wach«. Ihr Bewusstsein ist ungetrübt. Sie können sich erinnern und sich neue Dinge merken. Sie können Aufgaben intellektuell erfassen und bewältigen. Sekundär allerdings können diese Leistungen durch Krankheitssymptome beeinträchtigt werden oder zumindest als beeinträchtigt erscheinen. Das Erlebnis »von außen gemachter« bzw. »eingegebener« Gedanken und die Wahrnehmung bedrohlicher Zeichen können die Aufmerksamkeit ablenken und die Betroffenen daran hindern, neue Eindrücke aufzunehmen. Sinnestäuschungen und Verkennungen verfälschen die Wahrnehmung der äußeren Welt. Gelegentlich können sie auch Erinnerungen verändern. Im Hinblick auf die Wahrnehmung ist allerdings zu betonen: Halluzinationen und Verkennungen sind für die Betroffenen oft ebenso wirklich wie die allen Menschen zugänglichen Wahrnehmungen der äußeren Wirklichkeit, da wir im Erleben der Welt nicht zwischen »wirklicher«

Wirklichkeit und »innerer« Wahrnehmung unterscheiden, auch wenn wir diesen Unterschied reflektieren können.
Unabhängig davon gibt es bestimmte Veränderungen der Wahrnehmung, die eher als geringfügig erscheinen mögen, die aber dennoch der Beachtung bedürfen. So berichten Kranke mit Psychosen aus dem schizophrenen Formenkreis über Licht- und Farbüberempfindlichkeit, Veränderung der Wahrnehmung von Gesichtern und Figuren sowie Überempfindlichkeiten gegenüber Gehör-, Geschmacks- und Geruchswahrnehmungen. Das Zeiterleben kann sich verändern, das Erleben des Zeitflusses kann sich beschleunigen oder verkürzen. Ein Teil dieser Veränderungen lässt sich experimentell nachweisen und somit objektivieren. Die Überempfindlichkeit gegenüber akustischen Reizen – die Hyperakusis – ist im Übrigen ein wichtiges Frühsymptom, das zur Differenzialdiagnose herangezogen werden kann (FINZEN 2013, S. 17).

In der Welt sein

Viele Philosophen widmen sich der Besonderheit des Menschen, »in der Welt« zu sein. Martin HEIDEGGERS *Sein und Zeit* (1927/2006) fragt einerseits nach dem »Sein«, also nach dem, was ist, zugleich aber nach dessen Sinn. Eine philosophische Anthropologie, der auch wir uns verpflichtet fühlen, betont mit Max SCHELER (1930) und Helmuth PLESSNER (1975) die Weltoffenheit des Menschen. Scheler leitet diese aus einer abnehmenden Bedeutung der Gewohnheitsbildung in der evolutionären Entwicklung zum Menschen ab, benötigt aber am Ende einen göttlichen Geist, um die Freiheit und Weltoffenheit des Menschen zu garantieren, während Plessner diese Weltoffenheit aus der organischen Abfolge der Lebewesen hervorgehen lässt und die Fähigkeit zum Positionswechsel als Voraussetzung der Weltoffenheit und der Untersuchung anderer Lebensformen identifiziert.
Diese Weltoffenheit ist ebenso verlockend wie bedrohlich, ruft sie doch nach der eigenständigen und eigenverantwortlichen Gestaltung des eigenen Lebens. Gerade deshalb ist die Suche nach dem je eigenen Verständnis der Lebensgeschichte so wichtig für alle Menschen, eben gerade auch für diejenigen, die ungewöhnliche, traumatisierende oder psychotische Erfahrungen machen.
Es gab verschiedene Versuche, diese Weltoffenheit des Menschen wieder zu begrenzen. Der Philosoph Arnold Gehlen, in der Zeit des Nationalsozialismus Parteimitglied der NSDAP, wollte die bedrohliche Freiheit durch individuelle Zucht und die Bildung staatlicher Institutionen einfangen. Dagegen betonen wir die mit der Weltoffenheit allen Menschen gegebene Fähigkeit, aus dem

vorgegebenen Rahmen herauszufallen und neue, bis dahin unverständliche und oft schwer zu ertragende Erfahrungen zu machen.

Der Philosoph Peter Sloterdijk verweist darauf, dass Heideggers Anspruch an den Menschen, »in der Welt zu sein«, in dieser Allgemeinheit nicht immer erfüllbar sei. Sloterdijk betont demgegenüber, dass es eher gelingen kann, »in bestimmten Sphären zu sein« (SLOTERDIJK 2016). Auch geboren zu sein sei noch nicht sofort gleichbedeutend damit, »auf die Welt zu kommen«. Die vorgeburtliche Geborgenheit kontrastiert Sloterdijk mit dem anschließenden Ausgeliefertsein. Hier liege eine der Wurzeln für die menschliche Verstörbarkeit: Der Mensch halte den »Verletzlichkeitsrekord« (ebd.). Schon »Existieren« bedeutet nach Sloterdijk (ebd.) in seiner wörtlichen Übersetzung des »Herausragens« immer auch, aus einem Rahmen herauszufallen, impliziert also nicht unbedingt Geborgenheit, sondern Angreifbarkeit und Unsicherheit. »Der Mensch sei der erste Freigelassene der Schöpfung!«, mit diesem Zitat beruft sich Sloterdijk auf den Dichter, Theologen und Philosophen Gottfried Herder. Diese aus einer Diskussion zu »Raum und Psyche – Freiräume der Psychiatrie« (Symposium an der Berliner Charité im Juli 2015) zusammengefassten Aussagen von Sloterdijk verweisen auf das Potenzial des Menschen, psychotisch zu werden. Die Fähigkeit resultiert aus seiner grundsätzlichen Verstörbarkeit wie aus seiner prinzipiellen Weltoffenheit und Ungeborgenheit (SCHELER 1930; PLESSNER 1975).

Psychotische Veränderungen des personalen Erlebens

Nach allgemeiner Ansicht handelt es sich bei psychotischen Erfahrungen um leidvolle Veränderungen des personalen Erlebens, das heißt der Art und Weise, wie sich die Person individuell-seelisch und sozial-gesellschaftlich konstituiert. Die Person wird »dünnhäutig«. Anders als bei manchen somatischen Erkrankungen steht die Person in der Psychose nicht als bewertendes und beurteilendes Subjekt einer abgegrenzten Krankheit bzw. einem begrenzten Phänomen als Objekt gegenüber: Man gilt als »wahnsinnig«, wenn man im Wahn spricht, man »hat« keinen Wahn, wie man einen Husten »hat«, man *ist* wahnsinnig. In diesem Sinne bedeutet »Krankheitseinsicht« die Fähigkeit, Prozesse des Selbst und der Krankheit getrennt zu betrachten. Dieser Fähigkeit sind Grenzen gesetzt, zumindest wenn man die eigenen Erfahrungen sprachlich ausdrücken will. Umgekehrt muss man aber auch konstatieren, dass der Fähigkeit der Therapeuten,

Einsicht zu nehmen, ebenfalls Grenzen gesetzt sind, gerade wenn sich die psychotischen Erfahrungen in alltäglichen Redewendungen kaum ausdrücken lassen.

Häufig ist im Moment der akuten Psychose die Aufrechterhaltung des bisherigen Selbstbezugs unmöglich. Oft wächst diese Fähigkeit allerdings mit längerer bzw. wiederholter Psychoseerfahrung wieder. Karl JASPERS (1965) spricht von der Gleichzeitigkeit verschiedener Bedeutungen, Max MÜLLER (1930) noch deutlicher von der besonderen Fähigkeit schizophrener Menschen zur »doppelten Buchführung«. Tiefe Selbsterkenntnis und umfassende Negationen stehen oft unvermittelt nebeneinander. Diese Fähigkeit ist keineswegs nur als Symptom, sondern auch unter dem Aspekt der Selbstheilung zu betrachten. Es sollte also bei der Frage nach der »Krankheitseinsicht« gerade nicht nur um Einsicht in medizinische Zusammenhänge und in ein enges Verständnis von Krankheit gehen, sondern um das Verständnis der eigenen Situation.

Interessant ist, ob und wie eine Wahrnehmung des eigenen »Fremdwerdens« möglich ist, welchen Sinn sie haben kann und in welcher Sprache die eigene Identität dabei am wenigsten Schaden leidet. Die Frage, ob »mangelnde Einsicht« als Defizit oder Weigerung zu werten ist, erscheint in diesem Zusammenhang als belanglos, die Dichotomie von Können und Wollen als fragwürdig, denn wie soll etwas kommuniziert werden, was so außergewöhnlich ist, dass die vorliegenden Ausdrucksmöglichkeiten nicht genügen? Damit wird auch eine besondere Schwierigkeit qualitativer Interviews deutlich: Die psychotische Erfahrung hat für die meisten Menschen einen zutiefst privaten Charakter. Sie zu veröffentlichen bedeutet Verletzungsgefahr. Von der eigenen Lebensgeschichte einschließlich der eigenen psychotischen Erfahrungen zu sprechen ist also keine zweckfreie und absichtslose Aktivität, sondern geschieht wohl nahezu immer mit Vorsicht und Vorbehalt. Bestimmte Erfahrungen werden ausgeklammert, vergessen, verkürzt oder unklar dargestellt. Diese völlig legitimen Strategien werden nur erfahrbar, wenn auch der indirekte Diskurs berücksichtigt und analysiert wird. Dabei kann es zum Beispiel von Bedeutung sein, zwischen beiläufigen Äußerungen zur Psychoseerfahrung und expliziter Thematisierung zu unterscheiden.

Hinzu kommt: Schon der Selbstbezug, also die innere Auseinandersetzung mit der Psychose, schließt wie jede artikulierte Selbstreflexion die Verwendung von Sprache und damit einen inneren Dialog mit vorgestellten Gesprächspartnern ein. Insofern wird schon zu einem sehr frühen Zeitpunkt die Entwicklung des individuellen Krankheitsverständnisses von der sozialen Umwelt direkt und indirekt beeinflusst. Die Theorie, die der Einzelne von seinem Wahn, von seinem psychotischen Erleben entwickelt, ist also nie »wahr«, wohl aber immer »richtig« im individuellen Verständnis. So wird auch nachvollziehbar, warum die Selbsthilfebewegung eine sehr pragmatische Position vertritt und *jeden* subjektiven Erklärungsansatz für sinnvoll hält: Egal, wie man sich die eigene Psychose erklärt, jede Erklärung sei besser als keine (BAKER 1995/2011).

Kohärenz: Was hält uns zusammen?

Der amerikanische Soziologe Aaron ANTONOVSKY (1997) entwickelte vor über 25 Jahren das Modell der Salutogenese. Gegenstand dieses Modells ist die Entstehung von Gesundheit, die für Antonovsky nur eine Ausprägung auf einem Kontinuum (Gesundheit–Krankheit) und damit eine mögliche Entwicklungs*richtung* darstellt. Diese Sichtweise hat im Rahmen der aktuellen Antistigmaforschung eine neue Aktualität gewonnen, seit Matthias C. ANGERMEYER und Kollegen (2011) und Georg SCHOMERUS (2014) zeigen konnten, dass eine solche Haltung mitentscheidend ist für eine geringere Tendenz zur Selbst- oder Fremdstigmatisierung.

Salutogenese wird als Gegenbegriff zur Pathogenese (Krankheitsentstehung) verstanden. So gesehen ist sie eine »Schwester« der hier zugrunde gelegten anthropologischen Sicht, die sich bemüht, auch im Besonderen das allgemein Menschliche und im Kranken das Gesunde zu sehen. Dies bedeutet für die medizinische/psychiatrische Sichtweise einen Perspektivwechsel: Der Erhalt und die Förderung der Gesundheit im Angesicht von Lebensbelastungen stehen im Fokus, nicht die »Heilung« von Krankheit (REIMANN & HAMMELSTEIN 2006).

Äußere Stressoren können nach Antonovsky in eine gesundheitsfördernde, neutrale oder krank machende Richtung wirken. Die Stärke der Einwirkung dieser Stressoren wird von der *Spannungsbewältigung* (Coping) reguliert. Das Coping ist wiederum abhängig von dem Vorhandensein und der situativen Verfügbarkeit *generalisierter Widerstandsressourcen*. Diese Widerstandsressourcen sind umrahmt vom jeweiligen soziokulturellen Kontext und bestehen beispielsweise aus der Selbstidentität, aus sozialer Unterstützung, kultureller Stabilität, Gesundheitsbewusstsein und materiellen Voraussetzungen. Über die Art der Stressoren und die zur Verfügung stehenden Bewältigungsstrategien entscheiden die vorhandenen Lebensbedingungen in einem hohen Maße (BLÄTTNER 2007) – eine wohltuend klare Feststellung, dass Vulnerabilität und Resilienz nie nur individuell entwickelt bzw. definiert werden können.

Kohärenz als Voraussetzung für Resilienz

Das sogenannte *Kohärenzempfinden* (»sense of coherence«, SOC) Aaron Antonovskys sorgt dafür, dass vorhandene Ressourcen für die Bewältigung von Stressoren nutzbar werden. Demnach sind Menschen mit einem hohen Kohärenzempfinden besser als andere befähigt, mit Stresssituationen flexibel umzugehen. Das Kohärenzempfinden ist nach Antonovsky definiert als Lebensorientierung, »die das Maß ausdrückt, in dem man ein durchdringendes, andauerndes, aber dynamisches Gefühl des Vertrauens hat, dass die eigene interne und externe Umwelt vorhersagbar ist und dass es eine hohe Wahrscheinlichkeit gibt, dass sich die Dinge so entwickeln werden, wie vernünftigerweise erwartet werden kann« (ANTONOVSKY 1997, S. 15, vertieft ANTONOVSKY 1979 und BENGEL u. a. 2001). Ist das Kohärenzempfinden stark ausgeprägt, dann sind die Strategien für den Umgang mit Stresssituationen in der Regel flexibel; ist es schwach ausgeprägt, sind sie eher starr. Der persönliche Ausgangspunkt kann nach der ursprünglichen Idee Antonovskys irgendwo auf dem Kontinuum liegen – auch nah an Krankheit oder Tod. Das Kohärenzempfinden entscheidet lediglich über Richtung und Ausmaß der Entwicklung (siehe BLÄTTNER 2007, S. 67–73).

Das Kohärenzempfinden ist eine grundlegende Lebensorientierung, die beinhaltet, in welchem Ausmaß ein Mensch darauf vertraut, dass die an ihn herangetragenen Lebensanforderungen *verstehbar, handhabbar* (bewältigbar) und *bedeutsam* (sinnhaft) sind:

Verstehbarkeit bedeutet die Wahrnehmung der Welt als strukturiert und konsistent und spezifischer Stimuli als vorhersehbar, einordbar und erklärbar.

Handhabbarkeit meint die Ausprägung der Annahme, dass Umweltanforderungen mit vorhandenen Ressourcen bewältigt werden können.

Bedeutsamkeit schließt Lebenssinn und Lebensziele ein, auf die es sich hinzuarbeiten lohnt.

Abbildung 1

Entstehung des Kohärenzempfindens (nach BLÄTTNER 2007)

Lebens-erfahrungen	→	Beständigkeit Verfügung über Ressourcen Teilhabe an sozial Anerkanntem	→	Verstehbarkeit Handhabbarkeit Bedeutsamkeit	→	Kohärenz-empfinden

Kohärenz und Psychose

Es liegt nahe, dass in einer psychotischen Phase bereits die Verstehbarkeit der Umwelt und ihrer Anforderungen erschwert und zum Teil unmöglich gemacht wird. Die vormals vorhandene Struktur löst sich auf oder verändert sich, Voraussagen über Ereignisse und das Verhalten anderer Menschen können weniger sicher getroffenen werden – man denke an BLANKENBURGS (1971) Wort vom »Verlust der natürlichen Selbstverständlichkeit« in der Psychose. Ist das Verstehen erschüttert, wird das Gefühl für die Handhabbarkeit gleichermaßen verunsichert: Wie soll man ein Problem lösen, bei dem man nicht sicher ist, ob man es richtig versteht (zum Beispiel weil umgebende Menschen es anders oder gar nicht sehen)?

Und auch die eigenen Lebensziele und der Lebenssinn können angesichts einer psychischen Erkrankung, durch gesellschaftliche Stigmatisierung, daraus folgende Selbststigmatisierung und mangelnde Möglichkeiten sozialer und produktiver Teilhabe gemindert werden. Erlebt ein Mensch eine Psychose, wird sein Kohärenzgefühl empfindlich gestört. Der eigene seelische Zustand gerät durcheinander, verliert an Struktur, wird in seiner Komplexität und Eigendynamik nicht mehr oder nur noch mit Mühe nachvollziehbar.

Nach Alfried LÄNGLE (1996) entsteht damit auch eine »Gefühlsvulnerabilität«: Der Mensch ist dann nicht mehr in der Lage, sich vor Gefühlen zu schützen, weder durch Verarbeitung noch durch (Er-)Tragen oder Abwehrmechanismen. So werden Gefühle zu ungefilterten Störfaktoren, »die den Zerfall der Kohärenz zwischen Gedanken und Erleben« bewirken (ebd., S. 18). »Alles scheint lose verbunden, verliert seine Festigkeit. Dadurch geht die Erfahrung des Zusammenhaltes der existentiellen Grundlage verloren. Denken, Welt, Körpererleben, Gefühle haben wohl noch *Zusammenhänge* in sich und unter sich, auch wenn sie dem Schizophrenen nicht mehr verständlich sind und willkürlichen Charakter annehmen« (ebd., S. 17).

Dass eine so definierte Kohärenz in Psychosen erschüttert wird, ist offensichtlich. Doch auch hier kann man die Forschung zum subjektiven Sinn von Psychosen (BOCK u. a. 2014) als Beleg dafür nehmen, dass das Streben nach Kohärenz und die Fähigkeit zu ihrer Rekonstruktion mit der Psychose nicht beendet sind, sondern oft sogar herausgefordert und intensiviert werden. Das setzt eine entsprechende Konzeption von Hilfe und Begleitung voraus, damit auch die Psychose verstehbar wird im Sinne einer Einordnung und Verbindung zu Eigenheiten und Lebenserfahrungen. Handhabbarkeit im Hinblick auf Psychosen erfordert eine Stärkung des Selbstvertrauens und der Selbstwirksamkeit, also eben nicht nur der Compliance und des Vertrauens in Dritte. Und »Bedeutsamkeit« ist in diesem Zusammenhang nicht nur auf die Psychose selbst und ihre Funktionalität oder Sinnhaftigkeit zu beziehen,

sondern markiert darüber hinaus das Bedürfnis nach Bedeutung der eigenen Person für andere – gerade im Zusammenhang mit Psychosen eine wichtige und oft vernachlässigte Voraussetzung für die Stabilisierung.
Verschiedene Studien zeigen die schützende Wirkung eines Kohärenzempfindens bei Menschen mit Psychosen. Anita BENGTSSON-TOPS und Lars HANSSON (2001) beobachteten eine positive Assoziation des Kohärenzempfindens psychotischer Menschen mit der Fähigkeit zur Bewältigung von Anforderungen, dem Selbstwertgefühl, dem Ausmaß sozialer Unterstützung sowie einen negativen Zusammenhang mit der Ausprägung der Psychopathologie. Positive Veränderungen des Kohärenzgefühls wirkten sich förderlich auf die Lebensqualität, die allgemeine Gesundheit, das Wohlbefinden und das psychosoziale Funktionsniveau aus. Zudem fanden Ulrika BEJERHOLM und Mona EKLUND (2007) einen Zusammenhang zwischen einem hohen Kohärenzgefühl und einem höheren Niveau der Berufstätigkeit, ohne dabei jedoch Aussagen über Ursache und Wirkung treffen zu können.
Diese Forschungen zeigen, dass das Kohärenzempfinden bei psychotischen Menschen positive Zusammenhänge mit weiteren Lebensbereichen und Fähigkeiten aufweist – die gleichen Effekte sind vermutlich auch bei allen anderen Menschen feststellbar. Unklar bleibt dennoch, inwieweit das Kohärenzempfinden bereits vor den psychotischen Krankheitssymptomen ausgeprägt war und welchen Einfluss Symptome individueller Art und Ausprägung auf das Kohärenzempfinden nehmen.

Resilienz und Vulnerabilität: Was macht uns (un-)verletzlich?

»Resilienz ist eine dynamische Fähigkeit, die auf der erfolgreichen Bewältigung von Herausforderungen basiert« (FRÖHLICH-GILDHOFF 2014, S. 59). Eine psychische Erkrankung ist eine solche Herausforderung. Die Definition macht deutlich: Resilienz ist nicht nur eine Voraussetzung von Gesundheit, sondern kann auch im Zusammenhang mit einer Erkrankung wachsen. Wesentliche Grundlagen für Resilienz sind »die Erfahrung stabiler, haltgebender und wertschätzender Beziehungen sowie der Aufbau personaler Kompetenzen« (ebd.). Das gilt für die kindliche wie für die erwachsene Entwicklung, für die Vermeidung wie die erfolgreiche Bewältigung psychischer Erkrankungen.

Auch in der Forschung zur Resilienz steht die Frage »Was hält uns gesund?« im Vordergrund. Die Perspektive wechselt hier von der Defizitorientierung zur Ressourcenorientierung, von dem pathogenetischen zum salutogenetischen Modell. Nach Andreas Freytag geht es in dieser Ausrichtung um die Suche nach »Selbstkorrekturkräften« (FREYTAG 1999). Resilienz beschreibt die persönliche Widerstandskraft, die ein Mensch zur Verfügung hat, um mit belastenden Ereignissen umzugehen. Das bedeutet, mit Lebenskrisen aktiv umzugehen sowie von ihnen nicht nachhaltig beeinträchtigt zu sein oder sich ausschließlich als »Opfer« zu fühlen (siehe KASPER u.a. 2008).
Dieser Begriff der Resilienz zielt auf die psychische Adaptationsfähigkeit und grenzt sich damit von dem klassischen Begriff der Resistenz ab, der eher einen statischen und unflexiblen Widerstand beschreibt (FEDER u.a. 2009). Die Frage, ob es sich bei der Resilienz um ein stabiles oder variables Persönlichkeitsmerkmal handelt, ist in der Forschung allerdings umstritten (SCHUMACHER u.a. 2005). Auch die Definitionen von Resilienz sowie ihre relevanten Faktoren unterscheiden sich. Die folgende Abbildung gibt einen Überblick über die in der Literatur genannten Faktoren, die Resilienz bedingen oder mit ihr in einen engen Zusammenhang gebracht werden (siehe dazu MORTON u.a. 2010; FEDER u.a. 2009; KASPER u.a. 2008; SCHRANK & AMERING 2007; SCHUMACHER u.a. 2005).

Abbildung 2
Resilienzfaktoren

Beziehungsfähigkeit	Humor	Unabhängigkeit
Hoffnung	Entschlossenheit	Kohärenzempfinden
Selbstständigkeit	Mut	Recovery
Fantasie	Einsicht	Selbstwirksamkeitserwartung
Kreativität	Reflexion	Coping (bzw. Umgang mit Stress; Stressresistenz)

Nach Aaron ANTONOVSKY (1979, 1997) beruhen einige Faktoren auf (teilweise) angeborenen Eigenschaften, andere sind wiederum vordringlich durch die soziale Umgebung, besonders die Familie, beeinflusst. Trotz ausgeprägter Resilienz kann ein Mensch psychisch erkranken – nur wird er mit dieser Herausforderung besser umgehen können als jemand mit einer höheren psychischen Vulnerabilität (siehe KASPER u.a. 2008).

Vulnerabilität gilt als Gegenteil der Resilienz, da mit ihr eine besondere Verletzlichkeit gegenüber belastenden Ereignissen gemeint ist, allerdings schließen sich beide Eigenschaften nicht aus und variieren je nach Umständen und Lebensphase (SCHUMACHER u.a. 2005). Menschen können ebenso verletzlich wie widerständig sein, Empfindlichkeiten wie Ressourcen haben. Gemäß dem seit den siebziger Jahren verbreiteten Vulnerabilitäts-Stress-(Bewältigungs-)Modell werden eine neurobiologisch erklärbare und psychisch verständliche Verletzlichkeit sowie belastende Erlebnisse als Ursachen, Auslöser und aufrechterhaltende Faktoren von Psychosen angesehen (CORCORAN u.a. 2003; PRUESSNER u.a. 2011).

Der Schutzfaktor Resilienz wird häufig in einen Zusammenhang mit den Begriffen »Coping« (Bewältigung, Umgang mit Stress) und »Selbstwirksamkeitserwartung« (Erwartung, Handlungen aufgrund eigener Kompetenzen erfolgreich durchführen zu können) gestellt (siehe etwa SCHUMACHER u.a. 2005). Im klinischen Bereich besteht dagegen eine oft eher defizitorientierte Forschungsausrichtung. Demnach empfinden Menschen mit einer Psychose belastende Lebenssituationen als weniger kontrollierbar und gehen auch weniger effektiv mit ihnen um (HORAN u.a. 2005). Diese Befunde sind in Anbetracht psychotischer Erfahrungen nicht weiter überraschend, wenn man sie als Umgang mit den eigenen Symptomen versteht, der wiederum den sozialen Rückzug beinhaltet.

Aber wie kann die Resilienz gesteigert werden? Jörg M. FEGERT und Franz RESCH (2012, S. 134) nennen drei Merkmale stressresistenter Personen:

1. Sie entwickeln persönliche Beteiligung und Auseinandersetzung mit den stressinduzierenden Lebensereignissen anstelle von Vermeidung und Verleugnung.
2. Sie zeigen einen höheren Grad an persönlicher Kontrolle über die Situation, während sich stressempfindliche Individuen eher machtlos fühlen und externe Kontrollüberzeugungen entwickeln (»Die Umstände überwältigen mich«, »Der Doktor soll mir helfen«).
3. Sie betrachten die Belastung als Herausforderung. Resistente Individuen sind eher an neuen Erfahrungen und Veränderungen in ihrem Leben interessiert.

Es liegt auf der Hand, dass ein Mensch mit psychotischen Symptomen geringere Kapazitäten für die Auseinandersetzung mit belastenden Situationen hat als ein Mensch ohne diese Symptome, da seine Aufgabe, die Kontrolle über sein ganz grundlegendes Sein in der Welt zu erhalten oder wiederzuerlangen, all seine Ressourcen in Anspruch nimmt, er tatsächlich »von den Umständen überwältigt« ist, die Bewältigung der Symptome bereits eine immense Herausforderung darstellt und eine Vielzahl von Veränderungen in seinem Leben erforderlich machen kann.

Ausgehend von Antonovskys Annahme, dass Stressoren zum Leben gehören und nicht per se schädlich sind, können auch die Herausforderungen, die durch eine Psychose entstehen, zu persönlichem Wachstum führen. Voraussetzungen sind neben persönlichen Eigenheiten im Umgang mit Herausforderungen aber auch förderliche Bedingungen in der sozialen Umwelt (KASPER u.a. 2008, S. 5). Der Blick ist in der psychiatrischen Versorgung jedoch häufig noch zu sehr ein pathologisch orientierter: Betont oder überhaupt wahrgenommen und (therapeutisch) thematisiert werden die psychischen Krisen selbst, nicht aber ihre erfolgreiche Überwindung (oder Herauszögerung). Auch bezüglich der Prognose hört ein Patient in der Regel Aussagen über die Rückfall- und nicht über die Genesungswahrscheinlichkeit.

Das Wort »Resilienz« klingt zunächst uneingeschränkt positiv und wird gerne in Zusammenhang mit Recovery gebracht. Überhaupt wird das Coping bei einer psychotischen Erkrankung auch als »Recovery-Style« bezeichnet (PRUESSNER u.a. 2011, S. 29–35). Resilienz markiert also so etwas wie eine positiv bewertete Widerstandsfähigkeit: Jemand erlebt extrem belastende und verstörende Dinge, doch er oder sie dekompensiert eben nicht und kann sich »berappeln«. Möglicherweise aber bleibt das dahinterliegende Denkmodell zu starr: Bleibt das Gesamtkonzept zu defizitorientiert, dann wird Resilienz reduziert auf die Fähigkeit bzw. Bereitschaft, sich »dicht zu machen« und von außen kommende Belastungen »abzublocken«. Auf den ersten Blick wird Vulnerabilität häufig im Sinne einer Vorstufe der Erkrankung (der eigentlichen Psychose) negativ und Resilienz als Zustand von Stärke positiv besetzt. Bei näherer Betrachtung ist es aber wichtig zu differenzieren: Es gibt keinen Automatismus von der Vulnerabilität zur Dekompensation. Vulnerabilität im Unterschied zur Dickfelligkeit markiert auch eine respektable Fähigkeit zur Sensibilität und einen durchaus schätzenswerten Zustand. Verletzbar zu sein schließt auch ein, berührbar zu sein. Jede menschliche Nähe und das Entwickeln von Vertrauen stärken uns und machen uns gleichzeitig verletzlich.

Ambivalenz als typischer Zustand aller Menschen

In einer Psychose treten Unklarheit und Uneindeutigkeit häufig als Grundgefühle bzw. Grundwahrnehmungen von sich und der Umwelt auf. Die dem nicht psychotischen Menschen einleuchtende, wenn auch abstrakte

Erkenntnis, dass Gedanken und Meinungen lediglich Positionen in einem (ambivalenten) *Möglichkeits*raum sind, der theoretisch alle anderen Positionen ebenfalls zulassen würde, kann bei einem Menschen mit psychotischen Symptomen die Wahrnehmung der Realität vollständig bestimmen. Ambivalenz ist ein für alle Menschen typischer Zustand. Es kann also nicht darum gehen, Ambivalenz zu beseitigen, sondern eher darum, ihr Erleben auszuhalten und erst einmal zu akzeptieren. In einer Psychose ist Ambivalenz besonders ausgeprägt – unter Umständen bis hin zur Handlungsunfähigkeit. Diese Ausprägung zu reduzieren kann (aus anthropologischer Sicht) nicht gelingen, ohne grundsätzliche Akzeptanz für diesen menschlichen Zustand.

Die Fähigkeit zur Ambivalenz ist nicht zu trennen von einem schon angesprochenen anthropologischen Spannungsfeld: Der Mensch ist zugleich zentrisch und exzentrisch verankert. Die zentrische Orientierung verweist auf unsere biologischen Seiten, auf die tierische Abstammung, auf ein selbstverständlich auf sich bezogenes Leben. Die exzentrische Orientierung verweist auf das menschentypische Abstraktionsvermögen, auf unsere Fähigkeit, von uns absehen zu können und uns auf andere zu beziehen. »In sich« sein und ruhen, aber zugleich auch von sich absehen können und müssen, das ist eine zutiefst menschliche Fähigkeit und Herausforderung.

Die kindliche Entwicklung verdeutlicht diese Herausforderung: Im jungen Alter ist die Abstraktion noch biologisch/psychologisch eingeschränkt, der Selbstbezug direkt und unmittelbar – auch um den Preis der Fehldeutung von Realität (wenn sich das Kind etwa für einen Streit der Eltern verantwortlich fühlt und Schuldgefühle entwickelt). Später ist die Fähigkeit zur Abstraktion und zum Positionswechsel selbst-verständlich und nicht ohne Weiteres umkehrbar, und man kann in der Psychose in seinen Erklärungsversuchen des Geschehens ebenso vereinsamen und sich verlieren wie im Gefühl, inmitten des Geschehens zu stehen und von allen Seiten bedroht zu werden.

Zu viel oder zu wenig Ambivalenz?

Der Begriff »Ambivalenz« ist zunächst wertfrei und stellt lediglich einen Hinweis auf eine Uneindeutigkeit dar. Erst wenn die Ausprägung zu stark oder eine Lösung nicht in Reichweite scheint, entsteht ein Leidensdruck. Umgangssprachlich wird der Begriff als »Doppeldeutigkeit, Hin- und Hergerissensein, Unentschiedenheit angesichts schwebender Gegensätze« (Burkhardt 2002, S. 1) verstanden. Ambivalenz kann auf den Ebenen des Denkens, Fühlens und Wollens stattfinden und je nach Kontext auch auf der Verhaltensebene beobachtet werden (ebd.).

Aus soziologischer Perspektive beinhaltet Ambivalenz konkurrierende Prozesse von mindestens zwei unterschiedlichen Systemen, Perspektiven und Paradigmen. Dabei können Gegensätze als prinzipiell vorhandene, unauflösbare Widersprüche oder als innere Erscheinungsformen ohne Entsprechung in der realen Welt gesehen werden (siehe Räwel 2000). Diese zwei Auffassungen implizieren unterschiedliche Konsequenzen: Unauflösbare Widersprüche fordern eine Anpassung des Individuums an den spannungsgeladenen Zustand, während Ambivalenz als innere Abbildung der Realität eine Anpassung der jeweiligen Abbildungen (mit ihren Informationen und Wertungen) erfordert.

Im psychiatrisch-wissenschaftlichen Diskurs wurde der Begriff der Ambivalenz zu Beginn des 20. Jahrhunderts von Egon Bleuler als Grundsymptom der Schizophrenie beschrieben, jedoch kurze Zeit später ebenfalls auf »normale« psychologische Aspekte angewendet. In psychoanalytischen Theorien wurde die Ambivalenz hauptsächlich auf dualistische Polaritäten (des Lebens- und Todestriebes) bezogen. Aus entwicklungspsychologischer Perspektive wurde sie aber als eine normale Aufgabe der Reifung verstanden. Lerntheoretisch wird Ambivalenz als ein Konflikt beschrieben, der durch Annäherungsstreben bei gleichzeitigem Vermeidungsstreben entsteht (Burkhardt 2002).

In diesen Denkansätzen werden Gefühlszustände als Ausprägungen auf einem Kontinuum verstanden, die sich in einem Spannungsfeld zwischen zwei Polen befinden. Es wird als erstrebenswert oder sogar notwendig angesehen, den ambivalenten Zustand aufzulösen. Beschreibt jemand seinen Zustand mit »Ich bin in dieser Frage ambivalent«, dann liegt zunächst die Vermutung nahe, dass demjenigen etwas fehlt (zum Beispiel Argumente, Informationen, Entscheidungswille), um einen unangenehmen Zustand zu beenden. Es liegt näher, einen »guten Rat« zum Handeln zu erteilen, als die Person dazu zu ermutigen, diesen Zustand hinzunehmen.

Doch man kann auch zu wenig ambivalent und dadurch in der Fähigkeit beeinträchtigt sein, mit der realen Mehrdeutigkeit der Welt und unserer Beziehungen zurechtzukommen. Die Idee, Ambivalenzen zuzulassen und auf die innere Selbstregulation zu vertrauen, stammt aus der Systemtheorie. Das daraus hergeleitete »Tetralemma der vier logischen Handlungsoptionen« (Lieb 2014, S. 5, in Anlehnung an Kibéd & Sparrer 2009) verdeutlicht eine erweiterte Perspektive, welche die Zweidimensionalität zumindest auf der Handlungsebene infrage stellt (siehe Abbildung 3).

Abbildung 3
Tetralemma (in Anlehnung an Kibéd & Sparrer 2009)

Entweder	Sowohl – als auch
Weder – noch	Oder

Nehmen wir zudem, wie im Kapitel zur Identität bereits umrissen, neben der Kontinuität auch eine innere Diskontinuität (Entwicklungsschritte und Positionsformen) des Menschen als Normalzustand an, befindet sich jede Person in einer Art natürlichem Pendelzustand um eine individuelle und subjektive Mitte (siehe Angermaier 1994). In einer qualitativen Studie von Amelie Burkhardt (2002) wird die Fähigkeit, mit Ambivalenz umzugehen, als Voraussetzung für die Entwicklung einer reifen Identität und als bedeutsam für die Persönlichkeitsentwicklung angesehen.
Auf der praktischen Ebene kann das Aushalten des ambivalenten Zustands beispielsweise dazu beitragen, Entscheidungen stabiler und reifer zu machen (Weigand 1998). Ambivalenz kann als ein spannungsgeladener Zustand und auch als Triebfeder/Motivator wirken, um Entscheidungen zu treffen, eine Handlung auszuführen oder zu unterlassen, etwas Neues zu wagen oder sich zu positionieren.

Psychose und »Inneres Team«

Diese Überlegungen zur Ambivalenz sind wichtig für das Verständnis des Persönlichkeitsmodells des »Inneren Teams« des Psychologen Friedemann Schulz von Thun. Es geht ganz selbstverständlich von einer inneren Pluralität und Vielstimmigkeit eines jeden Menschen aus. Teammitglieder sind einzelne innere Stimmen, die jeweils in »guter Absicht« verschiedene Standpunkte vertreten und sich ergänzen oder auch völlig widersprechen können. Gänzlich unerwünschte Stimmen, die im Selbstbild als störend empfunden werden oder Angst machen, können von den anderen Teammitgliedern als Außenseiter in den »inneren Untergrund« abgeschoben werden. Es ist die Aufgabe des »Oberhauptes«, die Teammitglieder an einen Tisch zu bringen, Außenseiter zu integrieren und für eine Lösungsfindung zu sorgen, mit der sich alle inneren Seiten arrangieren können (Schulz von Thun 2003). Dieses von Thun sogenannte Oberhaupt kann mit dem »Ich« des psychoanalytischen Instanzenmodells verglichen werden, das mit der Aufgabe betraut ist, zwischen den widersprüchlichen Anliegen des »Über-Ich« und »Es« zu vermitteln. Schulz von Thun versteht gegensätzliche innere Strebungen grundsätzlich gerade nicht als potenziell pathogene Konflikte, sondern als alltägliche Zustände des menschlichen Seins.

Eine solche innere »Vielstimmigkeit« kann in einer Psychose nach außen projiziert und subjektiv als »real« erlebt werden. Nicht selten hören Menschen in einer Psychose Stimmen und häufig spiegeln diese kritische, andersdenkende oder unbeliebte innere Anteile wider. Diese werden zwar meist in der akuten Phase nicht als die eigenen wahrgenommen, können jedoch in der Reflexion in stabilen Phasen von einem Teil der Betroffenen durchaus als eigene Anteile eingeordnet werden.

In der psychologischen Forschung und praktischen Arbeit wird Ambivalenz häufig im Zusammenhang mit Ambiguitäts- und Unsicherheitstoleranz genannt. Ambiguität bedeutet Mehrdeutigkeit (abgeleitet aus dem lateinischen Begriff *ambiguitas* = Doppelsinn). Ambiguitätstoleranz beschreibt die Fähigkeit, Unsicherheit und Vieldeutigkeit auszuhalten. Wichtige Beobachtungen zu diesem Konstrukt gehen auf die psychoanalytisch geprägte Forscherin Else FRENKEL-BRUNSWICK (1949) zurück, die Ambiguitätstoleranz definierte als die Fähigkeit, die Koexistenz von positiven und negativen Eigenschaften in einem Objekt, beispielsweise den Eltern, erkennen zu können. Diese Fähigkeit wurde von ihr als eine emotionale und kognitive Persönlichkeitsvariable angesehen. Sie beobachtete, dass sich Menschen im Umgang mit ambiguitären Situationen systematisch unterscheiden: Extreme Ambiguitätsintoleranz führt ihr zufolge beispielsweise zum sogenannten Schwarz-Weiß-Denken oder dem Negieren widersprüchlicher Informationen und somit zum Ausschluss von Realität. Nach Adrian FURNHAM und Tracy RIBCHESTER (1995) gibt es aber auch Personen, die nach Ambiguität streben und diese als herausfordernd und interessant sowie gerade nicht als belastend oder verwirrend erleben. Demnach kann Ambiguitätstoleranz als ein Kontinuum zwischen zwei Polen beschrieben werden: vom Streben nach Ambiguität bis zur Ambiguitäts*in*toleranz.

In seinen Ausführungen zu schizophrenen Psychosen stellt Asmus FINZEN fest, dass schizophrene Menschen nicht einfach an »Willensschwäche« leiden:

» Wer das Abreißen oder den Entzug der eigenen Gedanken erlebt, kann weder wollen noch handeln. [...] Wer als Psychosekranker in seinen sozialen Funktionen versagt, dem nützt der gute Rat wenig, er möge sich doch zusammenreißen. Wenn er am Morgen nicht aus dem Bett kommt, weiß er möglicherweise, dass er aufstehen sollte, aber er kann nicht wollen. Letztlich fällt das morgendliche Aufstehen auch vielen Gesunden schwer genug. Für jeden, der nicht zur Arbeit erscheint, Verabredungen und Termine nicht einhält, gilt das Gleiche. Ein solches Versagen im Erfüllen von sozialen Aufgaben führt letztlich dazu, dass Menschen aus ihrem sozialen Gefüge und am Ende aus dem sozialen Netz fallen. Das Nicht-wollen-Können wird auch zum schwerwiegenden Behandlungs- und Rehabilitationshindernis. Die Kranken halten Behandlungs- und Nachsorgetermine nicht ein. Sie brechen scheinbar die Behandlung ab. Aber dahinter steht kein Willensakt, denn sie können auch das nicht wollen. In dieser Situation muss das traditionelle Behandlungssystem versagen, in dem die Kranken aktiv den Arzt aufsuchen müssen, in dem es als standeswidrig gilt, wenn der Therapeut den Klienten ohne dessen klare Willensäußerung aufsucht. Schizophren Kranke mit einer Störung des Wollens und Handelns bedürfen aber der aufsuchenden Hilfe « (FINZEN 2013, S.9).

Dies gilt natürlich nicht für alle Menschen, die psychotische Erfahrungen machen. Es zeigt aber, wie tief die psychotischen Erlebnisse in das alltägliche Handeln der Menschen eingreifen können und wie flexibel deshalb gegebenenfalls die Hilfesysteme sein müssen – eine Einsicht, die in den Diskussionen um die Ökonomisierung der psychiatrisch-psychotherapeutischen Versorgung allzu oft vergessen wird.

Von sich absehen, ohne sich zu verlieren: Theory of Mind

Soziale Kognition und Mentalisierungsfähigkeit

Wenn Menschen miteinander kommunizieren, entsteht ein komplexes psychosoziales Gefüge, das ein Feingefühl für unser Gegenüber erfordert, um die ungeschriebenen sozialen Regeln unseres Miteinanders einhalten zu können. Für eine gelungene Interaktion ist es unerlässlich, die inneren Regungen und Vorgänge des anderen zu interpretieren und im gewissen Sinn vorauszuahnen. Dies geschieht durch eine spezielle Form der sozialen Kognition, die uns befähigt, andere Individuen als ebenbürtige geistvolle Wesen zu verstehen und auf der Grundlage dieser »Theorie des Geistes« zu folgern, welche Überzeugungen, Absichten, Gedanken, Wünsche oder Erwartungen den beobachteten Handlungen zugrunde liegen.

Am Anfang einer jeden Kommunikation steht die innige Interaktion zwischen Mutter und Säugling. Peter Fonagy und Mary Target haben in ihrem Entwicklungsmodell der Mentalisierung beschrieben, wie das Selbst in einer sicheren primären Bindungsbeziehung sich und andere als mentale Urheber verstehen lernen kann (Fonagy & Target 1997). In einer Art »sozialem Biofeedback-Prozess« entdeckt der Säugling Zusammenhänge zwischen seinen unwillkürlichen Emotionsäußerungen und deren »markierter« Spiegelung im Gesicht der Mutter (und natürlich auch des Vaters), die zu verstehen gibt, dass es hier um einen Gefühlszustand des Kindes geht und nicht ihrer selbst (Gergeley & Watson 1996). In einem solchen Resonanzprozess entstehen nach und nach innere Vorstellungen (Repräsentationen) von Gefühlszuständen und das (implizite) Gedächtnis als ein inneres Arbeitsmodell, wie die primäre Bezugsperson dem Säugling bei der Regulation seiner Gefühle zu helfen vermag.

Während das Kind anfangs erwartet, dass seine innere Welt der äußeren Realität entspricht (Äquivalenz-Modus), lernt es später im »Als-ob«-Spiel, dass innere Vorstellungen von der Realität »entkoppelt« werden können (Als-ob-Modus). Im Alter von etwa vier Jahren werden diese beiden Funktionszustände gewöhnlich auf der Stufe der Mentalisierung bzw. im Reflexionsmodus vereint – mentale Zustände können nun als Repräsentationen, also mehr oder minder zutreffende Abbilder der Realität wahrgenommen werden. Die gebildeten Repräsentationen und Konzepte des Mentalen sind immer auf den anderen bezogen und von intersubjektiven Erfahrungen geprägt. »Mentalisierte Affektivität« erlaubt die Regulation der eigenen Gefühlswelt durch das Vermögen, ihre subjektiven Bedeutungen zu entdecken (Fonagy u. a. 2002).

Eine Theorie des Geistes (»Theory of Mind«, ToM), das heißt des Erlebens, Denkens und Fühlens anderer Menschen, zu besitzen, bedeutet also, sich selbst und anderen Personen geistige Zustände zuschreiben zu können. Sie beinhaltet eine Reflexion darüber, was im eigenen Geist und dem des anderen vorgeht. Während *Empathie* als Hineinversetzen in den anderen und als Erspüren der mit seiner Situation verbundenen Gefühle eine Art Simulation beinhalten kann, bedeutet »Theory of Mind«, Überlegungen über die Gedankenabläufe des anderen anzustellen. Sie dient dazu, mittels Zuschreibung Vorhersagen über die Handlungen anderer Menschen treffen zu können. Dies bedeutet auch, zu verstehen, dass die andere Person in derselben Situation in einer anderen »Wirklichkeit« lebt und etwas anderes wahrnehmen und schlussfolgern kann als man selbst. Der bei der Theoriebildung ablaufende Prozess wird häufig auch als *Mentalisieren* bezeichnet. Darin sind mehrere Hirnregionen netzwerkartig involviert (siehe Fleck 2007; Fuchs 2011).

In der Forschung werden eine kognitive und eine affektive Theory of Mind unterschieden. Die kognitive befähigt den Menschen beispielsweise, falsche Überzeugungen bei einem anderen zu erkennen, wenn dieser über eine andere Wissensbasis oder Situation verfügt als man selbst. Eine affektive Theory of Mind hingegen ermöglicht uns Verständnis für Ironie oder etwa sozial peinliche Situationen, basiert also eher auf emotionaler Einfühlung (Shamay-Tsoory u. a. 2007).
Für Menschen mit überwiegend kognitiven (schizophrenen) Psychosen werden Defizite in der Theory of Mind oder in der Mentalisierungsfähigkeit seit einigen Jahren in der medizinischen, psychologischen und philosophischen Forschung diskutiert (Frith 1992). Verschiedene Studien beschreiben bei Menschen mit psychotischen Erfahrungen diesbezüglich Defizite (Brüne 2005). Diese Befunde werden in verschiedenen Studien mit spezifischen neuronalen Korrelaten verbunden. Sie sind zumeist bereits bei der Erstmanifestation feststellbar. Es gibt Hinweise, dass Menschen mit einer genetischen Disposition (»high risk«), die die Wahrscheinlichkeit des Auftretens psychotischer Erfahrungen erhöht, bereits Auffälligkeiten in ihrer Mentalisierungsfähigkeit aufweisen, die aber nicht so stark sind wie während oder nach der ersten Symptombildung (Fleck 2007; Fuchs 2011).

Ursache oder Wirkung: zu viel oder zu wenig?

Ein Vergleich der aktuellen Forschungen scheint darauf hinzuweisen, dass die Auffälligkeiten und Einschränkungen in verschiedene Richtungen gehen können: Die (wahnhaft produktive) Positivsymptomatik schizophrener Psychosen ist eher mit »Übermentalisieren« und die Negativsymptomatik eher mit »Untermentalisieren« assoziiert (Frith 2004; Montag u. a. 2011). Es bleibt also jeweils zu fragen, ob Menschen in Psychosen zu wenig oder zu viel mentalisieren und deshalb psychotisch werden. Anders formuliert: Der Rückzug auf sich selbst und die Reduktion der Mentalisierungsfähigkeit kann Ausdruck eines psychosetypischen Defizits sein, kann aber auch als aktive und sinnvolle Verweigerung im Sinne eines Schutzmechanismus verstanden werden. Das erinnert an ältere Auseinandersetzungen innerhalb der Psychoanalyse, ob psychoseerfahrene Menschen zu wenig »übertragen« und deshalb für psychoanalytische Verfahren unzugänglich seien oder ob sie im Gegenteil zu schnell und zu viel übertragen und deshalb das Setting der Psychotherapie entsprechend anzupassen sei.
Entsprechend der Vielfältigkeit der Menschen mit Psychosen sind die Befunde zu einem »ToM-Defizit« als Voraussetzung für die Entwicklung einer Schizophrenie uneindeutig. Während einige Studien zu dem Ergebnis

kommen, dass diese Defizite (zumindest partiell) genetisch bedingt und auch bei Verwandten von Erkrankten zu finden sind, werden diese Befunde in anderen Studien nicht repliziert (FLECK 2007; BORA u.a. 2009). Die Frage, ob es sich bei Einschränkungen der Theory of Mind um ein mit der akuten Erkrankungsphase verbundenes (»state«) oder überdauerndes (»trait«) Merkmal handelt, ist aufgrund der uneindeutigen Befundlage ebenfalls strittig (FUCHS 2011). Obwohl bei Menschen mit der Diagnose Schizophrenie die Beeinträchtigung in der ToM häufig erst während oder nach der ersten Krankheitsepisode beginnt oder zumindest erst dann gemessen wird, werden sie in der Fachliteratur meistens als Erklärung für psychotische Symptome verwendet, nicht aber als Resultat der Erkrankung aufgefasst oder als Schutzmechanismus zu ihrer Bewältigung verstanden (MONTAG u.a. 2011).

Es wäre auch zu untersuchen, ob alle Menschen unter Stress ihre Mentalisierungsfähigkeit zumindest teilweise einbüßen. Es kann Menschen geben, die »schon immer« wenig mentalisiert haben, und andere, die eine solche Fähigkeit erst im Verlauf ihrer Erfahrungen einschränken, zum Beispiel weil sie ein überwältigendes Trauma erlitten oder andere Menschen als so feindselig und angsterregend erlebt haben, dass sie deren Intentionen beim besten Willen nicht mehr nachvollziehen können oder wollen. Wieder andere mögen erst durch das Erleben bedrohlicher psychotischer Erfahrungen so geängstigt und gestresst sein, dass das Mentalisieren schwieriger wird, oder sie ziehen sich mehr oder weniger gezielt aus sozialen Interaktionen zurück, deren »natürliche Selbstverständlichkeit« verloren gegangen ist und die deshalb zu komplex werden, sodass die Intentionen aller Interaktionspartner auch kognitiv nicht mehr rekonstruiert werden können.

Hinzu kommt, dass derzeit nahezu alle für den Untersuchungsgegenstand verwendeten Konstrukte wie die Theory of Mind selbst oder der Begriff des »Mentalisierens« und dessen zustandsabhängige wie überdauernde Komponenten von Forschergruppen unterschiedlich definiert und verwendet werden. So wird zum Beispiel der Begriff »trait« als Beschreibung eines überdauernden Charakteristikums einer Person manchmal als überdauerndes *Persönlichkeitsmerkmal*, manchmal aber auch als überdauerndes *Merkmal der Symptomatik* verwendet, was jedoch die Interpretation der Befunde in völlig verschiedene Richtungen lenkt. Es bleibt also zu klären, wie sich Schwierigkeiten im Verständnis der Absichten, Gedanken und Gefühle anderer Menschen im Laufe einer Psychose entwickeln oder verstärken, welche Erfahrungen solche Schwierigkeiten forcieren oder abmildern und was für therapeutische Konsequenzen sich daraus ergeben.

Kognition und Metakognition

Die Erforschung von Veränderungen der Mentalisierungsfähigkeit in Psychosen wird erschwert, da die vorliegenden Untersuchungen meist auf das Krankheitsbild der »Schizophrenie« gerichtet sind, wobei die Symptome je nach Klassifikationssystem und Fragen des Einschlusses anderer Leidenszustände (nur kurzzeitig andauernde Psychosen, sogenante schizoaffektive Psychosen etc.) sehr heterogen sind. Auch sind negative Auswirkungen von Neuroleptika auf die kognitiven Fähigkeiten anzunehmen, welche aber in der bisherigen Forschung kaum angemessen berücksichtigt wurden. Aktuelle Studien weisen auf signifikante, wenn auch eher geringgradige Minderungen des Hirnvolumens als Folge von Langzeitbehandlungen mit Antipsychotika hin (Aderhold u.a. 2015).

Um weiterführende Aussagen zu dem ursächlichen oder symptomatischen Zusammenhang machen zu können, müssten aussagekräftige Verlaufsstudien durchgeführt werden. Diese sind jedoch schwer zu realisieren, da prämorbide und prodromale Stadien zumeist erst nach der Entwicklung einer akuten Symptomatik als solche erkannt werden. Es fehlt bislang an entsprechenden repräsentativen Studien, in denen die Auswirkungen sozialer und psychotischer Ängste, spezifischer Symptome und ihrer Behandlung sowie der Kommunikation und Interaktion zwischen Personen mit schizophrenen Psychosen und ihren Mitmenschen im Hinblick auf individuell unterschiedliche Ausprägungen der Mentalisierung (kognitiv oder emotional, Über- versus Untermentalisierung) untersucht werden.

Erfreulich voraussetzungslos ist die Konzeption des Metakognitiven Trainings (Moritz u.a. 2013). Unabhängig davon, ob man den kognitiven Rückzug in der Psychose als Symptom oder als Bewältigungsversuch, als Defizit oder Schutzmechanismus versteht, erscheint es lohnend, das Absehen von sich selbst und die Infragestellung der eigenen Kognition behutsam zu üben, weil beides offenbar für die menschliche Kommunikation wesentlich ist.

Bedeutung von Symbolisierungsprozessen

Die »Matrix mentaler Funktionsräume« des Arztes und Gestalttheoretikers Norbert Andersch kann als Modell des menschlichen Bewusstseins zum Verständnis von Symbolisierungsprozessen in der Psychose und ihrer Behandlung beitragen. Andersch entwickelt darin die Ideen des Philosophen Ernst Cassirer (1929) weiter und verbindet sie mit gestalttheoretischen Inhalten und seiner klinischen Erfahrung. Cassirer ging von einer nichtsprachlichen, symbolischen Abbildung der objektiv erfahrbaren Welt sowie ihrer

Muster und Regelhaftigkeit aus. Diese beiden Seiten – die symbolische und die äußere Welt – sah er in einem stetig korrespondierenden, konstruktiven, sich wechselseitig gleichermaßen beeinflussenden Prozess. Objekt- und Subjektwelten sind demnach zwei Enden eines Kontinuums und nicht voneinander getrennt (Andersch 2007, S. 287; Andersch & Cutting 2014). In einer schweren psychischen Krise könne nun aber auf die sinnstiftenden Verknüpfungen zwischen objektiver und subjektiver Welt nicht mehr zurückgegriffen werden (Andersch 2011, S. 1–32). Die Psychose kann also als Dekonstruktion eines innerlich wahrgenommenen und sich kontinuierlich anpassenden Sinnzusammenhangs zwischen Objekten und ihren Abbildungen, zwischen dem Außen und Innen, zwischen der eigenen Sinnkonstruktion und der des sozialen Umfeldes betrachtet werden. Andersch favorisierte in diesem Zusammenhang explizit auch kreative und kunsttherapeutische Methoden, denn ihr Beitrag zu einem ganzheitlichen Erleben fördere die Fähigkeit zur Symbolbildung (vergleiche auch Hofacker & Ebner 2000).

Benedetti sah auch den Wahn selbst als sinnhafte Symbolisierung einer individuellen psychischen Geschichte an. Darauf bezogen, nennt er als eine Methode zur therapeutischen Entwicklung eines positiven Selbstbildes die »lebensgeschichtliche Identitätsforschung« (Benedetti 1987, S. 314, siehe auch Hänni 2003). Entscheidend sei die Bereitschaft, sich auf eine dialogische Begegnung einzulassen: »Ist der Therapeut bereit, die eigene Welt und Wirklichkeit von der Psychose des Kranken in Frage stellen zu lassen und mit ihm seine Bürde zu tragen? Entspringt der therapeutische Eifer dem Respekt vor dem Anderssein des psychotischen Mitmenschen oder einem eigenen narzißtischen Allmächtigkeitstraum, der keine therapeutischen Grenzen anerkennen will und den Kranken schließlich zu dominieren trachtet?« (Benedetti u. a. 1960, S. 111).

Auch Norbert Andersch empfiehlt die Nutzung symbolischer Formen und betrachtet den therapeutischen Prozess nicht als Wiederaufbau der vorherigen Sinnzusammenhänge, sondern als Unterstützung bei der Konstruktion neuer, im Jetzt für die Person stimmiger individueller Zusammenhänge (Andersch 2011, S. 1 ff.). Damit können auch angstbesetzte psychotische Erfahrungen artikuliert, repräsentiert und narrativ in die eigene Lebensgeschichte einbezogen werden.

Grundformen der Angst

Psychotische Erfahrungen können selbst sehr angsterregend sein, aber auch die Reaktionen der Umwelt auf psychosebedingte Verhaltensweisen können Ängste und Befürchtungen auslösen, die – wie die Stigmatisierung und soziale Ausschließung – eine reale Bedrohung beinhalten. Existenzielle Ängste können nicht nur die Fähigkeit einschränken, sich in andere hineinzuversetzen (wer sich akut bedroht fühlt, sucht nach Schutz und hat oft wenig Kapazitäten für reflexive Positionswechsel), sie können alle Lebensbereiche durchdringen und entsprechend affektiv tönen. Auch das ist wiederum zutiefst menschlich; in der Psychose zeigen sich diese Ängste und ihre Auswirkungen oft nur in extremer Form. Fritz RIEMANN (1961), ein Tiefenpsychologe, geht davon aus, dass zwar alle Menschen individuelle Ängste haben, dass es aber auch viele Ängste gibt, die allen Menschen gemeinsam sind.

So vielfältig sich demnach das Phänomen Angst auch darstellt (es gibt praktisch nichts, wovor man nicht Angst entwickeln kann), geht es doch meist um Varianten ganz bestimmter Grundängste. Die Existenz vieler Ängste ist also weitgehend unabhängig von Kultur und Zeitalter; was sich ändert, sind lediglich die Angst*objekte*. Waren es früher Naturgewalten, die den Menschen Angst machten, sind es heute eher Bakterien, Verkehrsunfälle oder Einsamkeit, aber auch gesellschaftliche Veränderungen. Ängste sind dabei grundsätzlich nichts rein Negatives, sondern sie helfen dem Menschen, sich zu schützen, und lassen ihn manchmal sogar über sich selbst hinauswachsen.

Laut Riemann ist die Ursache aller Ängste das Faktum, dass menschliches Leben und dessen Gestaltung vier Grundanforderungen unterliegt, die einander als polare Gegensätze zugeordnet sind und sich so gleichzeitig ergänzen (auch hier finden wir also Ambivalenzen):

- Einerseits sollen bzw. wollen wir ein einmaliges Individuum werden, unser Eigensein bejahen und uns gegen anderes Eigensein abgrenzen. Andererseits sollen und wollen wir uns der Welt, dem Leben und den anderen Menschen auch vertrauend öffnen und uns auf sie einlassen.
- Einerseits sollen und wollen wir Dauer anstreben, Pläne machen, diese nachhaltig und zielstrebig verwirklichen. Andererseits sollen wir uns auch wandeln, Veränderungen und Entwicklungen durchmachen, Vertrautes und Gewohntes aufgeben.

Aktuell kann man den Eindruck gewinnen, dass sich gesellschaftliche Koordinaten verschieben und die angesprochene Balance gefährdet sein könnte: Die Selbstverwirklichung dominiert die Bindungsfähigkeit. Und Flexibilität ist beruflich und gesellschaftlich derzeit mehr gefragt als Konstanz.

Fritz Riemann nimmt an, dass die beschriebenen Intentionen von tiefen Bedürfnissen getragen werden und sich entsprechend auch in vier Grundformen der Angst manifestieren können:

- die Angst vor der Selbsthingabe – als Ich-Verlust und Abhängigkeit erlebt,
- die Angst vor der Selbstwerdung – als Ungeborgenheit und Isolierung erlebt,
- die Angst vor der Wandlung – als Vergänglichkeit und Unsicherheit empfunden,
- die Angst vor der Notwendigkeit – als Endgültigkeit und Unfreiheit erlebt.

Diesen Grundformen der Angst ordnet Riemann Persönlichkeitsaspekte und Störungsbilder zu: Personen, deren grundlegendes Problem die Angst vor der Hingabe ist, können zu schizoid wirkenden Persönlichkeiten werden, die die Selbstbewahrung überbewerten. Die Angst vor der Selbstwerdung kann zu depressiven Persönlichkeitsaspekten führen. Bei eher zwanghaften Persönlichkeiten wird die Angst vor der Wandlung zur dauerhaften Sorge. Aus der Angst vor der Notwendigkeit könne schließlich ein die Lebensereignisse und Erfahrungen dramatisierender Persönlichkeitstyp entstehen. Diese Zuordnung wirkt aus heutiger Sicht sehr schematisch, verdeutlicht aber insgesamt, dass wir Angst nicht vollkommen vermeiden können, sondern zwischen den Grundformen der Angst balancieren müssen.

Aus Angst vor der Hingabe können wir unsere Eigenheit besonders krass behaupten. Das erinnert an den Gedanken in der »Blauen Broschüre« (AG der Psychoseseminare 2013), dass sich Menschen in Psychosen aus Angst vor vermeintlicher oder realer Bedrohung in die Unverständlichkeit »flüchten«, als letzten Hort der Eigenheit, der vor dem Zugriff des Verstehens schützt. Je empfindlicher wir uns fühlen, desto bedrohlicher kann auch die Nähe eines anderen werden, so sehr wir sie uns auch wünschen mögen. Wir schützen uns, indem wir Einzelgänger werden. Der *schizoid wirkende Mensch* ist häufig ein Einzelgänger. Seine typische Grundangst liegt darin, dass er sich vor der Selbsthingabe fürchtet, die er als Ich-Verlust und Abhängigkeit erlebt.

Die umgekehrte Angst, zur eigenen Eigenart stehen zu müssen, und die abwehrende Tendenz, es überangepasst allen recht machen zu wollen, bringt Riemann mit der Depression in Verbindung. Menschen, die hierzu neigen, achten vor allem auf die Bewertung der anderen, haben Mühe, sich abzugrenzen, Nein zu sagen und eigene Maßstäbe zu setzen – es sei denn in der Flucht nach vorn, in die Manie. Der *depressiv wirkende Mensch* sieht sich als Gruppenmenschen, hat Angst vor der »Selbstwerdung«, die als Ungeborgenheit und Isolation erlebt wird. Einsamkeit kann als besonders verletzend erlebt werden.

Der *zwanghaft wirkende Mensch* strebt die Dauer an und möchte die Zukunft kontrollieren. Am liebsten würde er alles verdichten, auf dass es sich nicht mehr unvorhersehbar verändert, damit Stabilität gegeben ist. Seine Angst betrifft die Vergänglichkeit, das Irrationale und Unvorhergesehene. Alles Neue ist für ihn ein Wagnis, und ein Planen ins Ungewisse ist ihm ein Gräuel.

Der *dramatisierend (in alter Sprache: »hysterisch«) wirkende Mensch* ist dagegen immer bereit, sich zu wandeln, Veränderungen und Entwicklungen zu bejahen, Vertrautes aufzugeben und alles nur als einen Durchgang zu erleben. Das Erstarrte, Rituelle, Regulierte wirkt auf ihn sinnentleert und bedrohlich, das Neue hat für ihn einen unwiderstehlichen Reiz, das Unbekannte zieht ihn magisch an. Sein Freiheitsdrang kann in die Angst vor dem Tod als Erstarrung umschlagen.

Da sich diese Grundängste nie gänzlich vermeiden lassen und sie auch wichtig für unsere Entwicklung sind, kann jeder Versuch, ihnen auszuweichen, zu vielen kleinen Ängsten führen. In der Verschiebung, Verharmlosung und karikierenden Verzerrung der Daseinsängste erscheinen diese Ängste manchmal als unsinnig, dennoch sollten sie als Alarmzeichen und Hinweis verstanden werden, dass wir etwas Unvermeidliches vermeiden wollen, anstatt uns damit auseinanderzusetzen.

Neben diesem Dilemma der Unvermeidlichkeit der Ängste stellt das Leben zwei Forderungen an den Menschen, die in Konkurrenz zueinander stehen: Je mehr ein Mensch der Forderung nach Selbstwerdung nachkommt und die damit verbundene Angst (Geborgenheitsverlust, Isolierung von der sozialen Gruppe) überwindet oder verdrängt, desto mehr kann er sich zu einer schizoiden Persönlichkeit entwickeln und desto mehr Angst kann er vor der Selbsthingabe bekommen.

» Da sich die großen Ängste unseres Daseins, die so wichtig für unsere reifende Entwicklung sind, nicht umgehen lassen, bezahlen wir den Versuch, vor ihnen auszuweichen, mit vielen kleinen, banalen Ängsten. Diese neurotischen Ängste können sich praktisch auf alles werfen, und sie sind letztlich nur aufzulösen, wenn wir die dahinterliegende eigentliche Angst erkannt haben und uns mit dieser auseinandersetzen. [...] Die Begegnung mit den großen Ängsten ist ein Teilaspekt unseres reifenden Weiterschreitens; die Verschiebung auf jene stellvertretenden neurotischen Ängste hat nicht nur eine lähmende und hemmende Wirkung, sondern sie zieht uns auch von wesentlichen Aufgaben unseres Lebens ab, die zu unserem Menschsein gehören. [...] So bekommt die Angst in ihren beschriebenen Grundformen eine wichtige Bedeutung: sie ist nicht mehr nur ein möglichst zu vermeidendes Übel, sondern, und das von ganz früh an, ein nicht wegzudenkender Faktor unserer Entwicklung. Wo wir eine der großen Ängste erleben, stehen wir immer in einer der großen Forderungen des Lebens; im Annehmen der Angst und im Versuch, sie zu überwinden, wächst uns ein neues Können zu – jede Angstbewältigung ist ein Sieg, der uns stärker macht; jedes Ausweichen vor ihr ist eine Niederlage, die uns schwächt « (RIEMANN 1961, S. 199).

Wir balancieren also mit unserer Angst zwischen Kontakt und Isolierung, Statik und Veränderung, haben Angst vor zu viel Nähe und Angst vor zu viel Einsamkeit. Das Ziel ist eine Ausgewogenheit zwischen den verschiedenen Aspekten potenziell angsterregender Interaktionen. Dies gibt uns auch einen Hinweis für den Umgang mit psychotischen Ängsten: Es kann hilfreich sein, zu unterscheiden, welche Erfahrungen hinter welchen Ängsten stehen, in welcher Form sie erinnert, artikuliert und mitmenschlich (mit-)geteilt werden können, welche Formen der Überprüfung der Intentionen anderer möglich sind und welche Solidaritäts- und Widerstandsformen sozialer Ausschließung und Stigmatisierung entgegengesetzt werden können.

Zusammenhang mit Scham und Wut

Luc CIOMPI (2014) betrachtet ein ausgeglichenes Selbstwertgefühl als Hauptindikator für psychische Gesundheit. Dies wird durch Demütigung oder Kränkung reduziert, was sich in Gefühlen wie Depressivität, Scham und Angst (vor neuen Verletzungen) äußert. Daraufhin kommt es zu den Reaktionen der Verdrängung (Flucht, Internalisierung) oder sich aufstauenden Gefühlen wie Wut, Neid, Hass oder Rache, die sich als emotionale Spannung bis zum plötzlichen Ausbruch (Kampf, Externalisierung) steigern können. Diese »Scham-Wut-Spirale« beschreibt Ciompi als »reparative Reaktionen«, die unter bestimmten Bedingungen jedoch über das Ziel (der »Wiederherstellung der Ehre«) hinausschießen können, bis hin zu Arroganz oder wahnhaften Größenfantasien. Der Autor sieht es als Aufgabe der (Sozial-)Psychiatrie an, das Selbstwertgefühl von psychisch gekränkten Menschen bereits präventiv zu fördern und durch die Sicherung eines anerkannten sozialen Status eine »Scham-Wut-Spirale« zu unterbrechen bzw. zu vermindern.

In Anlehnung an die Forschungsergebnisse zur Theory of Mind und die Einschätzung, dass Menschen mit einer produktiven psychotischen Symptomatik zum »Übermentalisieren« neigen, kann die folgende Hypothese von Daniel STRASSBERG (2004, S. 225–228) zu der Annahme führen, dass das Schamgefühl bei Menschen mit einer Psychose besonders ausgeprägt sein müsste: Wenn der »Blick in und durch den Anderen« gestört ist, kann die Scham ungeahnte Größen annehmen, da nicht mehr eingeschätzt werden

kann, wie man vom anderen gesehen und beurteilt wird, und Scham als Gesamtgefühl breitet sich mit der Zeit aus.
Im Augenblick der Beschämung und Demütigung werden wir verletzt und zugleich in unserem Ich-Gefühl beeinträchtigt. »Aus dieser Gefangenschaft könnte sich das Subjekt nur durch einen Ausbruch befreien, etwa durch zornige Gegenwehr im Sinne von Schlag und Gegenschlag. Dazu gehört aber ein Mindestmaß an Macht« (GREINER 2014, S. 174). Wer Macht hat, schämt sich demnach seltener und/oder neigt weniger zur Scham. Im Moment der Scham ist man machtlos; steigende Abhängigkeit erhöht das Risiko der Beschämung. Beides trifft auf Menschen mit Psychosen zu – außerhalb und innerhalb der fachlichen Behandlung.

Zur Bedeutung der Scham

Das Thema »Scham« hat erst in den letzten Jahrzehnten das verstärkte Interesse der Sozialwissenschaften und der Psychologie geweckt. Es beschreibt eine menschliche Eigenschaft bzw. eine Möglichkeit, die eng mit dem Bewusstsein des Menschen von sich selbst in Relation zu seiner (sozialen) Umwelt zusammenhängt. Nach Anja Lietzmann können Schamanlässe sehr unterschiedlicher Natur sein. Es können ein (vermeintlicher) körperlicher »Makel«, körperliche Fehlleistungen (Stolpern, Missgeschicke), sexuelle Bereiche und Aspekte ebenso wie psychische Inhalte, beispielsweise Gedanken und Gefühle, aber auch ein übersteigerter Ausdruck dieser zu einem Schamgefühl führen (LIETZMANN 2003, S. 15).
Scham ist eng mit gesellschaftlichen Normen, Regeln und Anforderungen verknüpft. Diese betreffen wiederum verschiedene Bereiche: situationsspezifisches Verhalten, anzustrebende Lebensziele, Wissen und Geschmack. Aber auch der Verstoß gegen eigene Werte oder das Verfehlen eigener Ziele, die nicht unbedingt mit der sozialen Gruppe geteilt werden, können zum Schamerleben führen. Neben Normübertretungen können soziale Situationen schambehaftet sein, beispielsweise »ein niedriger Status in der sozialen Hierarchie«, Armut, »Zugehörigkeit zu einer [...] Minderheit« oder ein »schlechter Ruf« (ebd.). Scham kann also als ein Schutzmechanismus betrachtet werden, der dazu dient, soziale Regeln und Normen einzuhalten und damit seine eigene soziale Einbindung zu sichern, sie kann aber auch als Reaktion auf verletzende Mechanismen sozialer Ausgrenzung auftreten. Häufig liegt es nicht im eigenen Einflussbereich, beschämende Zuschreibungen zu verändern oder ihnen zu entgehen.

Wann und warum wir uns schämen, wird also von den vorherrschenden kulturellen Praktiken und der Zeit bestimmt, in der wir leben. Dass ein Mensch sich überhaupt schämen kann, ist Max SCHELER (1930) zufolge der Trennung zwischen dem menschlichen Geist und dem Körper geschuldet, woraus eine innere Widersprüchlichkeit entsteht. Ihm zufolge stellt der Geist ein »Ideal« dar, während der Körper das »Faktische« repräsentiert. Helmuth PLESSNER (1960, 1975) sieht in der permanenten Aufgabe des Menschen, seine personale Einheit selbst herzustellen, die Möglichkeit, zu scheitern, und damit die Möglichkeit, sich zu schämen. Anja LIETZMANN (2003, S. 16) nimmt auf Plessners Thesen wie folgt Bezug: »Der Mensch ist das Wesen, das mit sich selbst in Unordnung geraten kann, sich deshalb innerlich von sich abgehoben und fremd fühlen kann. [...] Eine solche innere Fremdheit betrifft jedoch nicht allein die körperliche Existenz (die ›Außenwelt‹), wie Scheler meinte. Sie kann gegenüber jeder menschlichen Lebenssphäre entstehen, also auch gegenüber der psychischen (›Innenwelt‹) und der sozialen Existenz (›Mitwelt‹). Denn jede dieser Sphären erscheint im Doppelaspekt: ist natürlich und geistig durchdrungen zugleich.«

Es sind also die vielfältigen Begegnungssphären der Menschen, in denen Scham entstehen kann, bei der Auseinandersetzung mit sich selbst genauso wie bei der Erfüllung unterschiedlicher Rollen. Wenn wir mit Helmuth PLESSNER (1975) und Hans-Peter KRÜGER (1999) davon ausgehen, dass wir Menschen immer schon als Rollenspieler aufeinandertreffen, ja dass die Person sich aus der Individualisierung der öffentlich vorgegebenen Rolle ergibt, dann können wir auf unterschiedliche Weise an der Ausgestaltung dieser Rollen leiden – an ihrer rigiden Verfestigung zu einem falschen Selbst (LAING 1972), das die sozialen Erwartungen erfüllt, aber die individuellen Bedürfnisse verfehlt, ebenso wie an den gegebenenfalls mit der Rolle verknüpften stigmatisierenden Zuschreibungen. Leiden kann aber auch entstehen, wenn die Rolle als Maske versagt und die Privatsphäre, die sie eigentlich schützen sollte, einer kritischen Öffentlichkeit preisgibt.

Die schambesetzte Grenze zwischen Innen und Außen

Der Journalist und Kulturwissenschaftler Ulrich Greiner unterscheidet in seiner Analyse des Schamgefühls die Innen- und die Außenperspektive. Scham komme demnach aus der Innenperspektive, Peinlichkeit entstehe von außen, und »Fremdschämen« setze Identifikation voraus (GREINER 2014, S. 66 f.). Die heutige Zeit sei geprägt von Schamverlust und Peinlichkeitsfurcht. An die Stelle des Gewissens trete die Konvention als eine Art Ersatzscham. Wir können uns auch ohne Schuld schämen; es genügt das Gefühl, sich falsch verhalten zu haben. Wer in seinem Selbstgefühl tief erschüttert ist, hat ein größeres Risiko, sich zu schämen. Doch mitentscheidend ist die innere Orientierung: »Wenn jeder der Verwirklichung seines Egos bedenkenlos zustrebt, ist die Kränkung des anderen immer nur dessen Problem« (ebd., S. 259). Wenn jemand jedoch die eigene innere Befestigung verloren hat, werden äußere Kränkungen und Irritationen unmittelbar zum eigenen Problem. Eine derart verminderte Abwehr kann in Psychosen auftreten.

Was passiert, wenn die soziale Abgrenzung, das Erlebnis der Grenze zwischen Privatheit und Öffentlichkeit, Innen und Außen bedroht ist? Richard SENNETT (1983) definiert Öffentlichkeit als jene Sphäre, in der die Gesellschaft ihre kulturellen Spielformen ausprägt, und Intimität als Ort, an dem das Individuum sein Privatleben vor der kontrollierenden Wahrnehmung durch andere schützt. Narzissten machen laut Sennett eigene Bedürfnisse und Selbstverwirklichung zum Maßstab ihres Handelns: Das Öffentliche werde in den Kategorien des Privaten wahrgenommen (ebd., S. 47 f.). Bei Psychosen könnte es umgekehrt sein; das Innere ist nach außen zu wenig abgesichert und geschützt, die soziale Rolle als Maske versagt, und das vor der Öffentlichkeit eigentlich geschützte Private, Heimliche kann zum »Unheimlichen« werden, von dem sich eine Öffentlichkeit empört abwendet, wenn es die eigenen verdrängten oder verheimlichten Bedürfnisse, Begierden und Ängste zeigt: »Denn das Fremde ist das Eigene, Vertraute und Heimliche im Anderen und als das Andere und darum – wir erinnern uns hier an eine Erkenntnis Freuds – das Unheimliche« (PLESSNER 2003, S. 193).

Fjodor Dostojewski beschreibt in *Der Doppelgänger* den Weg in eine Psychose. Im Moment der Scham geschieht eine Spaltung in handelndes und beurteilendes Ich, und zwar mit dem Risiko eines Teufelskreises: Die Rollengestaltung misslingt, der Wahnsinnige verhält sich peinlich; die Peinlichkeit treibt in den Wahnsinn. Das entblößte Private wird fremd. Ein Sich-selbst-fremd-Sein ist tatsächlich häufig eine wichtige Empfindung in einer Psychose.

Die Symptome einer schizophrenen Psychose mehren zudem die Schamanlässe: Es kann zu körperlicher Vernachlässigung und körperlichen Missempfindungen kommen, nicht selten zu auffälligem Verhalten (zum Beispiel das Mit-sich-selbst-Reden) und auf der Ebene des sozialen Status kommt es häufig zu stigmatisierenden Zuschreibungen, die eine Eigendynamik entwickeln können. Das Schamgefühl beruht dabei sowohl auf Selbst- als auch auf vermuteten oder realen Fremdzuschreibungen. Bei bipolaren Erkrankungen spielt Scham dagegen vor allem in depressiven Phasen eine zentrale Rolle, zum Beispiel wenn soziales »Fehlverhalten« aus der manischen

Zeit realisiert und zwischenmenschliche Konsequenzen fühlbar werden. So kann Scham die depressive Stimmung verstärken.
Eine Psychose kann man aber auch als »Ausstieg« aus dem engen sozialen Normgefüge sehen, denn viele »Schamanlässe« sind »an sich« bzw. isoliert betrachtet sinnvoll. Was als schambesetzt gilt, hängt von der jeweiligen kulturellen Entwicklung ab – in anderen Kulturen gilt vieles als völlig normal, was in unseren kulturellen Kontexten schambesetzt ist, und umgekehrt. Insofern ist Scham eine Begrenzung, die man sich nicht selbst auferlegt hat, sondern die man »mitmacht«, internalisiert.

Sinnbedürfnis und -suche

Viktor Frankl, der jahrelang mit suizidgefährdeten Frauen gearbeitet und selbst drei Jahre als KZ-Insasse überlebt hat, hat sich in seinem Lebenswerk klinisch und wissenschaftlich mit der Kategorie des Sinns beschäftigt und dabei betont, dass der »Wille zum Sinn« eines der wichtigsten Motive des Menschen sei. Und dieser Wille wird selbst in existenziellen Krisen nicht außer Kraft gesetzt.
Auch bei der Bewältigung schwerer Lebensereignisse, somit auch bei schweren somatischen Erkrankungen und psychischen Störungen, komme der Sinnkonstruktion eine wichtige Bedeutung zu: »Ist der Mensch ›auf der Suche nach Sinn‹ fündig geworden, dann wird er glücklich. Auf der anderen Seite wird er dann aber auch leidensfähig. Leiden bringt nämlich den Menschen nicht an und für sich zur Verzweiflung. Sondern nur Leiden, das ohne Sinn zu sein scheint, führt zur Verzweiflung« (Frankl 1997, S. 265).
Auch das oben bereits vorgestellte salutogenetische Konzept Aaron Antonovskys (1997) belegt ein allgemeines Kohärenzgefühl als gesundheitsförderlichen Faktor, also unter anderem den Eindruck von Verstehbarkeit und Sinnhaftigkeit des Lebens. In der somatischen Medizin ist die Sinnkonstruktion als Bewältigungsstrategie nach einer schweren, beispielsweise onkologischen Erkrankung bereits gut erforscht worden (Mehnert u. a. 2007). Ein theoretisches Modell der sinnbasierten Bewältigung, das Sinnfindung zur Wiederherstellung von emotionalem Wohlbefinden betont, wird von Chrystal Park und Susan Folkman (1997) beschrieben. Es stellt sich also die Frage, ob Konzepte und Ansatzpunkte, die bei somatischen Erkrankungen inzwischen anerkannt sind, auch für Psychosen relevant sind.
Frankl geht von einem zutiefst subjektiven Sinnverständnis aus, denn den Sinn in einer Situation zu erkennen wird erst durch Aktivität der betreffenden

Person möglich. Es besteht kein allgemeingültiger Sinn, den es zu finden gelte, denn Sinnhaftigkeit ist situations- und personengebunden und daher auch wandelbar. Entsprechend kann Sinn auch nicht vorgegeben oder durch einen anderen Menschen »verordnet« werden (FRANKL 1998).
Ein Therapeut kann also dem Psychoseerfahrenen nicht aufzeigen, worin der Sinn seiner Krise besteht, sondern ihn nur darin unterstützen, den jeweils subjektiven Sinn zu erkennen, vielleicht auch therapeutisch zu bearbeiten. Allerdings sind die Bedingungen für eine geglückte Sinnsuche nicht beliebig: Hugo MENNEMANN (2000) verweist auf die gesellschaftliche Eingebundenheit jeder Sinnkonstruktion: »Stellt man sich nun die Frage, ob jeder einzelne Mensch kreativ Sinn schafft oder ob Sinnzusammenhänge festliegen, so ergibt sich schnell die Antwort, dass beides vorliegt: Sinn wird individuell konstruiert und liegt gesellschaftlich vor« (ebd., S. 55).

Ebenen der Sinnsuche

Sinngebung kann als ein emotional-kognitiver, motivationaler und zutiefst existenzieller Prozess verstanden werden (BOCK u. a. 2014). Viktor Frankl nennt drei Wertkategorien, in denen Sinn gefunden werden kann: schöpferische Werte, Erlebenswerte und Einstellungswerte.

- Schöpferische Werte zielen auf Arbeit, Beruf sowie allgemein auf die aktive Gestaltung der Welt ab.
- In der Kategorie der Erlebenswerte bzw. ästhetischen Werte besteht Sinn im positiven Erleben der Welt in Beziehungen, Liebe, Kunst oder wenn »Wahrheit« gefunden wird.
- Schließlich gibt es die Einstellungswerte bzw. Leidenswerte, wonach Sinn auch in der Auseinandersetzung mit Leid, Schuld und Tod bestehen kann, welche menschliche Reifung ermöglicht.

Frankl betont, dass der Mensch allein in sich selbst keinen Sinn finden könne, dazu müsse er sich anderen und der Welt zuwenden (siehe dazu RASKOP 2005). Das gilt auch für Menschen mit Psychosen; ihr Bezug zur Welt und zur Wirklichkeit ist ja nicht aufgehoben, sondern nur verändert. Wesentliche Konsequenzen hat Frankls Sichtweise für Psychoseerfahrene, deren subjektive Sinnsuche und die damit eröffneten Bedeutungsräume eben auch für andere Menschen relevant sein können (im Detail siehe das Kapitel zu den Handlungskonsequenzen).
Die sinnzentrierte Psychotherapie oder »Logotherapie« nach Frankl ist von der Annahme geprägt, dass ein Mangel an Sinn zu einem existenziellen Vakuum führt, das heißt zu einem Zustand der Sinnlosigkeit, Apathie und Depression.

Frankl sah diesen Zustand als ein eigenständiges Störungsbild, die »noogene Neurose«. Viele psychische Störungen wie Phobien, Depressionen, Zwänge und Süchte sah er darin begründet, dass das menschliche Sinnbedürfnis in der Lebensgestaltung nicht ausreichend befriedigt werde. »Im Gegensatz zum Tier sagen dem Menschen keine Instinkte, was er muss; und dem Menschen von heute sagen keine Traditionen mehr, was er soll; und oft scheint er nicht mehr zu wissen, was er eigentlich will. Das existentielle Vakuum hat zur Folge, daß viele Menschen nur noch tun, was andere tun (Konformismus), oder tun, was andere wollen (Totalitarismus)« (Frankl 1997, S. 12, siehe auch Biller & de Stiegeler 2008).
Gemessen anhand eines Instruments der Sinnforschung, des auf der Theorie Frankls beruhenden »Purpose in Life Test« (PIL; Crumbaugh & Maholick 1964; deutsche Übersetzung bei Yalom 1989), sahen auch viele Patientinnen und Patienten mit der Diagnose Schizophrenie und schizoaffektive Störung ihr Leben im Vergleich zu gesunden Personen als in puncto Sinnerfüllung eingeschränkt (dazu auch Chaudhary & Sharma 1976; Kohlhofer 1992). Allerdings wiesen manche dieser Personen mit der Diagnose Schizophrenie – gefragt nach einem Mangel an allgemeinem Lebenssinn und der Motivation, diesen zu finden – auch keine signifikanten Unterschiede zu Menschen ohne diese Diagnose auf.
Diese Befunde können einerseits als Beleg dafür gesehen werden, dass ein Mangel an Lebenssinn – wie von Frankl postuliert – zu existenzieller Frustration, zu Angst, Hoffnungslosigkeit und im Extremfall zu neurotischen und psychotischen Störungen beitragen kann. Andererseits bleibt offen, ob nicht gerade die psychische Störung mit möglicherweise destruktiven Auswirkungen auf die Lebensgestaltung verhindert hat, dass der Lebenssinn nach dem Auftreten der psychischen Probleme wiedergefunden werden konnte. Es wäre also für die zukünftige Forschung wichtig, den zeitlichen Verlauf mitzuerfassen, um Ursache und Wirkung klarer zu unterscheiden.
Unabhängig von der Frage nach Ursache und Wirkung kann also in Psychosen der subjektiv erfahrene Lebenssinn eingeschränkt sein; zugleich können Psychoseerfahrungen einen sehr existenziellen, bedeutungsvollen Charakter haben. Vielen Betroffenen werden in der Psychose Sinnbezüge offenbart, die das Sein *an sich* im ontologischen Verständnis betreffen. Nicht wenige Psychoseerfahrene sehen die psychotische Wahrnehmung deshalb auch als eine Fähigkeit an, die es ermöglicht, die Welt vollständiger und tiefgründiger zu verstehen. Obwohl diese ontologischen Sinngehalte während der Psychose oft als außerordentlich bedeutungsvoll und kohärent erlebt werden (Bergstein u. a. 2008), sind sie vonseiten professioneller Helfer meist lediglich als Krankheitszeichen, nicht aber gleichzeitig als therapeutisch nutzbare Erfahrungen angesehen worden (Hurtz & Nischk 2014).

Ein in Zusammenhang mit der Bedeutung psychotischer Erfahrungen wichtiger Diskurs beschäftigt sich mit der Frage, welche Bedeutung symbolhaftes Denken für die menschliche Entwicklung und Gesundheit hat und inwiefern Sprechen und Denken bei Menschen mit Psychosen symbolhaft zu verstehen sind. Dabei ist der Gedanke wichtig, dass Psychoseerfahrene zwar einerseits manchmal Sprichwörter und metaphorische Ausdrücke »falsch« verstehen, andererseits aber häufig besonders stark auf einer Symbolebene kommunizieren und so auch erreichbar sind. Die psychoseerfahrene Künstlerin Dorothea Buck betont nachdrücklich, dass sich in einer Psychose Unbewusstes symbolisch ausdrücke und so für sie selbst und für andere zu verstehen sei, und zeichnet das anhand ihrer eigenen Biografie nach (Buck-Zerchin 2005).

Die Erkundung des Unbewussten

Bei ihrer Aufforderung zum symbolisierten Verständnis psychotischen Erlebens greift Dorothea Buck (Buck-Zerchin 2005) auf psychoanalytische Überlegungen zurück. Freud ging davon aus, dass »Sachvorstellungen« ins Unbewusste verdrängt werden können, wohingegen deren Bewusstwerdung nur dann gelinge, wenn sie mit einer entsprechenden »Wortvorstellung« assoziiert und zudem mit psychischer Energie (Libido) besetzt werden (Freud 1981, S. 101). Unbewusste Erfahrungen sind demnach nicht versprachlicht, und psychotische Erlebnisse, wenn sie als Aufbrechen zuvor unbewusster Erfahrungen verstanden werden, können nicht ohne Weiteres in die herrschende Sprache übersetzt werden.

Nun ist das Unbewusste aber laut Jacques Lacan selbst »wie eine Sprache« strukturiert (Lacan 1996). Dann müsste die Übersetzung aus dem Unbewussten ins Bewusste nicht schwieriger sein als jede andere Übersetzungsleistung zwischen verschiedenen Sprachen. Dem ist aber offensichtlich nicht so. Was also meint Lacan? Nach den ihn beeinflussenden strukturalistischen Theorien müssen in jeder Sprache die Wörter, die einzelne Vorstellungen bezeichnen, hinreichend different sein. Vergleicht man verschiedene Sprachen, wird deutlich, dass es nicht darum geht, dass eine bestimmte Lautfolge immer dieselbe Bedeutung hat – das Wort »Baum« lautet im Englischen »tree«, im Französischen aber »arbre«. Entscheidend ist also nicht, aus welchen Lauten das Wort für einen bestimmten Gegenstand in der jeweiligen Sprache zusammengesetzt ist, sondern dass sich diese Lautkombination hinreichend von anderen unterscheidet, sodass keine Verwechslungen mit anderen Wörtern entstehen. Auch innerhalb von Wörtern spielen vergleichbare Unterschiede

in der Lautfolge eine entscheidende Rolle – das d unterscheidet sich vom t ähnlich wie das b vom p oder das g vom k.
Die Beobachtung, dass Sprachen aus einem System von Differenzen bestehen, wurde von Anthropologen wie Claude LÉVI-STRAUSS (1973) auf die Struktur von Kulturen übertragen. Demnach können auch soziale Gruppen, ihre Handlungen, ihre Bezüge zu den Lebewesen (Pflanzen und Tieren) ihrer Umgebung etc. in solchen kulturell jeweils unterschiedlichen, spezifischen Mustern verortet werden. Klans, die am Wasser leben, unterscheiden sich dementsprechend von Klans, die tiefer im Inland leben, so wie sich beispielsweise der Sommer vom Winter oder eine bestimmte Tierart von einer anderen unterscheidet. Gerade die Tierarten sind ein sehr einprägsames Beispiel für »Gemeinsamkeit in der Vielfalt« und Lévi-Strauss erklärt so den »Totemismus«, bei dem bestimmten sozialen Gruppen oder Praktiken jeweils eine besondere Tierart zugeordnet wird.
Ein solches Denken, das auf Differenzen aufbaut und bei dem allen möglichen Bestandteilen, Handlungen und Erfahrungen der Umwelt ein bestimmter Platz zugeordnet wird, findet sich aber nicht nur in vermeintlich »primitiven« Kulturen bzw. »Naturvölkern«, es prägt in vielerlei Hinsicht auch das Denken von Menschen in Industriegesellschaften. Auch wir denken immer wieder in vermeintlich einfachen und klaren Gegensätzen (gesund versus krank, alt versus jung, einheimisch versus fremd etc.). Ein Unterschied könnte sein, dass derzeitig unsere Industriegesellschaften von einem Fortschrittsgedanken geprägt sind und klare Hierarchisierungen postulieren, während andere Gesellschaften eher eine Gleichzeitigkeit und Gleichberechtigung unterschiedlicher Lebensformen sehen – bei uns gilt in der Regel das evolutionär Jüngere als komplexer, das Ältere als »primitiver«, und westliche Fortschrittsmythen sind meist von einer evolutionären Erzählung geprägt, in der alle bisherigen Lebensformen und Gesellschaften nur Vorstufen zur rationalen Umweltbeherrschung darstellen, die in unseren Industriegesellschaften verwirklicht sei (zur Kritik siehe HEINZ 2002a).
Wenn wir uns von solchen eurozentristischen Vorurteilen aber befreien, dann bietet der Satz Jacques Lacans, dass »das Unbewusste wie eine Sprache organisiert« sei, die Möglichkeit, die Vielfalt solcher Gegensatzpaare und der darauf beruhenden Weltbilder zu schätzen, ohne sie in eine imaginäre Hierarchie der richtigen oder falschen, besseren oder schlechteren, vermeintlich irrationalen oder rationalen Weltbilder zu pressen. Was in der Psychose aus dem Unbewussten aufbrechen kann, ist eine andere Sicht der Dinge, ein anderes Arrangement der Welt und der sie prägenden Gegensätze. Das kann von dem in unserer Alltagssprache artikulierbaren Erleben aber so stark abweichen, dass neue Ausdrucksformen erst gefunden werden müssen. Deshalb ist der symbolische Ausdruck psychotischen Erlebens nicht

zufällig, sondern notwendig immer auch ein kreativer Versuch, die eigenen Erfahrungen zu artikulieren, und nicht nur ein Hinweis auf das Vorliegen einer Erkrankung oder gar einer »Denkstörung«.

Wie archaisch ist das psychotische Erleben?

Lässt sich der Ausdruck des Unbewussten in der Psychose als Manifestation einer archaischen Weltsicht verstehen, die die Rationalität der Moderne durchbricht? Dies ist nicht zwingend so. Unsere zeitgenössische Erfahrung des Unbewussten ist tatsächlich durch dessen ungerechtfertigte Abwehr und Stigmatisierung als »primitiv« und »archaisch« verstellt. Sigmund Freud stieß auf das Unbewusste bei dem Versuch, sich dem Verdrängten zu nähern. Dementsprechend ist bis heute unsere Sicht auf das Unbewusste durch die Verdrängungsprozesse geprägt, die in modernen Gesellschaften am Werk sind, um den Durchbruch unpassender Emotionen, Befindlichkeiten oder Erfahrungen im falschen Moment, der das reibungslose Funktionieren in den im Kapitalismus vorgegebenen Rollen gefährden könnte, zu unterbinden.

Es wäre aber falsch, davon auszugehen, dass dies in allen Kulturen und Gesellschaften schon immer so war. Dementsprechend wäre es falsch, davon auszugehen, dass in psychotischen Erlebnissen immer »gut« gegen »böse«, »Anzustrebendes« gegen »zu Beherrschendes«, sozial »Rollenkonformes« gegen »Unheimliches« oder »rational Modernes« gegen »archaisch Unkontrolliertes« steht. Das ist eine sehr vom christlichen Glauben geprägte Sicht, in der das »Göttliche« und das »Teuflische« entgegengesetzte Pole der menschlichen Welt darstellen. In vielen Religionen und spirituellen Systemen gibt es aber gar keinen Teufel, sondern einen Trickster, »Legba« bei den Yoruba, »Loki« in der altisländischen Edda, die so etwas wie das unvorhersehbare Schicksal repräsentieren, das uns ins Glück oder Unglück bringen kann. Psychotische Erfahrungen können ebenso vielfältig sein wie die kulturellen Ausgestaltungen der jeweiligen Weltsicht. Das in den westlichen Industriegesellschaften als vermeintlich »archaisch« und »primitiv« erscheinende Verdrängte kann also in anderen kulturellen Kontexten durchaus sinnhaft und zeitgemäß sein.

Es wäre ebenso unangemessen, davon auszugehen, dass nicht westliche Kulturen »primitiv« oder »prälogisch« strukturiert seien und bewusste wie unbewusste Affekte und Vorstellungen unkontrolliert ausagierten – während »wir« ganz anders seien. Denn nicht westliche Weltbilder sind durchaus nicht irrational: In seiner Darstellung der Magie bei den sudanesischen Azande beschreibt Edward Evans-Pritchard schon 1937, dass die Azande den für ihn als Europäer zufälligen Tod einer Person durch Einsturz eines Getreidespeichers nicht etwa deshalb der Hexerei zuschreiben, weil sie rationalen Überlegungen unzugänglich seien und nicht verstünden, dass Termiten die Stützpfeiler eines solchen Silos aushöhlen und zum Zusammenstürzen bringen können. Durch Hexerei werden nicht solche natürlichen Kausalketten »wegerklärt«, sondern es soll damit verständlich gemacht werden, warum sich die betroffene Person ausgerechnet zu jenem Zeitpunkt unter dem Getreidespeicher befand, als dieser zusammenstürzte. Es geht also um das Verweben unterschiedlicher Kausalketten miteinander, nicht um die Ersetzung eines rationalen Weltbildes durch vermeintlich »prälogische« Fantasiegebilde.

All dies möchten wir hier deshalb betonen, weil es eine Tendenz in psychiatrischen und psychoanalytischen Theorien gab, psychotisches Erleben als »irrational«, »prälogisch« und »primitiv« abzuwerten und der vermeintlichen Rationalität der Wissenschaftler und Ärzte gegenüberzustellen, die diese Klassifizierung vornahmen (HEINZ 2002a). Damit wurden schizophrene Patientinnen und Patienten aber mit den kolonisierten Völkern verglichen, die in der ersten Hälfte des 20. Jahrhunderts der Gewalt ihrer europäischen Kolonialherren ebenso ausgeliefert waren, und waren von derselben imperialen Aggression bedroht. Tatsächlich wurde in der Zeit des Nationalsozialismus die menschenverachtende Gewalt, die sich in den deutschen Kolonien des Kaiserreichs als Völkermord an den Herero und Nama zeigt, nach innen gewendet und diente der Disziplinierung der eigenen Bevölkerung und der »Ausmerze« der als vermeintlich »minderwertig« Ausgegrenzten. Dementsprechend wurde das Verbrechen der Zwangssterilisation gegen die Kinder schwarzer Besatzungssoldaten im Rheinland ebenso eingesetzt wie gegen psychisch Kranke (HEINZ 2002a). Der Versuch, psychotisches Erleben durch Verweis auf spirituelle Erfahrungen anderer Kulturen und Gesellschaften verständlich zu machen, ist also nur dann berechtigt, wenn wir die vielfältigen Symbolisierungen menschlicher Erfahrungen aus ihrer traditionellen Hierarchisierung befreien und nicht eurozentristisch abwerten, sondern als alternative gesellschaftliche Entwürfe und Weltbilder respektieren, um uns so auch einen respektvollen Zugang zu diesen Erfahrungen und Artikulationen in unserer eigenen Kultur zu ermöglichen.

Wenn wir dies wertschätzend tun, können wir außereuropäischen Erfahrungen heranziehen, um psychotische Erlebnisse besser zu verstehen. So beschreibt der Ethnologe Hans-Peter DÜRR (1984), dass in vielen Kulturen der geordnete, bewusst strukturierte Alltagsbereich der Erfahrung in Initiationsriten gezielt verlassen wird – die durch den Ritus als erwachsene Mitglieder in die Gesellschaft einzuführenden Jugendlichen verlassen im wahrsten Sinne des Wortes die »Zivilisation«, etwa das durch Zäune oder Hecken geschützte

Dorf, begeben sich in die Wildnis und erfahren hier eine »wilde« andere Seite des menschlichen Lebens. Auch wenn hier viel Romantisierung durchklingt, gibt es derartige Initiationsriten tatsächlich in verschiedensten Kulturen. Was Dürr beschreibt, sind gezielte Überschreitungen alltäglicher Erfahrungen, wie sie auch in religiösen Riten, Trancezuständen und anderen spirituellen Praktiken angestrebt werden. Die Erfahrung der »anderen Seite« ermöglicht dann einen neuen Blick auf die alltägliche Realität, auf die Vor- wie Nachteile, die Möglichkeiten und die Beschränkungen der jeweiligen gesellschaftlichen Ordnung. Die »Hexe« ist laut Dürr die »auf der Hecke Reitende«, die immer wieder die Grenzbereiche zwischen Alltag und Wildnis erkundet.

Laut Hans-Peter Dürr hat unsere Zivilisation aber diese Wildnis so verdrängt und unterworfen, dass solche Grenzüberschreitungen im Alltag nicht mehr möglich sind. Stattdessen kehre die Hexe bedrohlich über die Kellertreppe wieder. Die »wilde«, ungeordnete und chaotische Seite des menschlichen Lebens und Erlebens wird verdrängt und verheimlicht und gerade deshalb »unheimlich« und unkontrollierbar. Manifestieren sich die verdrängten und verheimlichten Erfahrungen und Ängste in individuellen psychotischen Erfahrungen, dann gibt es aber für den Umgang damit in der Moderne kein gemeinschaftlich gültiges Ritual mehr.

Psychotische Erfahrungen zeigen also eine andere Seite unseres Menschseins, die im funktionalen Alltag allzu häufig verdrängt und unterdrückt wird. Die psychotischen Erlebnisse unterscheiden sich von Trancezuständen aber in dem Sinne, dass sie in aller Regel nicht gezielt angesteuert werden, nicht von Gemeinschaft bildenden Ritualen begleitet sind und die Betroffenen eher vereinsamen statt ihre Erfahrungen der Allgemeinheit zugänglich zu machen. Gerade deshalb sind Psychoseseminare, Selbsthilfegruppen und Peerberatungen und deren Interventionen so wichtig, nicht nur für die von Psychosen Betroffenen, sondern für die Selbstwahrnehmung der ganzen Gesellschaft, die sich hier den eigenen verdrängten und verheimlichten Aspekten menschlichen Erlebens stellen kann.

Symbolisierung versus Konkretismus

Wenn psychiatrische Lehrbücher auf Symbolisierung im Rahmen psychotischer Erfahrung eingehen, behandeln sie das Thema oft unter dem Begriff des Konkretismus. Der Hintergrund hierfür ist aber wieder eine »Pri-

mitivierungshypothese«: Man ging davon aus, dass in der schizophrenen Psychose das abstrakte Denken verloren geht und die Betroffenen zu einer Art des Denkens zurückkehren, die an konkreten Bildern haftet, wie dies auch bei den vermeintlich »primitiven«, nicht europäischen Völkern der Fall sei (Kretschmer 1922; zur Kritik siehe Heinz 2002a).
An dem rassistischen Vorurteil europäischer Kolonisatoren, dass die von ihnen unterworfenen Völker des abstrakten und logischen Denkens nicht fähig seien, hat sich eine ganze Generation kritischer Anthropologen und Ethnologen abgearbeitet (siehe Lévi-Strauss 1973). Aber auch Symbolisierungen im psychotischen Erleben sind weder konkret und damit ohne jede Abstraktion noch gar »primitiv«.

Eine Patientin schluckte einen Ring, um »wenigstens noch etwas von Wert in sich zu haben«, träufelte sich Belladonna in die Augen, weil sich ihre Welt »immer mehr verenge« und sie ihren »Zugang zur Welt« wieder öffnen wolle, und nahm Abführmittel, um »überhaupt etwas herauslassen« zu können. Auf den ersten Blick erscheint dies tatsächlich als Beispiel für einen Konkretismus, denn anstelle eines abstrakten inneren Wertes wird ein konkreter Ring inkorporiert. Der Tauschwert auf dem Markt, den der Ring hat, ist aber ebenso abstrakt wie der Wert der inneren Haltungen, auf die Menschen sonst stolz sind. Auch zeigt das Beispiel der erweiterten Pupillen, dass die Patientin durchaus in komplexen Bildern und metaphorischen Konstruktionen dachte und handelte: Hinter der Aktion steht ein Verständnis der Augen als »Zugang zur Welt« und eine metaphorische Übertragung dieses Bildes aus einem Kontext (die Augen als Ausdruck und Zugang der Seele zur Welt) in einen anderen (die psychotische Erfahrung der Verengung des Welterlebens). Was hier also offenbar stattfindet, ist ein Verlust der »natürlichen Selbstverständlichkeit« der sprachlichen Ausdrücke, die diese in der Regel aus dem jeweiligen Kontext heraus erhalten, in dem sie geäußert werden. **|**

Auch das Missverstehen von Sprichwörtern gilt als Beleg für einen Konkretismus. Aber die Erklärung des Sprichwortes »Der Apfel fällt nicht weit vom Stamm«, die häufig als »Wie der Vater, so der Sohn« angegeben wird, ist in aller Regel keine Abstraktionsleistung, bei der man sich zuerst das Verhältnis des Apfels zum Baum vorstellt und dann davon abstrahierend die Ähnlichkeit der Beziehung eines Kindes zu seinem Elternteil entdeckt; vielmehr sind Bedeutungen solcher allegorischer Redewendungen nach deren Erlernen in aller Regel abgespeichert und wir erkennen aus dem Kontext der verwendeten Wörter ohne großes Nachdenken »automatisch«, dass es sich bei der Rede vom Apfel und seiner Falldistanz zum Stamm eben nicht

um ein Gespräch über Obst handelt, sondern um ein Sprichwort, dessen Bedeutung wir dann direkt und ohne Nachdenken abrufen können.
Wenn aber genau diese kontextuelle Spezifizierung von Redewendungen verloren geht, sei es, weil die psychotischen Erfahrungen nicht mehr zur etablierten Sprache passen, sei es, weil die mit der Psychose verbundenen neurobiologischen Korrelate und/oder subjektiven Ängste einen solchen Überstieg nicht mehr erlauben, dann müssen sich die Betroffenen offenbar an der wörtlichen Bedeutung der Ausdrücke entlanghangeln. Ein Ausdruck wie »Der Apfel fällt nicht weit vom Stamm« wird dann tatsächlich zur Herausforderung, den Sinn dieser spezifischen Worte zu verstehen, der erst durch Nachdenken zu lösen ist. Entsprechend antwortete ein junger psychotischer Patient, der als Student das Sprichwort eigentlich kannte, nach längerem Nachdenken, dass dann offenbar »der Ast zu kurz« sei.
Im Rahmen der psychotischen Erfahrungen können also Metaphern und allegorische Redewendungen »missverstanden« werden, weil aus dem Kontext nicht mehr klar wird, dass es sich um eben solche handelt. Es wäre aber ganz falsch, dies als Konkretisierung zu fassen: Wer sich an der wörtlichen Bedeutung von Redewendungen festhält, klebt dazu durchaus nicht immer am »Konkreten«. Metaphern übertragen gerade nicht immer ein konkretes Bild auf einen abstrakten Zusammenhang. Wenn wir zum Beispiel davon sprechen, dass »Das Alter der Abend des Lebens« ist, dann übertragen wir zwar ein Bild in einen neuen Kontext, aber »Alter« wie »Abend« sind Bezeichnungen für Zeiträume, und es gibt ebenso wenig ein konkretes, typisches Bild des Alters wie des Abends.
Derartige Metaphern dienen dazu, einen bestimmten, in der Regel gefühlsbetonten Zusammenhang auf eine neue Situation zu übertragen, um diese artikulieren zu können. Gerade deshalb müssen psychotische Erfahrungen, die jenseits der alltäglichen Erlebnisse und ihrer sprachlichen Repräsentanzen liegen, symbolisch ausgedrückt werden (HEINZ u.a. 1996). Was allerdings in der akuten Psychose passieren kann, ist, dass ein solches Symbol *als Signal* verkannt wird. Ein Signal, beispielsweise ein Stoppschild, richtet sich ja anders als Symbole tatsächlich an alle Menschen, die es lesen, und nicht an einen besonderen Einzelnen, und signalisiert ihnen eine direkte Handlungsaufforderung (»Halte an dieser Stelle!«).
In philosophischer Hinsicht hat Susanne LANGER (1992) diesen Unterschied zwischen Signalen und Symbolen deutlich herausgearbeitet. In angstbesetzten oder spannungsgeladenen Zuständen können Menschen aber viele Ereignisse in der Umwelt direkt auf sich beziehen: Gehe ich nachts durch einen dunklen Park, ist es durchaus sinnvoll, jedes Knacken im Unterholz auf mich zu beziehen. Laufe ich nachts allein durch eine einsame Straße und höre die Aufforderung »Bleib stehen!«, dann ist es absolut angemessen, wenn ich

direkt darauf reagiere und mir nicht erst die Zeit nehme, die Zentriertheit auf meinen Leib zu »übersteigen« und mir durch »Hineinversetzen in das Gegenüber« in aller Ruhe einen Überblick über dessen Intentionen zu verschaffen, die vielleicht gar nichts mit mir zu tun haben.

Wenn also, um an das obige Beispiel anzuknüpfen, die psychotische Patientin die genannten Symbolhandlungen durchführte, dann suchte sie offenbar in der Bedeutung der Worte verzweifelt nach Handlungsanleitungen, um ihren psychotischen Zustand und die damit verbundenen Ängste und negativen Gefühle zu vermindern. Die konkrete Handlung (einen Ring zu schlucken, Abführmittel zu nehmen etc.) entspringt also nicht einer vermeintlichen »primitiven« Unfähigkeit zur Abstraktion, sondern der emotionalen Notsituation, auf die die Patientin mit konkreten Handlungen (und individuelle Handlungen sind immer konkret) reagierte. Um derartige symbolische Handlungen verstehbar zu machen und mit Freunden, Angehörigen und psychiatrisch Tätigen teilen zu können, bedarf es also der Rückübersetzung in den individuellen Kontext, in dem sie entstanden sind, der Berücksichtigung der implizit und explizit involvierten Gefühle sowie der mitmenschlichen Anerkennung der kreativen Leistung, die nötig ist, um die außergewöhnlichen psychotischen Erfahrungen in unserer Alltagssprache mit Wortspielen und -neuschöpfungen artikulierbar zu machen.

Sinnsuche und Genesung

Die Fähigkeit des Patienten, den Erlebnissen in der Psychose eine Bedeutung beizumessen oder einen (zumindest begrenzten) Sinn zu rekonstruieren und diesen sprachlich auszudrücken, ist laut Kasuistiken und Erfahrungsberichten wichtig für die Genesung (siehe etwa Buck-Zerchin 2005; Bock u. a. 2007, siehe auch www.psychoseseminar.de). Systematische Untersuchungen zur subjektiven Bedeutung von Psychosen sind jedoch selten, auch weil ein geeignetes Instrument für quantitative Untersuchungen bisher fehlt. Deshalb war es das Ziel des im Folgenden vorgestellten sogenannten SuSi-Projekts (Bock u. a. 2014), einen Fragebogen zum subjektiven Sinn (SuSi) von Psychosen zusammenzustellen, zu erproben und zu validieren. Angestrebt wurde ein Instrument, mit dem die Vielfalt der Bedeutungsstrukturen ausreichend differenziert erfasst werden kann, das die quantitative Beforschung des Konstrukts ermöglicht und zugleich als therapeutisches Hilfsmittel dient.

In einem aufwendigen trialogischen Verfahren ist ein Fragebogen mit ausreichend guten Testkriterien entstanden, der auf drei Zeitebenen sechs Faktoren gestaltet (dazu auch Bock u. a. 2009; Klapheck u. a. 2012):

- Rekonstruktion der »Gewordenheit« der Psychose – Zuordnung von Lebens- und Psychoseerfahrung: Meine Lebenserfahrungen spielen eine Rolle bei der Entstehung und Ausprägung meiner Psychose. Dass ich psychotisch wurde, hat mit meiner Person und meinen Lebenserfahrungen zu tun. Gegenposition / Nullhypothese: Meine Psychose entstand zufällig.
- Wahrnehmung der Gegenwart – Erleben der Symptome: Meine Symptome haben (nicht nur eine Geschichte, sondern auch) eine Botschaft. Es lohnt sich, meine Erfahrungen näher zu betrachten. Gegenposition / Nullhypothese: Meine Psychose ist sinnlos und ohne Bedeutung.
- Blick in die Zukunft – mögliche Konsequenzen: Meine Erfahrungen haben Konsequenzen. Ich kann daraus Lehren ziehen, die mein Leben positiv beeinflussen. Gegenposition / Nullhypothese: Meine Psychose hat mein Leben negativ beeinflusst, also eher destruktive Konsequenzen.

Bei der Ausgabe der Fragebogen an die Teilnehmenden zeigte sich eine durchweg positive Resonanz auf die Fragestellungen. Der Frage nach der subjektiven Bedeutung wird hohe Priorität eingeräumt. Ein entsprechendes Nachfragen im Rahmen therapeutischer Behandlungen wurden von den Betroffenen in hohem Maße vermisst. In deskriptiven Analysen der Antworttendenzen ergaben sich folgende Ergebnisse:

- Fast 80 Prozent sehen Lebensereignisse im Zusammenhang mit der Entstehung der Psychose. 60 Prozent betonen ein unbelastetes Leben vor der Psychose.
- Fast 50 Prozent erleben ihre psychotischen Symptome auch positiv.
- Die Auswirkungen der Psychose bezeichnen über 60 Prozent als *auch* konstruktiv.

Bemerkenswert sind dabei vor allem diese Zusammenhänge: Wer einen Zusammenhang zwischen Psychose- und Lebenserfahrung herstellt, betrachtet die Psychose als weniger bedrohlich und schaut mit mehr Hoffnung in die Zukunft. Wird die Psychose als sehr bedrohlich erlebt (und fehlt eine entsprechende Begleitung), wird auch der Blick in die Zukunft skeptischer.

Unter Berücksichtigung des subjektiven Wunsches nach innerer Konsistenz und eigener Deutungsmacht legt dieser Zusammenhang die Schlussfolgerung nahe, dass Lebensereignisse mit der Psychose zu verbinden offenbar den Blick auf die Symptome und auf ihre Auswirkungen konstruktiv verändert. Das Ergebnis ist als Unterstützung der narrativen Perspektive und als Auftrag für eine biografisch orientierte Psychotherapie zu verstehen. Vor allem aber scheint es wichtig, den Prozess der Wiederaneignung der in der Narration – für die Öffentlichkeit wie für sich selbst – artikulierbaren Erfahrungen zu fördern. Dabei geht es weniger um eine endgültige Erklärung des Erlebten als vielmehr um eine Unterscheidung der eigenen Erfahrungen von denen anderer. Dies stellt einen wichtigen Beitrag für die Genesung (»Recovery«) dar, die eben nicht schlicht in der Symptomreduktion besteht, sondern in der Integration der psychotischen Erfahrung in die eigene Lebensgeschichte (Bock u.a. 2014).

Recovery und Empowerment

Der Begriff »Reovery« ist zu einem Orientierungspunkt für die Psychiatriereform in den angelsächsischen Ländern geworden. Zugleich ist der Begriff – zumindest im deutschsprachigen Raum – immer noch mehrdeutig und umstritten (Bottlender 2013, S. 244). Während die einen Recovery klinisch definieren und mit »Symptomfreiheit« übersetzen, haben andere ein ganzheitliches Verständnis, sprechen von personalem Recovery und meinen damit tendenziell das Gegenteil: Eben nicht die Symptomfreiheit ist entscheidend, sondern das gesunde und zufriedene Leben, und zwar gegebenenfalls auch mit Restsymptomen. Entsprechend variieren die Therapieziele. Möglicherweise müssen und können die Symptome nicht völlig verschwinden – oder aber nur um den Preis massiver Nebenwirkungen. Häufig führt die Stärkung personaler und sozialer Kompetenzen viel eher zum Ziel als eine zwanghafte Fixierung auf Symptomreduktion. Die Förderung von Kohärenz, Selbstwirksamkeit und Achtsamkeit wird dementsprechend zum vorrangigen Anliegen. William Anthony beschreibt Recovery wie folgt:

> » Recovery ist ein zutiefst persönlicher und einzigartiger Prozess der Veränderung von Verhalten, Gefühlen, Zielen, Fähigkeiten und Rollen. Er ermöglicht es, ein zufriedenes, hoffnungsvolles und aktives Leben zu führen, trotz der Einschränkungen durch die Erkrankung. Während man über die katastrophalen Auswirkungen der psychischen Erkrankung hinauswächst, gewinnt das Leben eine neue Bedeutung, kann man einen neuen Sinn entwickeln « (Anthony 1993, S. 17).

Die Umorientierung in diese Richtung ist eng mit der neuen politischen Allianz von geistig und seelisch Behinderten und dem gesundheitspolitischen Ziel der Inklusion verbunden. Auch hier gilt, dass Veränderung (im Sinne der Inklusion) nicht ausschließlich vom Einzelnen erwartet werden kann, sondern dass die gesellschaftliche Öffnung für die Vielfältigkeit der Menschen als kulturelle Bereicherung erfahren und forciert werden sollte. So sind die Voraussetzungen für Recovery auch nicht nur individuell, sondern immer auch gesellschaftlich zu bestimmen. Eine Kommission in den USA hat folgende drei Hindernisse auf dem Weg zu Recovery und Teilhabe genannt:

- das Stigma, das psychische Erkrankungen umgibt,
- die weiter vorherrschenden Ungerechtigkeiten im Versicherungssystem – auf Deutschland übertragen zum Beispiel die bescheidenen Ressourcen ambulanter Psychiatrie und der bei Psychosen immer noch erschwerte Zugang zur Psychotherapie (siehe MELCHINGER 2008) sowie
- das fragmentierte Versorgungssystem (AMERING 2013, S. 246).

Inklusion und Recovery erfordern mehr Autonomie und Wahlfreiheit unter anderem hinsichtlich der Art der Hilfestellung; ebenso sind die Stigmaresistenz und eine personenzentrierte, integrierte Versorgung wichtige Teilziele. Michaela Amering (ebd.) bezeichnet diese Recoverydefinition als die wichtigste, die auf das zutiefst Persönliche des Veränderungsprozesses der eigenen Überzeugungen, Werte, Gefühle, Ziele, Fertigkeiten und Rollen verweist. Larry Davidson (DAVIDSON u. a. 2012), ein wichtiger Vorkämpfer der Peerbewegung, formuliert auf dem Weg zu diesem Ziel politische Voraussetzungen: unterstützte Tätigkeiten (»supported employment«), Betreutes Wohnen, Antistigmaarbeit sowie der Einbezug Pschoseerfahrener in die psychiatrische Arbeit (»experienced involvement«). Einige Autorinnen und Autoren sehen Recovery als anzustrebenden Endzustand an, andere als stetigen Prozess (BELLACK 2006). Mary LEAMY und Kollegen (2011) unterscheiden fünf Kategorien, die den Recoveryprozess positiv beeinflussen:

Verbundenheit: Sie beinhaltet die Beziehung zu anderen Menschen, aber vor allem die Verbindung zu Menschen, die Ähnliches erlebt haben, gezielt zum Beispiel durch Peerunterstützung (siehe dazu auch UTSCHAKOWSKI u. a. 2016) oder in jeder Form von Selbsthilfegruppen. Die Verbindungen nach außen und die Erfahrung, Teil einer Gemeinschaft zu sein und von anderen unterstützt zu werden, sind in diesem Prozess zentral.

Hoffnung und Optimismus: Dies wird auf den Glauben an die Möglichkeit von Recovery bezogen, verbunden mit der Motivation, etwas zu ändern. Hier spielen Beziehungen eine wichtige Rolle, die Hoffnung vermitteln, sowie eigene positive Einstellungen, Wünsche und Träume, die zur Aufrechterhaltung der Hoffnung beitragen (BURR u. a. 2012).

Identitätsstabilisierung: Sie setzt sich mit den unterschiedlichen Facetten der eigenen Identität auseinander, fördert eine eigene Definition bzw. Neudefinition der Identität in positiver und sinnvoller Weise und unterstützt die Überwindung von Stigmata.

Lebenssinn: Diese Kategorie umfasst die Bedeutung und den Sinn der Erfahrungen, die mit einer psychischen Erkrankung gemacht wurden. Hier fließen auch spirituelle Aspekte ein, und es gibt wesentliche Überschneidungen zum Konzept der Lebensqualität. Es geht dabei auch um das sinnvolle Erleben sozialer Rollen und Ziele sowie um die Neubildung oder Neuordnung des eigenen Lebens in einer sinnvollen Weise.

Selbstbefähigung: Empowerment appelliert an die eigene Verantwortungsübernahme, die aktive Kontrolle und Mitbestimmung über den eigenen Lebensweg und ist dabei stärken- und ressourcenfokussiert (LEAMY u.a. 2011, S.448).

In dieser Darstellung wird deutlich, dass die von Alan BELLACK (2006) vorgenommene analytische Unterscheidung von Recovery als Prozess oder als Endzustand in der Praxis nicht nötig ist, da beides gleichzeitig enthalten sein kann.

Die Fähigkeit, gestärkt aus einer sehr belastenden Lebenssituation hervorzugehen, was vielleicht ohne die Erfahrung der Psychose nicht der Fall gewesen wäre, ist ein Merkmal von Resilienz im Sinne der Widerstandsfähigkeit und eng verwoben mit Recovery (WALSH 1998). Dabei wird Resilienz, wie oben ausgeführt, nicht als starre Fähigkeit, sich gesund zu halten, verstanden, sondern als Summe der wandelbaren Kräfte des Individuums, bedingt durch ein Wechselspiel der biopsychosozialen Dynamik.

Empowerment und Gesundheitsförderung

Eng mit Recovery verbunden ist das ältere Empowermentkonzept. Empowerment wird als ein entscheidender Bereich von Recovery angesehen und kann unterschiedlich ins Deutsche übersetzt werden, etwa als »Selbstbefähigung« oder »Selbstermächtigung«. Der Begriff wurde 1981 von Julian Rappaport in Sozialarbeit und Sozialpsychiatrie eingeführt. Einer seiner zentralen, im Rahmen der Inklusionsdebatte viel zitierten Sätze lautet: »Rechte zu haben, aber über keine Mittel und Leistungen zu verfügen, ist ein grausamer Scherz« (RAPPAPORT 1981, S.13). Die Idee des Empowerments ist von der Schwarzenbewegung in den USA übernommen worden (siehe dazu WETZEL 2006, S.77f.). Gemeint ist ein Prozess, bei dem Menschen jene Kraft gewinnen, die sie benötigen, um ein nach eigenen Maßstäben »besseres Leben« zu führen. Allerdings ist die Frage danach, was denn ein solches »Mehr an Lebenswert« ausmacht, offen für verschiedenste Interpretationen und Weltbilder (ausführlich WETZEL 2006).

Nach Andreas KNUF (2003, 2008, 2009) bedeutet Empowerment die vermehrte Mitbestimmung bei Behandlung, Behandlungsstrukturen und psychiatriepolitischen Entscheidungen. Er bezeichnet Empowerment als einen Akt der Selbsthilfe, der somit nicht primär an professionelle Arbeit geknüpft ist. Im Prozess des Empowerments wird das Augenmerk auf die Fähigkeiten, Ressourcen und Stärken der Menschen gerichtet, statt ausschließlich deren Defizite zu analysieren und einer unterstellten Hilfebedürftigkeit mit professionellen Maßnahmen zu begegnen (siehe auch dazu WETZEL 2006). Thomas KLICHE und Gesa KRÖGER (2008) haben eine Übersichtsarbeit zu Empowerment in Prävention und Gesundheitsförderung erstellt. Sie zeigen, dass »individuelle, kollektive und politische Wahrnehmung des eigenen Einflusses und ein allgemeines oder bereichsspezifisches Kohärenzerleben (nach Antonovsky)« wesentlich mit Empowerment verknüpft sind. Der »Sense of Coherence« nach Aaron Antonovsky hat also sowohl im Konzept der Sinnfindung als auch beim Empowerment eine große Bedeutung.

In Forschung und Projektentwicklung sind aber immer die sozialen Bedingungen mit zu berücksichtigen. So müssen die Angehörigen der Betroffenen unbedingt stärker einbezogen werden. Die Forschungen zu Recovery bei Angehörigen beziehen sich bisher eher auf die Einstellung gegenüber Recovery und das Fördern von Recovery beim Erkrankten, kaum aber auf die Angehörigen selbst. Erste Ergebnisse in dieser Hinsicht sind von dem Hamburger Peerprojekt zu erwarten (MAHLKE u.a. 2014).

Sylvie NOISEUX und Kollegen (2010) haben eine qualitative Untersuchung durchgeführt, die Einstellungen gegenüber Recovery in sogenannten Triaden vergleicht, also zwischen Patienten, deren nahen Angehörigen und ihren Behandlern (Psychotherapeuten oder Psychiatern). Es zeigte sich, dass die Vorstellungen von Angehörigen und Patienten bezüglich der Recoveryprozesse weit auseinandergehen können. Trialogische Untersuchungen des Hamburger SuSi-Projektes fanden die Angehörigen in wichtigen Einstellungskategorien näher bei den Betroffenen als die professionellen Betreuer (RUPPELT u.a. 2014).

Aber auch in Bezug auf psychiatrisch Tätige ist die Forschung zu Recovery noch nicht weit vorangekommen. Hierbei geht es um die Einstellung und Haltung gegenüber Recovery, die sich bei vielen noch entwickeln muss, und um das Bewusstsein, dass Recovery auch bei schweren psychischen Erkrankungen möglich ist (SLADE u.a. 2008, S. 134). Allgemein muss es in der alltäglichen Arbeit mit psychotischen Patientinnen und Patienten viel stärker um die Vermittlung von Hoffnung und Zuversicht gehen – viel zu stark sind wir Professionellen immer noch im Defizitdenken verhaftet.

Balance gewinnen – Fazit

Unsere Identität ist immer brüchig, weil wir Menschen uns immer schon als unvertretbares Individuum wie als in unserer Rolle vertretbare Person erleben, aus verschiedenen Perspektiven auf uns Bezug nehmen können und all das, was wir uns als tiefstes inneres Wesen zuschreiben wollen oder können, immer schon sprachlich und damit gesellschaftlich vorgeprägt ist. Die sozialen Rollen, die wir spielen, können entwertend und verletzend, starr oder durchlässig sein, Privates schützen oder exponieren. All das gehört zu uns als Menschen, auch wenn es im Extremfall tiefe Ängste und Unsicherheiten auslösen kann. Unser In-der-Welt-Sein ist immer geprägt von einer grundsätzlichen Verletzlichkeit, einer potenziell ungeschützten Weltoffenheit.

Psychosen sind für uns ein Ausdruck dieser menschlichen Erlebnismöglichkeiten, eine tiefe Erfahrung der Brüchigkeit unserer Selbst- und Fremdzuschreibungen, der Fragilität unserer vermeintlich selbstverständlichen Sicherheiten. Und die Antworten, die Menschen mit psychotischen Erfahrungen auf ihre Erlebnisse geben, sind mit Entdeckungsreisen ins Unbekannte vergleichbar – existenziell erschüttert und erschütternd, ekstatisch und inspirierend, ratlos und ängstlich, bedrohlich und einschüchternd, aber immer kreativ.

Gewissermaßen als Gegengewicht bleibt festzustellen, dass psychotische Menschen bei aller Vulnerabilität auch über eine erstaunliche Resilienz verfügen, dass es auch in und nach psychotischen Phasen kohärent wirkende Kräfte gibt, die in bestimmten Grenzen eine Neupositionierung ermöglichen und so unseren inneren Zusammenhalt stärken.

Die Psychose ist Ausdruck dieses Ringens um ein inneres Gleichgewicht, um Homöostase, wenn auch immer auf existenzieller Ebene. Das normale Funktionieren mag außer Kraft gesetzt sein, aber Menschen suchen in der Psychose immer auch nach Auswegen aus tiefen Dilemmata, nach Wegen, die die seelische Existenz sichern und die Erlebnisse zu verstehen helfen. Die Lösungen der Psychose mögen kompromisshaft, vorläufig und labil sein, doch ist es in diesem Zusammenhang irreführend, wenn wir von einem niedrigeren »Funktionsniveau« sprechen, nur weil Menschen in der Psychose bestimmte, extern gestellte Aufgaben nicht mehr bewältigen können und Drängenderem und Wichtigerem opfern. Vielmehr geht es um ebenso elementare wie komplexe und anspruchsvolle Aufgaben der Existenzsicherung.

Die Themen, mit denen wir in der Psychose konfrontiert werden, sind zutiefst menschlich und können ganz unterschiedliche Bezeichnungen bekommen: die Balance von Nähe und Distanz, von Bindung und Autonomie, von Anpassung und Widerstand. Es mag beim Stimmenhören um einen (erträglichen oder unerträglichen, hilfreichen oder quälenden) Kompromiss zwischen Kontakt und Einsamkeit gehen. Es mag um schambesetzte und/oder angstvolle Themen gehen. Aber immer ist es wichtig, im Bewusstsein zu haben, dass diese Gefühle auch in ihrer extremen Besonderheit uns Menschen nicht wesensfremd sind. Eine solche Sichtweise erlaubt uns, in der Therapie (unabhängig von deren Methodik) eine Balance zu halten zwischen Akzeptanz und Schutz, Respekt und Begrenzung, Beistand und Gegnerschaft, von Halten und Verändern.

Für unsere Genesung, vor allem für unser Selbstwertgefühl, spielt es eine Rolle, wie viel von der psychotischen Erfahrung im Sinne einer organischen Erkrankung unpersönlichen und völlig unverständlichen Faktoren attribuiert und wie viel mit eigenen inneren, biografischen und sozialen Prozessen verbunden bzw. wieder angeeignet werden kann, wie viel also externalisiert oder internalisiert werden kann. Das mag dann mit dazu beitragen, dass wir unser Selbstkonzept nach dem Erlebnis einer Psychose eher auf Krankheitssymptome und -modelle ausrichten oder auf die Fähigkeit zur Integration des Erlebten.

Veranschaulichung – die Vielfalt der psychotischen Weltwahrnehmung

Wie lassen sich Psychosen verstehen?

Emil Kraepelin (1913) unterschied zwischen endogenen Psychosen mit zyklisch wiederkehrendem versus solchen mit chronisch progredientem Verlauf. Seine Beschreibung überwiegend kognitiver Psychosen war von der Realität des Alltags in den Anstalten geprägt, in denen die Patientinnen und Patienten oft jahrzehntelang isoliert, sozial ausgeschlossen und ohne Ansprache und Tätigkeit interniert wurden. Dementsprechend beruht Kraepelins These von der kontinuierlichen Verschlechterung der als »Dementia praecox« (»vorzeitige Verblödung«) verunglimpften Psychosen entscheidend auf den Auswirkungen der ohne soziale Kontakte und Tätigkeiten internierenden Institution selbst. Es verwundert daher nicht, dass Kraepelin bei seinen Patienten eine Abschwächung der Gefühle beschrieb, die zu einer Zerrüttung des Willens führe, der sich für ihn – wie für viele seiner Zeitgenossen – aus dem gesamten Gefühlsleben und der darin begründeten Bestrebungen ergab.
Das konkurrierende Modell von Eugen Bleuler, der sich an Sigmund Freud orientierte, geht von evolutionären Grundannahmen aus. Demnach verliert der schizophrene Patient in der Psychose die Fähigkeit zum rationalen Denken – der Freud'sche »Sekundärprozess« – und regrediert auf das Stadium eines frühkindlichen Wunschdenkens, das Bleuler entsprechend der rassistischen Vorurteile seiner Zeit auch beim »Neger« auszumachen glaubte (Bleuler 1911, S. 6). Schizophrene Personen sind in dieser Konstruktion also nicht so sehr durch eine Gefühlskälte, sondern gerade durch ein überschießendes »Wunschdenken« gekennzeichnet.
Den Begriff für dieses vermeintliche Wunschdenken entlehnt Bleuler direkt der Freud'schen Lehre von der Triebentwicklung, aber er verkürzt diese Konstruktion des »Autoerotismus«, bei dem sich das neugeborene Kind weitgehend durch Daumennuckeln befriedigen soll (zur Widersprüchlichkeit der gesamten Konstruktion in den verschiedenen Überarbeitungen Freuds siehe

Heinz 2002), zum »Autismus«, da Bleuler den Begriff der Erotik in Freuds Konstruktion als störend empfand. Ob autoerotisch oder autistisch – die Schizophrenen sind ab jetzt durch eine Verfallenheit an gesellschaftlich inakzeptable Wünsche gekennzeichnet, die der preußischen Pflichterfüllung in einer von den eiskalten Strahlen der Zweckrationalität erfüllten Welt widersprechen. Hier wird deutlich, dass auch die Entwicklung des Denkens, Fühlens und Wollens entwicklungsbedingt und kontextabhängig und die Definition von Abweichungen als »krank« kulturhistorisch fehleranfällig sind. Zur weiter zurückreichenden Genese des gesellschaftlichen Umgangs mit »Geisteskranken« siehe nach wie vor Michel Foucaults Buch *Wahnsinn und Gesellschaft* (1969; französisch ursprünglich 1961).
Hier wird deutlich, wie sehr unser Verständnis der schizophrenen Psychosen, ja unsere ganze Konstruktion psychischer Erkrankungen von den Urteilen und Vorurteilen unserer Zeit und ihrer Konflikte herrühren. Und es zeigt sich, wie wichtig es ist, sorgfältig mit den Krankheitskonzepten umzugehen und sie immer im fachlichen Dialog und Trialog zur Diskussion zu stellen. Gleichwohl sind derartige Konzepte nicht notwendigerweise in allen ihren Ansätzen veraltet oder gar überholt. Freuds und Bleulers Konstruktionen psychotischen Erlebens sind durchaus komplex. Bleuler beispielsweise war von den empirisch untersuchbaren Thesen der Assoziationspsychologie inspiriert und ging davon aus, dass sich die Realität in der menschlichen Psyche in Form von Assoziationsketten spiegelt, bei denen komplexe Begriffe durch realitätsgerechte, logische Bahnen miteinander verknüpft sind. Ähnlich wie in den alten hölzernen Molekülmodellen, bei denen jedes Atom durch eine stiftartige Brücke mit einem anderen Atom zum komplexen Molekül verbunden ist, vernetzen sich komplexe Begriffe (etwa vom eigenen Ich) zum Ganzen einer logisch widerspruchsfreien, durch die Erfahrung der Realität vorgezeichneten Konstruktion – so zumindest Bleuler (1911).

Die Realität ist nicht logisch

Das Assoziationsmodell Eugen Bleulers (1911) erscheint auf den ersten Blick plausibel; heutige Modelle der neuronalen Vernetzung sind allerdings komplexer und gehen in aller Regel nicht davon aus, dass beispielsweise eine einzelne Nervenzelle einen bestimmten Begriff repräsentiert (Roth 1997). Bleulers Konzeption vermischt zwei Ebenen, die sich nicht zur Deckung bringen lassen: die vermeintlich intuitiv zugängliche Ebene der Realität und jene der Logik, die sich auf sprachliche Aussagen bezieht. Was nämlich für Aussagen gilt, gilt nicht notwendigerweise für die Außenwelt, auf die sie sich beziehen.

Fangen wir mit sprachlichen »Aussagen« an. Bezüglich einer Aussage gilt: »Jemand widerspricht sich, wenn er sagt, daß etwas der Fall ist, und gleichzeitig behauptet, daß es nicht der Fall ist« (TUGENHAT & WOLF 1986, S. 51 f.). Wer also behauptet, dass das Licht eine Welle ist und gleichzeitig doch keine Welle, hat sich offenbar in einen Widerspruch verstrickt, denn er verstößt gegen die klassische Formulierung, die Aristoteles dem Satz vom Widerspruch gibt: »Denn es ist nicht möglich, dass dasselbe [Prädikat] demselben [Subjekt] in derselben Beziehung zugleich zukomme und nicht zukomme« (ARISTOTELES 1970, S. 19 f.). Eine Rose kann also zu bestimmten Zeiten rot sein und zu anderen braun (verwelkt), sie kann an bestimmten Stellen rot sein und an anderen (zum Beispiel am Stengel) grün, widersprüchlich wäre es aber, wenn ich bezüglich einer bestimmten Stelle einer Rose zu einer bestimmten Zeit die Aussage treffe, dass sie rot und gleichzeitig nicht rot wäre – dann hätte ich eben nichts zu verstehen gegeben.

Beim Versuch, die Außenwelt zu erfassen, lässt sich aber Licht bekanntlich als Welle wie als Teilchen beschreiben. Daraus folgt nicht, dass der Satz vom Widerspruch nicht mehr gilt, wenn wir etwa aussagen wollen: »Die Folge ist, daß man in bestimmten Bereichen mit Bezug auf bestimmte Aspekte einer Sache keine Aussage mehr treffen kann« (TUGENHAT & WOLF 1986, S. 63). Logik ist also eine Sache der Sprache, keine Eigenschaft der Welt.

Psychotische Erfahrungen können nun zu genau jenen Bereichen des menschlichen Erlebens zählen, die sich eben nicht widerspruchsfrei artikulieren lassen. Das kann daran liegen, dass wir solche außergewöhnlichen Erfahrungen in Begriffen ausdrücken müssen, die einem ganz anderen Kontext entstammen. Dies gilt aber nicht nur für psychotische Erfahrungen: Wir müssen Begriffe, die in einem bestimmten Kontext sinnvoll sind, immer dann auf etwas Neues übertragen, wenn wir dieses sprachlich noch nicht erschlossen haben. Mit dem sprachlichen Ausdruck, dem Begriff, übertragen wir dann aber auch seine Konnotationen und seine Implikationen, die uns, wenn wir sie zu wörtlich nehmen, in die Irre führen können. Ein Beispiel dafür ist der Höcker, den Delfine auf ihrem Kopf haben und in dem die Echoortung steckt, der als »Melone« bezeichnet wird – es ist also die strukturelle Ähnlichkeit des Bildes, die hier übertragen wird. Es würde in die Irre führen, wenn wir aber nach weiteren Ähnlichkeiten beispielsweise im stofflichen Aufbau von Melonen (egal, ob Hüte oder Früchte) und der Höcker der Delfine suchen würden.

Metaphorisches Sprechen benutzt also Begriffe, die in einem bestimmten Kontext sinnvoll verwendet werden, um sie auf einen neuen, bisher unbekannten und noch nicht benannten Bereich zu übertragen. Dies birgt aber immer die Gefahr, die in diesem Übertragungsprozess inspirierenden

Ähnlichkeiten nachträglich zu konkretisieren, sie allzu wörtlich zu nehmen, in der Ähnlichkeit der Ausdrücke nach Ähnlichkeiten der Dinge zu suchen, also über den kreativen Versuch hinauszugehen, ein bereits bestehendes Wort in einem neuen Kontext zu verwenden.

So ist auch die Rede von der »Primitivität« der Kinder, der kolonisierten Völker und psychotischen Patienten eine metaphorische: Dem »kolonialen Blick« der europäischen Imperialisten zeigen sich in den unterworfenen Kulturen keine differenten, aber gleichwertig zu respektierenden Weltbilder, sondern wie bei ihren Kindern nur eine vermeintlich »primitive« Vorstufe der eigenen Entwicklung (Heinz 2002a). Daraus leiteten die Kolonisatoren das Recht ab, die scheinbar »kindlichen« Wilden unter Aufsicht zu stellen, wie Kinder (zu Beginn des 20. Jahrhunderts) zu entmündigen und vergleichbaren Disziplinierungsmaßnahmen zu unterwerfen. Da man um 1900 psychische Krankheit und insbesondere psychotische Erfahrungen als »Abbauprozess«, »Degeneration« oder »Rückkehr« auf ein in der Stammesgeschichte wie der Individualentwicklung angeblich »primitives« Niveau verstand, wurden auch psychotische Patienten denselben Zwangsmaßnahmen unterworfen (Heinz 1998). Das war gerade deshalb besonders gefährlich, weil diese Zwangsmaßnahmen – wie in der deutschen Kolonie im heutigen Namibia zu Beginn des 20. Jahrhunderts – die Errichtung von Konzentrationslagern zur massenhaften Vernichtung der rebellischen Bevölkerung und die Artikulation einer »Rassenhygiene« umfassten, die über Wissenschaftler wie Eugen Fischer, einen der Gründer des Kaiser-Wilhelm-Instituts für Anthropologie, nach Deutschland reimportiert und antisemitisch gewendet wurden (Olusoga & Erichsen 2010).

Die mit den vermeintlich »Primitiven« verglichenen Menschen mit Psychoseerfahrung liefen somit bereits zu Beginn des 20. Jahrhunderts Gefahr, dass auch die massenmörderischen Praktiken des Kolonialismus auf sie übertragen würden – was keine vier Jahrzehnte später zur bekannten Katastrophe der Zwangssterilisierung und Ermordung psychisch Kranker führte. Der vermeintlich harmlose Vergleich psychotischer Erfahrungen mit der »primitiven« Weltsicht kolonisierter Völker, die metaphorische Übertragung von Erklärungsansätzen aus dem einen in den anderen Kontext kann also menschenverachtend werden – insbesondere dann, wenn die vermeintlichen Ähnlichkeiten in einer Logik der Vernichtung konkretisiert werden, die den Völkermord in den Kolonien in eine bedrohliche Nähe zur Ermordung der psychisch Kranken bringt (Olusoga & Erichsen 2010; Heinz 1998).

Metaphorisches Sprechen

Metaphorisches Sprechen ist immer voller Risiken und Chancen. Ohne metaphorisches Sprechen können wir Neues oft nicht benennen. Die Fähigkeit zum metaphorischen Sprechen und zum assoziativen Denken ist also zutiefst menschlich und findet sich bei jeder Form einer Erschließung des bisher Unbenannten oder Unsagbaren. Deutlich wird auch hier, in wie hohem Maße unsere Feststellungen über psychische Funktionen und vermeintliche Entwicklungsniveaus kontextabhängig sind, wie sehr wir uns vor Bewertungen von außen hüten müssen und stattdessen auf einen intersubjektiven Diskurs angewiesen sind, um nur ansatzweise zu verstehen, was im anderen Menschen vor sich geht.

Eugen Bleuler hatte also Unrecht, denn die Realität ist nicht »logisch« und die Logik hat nichts mit den Dingen selbst zu tun, die Bleuler in der Sprache für objektiv gegeben hielt. Von einer direkten Repräsentationsfunktion der Dinge selbst in der Sprache reden auch Linguistik und Philosophie heute in aller Regel nicht mehr. Im Gegenteil, der Konstruktivismus hat pointiert deutlich gemacht, wie sehr wir unsere Wirklichkeit konstruieren – das berühmte Einhorn ist ein oft zitiertes Beispiel, denn dies hat es nie gegeben, es ist aber fester Bestandteil unserer Kultur und Sprache. Auch medizinische Klassifikationen sind das Ergebnis menschlicher Einigungsprozesse und sollten nicht mit den neuronalen Korrelaten externer Ereignisse »im Gehirn« gleichgesetzt werden.

Unabhängig von seinen philosophischen Kurzschlüssen entfaltete aber Eugen Bleulers Konstrukt der Psyche, bei dem die Krankheit Schizophrenie die hölzernen Brücken bzw. Stifte zwischen den Atomkugeln zerstört, eine enorme Wirkmächtigkeit. Ihrer vermeintlich logischen und realitätsbezogenen Struktur beraubt, driften die komplexen Vorstellungen laut Bleuler ins Chaos eines Gefühlslebens ab, das die Assoziationsstörung (der Begriffe), das gleichzeitige Auftreten widersprüchlicher Gedanken und Empfindungen (die Ambivalenz), den Verlust des realitätsbezogenen Denkens (den Autismus) und das gleichzeitige Auftreten von Vorstellungen mit widersprüchlichen Affekten (die Affektstörung) zu erklären sucht. Was hier deutlich wird, ist die Angst vor dem Chaos – eine gesellschaftliche Angst, die auch Psychiater umtreibt. Denn unsere Widersprüche und unkontrollierbaren Gefühle können jederzeit aufbrechen. Aber nur, wenn sie ausgeprägtes Leid verursachen oder die Alltagsbewältigung stören, sollte an eine »Krankheit« gedacht werden; davor handelt es sich eher um die Vielschichtigkeit menschlichen Lebens und dessen nicht logische Struktur.

Verzweifelte Hoffnung – im Chaos des Lebens

Wenn Eugen Bleulers Konstruktion seiner verzweifelten Hoffnung geschuldet ist, im Chaos des Lebens einen realitätsbezogenen und gar noch logischen Sinn auszumachen, der Gesundheit charakterisiert und (nur) in der Krankheit verloren geht, ist sie dann überhaupt zum Verständnis von Psychosen nutzbar? Wenn es keine außersprachlichen Regeln für den Sprach- und Begriffsgebrauch gibt, dann ist es der Gebrauch selbst, der definiert, was ein Ausdruck in einer bestimmten Gesellschaft und einer bestimmten Zeit, vielleicht auch nur in einer bestimmten Schicht oder Klasse, bedeutet (WITTGENSTEIN 1997). Ausdrücke bezeichnen also nie »etwas« ganz unabhängig von ihrem jeweiligen Kontext, in dem sie auftreten – zu ihrem Gebrauch gehört immer die soziale Situiertheit, die Intention der Sprechenden und Zuhörenden, die Konflikte in der Gemeinschaft, die Zweifel, Ängste und Unsicherheiten der Redenden.
Eine Vielzahl von Schizophrenietheorien verweist auf diese Bedeutung des Kontextes und auf die Schwierigkeit psychotischer Patientinnen und Patienten, komplexe Zusammenhänge einfach als das zu nehmen, was sie in der Mehrheitsgesellschaft immer schon sein sollen. In diesem Sinne spricht Wolfgang BLANKENBURG (1971), wie erwähnt, vom »Verlust der natürlichen Selbstverständlichkeit«: Jede Situation kann anders sein als erwartet, etwa überraschend, bedrohlich oder erheiternd. Zugleich kann man im therapeutischen und gesellschaftlichen Umgang mit schizophrenen Menschen fragen, ob auch der Therapeut und die Gesellschaft die »natürliche Selbstverständlichkeit« verloren haben angesichts der nach außen wirkenden, überraschenden Symptome. Später wird noch davon die Rede sein, mit welchen therapeutischen (also die Unterstützung von Aneignung und Sinnsuche) und gesellschaftlichen (Begegnungsprojekte und Antistigmaarbeit) Interventionen wir die angeschlagene Selbstverständlichkeit wieder ermöglichen können. Auch hier ist von einem hochkomplexen Wechselwirkungsprozess auszugehen: Wenn jemand in einer konkreten Situation seine »natürliche Selbstverständlichkeit« verliert, so geschieht das nicht bedingungslos und mit hoher Wahrscheinlichkeit auch nicht allein aus einer inneren Dynamik heraus, sondern immer innerhalb eines sozialen und somit psychosozialen Geschehens. Gleichwohl kann der Verlust von Selbstverständlichkeit das Leben, Erleben und Zusammenleben ungeheuer anstrengend machen, was dann wieder andere »Symptome« bzw. Phänomene (wie Erschöpfung und sozialen Rückzug) erklären kann.

Psychosen – eine konkretistische Schwejkiade?

Louis Sass (1992) weist darauf hin, dass moderne Kunstströmungen ein Erleben des Verlusts der Selbstverständlichkeit, wie oben skizziert, gezielt anstrebten, sei es durch Wiederholung sinnloser Klangbilder oder durch (absurde) Hyperreflexion wie im Dadaismus und Surrealismus. Was hier intendiert und als ästhetische Erfahrung bewusst angestrebt wird, erscheint in der Psychose ungezähmt und bedrohlich. Doch herrschen dabei große Unterschiede: Kreative ästhetische Gestaltung kann in der Psychoseerfahrung die Bedrohlichkeit mindern und die Ausdruckskraft der Symptomsprache erlebbar machen, wenn auch nicht in jeder. Viele Patienten können das Spiel mit den vielfältigen Bedeutungen gestalten oder sogar genießen, deshalb ist der sprachliche »Konkretismus« eben gerade keine Primitivierung, sondern eher eine »Schwejkiade« (wie beim braven Soldaten Schwejk). Wenn Ludwig Wittgenstein meinte, »wovon man nicht sprechen kann, davon muss man schweigen«, so scheint es, dass sich der Psychoseerfahrene damit gerade nicht zufriedengeben kann und uns mit vermeintlich un-sinnigen Reden herausfordert.

So schaffte es ein psychotischer Patient, einen bekannten (biologisch orientierten) Psychiater mit der Frage in die Enge zu treiben, ob er ihm die Strukturformel des Medikaments Akineton nennen könne. Als biologisch-pharmakologisch ausgewiesener, naturwissenschaftlich orientierter Psychiater sollte man dies vielleicht tatsächlich können. Der Angesprochene war aber dazu nicht in Lage. Strahlend insistierte der Patient auf seiner Frage und trieb den Psychiater im wahrsten Sinne des Wortes vor sich her, bis dieser schließlich mit dem Rücken zur Wand nicht mehr zurückweichen konnte und ihm der Patient genüsslich verkündete, dass die Struktur »pyramidal« sei, weil Akineton ja »gegen extrapyramidale Nebenwirkungen« helfe. Strahlend in seinem Triumph, verließ daraufhin der Patient den Visitenraum. |

Natürlich hat die »Pyramide« im Hirnstamm, nach der die »extrapyramidalen« Nebenwirkungen benannt werden (also die Einschränkung der automatischen Anteile der Motorik im Sinne ihrer Flüssigkeit oder Rigidität), nur eine sehr oberflächliche Ähnlichkeit mit einer Pyramide, und ein Medikament, das auf diese neuronalen Strukturen einwirken kann, muss keinesfalls strukturell »pyramidal« gestaltet sein.
Der Witz des Patienten brachte diese sprachlichen Ähnlichkeiten, die metaphorische Übertragung der Pyramide auf den Hirnstamm und auf die hier

wirkenden Medikamente, in Schwingung – eine kreative Schwejkiade, die zudem die Ordnung der Visite subvertierte, den zu befragenden Patienten zum autoritativen Fragenden machte und die Herrschaftsordnung auf den Kopf stellte.

Denselben Patienten hat übrigens einer von uns Autoren zu einem anderen Zeitpunkt erlebt, als er im Rahmen einer schweren psychotischen »Desorganisation« (auch der hier von uns verwendete Begriff der »Desorganisation« ist ein eher hilfloser, metaphorischer Versuch, die tiefe Verwirrtheit und Ratlosigkeit einer akuten Psychose zu beschreiben) kaum zusammenhängende Sätze formulieren konnte und darum bat, Akineton zu erhalten, da »Pyramiden« für ihn »lebensrettend« sein könnten. In dieser Situation der Angst hatte das Wort von der »Pyramide« bzw. der »pyramidalen Struktur« des Akinetons seine spielerische Doppelbödigkeit verloren und stand für Stärke und Stabilität. Unter dem Eindruck der offenbar überwältigenden psychotischen Angst verlor demnach ein sprachlicher Ausdruck wie die Rede von der »pyramidalen Struktur« des Akinetons seinen Symbolcharakter und wurde zu einem »Signal«, das heißt zu einem Zeichen mit direktem Hinweischarakter, wie dies ein Verkehrsschild mit dem Aufdruck »Stopp« darstellt, das einen direkten, wenn auch gelernten Aufforderungscharakter für den Verkehrsteilnehmer hat. Auch unser Patient suchte in seiner psychotischen Angst nach der direkten Bedeutung der »pyramidalen Struktur« des Akinetons für ihn selbst und wollte daraus einen Hinweis ableiten, was zu tun ist. Er wollte offenbar deshalb die rettenden »Pyramiden« in Form des Akinetons einnehmen.

Der Vorgang ist aber gerade kein Ausdruck einer »konkretistischen Primitivierung«, eines »Verlusts der Fähigkeit zum abstrakten Denken«, sondern sehr menschlich. Die Verkennung von Symbolen als Signale mit direktem Aufforderungscharakter an uns selbst charakterisiert Zustände emotionaler Erregtheit, in denen wir den zufälligen Ruf der Umgebung auf uns beziehen, auch wenn er gar nicht an uns gerichtet ist (etwa ein »Halt, stehen bleiben!«, das einem anderen gilt). Es ist die »Tiefe« (wieder eine Metapher, die wir benutzen, um die Kraft der psychotischen Erfahrung zu beschreiben) des psychotischen Erlebens, die das genannte Erleben über die Alltagserfahrungen hinaushebt und bewirkt, dass wir eine Vielzahl von Umweltreizen auf uns beziehen.

Reizüberflutung und Verunsicherung

Alle neurobiologischen Systeme, die, soweit bekannt, bei uns Menschen mit der Hervorhebung von Umweltereignissen, der Bedeutungszuschreibung und der Lenkung der Aufmerksamkeit zusammenhängen, allen voran das dopaminerge System, werden durch Stresserfahrungen beeinflusst. Sie können in solchen Situationen emotionaler Erregung verstärkt aktiviert werden und tragen dann dazu bei, dass an sich neutrale oder vielleicht für die betroffene Person sogar irrelevante Umgebungssignale als Hinweisreize verstanden werden, die die Person auf sich bezieht (HEINZ 2002b). Die Überflutung durch solche Reize kann dazu führen, dass sich jemand im Zentrum des Geschehens erlebt und bedroht fühlt oder sich von dieser Informationsflut distanziert, also in Schwingung gerät zwischen der zentrischen und exzentrischen Positionalität: Ich stehe im Mittelpunkt des bedrohlichen Geschehens und bin gleichzeitig oder kurz darauf isoliert und distanziert im Nirgendwo. Möglicherweise ist es gerade diese exzentrische Position, aus der heraus dann die eigenen Gedanken als fremd und von außen eingegeben oder als externalisierte Stimmen erscheinen. Ähnliche Zustände können in Ritualen angestrebt werden, dann aber gezielt und durch Drogen- oder Trancetechniken bewirkt, deren Einfluss am Ende des Rituals wieder abnimmt.

Was aber macht die Besonderheit und die Unkontrolliertheit des psychotischen Erlebens aus? Einerseits zeigt es allgemein menschlich den Abgrund, die Grundlosigkeit, das Stehen im Nirgendwo aller Menschen, die Diskrepanz zwischen Bezeichnendem und Bezeichnetem, Bewundertem und Unsäglichem, Sprache und Wirklichkeit und damit die Erfahrung, dass sich die Vielfalt der Welt immer nur partiell ins Prokrustesbett der zur Verfügung stehenden Ausdrücke bannen lässt, sich ihr immer wieder entzieht und unsere etablierten Denkmuster infrage stellt. Andererseits geht psychotisches Erleben über diese alltägliche Verunsicherung hinaus. Biologische Theorien verweisen hier auf eine mögliche Ursache, nämlich die Zunahme des bloßen Rauschens der eintreffenden Signale, die die Mustererkennung erschwert und jeden neuen Reiz als neuartig erscheinen lässt (WINTERER & WEINBERGER 2004). Das wäre ein biologischer, in der neuronalen Struktur der Signalverarbeitung liegender Grund.

Ebenso gut und zusätzlich denkbar ist es aber auch, dass traumatisierende Erfahrungen die Person so stark erschüttern, dass die zur Verfügung stehenden Worte und Ausdrücke nicht mehr auf das Erlebte passen, das Geschehen also im wahrste Sinne des Wortes »unsäglich« wird, unausdrückbar. Scham über gesellschaftliche Ausschließung kann dann dazu beitragen, dass jemand nicht mehr wie selbstverständlich in der Mitte seiner Lebensvollzüge steht und diese im Kontext gesellschaftlicher Ausdrücke artikulieren kann. Diese Erfahrungen erscheinen dann als fremd, führen ein Eigenleben und des narrativen Kontexts der eigenen Geschichte beraubt dringen sie wie Fremdkörper durch die persönliche Welt. Allerdings kann sich eine solche Erfahrung auf den Moment der Bedrohtheit verengen: Paranoid schließt sich das Geschehen und die Verfolgung oder Bedrohung um die Person, und als ausweglos und unentrinnbar werden die unterschiedlichen Intentionen der Mitmenschen wahrgenommen, durchzogen vom Charakter des Unheimlichen, Unkalkulierbaren und eben Bedrohlichem.

Zugleich gibt es Erfahrene, die in der Psychose eher ein Gefühl des Aufgehobenseins entwickeln, bei denen die Aufhebung der eigenen Grenzen eher beglückend als bedrohlich erlebt wird. Hier wird deutlich, dass sich die biologischen, innerpsychischen und sozialen Aspekte nicht ausschließen oder widersprechen müssen, sondern im anthropologischen Kontext (jenseits oberflächlicher Analogien) insgesamt dem (Selbst-)Verstehen und der Integration des Erlebten dienen können.

Mitwelt und Eigenwelt

Die ganze Struktur der Welt, die laut Helmuth PLESSNER (1975) ja immer eine Mitwelt ist, das heißt der Perspektive aller anderen bedarf, kann sich in der Psychose zur bedrohlichen Einschließung verformen. Auch dies ist – anders als es beispielsweise Kurt HEINRICH (1984) postuliert hat – keineswegs ein Verlust menschlicher Reflexionsfähigkeit, sondern Ausdruck der Conditio humana, unserer menschlichen Geworfenheit (HEIDEGGER 1927/2006) in eine Welt, in der wir handeln wie reflektieren müssen und uns im Handeln wie Reflektieren verirren können. Auch in der bedrohlichsten Paranoia, im Verfolgungswahn, geht die Mitwelt nicht verloren, sondern sie verändert sich, nimmt einen alles durchtränkenden Zug der Bedrohung an. Meine Mitmenschen haben auch weiterhin Intentionen, nur sind sie für mich alle vom existenziellen Gefühl der Bedrohung durchzogen, vereinheitlicht und uniformiert, eine allgegenwärtige Gefahr.

Die Fähigkeit, sich so, wie angedeutet, zurückzuziehen und der Mitwelt zu verschließen, ist aber keineswegs auf akute Psychosen beschränkt. Man denke an paranoide Konstruktionen der Volksgemeinschaft, die alles vermeintlich Fremde nur noch ausschließen und vernichten wollen. In jeder menschlichen Konstruktion der Wirklichkeit zeigt sich ein wahnhaftes Element, eine Vereinfachung, Reduktion, ein Verzicht auf Vielfalt zugunsten praktikabler, handhabbarer »Wahrheiten«. Nur wenn sich dieses Erleben durch ein gesamtes individuelles Leben zieht und insbesondere wenn es die Person zudem immer wieder aus dem Zentrum des Geschehens herauskatapultiert, sodass sie die eigenen Gedanken und Empfindungen als fremd erlebt oder als von außen eingegeben, nur dann ist die Rede von einer »Psychose« sinnvoll. Es ist also nicht der vermeintliche Verlust der »Realität«, die wir Menschen alle nur als sozial konstruierte, vereinheitlichte (wenn auch nicht beliebig »erfindbare«) erfahren können, sondern die spezifische Verengung und Verfremdung des Erlebens, die eine Psychose kennzeichnet. Dass sie Ausdruck der Fähigkeit von uns Menschen ist, die Umwelt in Bezug auf unsere eigenen Handlungen und Absichten praktikabel zu vereinfachen, nimmt ihr nicht den Schrecken, den sie entfalten kann. Dass eine Erkrankung »zutiefst menschlich« ist, heißt nicht, dass sie deshalb banalisiert werden darf. Aber sie gehört zu uns Menschen wie die Fähigkeit zu sprechen und über uns selbst nachzudenken.

Transkulturelle Lehren: Respekt gegenüber »fremdem« Erleben

Manchmal wird die Metapher von den durchlässigen Ich-Grenzen auch verwendet, um psychotisches Erleben anhand religiöser Überzeugungen sogenannter Naturvölker verständlich zu machen. Es wird dann postuliert, dass die Errichtung fester Ich-Grenzen eine relativ modere »Errungenschaft« sei und dass sich diese Grenzen im Rahmen der Psychosen wieder auflösen, sodass die Evolution rückwirkend durchschritten würde und »archaische« Erfahrungsweisen der Welt zum Vorschein kämen, in denen das Ich und die Umwelt nicht so strikt getrennt seien, wie dies gegenwärtig der Fall sei (zur Übersicht siehe HEINZ 2002a).

Ein großes Problem solcher Konstruktionen ist die Tatsache, dass archaische Verhaltens- und Erlebensweisen nun einmal der direkten Beobachtung nicht zugänglich sind. Deswegen behalf sich eine (durchaus rassistisch argumentierende) Psychiatrie und Anthropologie zu Beginn des 20. Jahrhunderts kurzerhand mit der Beobachtung der kolonisierten Völker, die ihrer eigenen Geschichte beraubt und zu Repräsentanten einer vermeintlich »primitiven« Vorstufe der heute lebenden Menschen erklärt wurden. Diesem vermeintlich »primitiven« Vorläufer der eigentlichen »Menschen«, die damit auf die Bewohner der Industriestaaten begrenzt wurden, trat der zeitgenössische Imperialismus, wie oben bereits kurz angesprochen, mit unvermittelter Brutalität entgegen. So findet sich ein Einsatz von Konzentrationslagern mit Vernichtung aufständischer Bevölkerungsgruppen durch Arbeit unter unmenschlichen Bedingungen und Nahrungsentzug zu Beginn des 20. Jahrhunderts in Namibia, der damaligen deutschen Kolonie Deutsch-Südwestafrika (Heinz 1998).

Heutzutage sind solche rassistischen Konstruktionen nicht mehr en vogue, stattdessen besteht eher ein romantisierendes Bild der vermeintlichen Vorstufen der westlichen Menschen, das aber die entscheidende Differenzierung zwischen »uns« und »ihnen« und damit die Möglichkeit der Grenzziehung und sozialen Ausschließung ganzer Bevölkerungsgruppen bewahrt. Zu seiner Rechtfertigung verweist es auf einzelne Berichte damaliger Kolonialisten, die den sozialen Kontext ihrer Beobachtungen aber meist nicht reflektierten. Beispielsweise wurde die Aussage eines im südamerikanischen Regenwald lebenden Volkes, dass sie eigentlich »Rote Aras« seien, mit einer psychotischen Identitätsstörung verglichen; auch die Aussagen in Mexiko lebender Menschen vom Volke der Huichol, dass der Morgenstern, sie selbst und ein Kaktus dieselbe Wesenheit sei, wurde als Beispiel einer psychotischen Erlebensweise interpretiert (zu Details siehe Heinz 2002a).

Hierbei handelt es sich aber nicht um Beispiele des prämodernen oder gar psychotischen Verlusts der Ich-Grenzen, sondern schlicht um religiöse Überzeugungen, die genauso wenig als Beweis einer generellen Unfähigkeit zum realitätsbezogenen oder gar logischen Denken oder zur Etablierung verlässlicher Ich-Grenzen gewertet werden können wie die Behauptung, dass eine Oblate in Wirklichkeit eine Hostie sei und nach entsprechender Durchführung eines Rituals zum Leib Christi werden könne.

Die genannten Beispiele zeigen, dass die soziale Konstruktion menschlicher Identität zu allen Zeiten auf Bilder und Symbole zurückgreift, die der Lebenswelt der Menschen entnommen sind. So romantisch die Vorstellung einer ganz andersartigen Weltsicht der vermeintlich »primitiven« Naturvölker ist, so sehr geht sie an deren Geschichte vorbei, die ebenso komplex, vielfältig und reich ausgestaltet ist wie jene der europäischen Kolonialvölker, und deren Bemühungen um eine Erklärung des menschlichen Lebens und der individuellen Identität eben keine »primitiven« und prälogischen Träumereien sind, sondern ernst zu nehmende Versuche zur Erklärung der Conditio humana – und die deshalb ebenso zu respektieren sind wie entsprechende europäische Traditionen. Daraus folgt, dass wir auch dem Erleben und seiner Versprachlichung im psychotischen Ausnahmezustand respektvoll begegnen und es als kreativen Ausdruck der gemachten Erfahrungen schätzen müssen.

Entwicklungspsychologischer Bezug

Auch die Entwicklungspsychologie liefert zahlreiche Belege dafür, dass sich die Offenheit für andere und der Bezug auf sich selbst gegenseitig bedingen: Gerade wenn wir anthropologische Modelle des Lebewesens Mensch ernst nehmen, dann zeigt sich darin die bereits sehr früh in der kindlichen Entwicklung ausgeprägte Ausrichtung auf Interaktion und gegenseitige Hilfe (Tomasello 2010; Kropotkin 1902/1989). Der Philosoph George Herbert Mead (1987/1934) ging darüber hinaus davon aus, dass »der Andere« direkt an der Entwicklung der eigenen Selbstzuschreibungen beteiligt ist. Unsere sprachlichen Äußerungen wirken auf andere wie uns selbst zurück, und wir erleben die Wirkungen unserer Äußerungen in den Reaktionen der anderen. Das heißt, wir hören uns selbst direkt und zugleich im Spiegel der anderen, deren Reaktion Bestandteil unserer Selbst-Erfahrung wird.

Auch bei Jean-Paul Sartre (1993) entwickeln sich »meine« Vorstellungen von »mir selbst« nur in Interaktion mit dem Anderen. Denn gerade in dem Augenblick, in dem ich mein Bewusstsein von dem anderer Menschen unterscheide und den anderen als eigenständig wahrnehme, »werde ich für ihn Objekt« (ebd., S. 510). Mein Bild von mir und meinem Selbst entsteht also in der Auseinandersetzung mit dem Anderen, als »Bild von mir in ihm« (ebd., S. 517). Laut Sartre ist dieses »Objekt, das ich bin, [...] in der Welt in Gefahr«, und er sieht hier den »Ursprung jeder Furcht, der die furchtbare Entdeckung meiner bloßen Objektheit ist« (ebd., S. 515).

Was sich hier andeutet, aber von Sartre nicht explizit in Bezug auf psychisches Leiden weiter ausgeführt wird, ist die Möglichkeit, dass ich mich in Situationen der Hilflosigkeit und des Gefühls, ausgeliefert zu sein, vor meinen Mitmenschen fürchte und deshalb versuchen kann, mich immer weiter von ihnen loszureißen. Aber dadurch wird das Bild, das sie von mir haben, für mich immer unerreichbarer: »Ich entgehe dem Anderen, indem ich ihm mein entfremdetes Ich in den Händen lasse« (ebd., S. 511), und was er oder sie von mir denkt, wird immer unerreichbarer, entfremdet sich von mir. Was also als vermeintlich schwache »Ich-Grenze« erscheinen mag, sind komplizierte Interaktionsprozesse, mit denen meine Hilflosigkeit und mein Ausgeliefertsein zur Furcht vor dem Anderen wie zur Selbst-Entfremdung führen können.

Dass die komplizierten Zusammenhänge störanfällig sind, wird dem, der diese Wahrnehmung zulässt, unmittelbar einleuchten. Das gilt auch unabhängig von Psychosen. Die psychotische Wahrnehmung erscheint in diesem Zusammenhang als besondere Ausprägung einer Fragmentierung, die Ausdruck und Bewältigungsstrategie einer psychosozialen Störung und Verunsicherung sein kann.

Innen- und Außenwelt

Jean-Paul Sartre und Helmuth Plessner entstammen unterschiedlichen philosophischen Traditionen, dennoch sei es erlaubt, Sartres Überlegungen mit Plessners Gedankengang zu verbinden, dass Menschen immer gleichzeitig im Zentrum des Geschehens stehen und sich dennoch exzentrisch positionieren, sich also sich selbst und ihre Umwelt, ihre Innen- und Außenwelt wie »von extern« vorstellen und so eine Mitwelt erschließen können (PLESSNER 1975). Für Plessner ist damit aber eine mögliche Selbstentfremdung bereits in der Conditio humana gegeben: Ich stehe immer schon im Zentrum des Geschehens und dennoch außerhalb desselben. Jede Psychose ist nur eine Vertiefung des Risses, des Abgrunds zwischen »mir und mir«, zwischen dem, was ich aus dem Zentrum meines Leibes heraus tue, und dem, was ich in der exzentrischen Position erfahre.

Für Plessner ergibt sich aus dieser immer schon gegebenen Distanz zu mir selbst aber gerade die Möglichkeit der Überschreitung meines eigenen Standpunkts auf den anderen hin und damit der Entstehung einer Mitwelt. Hier wird deutlich, wie vielschichtig die Begrifflichkeit und die Bewertung des Phänomens Dünnhäutigkeit bzw. Durchlässigkeit sind: Wir Menschen sind immer in uns und außer uns, auf uns wie auch auf die Mitwelt verwiesen und nur in diesen Bezügen lebend. Denn gerade das Überschreiten unseres beschränkten, auf uns selbst zentrierten Standpunkts (unserer »Zentralperspektive«) ermöglicht die Einnahme anderer Perspektiven und Sichtweisen, die Relativierung unserer eigenen Überzeugungen und Interpretationen sowie damit die Entstehung einer zumindest ansatzweise erlebbaren und lebbaren Mitwelt. Die Grenze, die der Organismus zwischen Innen- und Außenwelt aufweist, erscheint also gerade im Überstieg dieser Grenze, der für uns Menschen konstitutionell immer möglich ist: Wir sind nie »nur« in unserer Innenwelt, wir übersteigen unsere Zentralperspektive ständig auf die anderen hin, in Richtung einer gemeinsamen Mitwelt, die erst eine Welt konstituiert, die sich eben nicht nur als Umwelt aus der beschränkten Zentralperspektive zeigt.

Was das besagt, ist, dass wir Menschen konstitutionell immer auch dünnhäutig sind und uns im Hinblick auf andere Sichtweisen und Perspektiven übersteigen müssen, um als Menschen leben zu können. Dies kann auch scheitern und zu großem psychischen Leid führen, jedoch ist eben genau dieses Scheitern das zutiefst Menschliche, weil es auf die Grundbedingungen unseres Lebens *als Menschen* verweist. Im Verfolgungswahn von einer bedrohlichen Umwelt eingeschlossen, können wir die Fähigkeit weitgehend verlieren, uns noch in die Perspektiven anderer Menschen zu versetzen und ihre Handlungsweisen nicht nur als bedrohlich auf uns gerichtet zu erfassen. Umgekehrt können uns in Ich-Störungen und akustischen Halluzinationen unsere eigenen Gedanken

wie von außen »eingegeben« oder »gemacht« erscheinen oder wir verlieren uns dann in der Beobachterposition und unsere eigenen Gedanken und Absichten erscheinen uns unverständlich und fremd.
Dieses »Oszillieren« zwischen der verabsolutierten Sicht von innen oder von außen, das darauf folgende »Sich-Verlieren« als bedrohlich wahrgenommenes Geschehen oder in der extremen Distanzierung kann das Entstehen einzelner psychotischer Erfahrungsweisen erklären. Gemeinsam ist diesen Erklärungsversuchen, dass sie den Verlust der bisher selbstverständlichen Erfahrungen betonen: Gelingt der fraglose Wechsel zwischen den unterschiedlichen Perspektiven auf das eigene Leben wie auf die Mitwelt zunehmend weniger, dann wird die immer schon bestehende Brüchigkeit der menschlichen Identität besonders deutlich und kann zum Verlust der alltäglichen Selbstverständlichkeiten führen.

Verändertes Weltgefühl

Bedeutet ein Verlust der Selbstverständlichkeit und das Ringen der Betroffenen um ein Verständnis ihrer Erfahrungen immer einen »Rückzug von der Welt« oder kann der Weltbezug in der Psychose sogar erweitert werden? Fühlt sich jemand vor allem bedroht und nutzt die Psychose als Zuflucht oder kann man sich auch in der Psychose in besonderem Maße verbunden und aufgehoben fühlen, sodass sie zum Startpunkt neuer Entdeckungen wird? Unserer Meinung nach gibt es hier kein Entweder-oder. Gerade hier wird die Vielfalt der psychotischen Erlebniswelten, ihre kognitive, aber auch affektive Spannweite, deutlich. Zwei Zitate mögen das verdeutlichen. Das eine von Manfred Bleuler, in dem das Spannungsverhältnis von Innen- und Außenwelt noch einmal pointiert wird:

> **»** Nach unserem heutigen Wissen bedeutet Schizophrenie in den meisten Fällen die besondere Entwicklung, den besonderen Lebensweg eines Menschen unter besonders schwerwiegenden inneren und äußeren disharmonischen Bedingungen, welche Entwicklung einen Schwellenwert überschritten hat, nach welchem die Konfrontation der persönlichen inneren Welt mit der Realität und der Notwendigkeit zur Vereinheitlichung zu schwierig und zu schmerzhaft geworden ist **«** (Bleuler 1987, S. 18 f.).

Ganz selbstverständlich ist die Psychose damit Teil eines Lebensweges und geht es um eine komplexe Entwicklung, um ein Spannungsfeld zwischen Innenwelt und Außenwelt, Wünschen und Erwartungen, die zu vereinheitlichen immer schwierig ist. Im Falle der Psychose kann dieses Ausbalancieren zu schwer werden; wird die Bemühung um eine alltagstaugliche Balance in und mit

der Psychose aufgegeben, kann dies Ausdruck der Störung und der Lösung zugleich sein.
Für Dorothea Buck stellt die Psychose weniger einen Rückzug dar, sondern eine besondere, umfassende Verbindung zwischen Innen- und Außenwelt: »Die Welt und ihre Fakten oder Buchstaben, aus denen sie besteht, verändern sich durch das Psychoseerleben nicht, aber die Betonung und die Wahrnehmung ist eine andere. Zusammenhänge werden gespürt, die ich aus der normalen Welterfahrung nicht kannte« (BUCK-ZERCHIN 2002, S. 65). Das Gefühl, dass alles ein Sinnbild oder Gleichnis für etwas ist, eine geheime Bedeutung hat, lässt nichts mehr als unwesentlich und zufällig erscheinen (AG der Psychoseseminare 2013, S. 1).
Die Psychose verändert die Wahrnehmung der Welt, stellt bisherige Selbstverständlichkeiten fundamental infrage – jedoch auf offenbar unterschiedliche Weise. Sie verändert unsere Position in der Welt – und viele Menschen reagieren mit einer Symbolisierung, die helfen kann, zu verstehen, aber die Betroffenen auch vereinsamen lassen kann. Der Verlust der Selbstverständlichkeiten und die Symbolisierung dieser Erfahrungen sind nicht einfach Ausdruck einer (psychotischen) Störung, sondern auch eines Lösungsversuches, eines existenziellen Ringens. In jedem Fall sind wir gut beraten, den jeweils anderen Aspekt nicht auszublenden, denn beides kann dem Verstehen der Psychose, vielleicht auch unserer eigenen Selbstverständlichkeit im Umgang mit psychotischen Erfahrungen dienen und Entwicklungsmöglichkeiten anzeigen.

Inwiefern sind Psychosen zutiefst menschlich?

Verlust bisheriger Selbstverständlichkeiten

Gewisse Selbstverständlichkeiten sind notwendig für unser alltägliches Funktionieren, ja vielleicht sogar für unsere Existenz. In jedem Fall ist ein hoher Preis zu zahlen, wenn (etwa in Psychosen) die Selbstverständlichkeit unseres Wahrnehmens und Denkens nicht mehr gegeben ist. Das mögen diese Fragen, die sich auf alltägliches Handeln beziehen, verdeutlichen:

- Könnten wir noch gehen, wenn wir jeden einzelnen Muskel bewusst koordinieren müssten?
- Wie viel anstrengender würde das Autofahren, wenn das Zusammenspiel von Kuppeln und Schalten nicht mehr von selbst passieren würde?

- Wie würden wir uns im Autoverkehr orientieren, wenn der Zusammenhang von grünen, gelben und roten Lichtzeichen nicht mehr ohne Weiteres als Einheit (Ampel) erkennbar wäre?
- Wir wäre es, wenn wir einen Satz nicht mehr intuitiv verstehen, sondern aus dem Sinn der einzelnen Wörter Schritt für Schritt ableiten müssten?

Schon auf diese banalen Beispiele bezogen wird deutlich, welche Anstrengung es bedeutet, sich die Wirklichkeit ständig erarbeiten zu müssen, die Basis des Handelns immer wieder mühsam herzustellen. Viele Kräfte sind gebunden, allein um sich immer wieder zu verorten und zu vergewissern. Das gilt erst recht, wenn das alltägliche soziale Geschehen mit seinen vielen potenziellen Missverständnissen hinzukommt.
Umso wichtiger ist Achtsamkeit, also die Fähigkeit, Dinge bewusst und nicht beiläufig, ausschließlich und nicht gleichzeitig zu tun oder zu fühlen. Viele Psychoseerfahrene schildern glaubhaft, dass Achtsamkeit für sie nicht nur wie für jeden eine Frage der Psychohygiene, sondern eine Frage der nackten Existenz ist, dass aber in dem Moment, in dem diese Selbstbeschränkung gelingt, die hier beschriebene Wahrnehmungs- und Seinsform der Psychose auch zum Schatz werden kann. Dinge, Handlungen, Personen und Beziehungen nicht selbstverständlich zu nehmen, mag enorm anstrengend sein; es erlaubt aber auch ein intensives Leben.
Der Verlust der Selbstverständlichkeit ist jedoch kein absoluter und kein einseitiger innerer Prozess. Weder sollten wir ihn als monokausale Erklärung noch als unmittelbares Ergebnis der Psychose verstehen. Vielmehr konstituieren sich Selbstverständlichkeiten in Interaktion, in der Mitwelt, im Austausch mit anderen und in der Übernahme etablierter Rollen ebenso wie in deren Zurückweisung, in Anpassung und in Rebellion. Insofern haben die Bedrohung und der Verlust von Selbstverständlichkeiten immer auch einen sozialen und einen kulturellen Aspekt. Das Gleiche gilt für die Chancen der Rückgewinnung alltäglicher Selbstverständlichkeit. Ob das trotz, mit oder in Psychosen gelingt, hängt nicht nur von Persönlichkeits- oder gar Krankheitsvariablen ab, sondern auch von der Kultur der Psychiatrie als Institution und der Gesellschaft insgesamt.

Empfindlichkeit als Normalzustand – Psychosen als extreme Dünnhäutigkeit

Betrachtet man Psychosen unter anthropologischen Aspekten, also mit dem Blick auf das menschliche Kontinuum, dann kann der Verlust der Selbstverständlichkeiten als Ausdruck extremer Dünnhäutigkeit verstanden werden: Innere Konflikte und Schwierigkeiten treten »nach außen« und nehmen Gestalt an (Halluzinationen). Umgekehrt gelangen äußere Einflüsse offenbar ungefiltert »nach innen« ohne die Möglichkeit, zu gewichten und zu ordnen (Gedankeneingebungen und »gemachte« Gefühle). Wenn ein Mensch »paranoid« wird und sich verfolgt fühlt, bezieht er viele Umweltereignisse auf sich und fühlt sich von ihnen bedroht und umzingelt, wie das Menschen in höchster Gefahr tun können.

Diese Durchlässigkeit ist nur ein Beispiel für ein anthropologisches Verständnis, ein Sprachbild, das wegführen soll von einer rein pathologischen Betrachtung. Im Folgenden werden weitere solcher Bilder zu betrachten sein.

Im Sinne dieser Durchlässigkeit und der immer schon brüchigen Identität aller Menschen ist niemand immer psychotisch und niemand immer gleich psychotisch. Es gibt Schwankungen, die mit äußeren Einflüssen zu tun haben, mit der fehlenden Balance zwischen inneren und äußeren Erwartungen, mit Belastungen, die sich aus dem Lebensrhythmus ergeben oder aus besonderen biografischen Herausforderungen (»life events«).

Mit der Dünnhäutigkeit ist in diesem Ansatz die Empfindlichkeit aller Menschen als Lebewesen in der Welt und unter dem Blick aller anderen gemeint. Diese Dünnhäutigkeit kann zunehmen, wenn jemand Opfer von Traumatisierungen wurde oder (durchaus auch im Rahmen einer leiblichen Verletzlichkeit) Umweltereignisse als chaotisch, unkalkulierbar und immer wieder überraschend und neu erscheinen, sodass wir uns jedes Mal einen neuen »Reim« darauf machen müssen. Die Furcht vor den anderen kann in der eigenen individuellen Erfahrung begründet sein (traumatisierende Übergriffe), sie kann aber auch in einer andersartig, primär biologisch bedingten Unverständlichkeit der Ereignisse gründen.

Diese Empfindlichkeit wollen wir als »Dünnhäutigkeit« bezeichnen, wohl wissend, dass wir Menschen nicht wie gepanzerte Wesen leben können, sondern in ständiger Interaktion mit anderen sind, unsere eigenen Ideen und Perspektiven auf die der anderen hin überschreiten und das Bild von uns selbst nur in Interaktion mit anderen formen können. Wenn wir also von Dünnhäutigkeit reden, empfehlen wir keine Körperpanzerung, wie sie bereits Wilhelm Reich (1973) kritisiert hat, sondern gerade das Gegenteil, nämlich den Kampf um Lebensbedingungen, in denen auch ungewöhnliche Erfahrungen erlebbar und kommunizierbar sind und die von den Mitmenschen als ureigenste Möglichkeiten menschlichen Daseins respektiert werden.

Dünnhäutigkeit als Hintergrund und Folge psychotischer Erfahrungen

Wenn wir sagen, dass Menschen mit einer Psychose oft besonders dünnhäutig sind, dann kann eben diese Dünnhäutigkeit nicht nur als Folge, sondern auch als eine Vorbedingung für das Entstehen einer Psychose verstanden werden. Im Zweifel ist beides zugleich möglich: Dünnhäutige Menschen sind besonders empfindlich (sensibel) und können in existenziellen Lebenskrisen eher psychotisch werden als andere. Zugleich kann die Erfahrung einer Psychose verunsichernd wirken und das Erleben von Dünnhäutigkeit verstärken. Beides erscheint selbstverständlich und ist dennoch bedeutsam, zumal sich hier die Möglichkeit einer Wechselwirkung bzw. eines Teufelskreises andeutet. Festzustellen ist aber, dass auch Menschen mit einer unbeeinträchtigt wirkenden Fähigkeit zur Abgrenzung gegenüber anderen und eher »dickfelligem« Auftreten psychotisch werden können; möglicherweise sind hier ganz andere Mechanismen am Werk. Ebenso gibt es konkurrierende Theorien über die Entstehungsbedingungen von Psychosen, die nicht alle auf eine erhöhte »Empfindlichkeit« bzw. »Vulnerabilität« gegenüber Stressfaktoren setzen.

Wir verstehen den Begriff »Dünnhäutigkeit« nicht konkretistisch, wie das zum Beispiel der Psychoanalytiker Paul FEDERN (1978) tat. Federn war (heute wahnhaft anmutend) davon überzeugt, dass die Libido die »Ich-Grenzen« besetzen müsse, beim sexuellen Erleben aber »ausströme«. Deshalb versuchte er, dieses Ausströmen zu verhindern und die Ich-Grenzen seiner psychotischen Patienten zu befestigen, indem er sie durch radioaktive Bestrahlung sterilisierte, und zwar vor der nationalsozialistischen Machtübernahme und trotz des bestehenden gesetzlichen Verbots in Österreich (FEDERN 1978, S. 111). Diese frühe Form der Zwangssterilisierung, noch dazu im psychoanalytischen Ko ntext, zeigt das Missbrauchspotenzial jeglicher metaphorischen Sprechweise, die sich nicht ausdrücklich gegen solche Versuche der inhumanen Fehlinterpretation wehrt.

Genauso wenig darf der Begriff der »schwachen Ich-Grenzen« suggerieren, die sichere Abgrenzung gegenüber anderen sei ein kulturunabhängiger Ausdruck der Gesundheit. Wir meinen mit Stressvulnerabilität bzw. Dünnhäutigkeit psychotischer Menschen eine besondere Empfindlichkeit *und* Schutzbedürftigkeit. Daraus ergibt sich kein Ideal der »Dickfelligkeit«, schon gar kein universell gültiges Menschenbild, sondern die Notwendigkeit, dass die Betroffenen selbst über ihre Rückzugsräume, Unterstützungsmöglichkeiten und die beste Form ihrer Behandlung entscheiden, gemeinsam mit anderen die entsprechenden Voraussetzungen schaffen und ihre individuellen Wege suchen.

Unterschiedlicher Ausdruck der Dünnhäutigkeit

Nehmen wir die Rede von der Dünnhäutigkeit oder Verletzlichkeit in der Psychose ernst und verstehen wir sie im Kontext des Verlusts zuvor selbstverständlicher Funktionsfähigkeiten, des Spielens in und mit der sozialen Rolle, des fraglosen Selbstbezugs und der alltäglichen Wirklichkeit, dann können Menschen darauf kreativ in unterschiedlichster Form reagieren. Symptome psychotischen Erlebens sind also nie nur Ausdruck eines Verlusts, und sei es des Verlusts der alltäglichen Selbstverständlichkeit, sondern beinhalten immer auch Versuche der Erklärung und Bewältigung dieser Erfahrungen durch die davon Betroffenen.

Deshalb ist das psychotische Erleben so »bunt« und vielfältig, was sich auch in den klinischen Klassifikationsversuchen spiegelt. So unterschied Eugen BLEULER (1911) zwischen Grundstörungen (formalen Denkstörungen, Störungen der Affektivität und Ich-Störungen), akzessorischen (also zusätzlichen) Symptomen (Halluzinationen, Wahn und katatonen Symptomen) sowie intakten (!) Funktionen. Kurt SCHNEIDER (1959/1980) differenzierte zwischen Symptomen ersten und zweiten Ranges. Ohne diese Differenzierungen an dieser Stelle eingehend diskutieren zu wollen, möchten wir darauf hinweisen, dass derartige Unterscheidungen helfen können, zu verstehen, dass Symptome interagieren, der gegenseitigen Bewältigung dienen können und nicht einfach nur zu addieren sind.

Auch die Erfahrungen und Veröffentlichungen von Dorothea Buck (etwa BUCK-ZERCHIN 2002) verdeutlichen, dass die Dünnhäutigkeit und Öffnung der Wahrnehmung keineswegs nur negativ empfunden werden oder zwingend angstvoll besetzt sein müssen. Vielmehr könne der veränderte Weltbezug neue Sinnfragen eröffnen und zu neuen Selbstverständlichkeiten führen: »Aus diesem veränderten Weltgefühl sonst nicht gespürter Sinnbezüge resultieren nach meiner Erfahrung die bekannten schizophrenen Symptome wie Beziehungs- und Bedeutungsideen, werden aufgebrochene, auch mythische Vorstellungen und Symbole als Wirklichkeiten glaubwürdig. Das Gefühl, dass alles Sinnbild, Gleichnis für etwas ist, eine geheime Bedeutung hat, lässt nichts mehr als zufällig, unwesentlich erscheinen« (ebd., S. 77).

Das hat Konsequenzen für die Ausrichtung der Therapie. Denn: »Mit jedem meiner fünf schizophrenen Schübe wurde dieses veränderte Weltgefühl deutlicher und überzeugender. Ich nannte es ›Zentralerleben‹, weil alle Bereiche wie bei einem Fächer von einer gemeinsamen Mitte auszugehen und miteinander verbunden zu sein schienen, während die normale Welterfahrung mehr an Schubfächer erinnert, in denen die verschiedenen Lebensbereiche voneinander getrennt eingeordnet werden, und auch Gott nur ein Religionsfach hat« (ebd., S. 77; siehe auch AG der Psychoseseminare 2013, S. 1).

Bisher können wir kaum erklären oder verstehen, warum, wann und bei wem wahnhafte Wahrnehmungen eher paranoiden und angstvollen und wann sie einen eher »weltumfassenden« und ansatzweise bergenden Charakter annehmen.

Einheitspsychose oder individuelle Erfahrung

Historisch gab es Phasen, in denen eine sogenannte »Einheitspsychose« vertreten wurde, die vermutlich das abdecken würde, was heute die schizophrene, schizoaffektive und bipolare Störung meint. Später wurde dann der Begriff »Schizophrenie« als konsistenter dargestellt, obwohl es sich hier auch und immer noch um sehr verschiedene Erscheinungsformen handelt, sodass schon Eugen Bleuler von der »*Gruppe* der Schizophrenien« sprach (E. BLEULER 1911). So oder so verhinderte die Benennung nicht, dass die Diagnose in der Nazi-Psychiatrie zum Synonym für »hoffnungslos« und »lebensunwert« und damit für vermutlich über zweihunderttausend Menschen zum Todesurteil wurde (KLEE 1997).

Verschiedene Vorstellungen überlappen sich. Dennoch erscheint vielen der Begriff »Psychose« oder eben – in Abgrenzung zu den affektiven Psychosen, die durch manische und depressive Phasen und gegebenenfalls affektkongruente Wahnbildungen gekennzeichnet sind – »kognitive Psychose« als weniger stigmatisierend. Ohnehin ist jede Psychose anders, erzählt eine individuelle Geschichte und muss in dieser individuellen Komplexität wahrgenommen und kann nur auf diesem Weg annähernd verstanden werden. Trotzdem bleibt die Frage, ob es ausreichende Gemeinsamkeiten gibt.

»Psychose« erscheint als Sprachbild für eine tiefe Erschütterung der inneren Balance eines Menschen, als tiefe Verunsicherung seines Selbstbilds sowie seines Realitätsbezugs, als Verlust von Selbstverständlichkeiten und erhöhte Verletzlichkeit.

» Ist die Schizophrenie oder sind einzelne Unterformen der Schizophrenien unpersönliche Krankheiten, die aus einem bestimmten erblichen oder erworbenen somatischen oder psychischen Schaden über einen Menschen hereinbrechen, der sich ohne ihn gesund entwickeln könnte?«, fragte Manfred Bleuler schon 1960 und fuhr fort: »Oder ist die Schizophrenie eine höchstpersönliche Entwicklung zur Abwendung von Gemeinschaft und Alltag, die grundsätzlich ähnliche Gesetze beherrschen wie die Entwicklung des Neurotikers und des Gesunden? Ist sie damit eine Entwicklung, in der Anlage und Umwelt sowie körperliches und seelisches Geschehen keine Bedeutung als unpersönliche Einzelfaktoren haben, sondern nur als Aspekte der gesamthaften Persönlichkeitsgestalt? Ist die Schizophrenie ein fremdes Schicksal, das über die Persönlichkeit hereinbricht, oder ist die Persönlichkeit selbst dieses Schicksal? Gelangen wir grundsätzlich mit denselben Mitteln zur erlösenden Gemeinschaft mit dem Schizophrenen, die Menschen sonst zueinander führen und aneinander wachsen lassen? Oder braucht es dazu spezifische, gegen einen spezifischen Schaden gerichtete Behandlungsverfahren? « (BLEULER 1960, S. 162).

Manfred Bleuler verwendet in seinem Zitat wichtige Begriffe, die für das vorliegende Buch von Bedeutung sind: Subjekt, Gemeinschaft, Alltag, Persönlichkeit und Schicksal. Auffällig ist, dass Bleuler bei seiner Unterscheidung zweier verschiedener Perspektiven auf die Schizophrenie nicht auf den Unterschied von biologischen und sozialen Einflüssen abhebt, sondern selbstverständlich beide Faktoren als bedeutsam annimmt, hingegen die Frage für wichtig hält, ob der Mensch Objekt eines Geschehens ist oder als Subjekt das Geschehen in einem bestimmten Maß mitgestaltet – einschließlich der Möglichkeit, dabei schizophren zu werden.

Eine Möglichkeit, diese subjektive Gestaltung psychotischer Erfahrungen zu betonen und psychotisches Erleben zu entstigmatisieren, ist der Versuch, die Nähe psychotischer Erfahrungen zu kreativen Prozessen zu betonen (SASS 1992). Das Klischee von »Genie und Wahnsinn« ist aber überholt. Dennoch hat künstlerische Kreativität Voraussetzungen, die in Psychosen eine besondere Herausforderung darstellen: Als Künstler ist es notwendig, übliche Wahrnehmungsmuster zu transzendieren, um mit besonderen Betonungen und Kombinationen neue Aspekte zu verdeutlichen und ungewohnte Effekte zu erzielen. Für psychosenahe Menschen bedeutet das Wahrnehmen ungewöhnlicher Aspekte und deren Assoziationen im Denken oft eine erhebliche Verunsicherung und Erschwernis des Alltagslebens. Zugleich ist vorstellbar, dass diese Veränderungen nicht grundlos geschehen und dahinter auch eine innere Notwendigkeit stehen kann. Funktioniert die übliche »Alltagslogik« nicht mehr, ist sie außer Kraft gesetzt – sei es durch äußere Einflüsse, deren Wirkung die eigenen Grenzen sprengt, oder durch eine innere Spannung, die sich der gedanklichen Ordnung entzieht –, lohnt es sich, darüber nachzudenken, ob hinter der offensichtlichen Dysfunktionalität auch eine tiefere Bedeutung stecken kann.

In diesem Sinne jede psychotische Äußerung als künstlerischen Ausdruck zu interpretieren, würde sie verharmlosen, vielleicht sogar missbrauchen, wäre in jedem Fall zu einseitig. Doch gerade bei Psychosen den kreativen Anteil zu schätzen und zu schützen kann heißen, kreative Therapiemethoden gezielt einzubeziehen und darauf zu achten, der sehr unterschiedlichen Ausdrucksfähigkeit der Patientinnen und Patienten gerecht zu werden.

Kognitive und affektive Aspekte

Solche kreativen Potenziale werden allerdings häufig eher mit affektiven, vor allem bipolaren Störungen und eher selten mit psychotischen Erfahrungen in Verbindung gebracht. Die Abgrenzung von schizophrenen und affektiven Störungen erscheint auf den ersten Blick als einfach: Bei einer schizophrenen Störung wären dann vor allem Wahrnehmung und Denken gestört, bei einer affektiven Störung vor allem Stimmung und Antrieb. Doch bei näherer Betrachtung erweist sich diese Unterscheidung als zu vereinfachend: Zu einer psychotischen Symptomatik kann es bekanntermaßen in beiden Fällen kommen. Wer in einer Depression »schwarzsieht« oder in einer Manie »auf rosa Wolken schwebt«, hat eben neben der veränderten Stimmung auch eine veränderte Wahrnehmung und kommt unter Umständen zu Fehleinschätzungen seiner sozialen Wirklichkeit. Umgekehrt hat eine langfristige Entkopplung der subjektiven von der gemeinschaftlich geteilten sozialen Wirklichkeitserfahrung auch erhebliche affektive Wirkungen, kann die damit verbundene Einsamkeit den Antrieb lähmen und die Stimmung beeinträchtigen (Bock 2005, 2007).

Eugen Bleuler (1911) hat mit Recht hervorgehoben, dass in einer schizophrenen Psychose die Gefühlswelt sehr wohl einbezogen und die Reihenfolge der Störungen oft schwer zu bestimmen ist. Außerdem haben viele Psychoseerfahrene eine doppelte Buchführung: Sie steigen zwar einerseits aus der Realität aus, nehmen sie aber andererseits doch wahr. Der Psychiater Edward Podvoll, Begründer der sogenannten Windhorse-Bewegung therapeutischer Wohngemeinschaften, spricht in diesem Zusammenhang von »Inseln der Klarheit« (Podvoll 1994). Der Schutzmechanismus des Aussteigens bleibt ähnlich dem des Vergessens unvollständig. Unter anthropologischen wie auch unter neurobiologischen Gesichtspunkten erscheint es naheliegend, dass die Funktionen von Wahrnehmung, Fühlen und Denken eng zusammenhängen – im normalen wie im gestörten Funktionsablauf. Eine schizophrene Psychose vorrangig als eine Störung der Koordination von Fühlen, Denken und Handeln zu begreifen, schließt nicht aus, eben dieser veränderten Koordination auch eine Funktionalität zu unterstellen.

Ohne eine anthropologische Besinnung, ohne die Annahme einer Wechselwirkung der Symptome und ohne eine grundlegende Annahme ihrer Funktionalität zumindest in ihrer subjektiven Bedeutung und Überlagerung ist die Gefahr groß, dass die symptomatischen Bezeichnungen ein Eigenleben bekommen und zur Erklärung ihrer selbst werden. Die Frage, ob jemand psychotisch ist oder nicht, wird dann häufig allein mit den Symptomen unabhängig von ihrer subjektiven Bedeutung und ihrem situativen Kontext beantwortet. Für die Beantwortung dieser Frage reicht dann im klinischen

Alltag nicht selten der Hinweis auf die Diagnose, ganz so, als könnte diese erklären, was sie bestenfalls umschreibt.
Auch die gängigen deskriptiven Diagnoseschlüssel verführen zu einem solchen Reduktionismus, der Symptome addiert, ohne auf ihre Entstehung und Bedeutung einzugehen. Es mag zwar ein Fortschritt sein, dass die allgemeine Unterscheidung endogener und reaktiver Störungen als zu schematisch aufgegeben wurde; doch wenn die Rückkopplung auf die Gewordenheit eines Menschen oder auf die existenzielle menschliche Qualität der Phänomene unterbleibt, droht eine subtile Entfremdung. Umso wichtiger ist die Ergänzung der pathologischen Klassifikation durch die anthropologische Betrachtung.

»Psychose« als mehrdeutiger Begriff

Der Begriff »Psychose« ist psychopathologisch betrachtet zwar einerseits unscharf, andererseits allerdings für den Alltagsgebrauch und im allgemeinen Verständnis hilfreicher als verschiedene andere Krankheitsbezeichnungen. »Psychose« erscheint wahlweise als Oberbegriff für eine bestimmte Symptomatik, die bei verschiedenen Erkrankungen auftreten kann, oder als Ausdruck der Qualität einer bestimmten Störung. Kennzeichnend ist vor allem das Phänomen des »Realitätsverlustes« bzw. der radikal veränderten Wahrnehmung und Verarbeitung von »Wirklichkeit«. Nun sind Verarbeitung und Konstruktion der Wirklichkeiten immer subjektiv und Sinneseindrücke aus vielen – psychologischen wie biologischen – Gründen bei allen Menschen störanfällig. Trotzdem gibt es etwas so Ungefähres wie die sozial geteilte Selbstverständlichkeit, in eben dieser Welt und der konkreten jeweiligen Gesellschaft zu leben. Diese Selbstverständlichkeit ist in Psychosen gefährdet und in akuten Psychosen sogar aufgehoben. Insofern ist jenseits der Heilbarkeit von einer existenziellen Verunsicherung und von einer tiefen (Ver-)Störung zu sprechen.
Der Verlust selbstverständlichen Funktionierens kann viele psychische Abläufe betreffen und subjektiv sehr unterschiedlich bewertet und empfunden werden: Das Denken kann als gestört, aber auch als kreativ erscheinen, die Empfindungen als reduziert, aber auch als widersprüchlich und reichhaltig, die Intentionen als blockiert, aber auch als ambivalent vielschichtig. Die Abgrenzung zwischen mir und meiner Rolle, mir und anderen kann fraglich werden, sodass ich verletzlich und dünnhäutig werde, mich als invasiven Bedrohungen ausgesetzt empfinde, aber auch ein entgrenztes Gefühl umfassenden Aufgehobenseins erleben kann. Warum die einen solche Erfahrungen vor allem als ängstigend, die anderen als bereichernd erleben, warum die einen

sich vor allem bedroht, die anderen aufgehoben fühlen, die einen sich als komplett handlungsunfähig erleben, die anderen kreativ aktiv werden – wir wissen es nicht. Dabei könnte eine Ahnung davon enorm hilfreich für die (Psycho-)Therapie sein. Beides überhaupt wahrzunehmen, das Bild von schizophrenen Psychosen also wieder zu öffnen und zu entstigmatisieren, wäre ein erster Schritt.

Krankheitseinsicht oder Gesundheitsbewusstsein

Gesundheit ist für viele ein Gut, das sich dadurch auszeichnet, dass man es nicht wahrnimmt. Georges Canguilhem (1974) bezeichnet Gesundheit als das »Schweigen der Organe«. Das Fehlen des Schweigens, die Fokussierung der Aufmerksamkeit auf die Gesundheit kann den Übergang zur Erkrankung markieren: Gesundheit zum ständigen Ziel des Handelns zu machen wird, ironisch zugespitzt, bereits als krankhaft bezeichnet (Lütz 2002). Das gilt auch für die seelische Gesundheit: Die extreme Dünnhäutigkeit kann besonders tiefe und intensive Erfahrungen ermöglichen, aber verletzlich machen, sodass Kränkungen verstärkt wirken und die üblichen Mechanismen des Umgangs mit solchen Belastungen, der Abwehr und Verdrängung, versagen.

Betroffene und Angehörige haben zunächst eine verständliche und notwendige Bereitschaft, ungewöhnliches Fühlen und Handeln als zur Person gehörig, als Ausdruck ihrer Kohärenz zu deuten. Der Moment der Psychose, genauer der Moment der Selbst- oder Fremddiagnose, bedeutet entsprechend eine tiefe Erschütterung des Selbstbildes. Dieses trotzdem zu erhalten, anzupassen und weiterzuentwickeln ist eine große Herausforderung, die kaum allein gelingen kann, die gute Beziehungen erfordert und oft allein schon eine (befristete) psychotherapeutische Begleitung rechtfertigt. Entscheidend ist, dass nun nicht im Umkehrschluss jede Besonderheit der Krankheit zugeordnet wird, sondern dass stattdessen etablierte Selbstverständlichkeiten um das Verständnis besonderer Kränkbarkeit und der sinnhaften Verarbeitung und Ausgestaltung psychotischer Erfahrungen erweitert werden. Das anspruchsvollere Ziel wäre ein Selbstverständnis, das die seelische Krise einschließt und eine neue Selbstverständlichkeit gewinnt, die der besonderen Dünnhäutigkeit Rechnung trägt, ohne dauernd in Kategorien von »gesund« und »krank« zu denken. Diese neue Selbstverständlichkeit ist weit wertvoller als das, was üblicherweise unter »Krankheitseinsicht« verstanden wird.

Anthropologische Aspekte einzelner psychotischer Erfahrungen

Im Folgenden wollen wir beispielhaft einzelne Phänomene, die auch und besonders im Zusammenhang mit Psychosen auftreten, darstellen und erläutern.

Stimmenhören – ein vielschichtiges Phänomen

Akustische Halluzinationen sind häufiger als alle anderen Sinnestäuschungen; in der Häufigkeit folgen optische und haptische Halluzinationen; am seltensten, dafür aber meist eindringlich und langlebig, sind olfaktorische Impressionen. Während frühere diagnostische Systeme genauer unterschieden, welche Qualität und Quantität von Halluzinationen die Diagnose einer schizophrenen Psychose rechtfertigen und sich dabei an Kurt SCHNEIDER (1942) und seiner Fokussierung auf die Schilderung dessen konzentrierten, was die Patienten wirklich berichten, sind neuere Systeme (etwa das DSM-5) hier deutlich nachlässiger geworden. Damit besteht aber die Gefahr, dass einfache akustische oder komplexe szenische Halluzinationen aufgrund neurologischer Hirnerkrankungen oder ihrer medikamentösen Behandlung (Dopaminagonisten bei Parkinsonpatienten) mit Stimmen im Rahmen kognitiver Psychosen verwechselt werden, die, wie oben beschrieben, als komplexe Dialoge oder Kommentare auftreten können und als Leitsymptome für die Diagnose gewertet werden (HEINZ u.a. 1995).

Der anthropologische Bezug zum Stimmenhören ist offensichtlich: Wenn sich unser Selbstbezug in Interaktion mit den Äußerungen und Reaktionen der Mitmenschen bildet (MEAD 1987), sind unsere Gedanken nie nur unsere eigenen, vielmehr entstammen sie vergangenen Gesprächen und öffentlichen Diskursen (WALDENFELS 2008). Wenn wir uns an sie erinnern, können sie uns mehr oder weniger lebhaft, phrasiert, artikuliert erscheinen, auch wenn sie in aller Regel dann nicht so laut werden wie bei gesprochener Sprache oder eben akustischen Halluzinationen. Letztere finden sich im Bereich verschiedener psychischer Erkrankungen (etwa in Depressionen, Manien, Suchterkrankungen), auch wenn sie dann selten so komplex sind wie bei den überwiegend kognitiven Psychosen, wo sie im Dialog (Rede und Gegenrede) oder als fortlaufender Kommentar zu den eigenen Handlungen auftreten können. Fast jeder Mensch kennt Sinnestäuschungen dieser Art, am ehesten im Übergang zwischen Schlafen und Wachen, also beim Einschlafen oder Aufwachen, die Medizin spricht dann von »hypnagogen Halluzinationen«. Die Häufigkeit subjektiv berichteter akustischer Halluzinationen schwankt allerdings weltweit (van Os 2001).

Gut untersucht sind akustische Halluzinationen bei erworbener Schwerhörigkeit, die nach einem relativ simplen Modell erklärt werden: Das Ausbleiben neuer Reize enthemmt die entsprechenden neuronalen Strukturen und ermöglicht diesen eine Eigendynamik (Klostermann u. a. 1992). Dieses Ergebnis unterstützt die These, dass psychotische Erfahrungen sowohl durch Überreizung als auch durch Unterstimulierung getriggert werden können (Bock 2005).

Empirische Untersuchungen weisen darauf hin, dass Stimmen oft in Situationen größter Einsamkeit erstmals auftreten (Hoffmann 2010; Heinz 2010). Bildgebende Untersuchungen zeigen entsprechend, dass dem Auftreten der Stimmen zeitlich eine Aktivierung von Hirnarealen wie der Inselregion vorausgeht, die auch dann aktiviert wird, wenn nicht psychotische Menschen nach sprachlichen Aussagen in unklaren Geräuschen suchen; Hoffmann (2010) nimmt deshalb an, dass tiefe Einsamkeit dazu führen kann, dass Menschen Kommunikation erwarten und die dafür notwendigen Hirnareale stark aktivieren, was das Identifizieren von Geräuschen als Stimmen erleichtern könnte. Das eigentliche Auftreten der Stimmen ist dann von der Aktivierung und Interaktion von Hirnregionen begleitet, die auch beim sogenannten inneren Sprechen (was wir den »inneren Monolog« oder besser wegen seiner Vielstimmigkeit »Polilog« nennen würden) und beim Hören gesprochener Worte stimuliert werden (Dierks u. a. 1999; Shergill u. a. 2004 a; Hoffmann 2011). Demgegenüber sind Regionen vermindert aktiv, die gewöhnlich mit dem »Monitoring« des inneren Monologs verbunden sind (Shergill u. a. 2004 b). Manche Forscher vermuten, dass solche Unterschiede auch psychotherapeutisch bzw. durch entsprechende Trainings angegangen werden könnten.

Am Beispiel des Stimmenhörens lässt sich manches verdeutlichen, was auch für andere psychotische Symptome gilt, aber weniger anschaulich wird:

- Die Übergänge der Phänomene sind fließend – von laut werdenden Gedanken im inneren Dialog bis hin zu akustischem Hören ohne physikalischen Reiz, was erst die Definition »Halluzination« rechtfertigt.
- Die Bewertung des Stimmenhörens ist sehr verschieden, abhängig von der Persönlichkeit des Stimmenhörers, von der Dichte der Stimmen, den Reaktionen seiner Umgebung und der kulturellen Einbindung. Wie auch bei anderen psychotischen Erfahrnungen ist die subjektive Bewertung

der Stimme dabei oft wichtiger für deren Einfluss auf Konzentration, Wohlergehen und die Fähigkeit, »mit der Stimme« zu leben, als formale Aspekte wie etwa der imperative Charakter der Stimme.
- Vielfältige Formen sozialer Inklusion wie zum Beispiel die Unterstützung der Familie, bedeutungsvolle (Liebes-)Beziehungen, als sinnvoll erlebte Arbeit und Freizeitaktivitäten, Respekt und Akzeptanz haben schützende und protektive Wirkungen, die zur Bewältigung des Stimmenhörens beitragen können.

Marius Romme und Sandra Escher kommen zu dieser Schlussfolgerung:

> » Stimmenhören an sich, das heißt die Wahrnehmung oder die Tatsache, dass man Stimmen hört, ist normal, es stellt an sich kein Symptom einer Krankheit dar. Krank wird man oder ist man, wenn die Stimmen Angst auslösen und wenn man sich durch die Stimmen stören lässt im täglichen Funktionieren, wenn man die Stimmen als überwiegend negativ erlebt und sich nicht positiv von ihnen unterstützt fühlt, sondern sich stattdessen von den Stimmen bedroht fühlt, oder die Stimmen Anlass sind, sich absonderlich zu benehmen, sodass andere Menschen dadurch ernsthaft gestört werden. Das ist oft Anlass eines Hilfebegehrens « (ROMME & ESCHER 2013, S. 1).

Die hier deutlich werdende Krankheitsdefinition wird auch von uns vertreten und geht über eine reine Beobachtung von außen und über das Zählen von Symptomen hinaus: Erlebtes Leiden und das Ausmaß der alltäglichen Beeinträchtigung entscheiden darüber, ob ein Symptom als krankheitswertig zu verstehen ist oder nicht (HEINZ 2014), und die Bewältigungsstrategien sind mindestens ebenso wichtig wie die auffälligen Erlebnisse. Die Reaktion der Umgebung sowie die soziale und kulturelle Akzeptanz entscheiden also mit darüber, ob ein besonderes Phänomen eine krankheitswertige Bedeutung bekommt oder eben nicht. Wir nähern uns damit dem Recoveryansatz. Die Antistigmaarbeit und das Bemühen um einen respektvollen und wertschätzenden Umgang bekommen neben der Behandlung im engeren Sinn die gleiche Priorität.

Für die betroffenen Personen kann Stimmenhören dann Ausdruck und Spiegel unverarbeiteter Erlebnisse sein und einen sozialen Kompromiss zwischen Einsamkeit und Gemeinsamkeit signalisieren. Wie bei allen seelischen Ereignissen finden sich selbstverständlich neurobiologische Korrelate, die in diesem Fall an inneres Sprechen und dessen Monitoring erinnern. Die Inhalte ernst zu nehmen und auch mit psychotherapeutischen Mitteln bei der Aneignung der Erfahrungen zu helfen kann inzwischen als Konsens aller Forschungsrichtungen gelten (BOCK 2005).

Ich-Störungen und Ich-Stärken

Im Zusammenhang von Psychosen wird bei bestimmten Erlebnissen und Erfahrungen von »Ich-Störungen« gesprochen. So gilt das Erleben, dass mir »von außen« fremde Gedanken eingegeben oder mir selbst meine »eigenen« Gedanken entzogen werden, als Ich-Störung (SCHNEIDER 1942). Psychiatriegeschichtlich bedeutsam ist die Tatsache, dass Kurt Schneider hier dem Erleben der Patienten und ihren Beschreibungen die entscheidende Bedeutung für die Diagnosestellung zusprach – nicht das vermeintlich objektiv beurteilbare (und allzu oft mit Begriffen wie »läppisch« oder »flach« abgewertete und stigmatisierte) Ausdrucksverhalten der Patienten ist demnach entscheidend, sondern die Erfahrungen der Betroffenen selbst. Sind die Patientinnen und Patienten bereit, ihre Erfahrungen mit dem Arzt zu teilen, und (so würden wir heute ergänzen) verursachen die psychotischen Erlebnisse Leid oder beeinträchtigen sie alltägliche Verrichtungen wie die Körperpflege und Nahrungsaufnahme (etwa weil die Stimmen sagen, dass das Essen vergiftet sei), dann kann ein Arzt laut Schneider »in aller Bescheidenheit« von einer Psychose sprechen.

In einer Situation, in der es gilt, ungewohnte, fremde Wahrnehmungen (Halluzinationen) und Gedanken (Gedankeneingebung) sowie neue, assoziierende Denkmuster zu integrieren, können von der betroffenen Person nicht nur diese spezifischen Erfahrungen, sondern die ganze Welt (Derealisation) und die eigene Person (Depersonalisation) als fremd erlebt werden. Vermutlich sind solche Phänomene bereits von der kulturellen Bewertung der Psychose und vom Prozess der (Selbst-)Stigmatisierung überlagert. Mit tragfähigen kulturellen Mustern, die situationsbedingt besondere Wahrnehmungen einordnen (so wie Religion und Kunst das ansatzweise leisten können), kann ein umfassendes Sich-selbst-Fremdwerden ausbleiben oder zumindest nichts als ängstigend erlebt werden. Ist es zum Beispiel beim Tod eines nahen Verwandten üblich, diesen auch nach seinem Tod noch eine Zeit lang sprechen zu hören (wie in einigen westafrikanischen Kulturen), dann müssten entsprechende Halluzinationen gar nicht als »fremd« erlebt oder gar als »krank« angesehen werden. Ein solches Stimmenhören kann dann ein akzeptierter Teil des Trauerprozesses sein.

Was ist genau mit Ich-Störungen gemeint und gibt es auch hier eine kulturelle Überlagerung? Asmus Finzen findet in seiner Definition eine anschauliche Sprache:

» Die Betroffenen sind davon überzeugt, dass sie die Gedanken anderer Menschen lesen können und dass andere Leute über ihre Gedanken informiert sind. Sie glauben, von anderen gesteuert oder ferngelenkt zu sein und andere steuern zu können. Sie verkennen andere Personen, indem sie einzelne Menschen mit oder ohne oberflächliche Ähnlichkeit miteinander verwechseln – im Extremfall sogar glauben, sie seien die anderen oder die anderen sie selbst « (FINZEN 2013, S. 75).

Beobachten und beobachtet zu werden sind heutzutage nichts Besonderes. Kameras können auf große Entfernung heranzoomen, Richtmikrofone gezielt weit entfernte Geräusche aufnehmen, Apps auf dem Handy den Weg durch die Stadt nachzeichnen. Die Gründe können vielfältig sein: Neugier, Werbung, soziale Kontrolle. Unsere Gedanken sind nie nur unsere eigenen Gedanken, wir übernehmen sie von anderen, beeinflussen andere, werden manipuliert. Je enger unser Menschenbild bei abweichendem Verhalten ist, desto größer ist die Möglichkeit, aufzufallen und in der Folge stigmatisiert zu werden. Allgemeine Entfremdungserlebnisse (im Sinne der Depersonalisation und Derealisation) sind dementsprechend unspezifisch und weit verbreitet. Gedankeneingebungen oder -blockaden sind demgegenüber schon viel charakteristischer für psychotisches Erleben, für den Verlust des selbstverständlichen und selbstvertrauten Bezugs zu den eignen Gedanken, die uns fremd entgegentreten und nach einer Erklärung der unerwarteten Erfahrung verlangen.

Es lohnt also gegebenenfalls, mit einem Patienten gemeinsam genau zu prüfen, was realistisch ist und was nicht, wo genau die Übergänge zwischen »noch wahrscheinlich« und »schon psychosenah« sind und wie die eigene Deutungshoheit verbessert werden kann. Das Metakognitive Training (MORITZ u. a. 2013) kann dabei helfen, indem es die Störanfälligkeit unser aller Wahrnehmung verdeutlicht und therapeutisch zum Beispiel wahnhafte Interpretationen der psychotischen Erfahrungen zu hinterfragen hilft (ebd., S. 252 f.).

»Die Gedanken sind frei«, so ein bekannter Liedtitel und ein Leitsatz der bürgerlichen Revolution. Aber sind sie auch so frei, uns selbst fremd zu werden? Kann die Freiheit der Gedanken so weit gehen, dass diese sich abkoppeln und über uns verfügen, dass sie nicht mehr »unsere« Gedanken sind, sondern wir gedacht *werden* oder uns der Zugang zu unseren Gedanken verloren geht? Können unsere Gedanken so frei werden, dass sie uns fremd werden müssen, weil wir ihnen oder uns nicht mehr trauen, ja nicht einmal mehr darauf vertrauen, dass wir selbst es sind, die diese Gedanken denken?

Ohne Frage ist der Leitsatz der Gedankenfreiheit auch heute ein hohes politisches Gut. Doch zugleich werden die Einflussmöglichkeiten auf eben dieses hohe Gut immer subtiler. Insofern ist die psychotische Erfahrung der gedanklichen Unfreiheit zwar individuell quälend und möglicherweise krankheitswertig, zugleich aber nicht ohne jeden Bezug zur Wirklichkeit.

Keinesfalls wollen wir die Debatte um politische oder mediale Unfreiheit unmittelbar und platt mit dem Erlebnis psychotischer Fremdbestimmung in Beziehung setzen. Und doch muss die Frage erlaubt sein, ob Menschen in Psychosen etwas überspitzt wahrnehmen, was latent vorhanden und für alle relevant ist, ob sie mit ihrer Form der übersensiblen Wahrnehmung auch ungewollt und für sie quälend allen anderen einen Spiegel vorhalten, der verdeutlicht, was wir offenbar nicht mehr sehen können oder wollen. Eine vorschnelle Pathologisierung lässt dafür aber keinen Raum.

Um Missverständnisse zu vermeiden: Es geht nicht darum, psychotische Wahrnehmungen zu leugnen, zu heroisieren oder politisch umzudeuten. Es geht nur darum, die verschiedenen Kontexte zu wahren und sie nicht zu verleugnen, sondern gegebenenfalls dem Patienten und seiner Selbstwahrnehmung zugänglich zu machen.

Was ist Ich-Stärke?

Wer ist »ich-stark« – der Mensch mit Ellbogen, dem nichts und niemand etwas anhaben kann, oder der, der zu viel Verantwortungsgefühl in sich trägt und sich dabei psychisch verausgabt? Nicht wenige Psychoseerfahrene fühlen sich in der Psychose schuldig für das Elend in der Welt oder verantwortlich für bestimmte Konflikte. Sie glauben vielleicht sogar, darauf Einfluss nehmen zu können bzw. zu müssen, zum Beispiel indem sie sich selbst opfern. Einmal abgesehen von dem religiösen Muster, das dahinter aufscheint, ist diese Wahrnehmung zugleich realitätsfremd und in ihrer »Zwanghaftigkeit« eingeengt. Sie zeugt gleichwohl von einem hohen Maß an Sensibilität und Verantwortungsgefühl. Und auch hier muss ergänzend zur individuellen Pathologie die Frage erlaubt sein, ob nicht Einzelne ein Zuviel an Verantwortung spüren, während anderen ein solches Gespür zu fehlen scheint. Ist vielleicht das eine auch ein Reflex auf das andere? Hier diejenigen, die zugunsten eigener Bereicherung persönliche Verantwortlichkeit von sich weisen; dort jene, die unter diesem verantwortungslosen Handeln leiden?

Wer ist »ich-schwach« – ein Mensch, der es allen recht zu machen versucht, daran scheitert und depressiv wird, der mit feinen Antennen allen Ambivalenzen nachspürt und darüber an Tatkraft einbüßt, oder etwa derjenige, der nur an sich denkt und andere zu instrumentalisieren gewohnt ist? In unserer Kultur spielt das »Ego« eine besondere Rolle. Selbstbewusstsein ist notwendig, um sich durchzusetzen. Sich zu behaupten wird gefördert und gefordert. Individualität und Autonomie zu entwickeln ist nicht nur ein Recht, sondern auch eine Pflicht. Welchen Wert haben Menschen, die darauf verzichten? Ist das überhaupt möglich? Kulturen leben mit unterschiedlichen Mustern und Erwartungen bezüglich der Ich-Stärke und

des Gemeinsinns. Dabei ist zu bedenken, dass beides nicht als Antipoden zu betrachten sind.
Offenbar sind wir auf die Respektierung unserer persönlichen Integrität in hohem Maße angewiesen – nicht nur im moralischen, sondern im unmittelbar existenziellen Sinn. So bleibt es eine große Herausforderung, auch Menschen mit Psychoseerfahrung und Psychosenähe in ihrer Integrität zu stärken und sie bei der Entwicklung eines Selbstkonzepts zu begleiten, damit ihre (psychotischen) Erfahrungen integriert und nicht abgespalten werden müssen (siehe das Kapitel zu den Handlungskonsequenzen), damit sie nicht nur eigene Schwächen, sondern auch Stärken wahrnehmen und sich verantwortlich fühlen können, ohne sich zu überfordern.

Traumparallelen: Wunsch- und Angstaspekte in psychotischen Wahrnehmungen und Weltkonstruktionen

In Träumen spiegeln sich neben Tagesresten auch das Selbsterleben und die Realitätsverarbeitung des Träumers. Sollte das dann nicht auch in psychotischen Erfahrungen so sein? Die Diskussionen in Psychoseseminaren wie auch die Ergebnisse der SuSi-Forschung (Bock u.a. 2014; Klapheck u.a. 2012) legen nahe: Das Erleben einer Psychose ist in mancher Hinsicht vergleichbar mit einem Traum – allerdings mit einem gewichtigen Unterschied: Es fehlt der Schutz des Schlafes. Im Traum ist es ungefährlich, sich als Vogel zu fühlen, in der Psychose nicht.
Der Vergleich ist für die therapeutische Praxis bedeutsam und kann die Bereitschaft der Patienten und Therapeuten stärken, psychotische Erfahrungen ernst zu nehmen, zu hinterfragen und ihre Verarbeitung zu unterstützen. Ein Beispiel soll diese Sichtweise und ihre Implikationen verdeutlichen: Bei Träumen unterscheiden wir traditionell zwischen Wunsch- und Albträumen. Bei Psychosen haben wir allzu oft verlernt, auch die Wunschanteile zu sehen, dabei gibt es sie sogar bei paranoiden Psychosen: Die Verfolgung durch drei hochkarätige Geheimdienste macht ohne Frage Angst; doch wem jagen schon gleich drei Geheimdienste hinterher? Man spielt in einer Liga mit James Bond und Jason Bourne. Ein zutiefst menschlicher Zusammenhang: Wir nehmen die Verzerrung von Wahrnehmung in Kauf, um uns mit Bedeutung aufzuladen, denn nichts ist schlimmer, als ohne Bedeutung zu sein. Diese Sichtweise hat Konsequenzen für Psychotherapie und Psychiatrie, denn es gilt, Räume für Bedeutungsgebung zu schaffen, und zwar im direkten Dialog und im sozialen Kontext.

Bedrohung und Bedeutung

Es ist wichtig, sich zu vergegenwärtigen, wie häufig Bedrohliches und Bedeutsames im Alltag von uns allen auftreten: Das (noch) unverstandene Bedeutsame kann als bedrohlich erscheinen, und bedrohlich ist eine Situation in der Regel nur dann, wenn sie für das betroffene Individuum auch bedeutsam ist. Auch sind bei Weitem nicht alle psychotischen Erlebnisse eines geheimnisvoll bedeutsamen und bedrohlichen Geschehens gänzlich unrealistisch. So entspricht beispielsweise das Erleben von Beeinflussung und Fremdkontrolle zunächst oft der Wirklichkeit: In vielfältiger Weise werden wir bewusst und unbewusst manipuliert und gesteuert – durch subtile Werbung, durch Ideologien und Zeitgeist, durch explizite und implizite fremde Erwartungen und durch mehr oder weniger gewollte und bewusste Lernprozesse. Ist also unsere Vorstellung von Autonomie eine Illusion? Sollten eher Menschen, die diese Beeinflussung leugnen oder nicht wahrhaben wollen, als wahnhaft gelten und jene, die sie vielleicht überspitzt wahrnehmen, als Mahner? Die menschliche Wirklichkeit ist komplizierter: Wer zum Beispiel in einer Psychose Fremdkontrolle und Beeinflussung erlebt, kann zugleich gesund *und* krank sein; seine Wahrnehmung ist dann dysfunktional *und* funktional, störend *und* sinnhaft.

Viele Menschen in Psychosen erleben Beeinflussung und Fremdkontrolle in einer konkreten Eindringlichkeit, die zunächst einmal unmittelbar als irreal erscheint. Sie hören Stimmen, die andere nicht hören. Sie erleben sich als dünnhäutig oder ihre »Ich-Grenzen« in einer Weise als durchlässig, die unserer Kultur nicht entspricht. Nach innen und außen gerichtete Wahrnehmungen vermischen sich. Äußere Ereignisse dringen scheinbar ungefiltert ein, können das eigene Verhalten beeinflussen oder steuern, die Möglichkeit der Unterscheidung in wichtig oder unwichtig, nah oder fern, bedeutsam oder unbedeutend kann verloren gehen. Die pathologische Bezeichnung »paranoid-halluzinatorisch« zielt auf dieses Erleben. Dieser Zustand kann unerträglich sein und das Überleben im Alltag als gefährdet erscheinen lassen; zugleich können sich in der Psychose aber innere Welten spiegeln, die bedeutsam sind, und tiefe Konflikte, die zu entschlüsseln sich lohnen kann.

Im psychotischen Erleben wird auch die äußere Wirklichkeit auf neuartige Art und Weise spürbar. Das mag ungewohnt und oft auch ängstigend sein, kann aber Wesentliches vermitteln: Die Herausforderungen durch eine ohnehin überflutende Welt nehmen so zu, dass deutlich wird, was wir uns auch jenseits einer »Erkrankung« dauernd zumuten. Wie wird Beeinflussung erlebt – nur als Bedrohung oder auch als Interaktion? Ist der Verlust von Kontrolle immer bedrohlich oder kann das Erleben von Bedeutungszusammenhängen auch ein Gefühl von Aufgehobensein vermitteln, das zwar überwältigen kann, aber auch innere Wünsche bedient? Wovon hängt es ab, ob ein – wie Dorothea Buck (Buck-Zerchin 2005) sagt – »verändertes Welterleben« als bedrohlich oder sinnstiftend erlebt wird? Schließt sich beides überhaupt aus oder kann die persönliche Entwicklung von dem einen Pol zum anderen führen? Und wie kann eine gute Therapie dabei hilfreich begleiten (Bock u.a. 2014, S. 283 ff.)?

Wahnstimmung – Verlust etablierter Selbstverständlichkeiten

Bevor sich ein Wahn verfestigt, sich ein Erklärungsmuster verabsolutiert, beschreiben die Betroffenen häufig nicht (nur) akustische oder andere Halluzinationen und Ich-Störungen im Sinne von Gedankeneingebungen oder -entzügen, sondern eine Überflutung der Welt mit bedeutungsschwangeren, zu entziffernden Zeichen. Altbekanntes kann neu und bedeutsam erscheinen und enthält eine Botschaft, deren Entschlüsselung für die betroffene Person essenziell zu sein scheint. Ähnlich wie im Kriminalroman, in dem eine Vielzahl von Zeichen im Geschriebenen versteckt sein kann, die später zur Entlarvung des Täters führen, ist die Welt auf einmal voller geheimnisvoller Hinweise, die aber (im Unterschied zum Kriminalroman) eine direkte Botschaft für die deutende Person tragen. So las ein amerikanischer Patient von uns immer abends in der Bibel, doch eines Tages bemerkte er, dass sich eine gewisse, zuvor schon unzählige Male gelesene Bibelstelle direkt auf ihn beziehe und er den darin zu entschlüsselnden Aufforderungen Folge leisten müsse.

Experimentelle Untersuchungen können helfen, zu verstehen, wie es zu einem solchen Verlust der etablierten Selbstverständlichkeit kommen kann: Es handelt sich um eine Testaufgabe, die als »Latente Inhibition« bezeichnet wird. Dabei wechseln Zeichen auf einem Bildschirm einander ab, und man muss erkennen, welches Symbol jetzt gerade das relevante ist, bei dessen Erscheinen man auf einen Knopf drückt, um das Spiel zu gewinnen. Wenn neu erscheinende Symbole die richtigen Zeichen sind, bei deren Auftreten man den Knopf drücken sollte, erkennen das die Versuchspersonen in der Regel schnell. Ganz anders ist das aber, wenn ein Symbol schon oft gezeigt wurde und bisher nie bedeutsam war – dann blenden das die Versuchspersonen in der Regel aus und brauchen besonders lange, um zu erkennen, dass dieses

»altbekannte« Symbol jetzt eine neue Bedeutung hat und man deshalb auf sein Auftreten reagieren müsste.

Die Aufmerksamkeitszuwendung auf dieses vermeintlich altbekannte und uninteressante Symbol ist damit gehemmt (latent inhibiert). Menschen mit psychotischen Erfahrungen sind demgegenüber (zumindest relativ gesehen, wenn man die generell verlangsamten Reaktionszeiten einberechnet) fixer im Entdecken derartiger vermeintlich altbekannter, jetzt aber bedeutungstragender Symbole. Da wir im alltäglichen Leben aber nie »in denselben Fluss« steigen und die vermeintlich altbekannten Dinge und Aussagen, auf die wir stoßen, nie exakt in demselben Kontext auftreten und damit jeweils eine neue Bedeutung tragen können, scheint an der Basis psychotischen Erlebens etwas auf, das auf den allgemeinen Umweltbezug von uns Menschen verweist. In den Worten des Soziologen Oliver Marchart, der sich dabei auf Jacques Derrida beruft, wird das vermeintlich Gleiche und damit Altbekannte durch »Alterität« heimgesucht: »Von einem [...] mit sich selbst identischen Gegenstand [kann] keine Rede sein« (Marchart 2013, S. 86–87).

Wenn wir aber (anders als die Philosophen) über diese Komplexität der Welt nicht nur nachdenken, sondern in ihr handeln wollen, ignorieren wir diese feinen Unterschiede in unserem alltäglichen Leben. Genau das aber »misslingt« psychotischen Patienten zu Beginn der Psychose in der Wahnstimmung. Auf einmal ist die Welt voller Zeichen, Hinweise, verborgener Geheimnisse. Ähnlich wie beim Lesen des Kriminalromans, bei dem wir auf den ersten Seiten nicht wissen, welche der vielen Fakten hinterher zur Lösung und Identifikation des Täters beitragen werden, lebt der Mensch in der Wahnstimmung in einer aufregenden, geheimnisvollen, aber gleichzeitig bedrohlichen Welt. Dies kann ausgesprochen kreativ erlebt werden und dazu führen, dass Menschen zu Beginn einer Psychose altbekannte Konstellationen als neuartig erfahren und dabei auch tatsächlich Neues entdecken. Innovation bedeutet ja gerade, dass vermeintlich Bekanntes neu gesehen wird.

Der sprichwörtliche Apfel, der vom Baum fällt und angeblich Newtons Entdeckung der Schwerkraft beflügelte (in Wirklichkeit ist der Konstruktionsprozess einer neuen Theorie natürlich viel komplizierter), fiel ja schon jahrhundertelang vom Baum, ohne dass die Beobachtung seines Fallens dazu beitrug, eine neue Theorie der physikalischen Gegebenheit der Welt zu entwickeln. Die Situation musste »wie neu« gesehen werden, um die Fallgesetze zu entdecken. Auch in der Wahnstimmung erscheint die Welt oft »wie neu«, muss neu erfahren und interpretiert werden. Was sich in der Wahnstimmung ausdrückt, ist also ebenfalls ein Verlust von Selbstverständlichkeiten, der kreative Wege eröffnet, um die Welt neu zu sehen, aber eben auch in Vereinsamung und Isolation führen kann.

Wahnwahrnehmungen – wenn die Welt voller Geheimnisse ist

In einzelnen Wahnwahrnehmungen und bei der Zuschreibung individuell besonderer Bedeutung zu einem auch für andere wahrnehmbaren Gegenstand oder Ereignis kann ein ungewohnter Sinn der Welt aufscheinen, ein Mensch kann sich darin aber auch völlig verlieren. Das gilt insbesondere dann, wenn diese Wahrnehmungen mit existenziellen Gefühlen der Angst oder der Erleuchtung, der Bedrohung oder Verheißung verbunden sind. So erzählte eine psychotische Patientin, dass sie zu Beginn ihrer Psychose einen Strauß verwelkter Blumen im Rinnstein gesehen habe und sofort »gewusst« habe, dass ihre Beziehung jetzt ebenso tot sei wie diese Blumen. Was in dem psychotischen Erleben verloren ging, war der »Als ob«-Charakter des Erlebten: Es erschien ihr also nicht so, »als ob« ihre Beziehung ebenso tot sei wie diese Blumen, sondern die Blumen waren ein *direktes* Zeichen mit Signalcharakter.

Die Wahnwahrnehmung »garantiert« damit in einer zunehmend anonymen Welt der urbanisierten Gesellschaft die Sinnhaftigkeit des Geschehens. Der Mensch ist nicht allein, sondern im Zentrum eines geheimnisvollen, bedeutungstragenden Netzes, das ihm persönlich Hinweise gibt. Die Wahnbildung hebt damit in gewisser Weise die Vereinsamung auf, auch wenn sie in weitere soziale Isolation führen kann, dann nämlich, wenn die betroffene Person sich »ihren eigenen Reim« auf die Geschehnisse macht und diesen immer hartnäckiger auch gegen die Einwände ihrer Umwelt verteidigt.

Es gilt also auch hier, die Eigendynamik nicht außer Acht zu lassen: Wer vermutet, beobachtet zu werden, kann sich so verhalten, dass er dessen Wahrscheinlichkeit sogar deutlich erhöht. Wer bereits vor der eigenen Erkrankung Vorurteile verinnerlicht, neigt eher zur Selbststigmatisierung und hat im Zweifel wenig Abstand dazu, sodass er die Stigmatisierung bereits anderen zuschreiben kann, bevor diese selbst Gelegenheit dazu haben. Hier nur einen Verfolgungswahn zu konstatieren, hilft wenig, den eigenen Handlungsspielraum wieder zu vergrößern. Entscheidend ist, die eigene soziale Kompetenz und die eigene Stigmaresistenz zu stärken.

Psychosen verlaufen außerhalb industrialisierter Länder mit hoch anonymisierten Gesellschaften günstiger. Trotz Armut und oft fehlender medizinischer Versorgung geht es Menschen mit psychotischen Erfahrungen in Afrika und Indien oft besser als in Europa oder Nordamerika (Jablensky 1987; Jablensky & Sartorius 2008). Hierfür wurde vielfach die soziale Ausschließung der Betroffenen in den Industriestaaten verantwortlich gemacht. Vielleicht ist das Geschehen aber noch spezifischer und es sind die jeweils sozial

und kulturell möglichen Erklärungsmuster, die es ermöglichen oder verunmöglichen, psychotische Erfahrungen zu kommunizieren. Geht also beispielsweise eine menschliche Gemeinschaft davon aus, dass Geister mit den Menschen kommunizieren, dann liegt ein Erklärungsmodell vor, das Betroffene nutzen können, um ihre Erfahrungen zu kommunizieren, und die Umwelt weiß in der Regel, was zu tun ist (HEINZ & PAYNE-JACKSON 1998). Muss aber jeder Mensch, der psychotische Erlebnisse hat, seine ganz eigene Erklärung dafür finden, und wird diese von der Umwelt abgelehnt, dann bleibt nur die Wahl zwischen sozialer Vereinsamung oder Verleugnung der eigenen Erfahrungen, deren »Wirklichkeitscharakter« aber für den Betroffenen gerade nicht infrage steht – oder zumindest dann nicht infrage gestellt werden kann, wenn in der Psychose die existenziellen Gefühle der Menschen besonders stark involviert sind, sie sich also etwa existenziell bedroht oder auch auserwählt fühlen.
Die therapeutische Wahnarbeit ist demnach eine kreative Erklärungsleistung angesichts ungewöhnlicher Erfahrungen, die (wenn diese Erfahrungen persistieren und ihre andauernde Existenz die betroffene Person so stark erschüttert, dass sie erklärt werden müssen) sich verfestigen und an einem bestimmten Punkt mit dem Erleben der Umwelt so inkompatibel werden können, dass die Kommunikation abbricht.

Anthropologische Ansätze zum Verständnis psychotischer Bezüge

Wenn ein Mensch in einer akuten Psychose alles auf sich bezieht, dann wirkt das aus pathologischer Sicht unangemessen, vielleicht »egozentrisch« oder aber als Ausdruck realitätsferner Beziehungssetzung »psychotisch«. Die sozial geteilte Realität wird jedenfalls nicht angemessen abgebildet und angenommen. Das Handeln des Betroffenen droht aus dem Rahmen zu fallen.
Auf den zweiten, »anthropologischen« Blick und angesichts der Frage nach subjektiver Bedeutung und dem funktionalen Sinn der Erfahrungen rücken andere Aspekte in den Vordergrund: Könnte es sein, dass die umgebende Welt so vielfältig, widersprüchlich und überfordernd geworden ist, dass der Versuch, alles auf sich zu zentrieren, als eine Reduktion der Informationsflut und somit als Bewältigungsstrategie zu verstehen ist? Ob dabei auch eine veränderte Sinneswahrnehmung bzw. Sinnesverarbeitung eine Rolle spielt, ist hier erst einmal sekundär. Könnte es sein, dass mit dieser Zentrierung ein Ausweg gesucht wird aus dem Dilemma, in der Vielfalt verloren zu gehen? Dass

die Realitätsveränderung in Kauf genommen wird, um sich mit Bedeutung aufzuladen, weil das allemal besser ist, als die eigene Bedeutungslosigkeit und Vereinsamung zu konstatieren oder auch nur zu befürchten?

Aber wann »zentriert« sich alles um die betroffene Person? Es gibt Situationen der Angst und der Bedrohung, in denen es einen Sinn hat, vieles auf sich zu beziehen: einen Schatten an einer Hausecke oder Schritte vor dem Zimmer in einer Pension. Und es gibt eine frühkindliche Umwelt, in der fast alle wichtigen Informationen und Zeichen von unseren direkten Bezugspersonen kommen, auf deren Pflege und Zuwendung wir angewiesen sind. Das kann Angst auslösen, aber auch ein tiefes Gefühl der Verbundenheit.

In der Psychose befindet sich der Betroffene in einer vergleichbaren Situation: Alles kann neu erscheinen, unverständlich, als etwas zu Entschlüsselndes, und hinter all den Zeichen und Informationen kann eine (mächtige) Person stehen, die diese Signale aussendet. Dann gibt es zumindest eine Hoffnung auf Sinn, keinen einsamen Verlust der Bedeutungen, sondern ein Gegenüber, das mit uns kommuniziert. Das menschliche Bedürfnis nach Sinn mag erklären, warum sich Psychosen und religiöses Erleben, Wahnstimmung und verheißungsvolle Vorfreude, systematisierter Wahn und systematisierte Weltbilder so ähneln – es sind Formen der Sinnfindung, die (und das zeigt die Psychose) wir alle immer wieder zu bewältigen haben.

Der individuell ausgestaltete Wahn – ein Fenster zur Seele

Ein Wahnerleben ist beispielhaft für die anthropologische Sicht auf Psychosen und die Unterstellung eines fließenden Übergangs zwischen Gesundheit und Krankheit. »Wähnen ist kein ausschließlich einer Krankheit zuzuschreibendes mentales Geschehen […], sondern eine grundsätzlich Menschen mögliche Weise der Selbst- und Weltdeutung«, schreibt Christian Scharfetter (2004, S. 55, siehe dazu auch ausführlich Schödlbauer 2016).

Einen Wahn zu entwickeln hat biografische, soziale, gesellschaftliche und neurowissenschaftliche Aspekte, ein solches Erleben belegt Defizite, aber auch Bedürfnisse, bedeutet eine objektive Belastung, aber auch einen subjektiven Gewinn. Bereits Karl Wilhelm Ideler schrieb 1848: »Studium des Wahnsinns heisst Studium des Menschen auch im nicht-kranken Zustand« (Ideler 1835, S. 76) und: »Krankheit ist nicht Leiden der unterliegenden, sondern heilkräftiges Streben der gegen Schädlicheiten ankämpfenden Natur […]. Krankheit als eigenmächtige und wohlgeregelte Abwehr der Natur gegen Störungen […] ihre unleugbare Heilkraft« (ebd., S. 87).

In diesem Ansatz sind spätere Auseinandersetzungen mit der Antipsychiatrie, Erkenntnisse systemischen Denkens und ein moderner Begriff der Natur vorweggenommen. Der Mensch bleibt auch und gerade im Wahn ein handelndes Wesen, wenn auch oft verzweifelnd und um ein existenzielles Gleichgewicht ringend.

Der Wahn reflektiert nicht nur individuelle biografische Themen, sondern hat immer auch soziale und gesellschaftliche Aspekte. Das Gefühl von Verlorenheit und Bedrohung, Ausgeliefertsein und Fremdkontrolle bekommt auf vielen Ebenen sehr reale Nahrung. Spannend wird es, wenn ein klassischer Wahn von der Realität überholt wird: Kann man das Gefühl, von Geheimdiensten beobachtet zu werden, überhaupt noch als Wahn bezeichnen? Oder aus der Wahnperspektive gesprochen: Ist mit dem sogenannten NSA-Skandal das Thema »Geheimdienste« jetzt für die Entwicklung von Wahnvorstellungen nicht sogar »verbrannt«?

Auch die Übergänge von Glaube und Wahn sind fließend. Wenn die Inquisition jede Stimme zum Verstummen brachte, die infrage stellte, dass die Erde der Mittelpunkt des Alls sei, könnte das heute »wahnhaft« erscheinen, reflektierte aber den Geist der Zeit und den Standpunkt der Macht – mit den bekannten brutalen Folgen.

Christian Scharfetter diskutiert die Frage, ob der Wahn ein »privatives, das heißt der Gemeinschaft entrücktes Konstrukt von Selbst und Welt« sei (Scharfetter 2004, S. 58), und relativiert den Gedanken mit Begriffen wie »Wahn-Familie« und »Bedeutungshof des Wahns«. Neben den eher politisch oder religiös zu verortenden kollektiven Wahnphänomenen gibt es in der Pathologie nur sehr wenige explizit interindividuelle Wahnformen, zum Beispiel die »folie à deux«, bei der sich zwei oder mehr Menschen in ein Wahngebäude verstricken.

Die Fähigkeit des Menschen zum Wahn und Wähnen verweist auf grundsätzliche philosophische Aspekte der Wahrnehmung und des Lebens in der Mitwelt und ihrer Interpretation. Dass Wahrnehmung nicht »objektiv« und immer gleich funktioniert, ist in unserer Alltagserfahrung sowie wissenschaftlich gut belegt (siehe Roth 1997). Die psychologische, soziale Abhängigkeit unserer Wahrnehmung ist ebenfalls offensichtlich. Dass »Wahrnehmung und Erkenntnis konstruktive Akte« sind, sieht auch Scharfetter (ebd., S. 60) als ein gemeinsames Bekenntnis von Philosophen und Naturforschern an. Was den Wahn aber von üblichen Überzeugungen über die Welt unterscheidet, ist die in aller Regel gegebene Zentrierung auf die betroffene Person selbst. Die hatte schon Immanuel Kant (1798) bemerkt, und sie lässt sich, wir haben das oben ausführlicher dargestellt, mit Helmuth Plessner (1975) als Extremform menschlichen Erlebens fassen, in der der Perspektivwechsel misslingt, der Überstieg aus der eigenen Position und Sichtweise nicht mehr

möglich ist und sich die betroffene Person im Zentrum des bedrohlichen Geschehens findet, das sie umschließt (HEINZ 2014).
Die Wege in den Wahn sind vielfältig und die Übergänge fließend (SCHÖDLBAUER 2016). Im Zusammenhang dieses Buches soll vor allem der Aspekt der Funktionalität hervorgehoben werden, das heißt, der Wahn kann als Bewältigungsstrategie angesehen werden – und zwar auf verschiedenen Ebenen:

- Stimmen zu hören, ohne sich das erklären zu können, ist auf Dauer nicht nur akustisch belastend, sondern auch kognitiv kränkend. Mit rationalen Erklärungen sind die fremden Wahrnehmungen unter Umständen besser zu ertragen als ohne (siehe die Ausführungen zum Stimmenhören im Kapitel zu den Handlungskonsequenzen). Dazu passt, dass viele Psychoseerfahrene eine entsprechende zeitliche Reihenfolge der Phänomene schildern. Fatal ist nur, dass der Wahn oft auch dann überdauert, wenn die Halluzinationen wieder verschwunden sind. Zumal die vermeintlichen Sinneseindrücke pharmakologisch besser zu behandeln sind als die dahinterliegenden gedanklichen Konstruktionen.
- Auch im sozialen Kontext kann der Wahn im Sinne eines »Aufladens mit Bedeutung« als Kompensation vermeintlicher oder realer Bedeutungslosigkeit verstanden werden.
- Existenziell betrachtet, kann der Wahn einen Rettungsversuch darstellen in Situationen, in denen die eigene Konstruktion der Person, das eigene Selbstbild, das eigene Selbstverständnis (aus welchen Gründen auch immer) nicht mehr zu halten sind.
- Biografisch können Wahnvorstellungen auf unhaltbare Spannungen zwischen Selbst- und Fremderwartungen oder auf eine extreme Ambivalenz zwischen Autonomie- und Bindungswünschen bzw. -ängsten verweisen und quasi als eine Art »fauler Kompromiss« erscheinen. Das ist klinisch bedeutsam, da der Wahn auch pharmakologisch oft nur partiell behandelbar ist. Das Wahngebäude ist therapeutisch oft kaum wirklich veränderbar, wohl aber der Umgang damit.
- Ein Wahn ist nicht nur ein Defizit. Er hat auch das Selbst und die sozialen Beziehungen regulierende Funktionen: Er betont die Bedeutung der Person, verschärft den Kontrast zwischen Subjekt und Objekt, kann als Kontrollüberzeugung fungieren und auch ein Trauma kompensieren (DÜMPELMANN 2000; KAPFHAMMER 2013).

Nehmen wir den Wahn somit ernst als eine ins Extrem gesteigerte Form des menschlichen In-der-Welt-Seins, die sich nur durch ihre Rigidität, nicht aber durch die immer nötigen Momente der Vereinfachung und Konstruktion von den üblichen Weltbildern anderer Menschen unterscheidet, dann ergeben sich daraus zwei Folgerungen: Zum einen können wir die kreativen Anteile schätzen lernen, die die ungewöhnlichen Erfahrungen in ein kohärentes Bild der Welt einbetten, zum anderen können wir die Verletzungen und Verletzlichkeiten thematisieren, die zur Starrheit der Welterklärung und damit allzu oft auch zur Vereinsamung der betroffenen Person beitragen.

Zur Funktionalität der Wahnbildung

Üblicherweise werden Halluzinationen, Ich-Störungen und Wahnbildungen separat betrachtet, als »Leitsymptome«, die die Diagnose einer überwiegend kognitiven Psychose nahelegen. Eine anthropologische Betrachtung, die subjektive und funktionale Aspekte einbezieht, lässt erkennen, dass Wahnvorstellungen eben auch als Bewältigungsstrategie dienen: Wer in der Wahnstimmung eine Welt voll verborgener Hinweise erlebt oder akustische Wahrnehmungen hat, die sich einer physikalischen und/oder sozialen Erklärung entziehen (es gibt keine Quelle und kein Gegenüber), der ist in hohem Maße irritiert, und zwar zunächst einmal unabhängig von Art und Inhalt der Botschaft. Da liegt es nahe, eine Erklärung zu suchen bzw. zu konstruieren, und zwar zur Not auch unter Umgehung sogar physikalischer Gesetzmäßigkeiten und Plausibilitäten. Wenigstens *irgendeine* Erklärung zu haben ist besser, als keine Antwort zu wissen.

So wie der Wahn als Bewältigungsstrategie psychotischer Erfahrungen angesehen werden kann, können auch Zwangsgedanken und -handlungen die Funktion haben, die bedrohlichen Erfahrungen zu ordnen: Wenn mir jede Übersicht verloren geht, stelle ich Bezüge her, wenn mir die alltägliche Orientierung abhandenkommt, halte ich mich an Wiederholungen fest, wenn mein Denken ungewohnt Purzelbäume schlägt, mich assoziativ »vom Hölzchen aufs Stöckchen« leitet, dann können mir bestimmte festgelegte Gedankenketten und -kreise das Gefühl von Halt geben.

Bei der Therapie ist zu beachten, dass die vorschnelle Behandlung von Zwangsgedanken und -handlungen bei psychosenahen Menschen bzw. in einer psychosenahen Umbruchsituation zur Dekompensation führen kann. Gegebenenfalls kann analog zur affektiven Bipolarität von Depression und Manie auch von einer »kognitiven Bipolarität« zwischen der Fixierung und der Auflösung des Denkens gesprochen werden.

Kulturelle Unterschiede in der Wahnbildung

Karl JASPERS (1946) ging davon aus, dass zwar der formale Mechanismus der Wahnentstehung unverständlich sei, dass sich dessen Inhalt aber aus der Lebensgeschichte des jeweiligen Patienten nachvollziehen lasse. Diese strikte Trennung zwischen der Form und dem Inhalt des Wahns können wir heute infrage stellen; aber selbst wenn wir ihr folgen, ist es verständlich, dass im Rahmen wahnhafter Erklärungsversuche psychotischer Phänomene wie etwa der Gedankeneingebung oder der akustischen Halluzinationen die jeweils angeschuldigten Mechanismen je nach kulturellem Hintergrund der Betroffenen differieren. So schilderte uns beispielsweise eine Patientin aus Mali, dass es »Hexen in ihrem Bauch« seien, die ihre Gedanken steuern und die sie miteinander sprechen höre (NAPO u.a. 2012). In Deutschland dagegen haben wir oft erlebt, dass die Fremdbeeinflussung nicht etwa »Hexen«, sondern bestimmten Geräten zugeschrieben wird, die zum Beispiel durch die Nachbarn bedient werden (»Mein Nachbar schießt mir mit einer Strahlenkanone Gedanken in den Kopf«). Solche Unterschiede sind ebenso nachvollziehbar wie naheliegend.

Schwieriger wird es, wenn die komplexen Wahngebilde religiös gefärbt sind – dann sind wir darauf angewiesen, mit Freunden, Bekannten und anderen Menschen aus dem Umfeld der Patientinnen und Patienten zu reden und zu verstehen, ob die spezifischen Überzeugungen eine idiosynkratische Wahnbildung darstellen oder allgemein geteilten religiösen Denkmustern entsprechen. Wir haben schon an anderer Stelle darauf hingewiesen, dass es dem Außenstehenden irrational anmutende Denkmuster und Glaubenssätze in allen Kulturen gibt. Dies sei an dieser Stelle noch einmal ausdrücklich betont, weil eine (durchaus rassistische) Psychiatrie und Psychotherapie zu Beginn des 20. Jahrhunderts postulierte, dass die westlichen Menschen eine rationale Weltsicht ausbildeten, während alle anderen Bevölkerungsgruppen und Kulturen auf einer früheren, irrationalen Entwicklungsstufe verharrten (zur Kritik siehe HEINZ 2002a). Ob man Oblaten in spirituelle Körper, Wasser in Wein oder verstorbene Ahnen in Geister verwandeln kann, ist keine Frage des »kulturellen« Entwicklungsniveaus, das sich immer nur aus Sicht der jeweiligen Kultur selbst konstruieren lässt und nicht aus einer, die sich (wie die meisten Ansätze in der europäischen Tradition) anmaßt, die anderen zu beurteilen. Es handelt sich immer um einen Ausdruck des Gebrauchs von Metaphern und Bildern, mit denen sich Menschen in allen Kulturen und zu allen Zeiten ihre spirituellen Erfahrungen verständlich machen und sie weitergeben wollten.

Man kann dem gegenüber kritisch eingestellt sein oder auch nicht, es handelt sich hier weder um spezifische Denkmuster »primitiver Kulturen«

noch um typisch psychotische Syndrome. Auch sei an dieser Stelle noch einmal daran erinnert, dass Kurt SCHNEIDER (1942) nachdrücklich darauf bestand, dass komplexe Wahnbildungen kein »Erstrangsymptom« einer schizophrenen Psychose seien. Dies offenbar einfach deshalb, weil sie kaum überprüfbar sind. Einzelne Wahnwahrnehmungen, etwa die Angabe, dass ein Auto gegenüber rot sei, weil es dem sowjetischen Geheimdienst gehöre, können dagegen intersubjektiv geprüft werden. Für komplexe Angaben gilt das aber eben oft nicht, und deshalb kann die Behauptung, dass ein Verwandter in ein Schwarzgeldgeschäft zur Steuerhinterziehung großen Umfangs verwickelt sei, nicht ohne Überprüfung als komplexe Wahnbildung interpretiert werden.

Die von Kurt Schneider empfohlene »Bescheidenheit« bei der Diagnosestellung einer schizophrenen Psychose ist in diesem Bereich besonders wichtig, denn komplexe Glaubenssätze und Weltsichten aller Menschen können wahnhafte Züge annehmen – man denke nur an die Überzeugung weiter Teile der Bevölkerung zu Zeiten des Nationalsozialismus, dass es »Parasiten am Volkskörper« gebe, die auszumerzen seien. Unmenschliche und todbringende Wahngebäude. Dass solche Erscheinungen nicht als »kulturspezifisch« zu werten sind, zeigt die Verbreitung genozidartiger Verbrechen und ihrer ideologisch unkorrigierbar vertretenen Begründungen weltweit.

Negativsymptomatik – Last *und* Schutz

Der Begriff »Negativsymptomatik« soll keine Abwertung suggerieren, sondern wurde geschaffen, um zu verdeutlichen, dass in Psychosen nicht nur etwas hinzukommt (wie Halluzinationen als Beispiel für die sogenannte Positivsymptomatik), sondern auch etwas verloren gehen kann – hier vor allem Energie und Spannkraft, Antrieb und Konzentration. Doch bei den kognitiven Funktionen sei vor einer vorschnellen Zuordnung gewarnt, denn ob Psychoseerfahrene an einem Zuwenig oder eher an einem Zuviel an Kognition und Reflexion leiden, ist nicht so einfach zu klären (siehe das Kapitel zu den Entstehungsbedingungen).

Dass Psychosen Kraft rauben und die Tatkraft wesentlich reduzieren können, ist unstrittig und bedeutet therapeutisch eine größere Herausforderung als die meisten »Positivsymptome«. Insbesondere die medikamentöse Behandlung stößt hier an deutliche Grenzen, zumal Neuroleptika Negativsymptome selbst induzieren oder verstärken können, gerade weil sie auf das motivational hoch relevante Dopaminsystem einwirken (HEINZ u.a. 1998). Um Negativsymptome erklären und in ihrer individuellen Bedeutung verstehen zu können, sind also komplexe Diskurse zu führen, und zwar mit mindestens den folgenden Aspekten:

- Ähnlich wie bei bipolaren Störungen können Halluzinationen, Wahnvorstellungen und Angstzustände kognitiv wie affektiv so anstrengend sein, dass eine Erschöpfung quasi vorprogrammiert ist.
- Mit und ohne Behandlung kann eine gewisse Distanz zum psychotischen Erleben entstehen, sodass ein Erschrecken möglich wird über das, was da in und mit einem passiert – mit ängstigender oder lähmend-depressiver Wirkung.
- Dieser Prozess kann durch die Reaktionen der anderen verstärkt werden.
- Beides kann durch soziale Ausschlussprozesse und gesellschaftliche Stigmatisierung verstärkt und möglicherweise durch Selbststigmatisierung vorweggenommen werden.
- Zugleich kann der soziale Rückzug im sozialen Zusammenhang und angesichts der (krankheitsbedingten) besonderen Reizoffenheit aber auch als notwendiger Schutzmechanismus verstanden werden – mit möglicherweise sogar konstruktiven Auswirkungen durch das Vermeiden von Überforderung.

Dazu passen die folgenden Erfahrungen in Psychoseminaren sowie erste Ergebnisse aus anthropologisch orientierter Forschung. Als im Psychoseseminar das Thema »Negativsymptomatik« anstand, erwarteten viele ein zähes und mühsames Gespräch. Was gibt es da im Rückblick schon zu reden, wenn für jede Handlung die Kraft fehlte? Das Gegenteil war der Fall. Viele biografische Erzählungen und unterschiedliche Perspektiven ergänzten sich, viele verschiedene Interpretationen überboten sich geradezu. Die Quintessenz: Die Negativsymptomatik ist weit mehr als eine erlittene Lähmung, eine passive Unterbrechung; sie enthält wichtige Momente des aktiven Handelns, des Sich-Verweigerns, des stillen Protestes. Sie stellt eine Reaktion auf eine fast unerträglich gesteigerte Ambivalenz dar und des entschiedenen Schutzes vor nicht zu erfüllenden Erwartungen und Normen, zumindest aber des nicht mehr auszuhaltenden Widerspruchs zwischen inneren und äußeren Erwartungen.

Als sprachliche Gegenthese zum Begriff »Negativsymptomatik« hilft hier der bereits angesprochene Begriff des »positive withdrawal« von Ellen CORIN und Gilles LAUZON (1992, S. 266 ff.): In einer sozialanthropologisch begründeten und mit differenzierter Methodik durchgeführten Untersuchung versuchten sie bei einer großen Stichprobe chronisch schizophrener Patientinnen und Patienten herauszufinden, warum die einen relativ schnell wieder rehospitalisiert wurden, die anderen nicht. In mehrfacher Hinsicht unterschieden sich beide Gruppen nicht. Erst im Rahmen von Tiefeninterviews arbeiteten sie ein wichtiges Merkmal heraus: Die eine Gruppe orientierte sich stark an amerikanischen Mittelschichtsnormen hinsichtlich Besitz sowie sozialen Aktivitäten und Errungenschaften (Auto, Familie, Vereinszugehörigkeit), die andere Gruppe nicht. Die einen sahen sich mehr als Eigenbrötler, die anderen waren ihrer Angst vor einem sozialen Scheitern weit mehr ausgesetzt.

Sozialer Rückzug und körperliche Erstarrung

Sozialer Rückzug, emotionale Distanz, Kontaktunfähigkeit oder Kontaktunwille, Ich-Versunkenheit und Verlust der Realitätsbeziehungen sind Merkmale der von Eugen Bleuler sogenannten Grundsymptome, insbesondere des »Autismus«. Wir haben oben die theoretische Herleitung dieses Begriffs unter Verweis auf seine (rassistischen) Implikationen und das damit verbundene evolutionäre Entwicklungsmodell kritisiert. Nur wenn wir den Autismus nicht als Rückzug in ein »primitives Wunschdenken« verkennen, sondern das vielfältige, leibliche wie seelische Geschehen differenziert betrachten und die Betroffenen auch hier als zumindest partiell Handelnde respektieren, hat es Sinn, sich Bleulers Beschreibung dieser Phänomene erneut anzusehen, und zwar gerade nicht als Beleg für eine vermeintliche »Degeneration«, »Regression« oder »Primitivierung« der Patienten, sondern als Ausdruck eines Geschehens, das einer leiblichen Eigendynamik unterliegt, die Betroffenen aber auch schützen kann und das sie dann zumindest teilweise aktiv mitgestalten.

Eugen Bleuler (1911) beschreibt, dass die Betroffenen oft passiv seien und an dem, was in ihrer Umgebung geschieht, keinen Anteil nähmen. Oft sprächen sie nichts (Mutismus), manchmal seien sie bewegungsstarr (Stupor) oder seien in ihrem Wahnerleben gefangen, an dem die Außenwelt keinen Anteil haben könne. Den Inhalt autistischen Denkens und Fühlens bilden laut Bleuler Wünsche und Befürchtungen. Oft stünden Autismus und eine Berücksichtigung der Wirklichkeit nebeneinander. Wende sich die Person der äußeren Realität zu, könne sie oft scharf und logisch denken und handeln und wirke dann für Außenstehende unauffällig, während sie sich zu anderen Zeiten verschließe und ihr Handeln und Denken unverständlich seien. Wenn beides nebeneinander auftritt, kann man von »doppelter Buchführung« sprechen (Finzen 2013, S. 76).

Damit sind Verhaltensweisen im Umgang mit ungewöhnlichen Erfahrungen benannt, die wir auch heute noch erleben können. Eugen Bleulers Begriff des Autismus reflektiert aber auch die Vorurteile der Zeit, die Abwehr der Wünsche und die Betonung der Pflichten – Haltungen, die sich aus den Wertungen seiner Zeit ergeben und zur Ausgrenzung und Stigmatisierung psychisch Kranker beigetragen haben (HEINZ u.a. 1998).

Von der multifaktoriellen Bedingtheit zum Handeln in großer Not

Nach dem langen Streit zwischen Psychikern und Somatikern um die psychische oder somatische Verursachung von Psychosen war die Annahme einer multifaktoriellen Bedingtheit ein Fortschritt. Die verschiedenen psychischen, somatischen und sozialen Faktoren stehen in Wechselwirkung und nehmen auf komplexe Weise Einfluss auf die Entwicklung eines Menschen. Doch die Annahme der multifaktoriellen Bedingtheit darf den Blick nicht verstellen, dass menschliches Handeln immer auch Ausdruck einer aktiven Auseinandersetzung und eines sinnhaften Ringens um ein inneres Gleichgewicht ist. Das gilt auch und vielleicht besonders für Ausnahmezustände wie Psychosen; diese Annahme ist nicht nur theoretisch, sondern auch klinisch-praktisch bedeutsam.

Auch in Psychosen handeln Menschen *aktiv*, wenn auch oft auf einer sehr existenziellen Ebene, sie sind nie nur passiv, nicht nur beeinflusste Opfer, sondern auch gestaltende Akteure. Gerade in Psychosen findet ein Ringen um ein inneres Gleichgewicht statt, gibt es ein ständiges, meist unterbewusstes Abwägen von Chancen und Risiken, Nutzen und Schaden. Symptome wie beispielsweise das Stimmenhören, der soziale Rückzug oder paranoide Vorstellungen sind in dem Zusammenhang kein zufälliges Beiprodukt und eben nicht nur als Defizit oder chemische Eigendynamik zu erklären. Unter Handlungsaspekten sind auch diese Symptome Ausdruck eines verzweifelten Ringens um innere Homöostase. Sie sind also nicht per se unsinnig, aber oft ein »fauler Kompromiss«. Die Stimmen sind Gesprächspartner, ohne echte menschliche Beziehung riskieren zu müssen, Wahnvorstellungen können eine Flucht aus der Bedeutungslosigkeit und Einsamkeit sein und die unverständliche Sprache kann Schutz bieten durch Rückzug an einen Ort der Eigenheit. Wenn wir als therapeutisch und psychiatrisch Tätige, als

Gegenüber auch diese Funktionen der Symptome wahrnehmen, ermöglicht uns das eine von Verständnis getragene Beziehungsaufnahme.
Eine theoretische Begründung dafür, dass sich die Aufmerksamkeit psychiatrischer Forschung auf Selbstwahrnehmung, Selbstdarstellung und Selbstheilung schizophrener Menschen richten sollte, liefert Christian SCHARFETTER (1986) mit seiner auf der Daseinsanalyse beruhenden Ich-Psychopathologie, in deren Kontext er die Psychose als einen *aktiven* Versuch versteht, existenzielle Bedrohungen zu bewältigen. In Psychosen ist eigenständiges Handeln nicht außer Kraft gesetzt.
Für diese differenzierte Sichtweise finden sich mittlerweile auch Hinweise in der Hirnforschung: Unser Handeln hat immer neurobiologische Korrelate, die sich mit dem Handeln wiederum verändern. So bilden sich im Gehirn eines Taxifahrers in New York neue strukturelle und funktionelle Verknüpfungen, je besser er seine Stadt kennenlernt. An die Stelle eindimensionaler Verursachung tritt so die Sicht auf systemische Wechselwirkungen. Das kann helfen, die eigenen Anteile im Geschehen zu sehen und die Verantwortung im therapeutischen Prozess stärker zu übernehmen.

Ein Kampf gegen Weltraumparasiten

Herr A. erscheint unangemeldet in der Psychosenambulanz. Er ist von der Polizei geschickt. Ob ich (T.B.) an Koexistenzen im Weltall glaube, an anderes Leben außerhalb unseres Planeten. Ich antworte etwas ausweichend, aber eher zustimmend: Der Weltraum sei so riesig, ausschließen könne das wohl niemand. Dann wird er konkreter. Er lebe in Koexistenz mit einem anderen Wesen, das man mit Augen nicht wahrnehmen könne. Ich frage, wie *er* es denn wahrnehmen könne, mit welchen Sinnen. Er könne es hören und fühlen, es sei einfach umfassend da, umfassend und ewig, von morgens bis abends. Mir fällt auf, dass er die Nacht ausspart, frage aber nicht nach. Das Wesen heiße Smigol.
Später ist die Rede von Parasiten – ein anderes mächtiges Bild für Fremdbestimmung. Herr A. fühlt sich ausgesaugt und ohnmächtig. Ich wage zu sagen, dass Parasiten vom Wort leben, ihn nicht töten. Das scheint ihn zu beruhigen. Er schildert nun genauer seinen aktiven Widerstand gegen die Beeinflussung. Ich zolle ihm Respekt. Herr A. ist hochintelligent, hat Kulturwissenschaften studiert. Er weiß um meine Funktion und fürchtet um seine Autonomie – auch mir gegenüber. Er besteht auf seiner Sprache, auf seinen Bildern. Das Wort »Psychose« will er nicht akzeptieren, droht mit sofortigem Kontaktabbruch.
Herr A. erlebt massive Fremdbestimmung; seine Sprachbilder dafür sind mächtig: Bestrahlung aus dem Weltraum, im Inneren wirkende Parasiten. Zugleich wehrt er sich gegen die Begrifflichkeit der Psychiatrie, gegen die

real drohende Fremdbestimmung durch die Psychiatrie. Beide Ebenen sind kaum zu trennen.

In einem mühevollen, aber zugleich sehr spannenden und letztlich befriedigenden Beziehungsprozess entsteht zunehmend Vertrauen. Ich frage Herrn A., ob er sich vorstellen könne, dass wir gegen die Parasiten mit Gift vorgehen. Er zögert lange, um dann beim übernächsten Termin anzudeuten, es handele sich um ungebetene Gäste, er habe alles Recht der Welt, sie zu beseitigen. Wir stehen auf derselben Seite; ich darf ihn unterstützen gegen die Beeinflussung. Zugleich behauptet er mir gegenüber seine Autonomie; ich benutze weiterhin seine Sprache.

Beim nächsten Termin wirkt er müde und er berichtet von Nebenwirkungen des »Gifts«: Er sei doch etwas müde, gesteht er, fügt aber verschmitzt lächelnd hinzu: »Smigol aber auch.«

Unsere Beziehung wird noch auf manche Probe gestellt. Zu wenig Raum lässt ein notwendiger stationärer Aufenthalt: Seine Sprache, seine Autonomie und unsere mühsam erarbeitete Beziehung werden eingeschränkt; es kommt zu heftigen Konflikten, zur Flucht aus der Klinik und zur Obdachlosigkeit. Später aber folgt die Rückkehr, die Wiederaufnahme unseres Diskurses. Und nach und nach verstehen wir die Hintergründe seines Ringens um Autonomie – auf vielen Ebenen. |

Das Beispiel verdeutlicht: Vordergründig vermittelt eine Psychose den Eindruck von Fremdbestimmung, doch indirekt kommt immer auch das menschliche Ringen um Autonomie zum Ausdruck. Ein rein defizitorientiertes Krankheitskonzept führt an dieser Stelle zu Kurzschlüssen: Der Patient ist fremdgesteuert, wir psychiatrisch Tätige befreien ihn. Er ist nicht Herr seiner Sinne, wir müssen ihn und andere schützen. Das greift schon auf der Handlungsebene zu kurz, erst recht bei der Sinnsuche.

Ein anderer Aspekt ist notwendig für eine vollständigere Wahrnehmung: Da ist jemand unverständlich geworden, um sich vor dem Zugriff anderer zu schützen. Er ist so dünnhäutig und verletzlich geworden, dass er sich durch den Rückzug in den »Weltraum« schützen muss. Umso behutsamer müssen wir mit ihm umgehen, wir dürfen nicht einfach bestimmen, sondern müssen uns vorsichtig nähern, um nicht als Eindringlinge erlebt zu werden. Der Konflikt dahinter, das Ringen um eine neue Balance zwischen Nähe und Distanz, um Autonomie und Bindung, Anpassung und Widerstand ist nicht allein pathologisch zu definieren; er ist zutiefst menschlich. Das Ringen ist existenzieller. Umso wichtiger sind unsere professionelle Vorsicht und Behutsamkeit, unsere Zuverlässigkeit und Ausdauer. Und auch in unserem Handeln bedarf es der Balance von Schutz und Zutrauen, der Wahrnehmung von Beeinträchtigungen und von Ressourcen sowie der Verbindung von psy-

chopathologischem und anthropologischem Verstehen (siehe auch BOCK 2014).
Psychosen spiegeln die Gewordenheit und das Erleben, die soziale und die gesellschaftliche Wirklichkeit. Das erklärt nicht allein ihre Entstehung, denn offenbar können Psychosen in nahezu allen Kontexten entstehen. Das wiederum entkräftet nicht diesen Zusammenhang, sondern unterstreicht seine Universalität: Menschliches Leben ist in seiner Gewordenheit, seiner erlebbaren Widersprüchlichkeit und in seinen subjektiven Perspektiven so komplex, widersprüchlich und brüchig, dass die Möglichkeit eines Umschwungs in eine Psychose immer besteht und entsprechend angenommen und akzeptiert werden muss.

Veränderte Wahrnehmung von Raum und Zeit

Unsere Verortung in Raum und Zeit erscheint uns gewöhnlich selbstverständlich. Wir leben in der Gegenwart und können nur an einem Ort zugleich sein. Sich an einen Ort zu »beamen« oder Zeitreisen zu betreiben, gehört in den Bereich des Science-Fiction und ist das Thema von mehr oder weniger amüsanten Spielfilmen. Doch wenn wir uns vergegenwärtigen, wie sehr sich Erinnerungen und Hoffnungen in unser Gegenwartserleben einmischen oder wie sehr uns innere Bilder beeinflussen können, verstehen wir, welche komplexen Leistungen unsere Seele oder unser Gehirn ständig vollbringen, um einen beständigen Gegenwartsbezug und eine eindeutige Verortung zu gewährleisten. In Träumen öffnen sich die Verbindungen zwischen den Zeiten und können wir Entfernungen zurücklegen, die im realen Leben undenkbar wären. Ob solche Träume eher angst- oder lustvoll erlebt werden, hängt von den Inhalten ab, die Entkopplung von Raum und Zeit ist nicht eindeutig emotional besetzt.

Veränderung des Zeiterlebens

In psychischen Ausnahmezuständen kann vor allem das Zeiterleben deutlich verändert sein: In Depressionen scheint die Zeit stillzustehen, in Manien wirkt unser Leben beschleunigt. Möglicherweise ist das abhängig davon, in welchem Tempo wir denken und handeln, wie assoziativ oder eingeengt unser (äußerer und innerer) Spielraum ist. Dann erleben wir auch die Zeitabläufe um uns herum verändert. Das kennt jeder Mensch, wenn er etwa behauptet, das Jahr sei schnell vergangen, oder wenn im Warten die Zeit nicht zu vergehen scheint. In Psychosen kann die Abgrenzung der Gegenwart von der Vergangenheit und Zukunft verloren gehen. Bestimmte Erinnerungen beeinflussen »filterlos« und oft unbewusst die eigenen Wahrnehmungen und indirekt auch das eigene Tun. Menschen hören die Worte von Verstorbenen oder sehen Bilder aus der Vergangenheit, ohne ihren Gegenwartsbezug infrage zu stellen. Und in ähnlicher Weise wirken sich in die Zukunft gerichtete Hoffnungen und Befürchtungen in der Gegenwart aus, und zwar zunächst einmal oft, ohne dass die Betroffenen das kontrollieren könnten.

Unser Umgang mit Zeit beeinflusst unser Wohlbefinden in vielfacher Weise. Langeweile kann uns Besinnung erlauben, aber auch Energie rauben. Die Beschleunigung von Tagesabläufen mit ihren vielfachen Parallelitäten (mit der hoch geschätzten Fähigkeit zum »Multitasking«) kann uns ausfüllen oder aber restlos überfordern. Fast immer geht es nicht um rein sachliche, messbare Zustände, sondern um deren subjektive Verarbeitung und Wirkung.

Ähnlich mag das in Psychosen sein: Von der Vergangenheit eingeholt zu werden, aus der Gegenwart zu fliehen, sich in die Zukunft zu fantasieren oder sich von einem Ort wegzuwünschen, gefürchtete Personen oder Ereignisse auszublenden oder aber ihnen wiederholt ausgesetzt zu sein – diese Vorgänge sind nicht eindeutig zu bewerten, sind nicht »absolut« gut oder schlecht. Mit hoher Wahrscheinlichkeit haben diese psychischen Mechanismen eine Bedeutung und lohnt es sich, nach ihrem Sinn und ihrer Botschaft zu fragen – in der Hoffnung, dadurch die Souveränität des Handelns in der Gegenwart (wieder) zu stärken (Jost 2000).

Psychosen verdeutlichen, dass die Verortung in Ort und Zeit nicht selbstverständlich ist. Uns »synchronisieren« zu können ist nicht voraussetzungslos, sondern abhängig von unserer seelischen Verfassung, aber auch von der sozialen und kulturellen Gegebenheit. Uns in Ort und Zeit zu sammeln bedarf einer gewissen »Achtsamkeit« – ohne dass wir hier einer ständigen, überachtsamen Selbstkontrolle das Wort reden wollen.

Die Relativitätstheorie des Physikers Albert Einstein stellte die Absolutheit der Zeit nachhaltig infrage (eigentlich die Zeitmessung, da diese nicht unabhängig ist vom Licht); doch er meinte damit deren geophysikalische Dimension, nicht das subjektive Zeiterleben. In der Philosophie ist die Zeit ein wichtiges Thema und Gegenstand vieler Theorien (etwa Heidegger 1979). Und letztlich zeigen vor allem die modernen Neurowissenschaften, dass unser Zeiterleben nicht unbedingt die Reihenfolge des Eintreffens unserer Sinneseindrücke abbildet (dazu auch Heinz 2014). Die Auseinandersetzung, inwiefern wir als Personen mit unseren Gehirnen die Umgebung adäquat

abbilden oder unweigerlich neu und individuell unterschiedlich konstruieren, beschäftigt Philosophie und Hirnforschung seit Generationen.
Vor diesem Hintergrund kann es dann auch nicht mehr erstaunen, dass Menschen in extremen psychischen Situationen »aus der Zeit fallen« oder das Empfinden haben, sich räumlich auflösen zu können. In Psychosen nutzen wir den aufgezeigten Spielraum radikal aus – aus welchen Gründen und mit welcher Bedeutung auch immer. Sogar unsere Hilfe, die dem entgegenwirken will, kann und soll, weist zeitliche und räumliche Konstanten auf: So ist es wichtig, dass wir therapeutische Angebote verlässlich anbieten und die therapeutischen Räume so weit wie möglich öffnen und angstfrei gestalten, damit die ungewöhnlichen Zeit- und Raumerfahrungen in der Psychose Platz haben und ein achtsames Miteinander (im Sinne einer inneren Versammlung im Hier und Jetzt) möglich wird.

»Die Verwandlung« – Körperwahrnehmung in Psychosen

Aus der Perspektive der Psychosomatik ist zu betonen, dass somatische Symptome, die in der Folge von seelischen Belastungen entstehen, diese gewissermaßen überdauern (Stichwort »Körpergedächtnis«), also eine Brücke zwischen Vergangenheit und Gegenwart schlagen können, die therapeutisch in beide Richtungen begehbar ist: Belastungen sind nachträglich wahrzunehmen und vielleicht aufzulösen oder neu zu bewerten – in der Hoffnung, damit auch ihre somatische Verfestigung infrage zu stellen und gewissermaßen rückgängig machen zu können.
Eine andere Form alterierter Leiblichkeit findet sich bei Franz Kafka, der uns in seiner weltberühmten Erzählung *Die Verwandlung* daran teilhaben lässt, wie es ist, am Morgen als Käfer aufzuwachen. Er konfrontiert uns mit dem völligen Verlust von Vertrautheit und Selbstverständlichkeit, mit der Beschwerlichkeit des anderen Körpers und mit dem Erschrecken vor dem Blick der anderen. Ist das psychotisch? Lässt uns Kafka eine Psychose nachempfinden? Bleibt die Identität des Menschen eigentlich unangetastet, der die gewaltsame reale Veränderung zum Käfer ja als solche erlebt und sich vor den Blicken der anderen schämt?
Nach Friedrich W. Deneke (1992) existiert die »objektive Wirklichkeit« nur ideell abstrakt. »Sie ist uns im Sinne einer wahrhaftigen, absoluten, unverfälschten Erkenntnis dessen, was ist, nicht zugänglich. Die Welt innerhalb und außerhalb unserer selbst ist stattdessen immer nur als subjektive Wirklichkeit erfahrbar« (Deneke 1992, S. 143). Die Wahrnehmung der

äußeren Wirklichkeit und die Bildung von Theorien über diese sind Ausdruck individuellen Bewusstseins. »Im Bewußtsein erscheint jedoch nicht das Ganze dieser Konstruktion, sondern immer nur ein Teilaspekt der Ganzheit. So steht jeder Mensch mit seinem Bewußtsein in seiner persönlichen und einer kollektiven Bewegung an einem raum-zeitlichen Koordinatenpunkt und spiegelt damit seine individuelle und einen Teil der kollektiven Gewordenheit und Gegenwart wider« (ADERHOLD 1993, S. 2). Was also eine vermeintlich »vernünftige« Weltsicht ist, die die »Wirklichkeit« repräsentiert, und was nicht, das hängt immer auch von sozialen Übereinkünften und Vorannahmen ab, aus denen ein »Wahn« ausbrechen kann und dann gegebenenfalls das kollektiv Verdrängte zur Sprache bringt. Insofern spiegeln sich in psychotischen Erfahrungen nicht nur individuelle Lebensgeschichten, sondern auch die existenziellen Spannungen und Gefährdungen menschlicher Existenz überhaupt.

Dies verdeutlicht uns die eigene Bedingtheit im Erkenntnisprozess. Ich sehe als Forscher die zu analysierende Wirklichkeit in einer für mich spezifischen Weise. In welchem Ausmaß die Wirklichkeit »bedingt« ist und auf welchen Konventionen zum Beispiel auch sprachliche Verständigung beruht, machen wir uns im Alltag normalerweise nicht klar. Genauso wenig ist uns in der Regel bewusst, dass wir für unsere »Normalität«, das heißt für unser normales Funktionieren, einen Preis zahlen: Wir filtern Informationen, bewältigen Ängste und verdrängen Bedrohungen. Auf wie vielen Voraussetzungen Normalität beruht, begegnet uns erst im psychotischen Menschen, dem vorübergehend diese Selbstverständlichkeiten abhandengekommen sind.

In seiner Analyse betrachtet Christian Scharfetter nicht nur die Voraussetzungen unserer alltäglichen Wahrnehmung, die in Psychosen außer Kraft gesetzt scheint, sondern auch unsere einengenden Voraussetzungen der Wahrnehmung der Psychose selbst. »Ob und wie Leid und Krankheit in ein ideelles Ganzes des Bios integriert werden kann, ob Leid nur das zu beseitigende Übel ist oder ob ihm eine bedeutungsvolle, die Lebensführung unter Umständen berichtigende (schuldbefreiende, reinigende, erhöhende, erlösende) Bedeutung entnommen/gegeben werden kann, unabhängig davon, ob der Einzelne diesen Sinn auch verstehen kann oder daran scheitert, hängt letztlich vom anthropologisch-kosmologischen Bewusstseinshorizont des Menschen und seiner Kultur ab« (SCHARFETTER 1986, S. 5). Dabei geht es nicht so sehr um die Frage, ob psychotisches Erleben als krank bezeichnet werden kann. Entscheidender ist die Bereitschaft, an das Handeln kranker wie gesunder, behinderter wie nicht behinderter Menschen die grundlegenden Koordinaten menschlichen Handelns anzulegen.

Phänomen statt Symptom

»Menschen müssen um ihr Selbstverständnis ringen (im Unterschied zum Tier, das im Zweifel vom Instinkt geleitet wird). Es gehört zu unseren Fähigkeiten, zu zweifeln und darüber auch zu verzweifeln, über uns hinauszudenken und uns dabei vielleicht auch zu verlieren. Wer darüber depressiv oder psychotisch wird, ist also kein Wesen vom anderen Stern, sondern ein zutiefst menschliches« (AG der Psychoseseminare 2013, S. 1). Die Psychose ist dem Menschen nicht fern, sondern nah, nicht fremd, sondern eigen. »Daß der Mensch depressiv, manisch und schizophren sein kann, hängt mit seinem Menschsein zusammen. Wie notwendig es auch ist, bei schweren Formen dieser Störungen und Leiden den davon betroffenen Menschen zu helfen, so schlimm wäre es, könnte man die Neigung zu solchem Erleben völlig beseitigen. Der Mensch würde dadurch wahrscheinlich für ihn Konstitutives, sein Menschliches verlieren« (Navratil 1994, S. 100).
Bereits 1848 formulierte Karl Wilhelm Ideler den Gedanken, dass die damaligen »Irrenhäuser als Hochschulen der anthropologischen Forschung anzusehen« seien (Ideler 1848, S. 180). Die anthropologische Sicht ist also keine neue Erfindung; sie war verschiedenen, auch widersprüchlichen Einflüssen ausgesetzt. Für die Psychiatrie bedeutsam waren unter anderem die Phänomenologie (Jaspers 1946, in Anlehnung an Husserl 1962) und die Daseinsanalyse (etwa Binswanger 1956 und Boss 1979).
Karl Jaspers verlangte von der Psychiatrie vor allem eine Vorurteilslosigkeit bei der Beschreibung der psychotischen Phänomene, eine gerade in unserer Zeit moderne Forderung, zumal es bei der modernen Antistigmaarbeit gerade auch um die Stigmatisierung durch die psychiatrisch Tätigen selbst geht: »Die eigentümliche phänomenologische Vorurteilslosigkeit bei der Anschauung der Erscheinung als solcher ist nicht ursprünglicher Besitz, sondern mühsamer Erwerb nach kritischer Arbeit und oft vergeblichen Bemühungen« (Jaspers 1973, S. 48). Sein Anliegen war, sich den subjektiven Erscheinungen des kranken Seelenlebens ehrlich zu nähern; er sah darin eine Grundvoraussetzung für eine therapeutische Beziehung.
Ludwig Binswanger war inspiriert von der Psychoanalyse und wollte eine Daseinsanalyse entwickeln. Er forderte von der Psychiatrie als Voraussetzung einer einheitlichen Wissenschaft ein »philosophisch geklärtes Menschenbild« (Binswanger 1994, S. 52–72). Er bezog sich dabei in vielem auf Martin Heideggers Beschreibung des menschlichen Daseins als eines immer schon so-und-so gestimmten »In-der-Welt-Seins« (Heidegger 1927/2006). Entscheidend für Verständnis und Therapie war es also für Binswanger, nicht nur zu untersuchen, was dem psychisch Kranken im Vergleich zum Ge-

sunden fehle, sondern in welcher besonderen Welt er existiere: »Es sind die Weltentwürfe, die den geisteskranken Menschen vom Gesunden unterscheiden« (BINSWANGER 1947, S. 217).

Eine aktuelle Vertreterin der Daseinsanalyse, Alice Holzhey-Kunz, versteht seelisches Leiden in Abgrenzung zur Psychoanalyse nicht nur als ein »Leiden an Reminiszenzen« (das heißt an unverarbeiteten Kindheitserfahrungen), sondern auch als ein »Leiden am eigenen Sein« (also an Grundbedingungen der menschlichen Existenz). Weil Holzhey-Kunz seelisches Leiden mit einer besonderen individuellen Hellhörigkeit für das Abgründige und mit dem Unheimlichen des menschlichen Existenzvollzugs in Verbindung bringt, bezeichnet sie den seelisch leidenden Menschen auch als »Philosophen wider Willen« (HOLZHEY-KUNZ 1994, 2008).

Auch der Psychoanalytiker Gaetano Benedetti sah die schizophrene Psychose als »überdimensionales Mikroskop, das verborgene menschliche Daseinsformen sichtbar macht«. Sie sei eine »riesige Introjektion allgemeinmenschlicher Irrationalität« (BENEDETTI 1994). »Die Schizophrenie amplifiziert gewissermaßen allgemein menschliche Situationen, die wir dann mit dem von ihr geschärften Auge auch außerhalb des Krankheitsfeldes zu erkennen vermögen. Unser grundsätzlich menschliches Dasein wird dadurch transparenter« (ebd., S. 299).

Erstaunlich deutlich plädiert Manfred Bleuler für ein offenes Krankheitsverständnis als Voraussetzung für eine Begegnung auf Augenhöhe: »Nach heutiger Auffassung zerbrechen Menschen mit Psychosen an den gleichen Schwierigkeiten, mit denen wir alle ringen. Wir alle müssen unserer inneren Widersprüchlichkeit und auch bösen und widersprüchlichen Lebenserfahrungen zum Trotz der Welt einen eigenen Willen, unser eigenes Ich entgegenhalten. Uns allen fällt das nicht leicht. Erkennen wir in psychiatrischen Menschen den Kampf- und Leidensgefährten, bleibt er einer von uns. Sehen wir in ihm ein degeneriertes Hirn, unzugänglich, unmenschlich fremd, anders, rücken wir unweigerlich von ihm ab. Wie gut ist es aber für ihn, wenn wir ihm innerlich nah bleiben« (BLEULER 1971, S. 118).

Wenn Gaetano Benedetti also die Schizophrenie als ein »überdimensioniertes Mikroskop« bezeichnet, das verborgene Erfahrungen sichtbar macht, dann ist das von anthropologischer Bedeutung.

Die Zitate verweisen auf eine phänomenologisch orientierte Psychiatrie, die in Deutschland von vielen Ärzten und Psychotherapeuten aufgegriffen wurde (Binswanger, Boss, Blankenburg, Kuhlenkampf, von Weizsäcker etc.) und von Philosophen wie Husserl, Heidegger, Merleau-Ponty und Sartre beeinflusst war. Trotz der auf das Verständnis des menschlichen Daseins gerichteten Ansätze distanzierten sich allerdings einzelne der genannten Ärzte und Philosophen nicht von den rassistischen Vorurteilen ihrer Zeit oder waren wie

Martin Heidegger sogar Teil des nationalsozialistischen Machtapparats (zur Diskussion siehe HEINZ 2002 a, 2014). Andere Philosophen wie Helmuth Plessner, die keine rassistischen und menschenverachtenden Positionen vertraten und neue Horizonte für die Philosophische Anthropologie eröffnen konnten, wurden aufgrund ihrer Konfession oder politischen Überzeugung ins Exil getrieben. So verloren sie langfristig an Einfluss auf den anthropologischen Diskurs, der im Bereich der Psychiatrie auch nach Ende des Zweiten Weltkriegs eher von dem ehemaligen NSDAP-Mitglied Arnold Gehlen als dem vertriebenen deutschen Juden Helmuth Plessner beeinflusst wurde (HEINZ 2014).

Immerhin aber gelang es einzelnen Daseinsanalytikern wie Medard BOSS (1979), den menschenverachtenden Umgang mit psychischen Kranken seiner Zeit ausdrücklich zu kritisieren. Wir sind also mit einer vielfältigen und heterogenen Tradition konfrontiert, bei der es sorgfältig auszuwählen gilt. Ein für uns Heutige immer noch relevanter Grundgedanke dieser Denkansätze ist, dass auch und gerade psychopathologische Abweichungen aus dem »Wesen des Menschen« heraus verstehbar sind, wobei wir gerade aufgrund der genannten geschichtlichen Erfahrungen gewarnt sind und immer prüfen müssen, welches Menschenbild gerade gewählt wird und welche praktischen Konsequenzen sich daraus ergeben.

Das Spannende an diesen Überlegungen zur Geschichte anthropologischer Theorien ist, dass sie dazu verpflichten, immer wieder neu und gemeinsam um das Verstehen zu ringen, damit psychotische Phänomene weder einseitig als biologisch bedingt und damit als unverständlich hingenommen noch vorschnell mit einem vorgegebenen Menschenbild erklärt werden, das den Betroffenen nicht gerecht wird. Anthropologische Ansätze, die das Prinzip der »Unergründlichkeit des Menschen« (PLESSNER 1975) respektieren und sich bewusst sind, dass das Menschenbild dem individuellen Menschen und eben nicht der Mensch dem Bilde anzupassen ist, können helfen, psychotische Erfahrungen immer auch als Ausdruck des handelnden, um psychische Homöostase ringenden Menschen zu verstehen und zu respektieren. Hier ergeben sich Bezüge zur Systemtheorie, wie es im folgenden Zitat und in den zwei folgenden Texten von Dorothea Buck und Gwen Schulz verdeutlicht wird:

» Der Mensch als Thema philosophischer Anthropologie ist nicht nur hinsichtlich seiner Befähigung zur Erkenntnis, Wahrheitsfindung oder Ethik interessant, sondern gerade dann, wenn dem Menschen sein ganzes Dasein zur Frage oder problematisch geworden ist. Diese Problematik des Daseins in Form einer ›Ver-rückung‹ des Daseins verdeutlicht sich besonders in schizophrenen Psychosen. Die Schizophrenie führt dem Menschen wie ein

Spiegel seine eigene Vulnerabilität und Zerbrechlichkeit vor Augen und stellt ihn vor die Gefahr, sich selbst oder die Welt zu verlieren. Die Suche des Menschen nach seinem Platz in der Welt ist um so existenzieller, je mehr er das Gefühl hat, sich selbst verloren zu haben, seine Position nicht mehr finden oder keinen Sinn mehr sehen zu können. Der Mensch ist im Gegensatz zur tierischen Instinktgebundenheit hinausgeworfen in die Freiheit vielfältiger Daseinsmöglichkeiten und damit auch der Gefahr ausgesetzt, sich darin zu verirren. Der schizophrene Mensch symbolisiert die Vielfalt und Abgründigkeit unseres menschlichen Daseins und wird dadurch zum Knotenpunkt des Interesses zwischen philosophischer Anthropologie und anthropologischer Psychiatrie « (MOLDZIO 2010, S. 73).

Im Vorgriff auf die Kapitel zu Handlungskonsequenzen und Strukturveränderungen möchten wir bereits an dieser Stelle darauf hinweisen, dass Phänomenologie und Daseinsanalyse es weitgehend versäumt haben, an den realen Verhältnissen zu rütteln. Nicht sehr überraschend sind sie daher während der eher institutionell ausgerichteten Psychiatriereform ab Ende der sechziger Jahre ins Hintertreffen geraten, wenn auch bis heute lebendig geblieben. Einzelne ihrer Ansätze, diesmal hoffentlich ohne den sozialen blinden Fleck, bekommen im Rahmen der Trialog-Bewegung, der Recoveryorientierung und im Kontext des Bemühens um Entstigmatisierung wieder eine zunehmende Bedeutung (BOCK 2012, 2012b).

Auf der Suche nach dem Sinn meiner Psychose

Gastbeitrag von Gwen Schulz

Der folgende Gastbeitrag von Gwen Schulz verdeutlicht die Komplexität der Sinnsuche. Gwen Schulz hat keine angenehmen psychotischen Erfahrungen gemacht. Die Psychosen spiegeln tiefe Verletzungen. Klar wird, dass die anthropologische Betrachtung nicht auf eine »Schönwetterlage« beschränkt bleibt. Die Suche nach Sinn und Bedeutung, nach dem inneren Zusammenhang des Erlebten und den möglichen Auswegen gilt auch und gerade für schwierige Erfahrungen.

»Ich bin seit vierzig Jahren psychoseerfahren. Ich bin auch Tischlerin, Erzieherin und seit vier Jahren Genesungsbegleiterin in der Universitätsklinik in Hamburg-Eppendorf. Ich erlebe Psychosen als bedrohlich, einschränkend

und anstrengend. Ich mache durch die Psychose keine das Bewusstsein erweiternden Erfahrungen. Ich lebe nicht selbstverständlich in dieser Welt, lasse mich immer viel zu viel bewegen von dem, was um mich herum passiert. Ich nehme alles viel zu wörtlich und lasse mich sehr von dem Außen verunsichern. Dennoch habe ich inzwischen gelernt, damit so zu leben, dass ich seit zwanzig Jahren nicht mehr stationär behandelt wurde. Dafür war es grundlegend not-wendig, die Psychose zu mir zu nehmen. Ich gehe davon aus, dass sie, obgleich sie so zerstörerisch ist, nicht sinnlos ist, sondern in mir entstanden ist und zu mir gehört.
Das zu erkennen ist sehr schwer und ein nicht abgeschlossener Weg. Es wäre leichter, wenn es wirklich ›nur‹ eine Hirnstoffwechselstörung wäre, die mit mir als Person nichts zu tun hat und die, wie so viele andere Erkrankungen auch, deshalb durch Medikamente behandelbar ist und einfach weggeht. Medikamente können sicher hilfreich sein. In meiner Behandlung habe ich sie als zusätzliche Gewalt und als Gefügiggemachtwerden von außen erlebt. Heute erlebe ich es als Freiheit, dass mich niemand mehr dazu zwingen kann. Ich stehe Krisen deshalb manchmal nur sehr knapp durch. Ich habe eigene Mittel gefunden, die mir dabei helfen. Und ich habe manchmal Menschen, die mir beistehen, die an mich glauben, mich aber nicht *behandeln*.

Leblos im Grauen – man nannte das läppisch

Rund fünf Jahre meiner Lebenszeit habe ich in unterschiedlichen stationären Psychiatrien verbracht. Ich wurde schon mit 14 Jahren in einer Berliner Psychiatrie mit den Diagnosen Jugendlichenschizophrenie und geistige Minderbegabung versehen. Eigentlich ist das egal, aber inzwischen glaube ich, dass das auch zu diesem Zeitpunkt nicht gestimmt hat. Ich war weder schizophren noch geistig behindert. Ich war einfach nur noch kein wirklicher Mensch. Schizophren werden können aber nur wirkliche Menschen.
Ich lebte in einem ziemlichen Grauen. Das war selbstverständlich, alltäglich und fraglos. Ich kannte nichts anderes, ich wusste nicht, dass man Ja oder Nein sagen kann. Ich habe noch nichts gedacht, mir nichts anderes vorgestellt, weil ich nichts anderes kannte. Ich hatte keinen Vergleich. Es war alles richtig so. Ein so abgeschlossenes, zuverlässiges und unwidersprochenes Grauen schützt vor Schizophrenie. Ich glaube, schizophren können nur Menschen werden, die einen Widerspruch erkennen, die in einen Konflikt kommen, die sich nach etwas anderem sehnen, sich etwas anderes wünschen, die etwas anderes wollen, die überhaupt etwas wollen und fühlen. Und dann entwickeln sie auch Symptome, weil es erst mal noch keine Lösung gibt.

Meine Symptome in diesem jugendlichen Alter waren Angst davor, eingeschlossen zu werden. Außerdem habe ich unter dem Bett geschlafen. Und ich habe nur artig oder gar nicht gesprochen. Man nannte das ›läppisch‹. Konkret aber war ich auf einer geschlossenen Station, also wirklich eingeschlossen, und ich schlief unterm Bett, weil sich dann niemand dazulegen konnte. Ich hatte gute Gründe für mein Handeln, aber ich wurde nicht danach gefragt. Ich wurde mit Medikamenten behandelt. Die Folge davon war, dass ich würdelos und sabbernd auf und ab laufen musste. Damals habe ich überhaupt nicht verstanden, was mit mir passiert, und mich auch gegen nichts gewehrt.

Die Stimmen kamen, als ich Fragen stellen konnte

In meinem Verständnis bin ich erst mit zwanzig Jahren krank geworden. Ich habe Stimmen gehört, die mich sehr bedroht haben, ich habe das Gefühl gehabt, mich körperlich aufzulösen, keine Grenzen zu haben, keine feste Masse zu sein. Die Wände kamen auf mich zu und der Boden trug mich nicht. Ich löste mich wirklich auf und hatte dem Außen nichts entgegenzusetzen. Alles ging mich etwas an, ohne dass ich sortieren konnte. Das passierte zu einer Zeit, als meine Welt eigentlich besser wurde, als freundliche Menschen in mein Leben traten, als sich mein Horizont erweitert hatte. Die Welt stand mir plötzlich offen, gleichzeitig überforderte sie mich völlig. Das Grauen hatte zwar ein Ende, aber ich wusste nicht, wie man sich in den Farben bewegt. Ich wusste weder, wie Leben geht, noch, wie man mit Menschen umgeht, vor allem wie man mit Freundlichkeit umgeht. Ich hatte das erste Mal selbst das Gefühl, verrückt zu werden.

Die Eindrücke um mich herum nahmen zu und wurden größer, als mein Körper es aushalten konnte. Ich fühlte mich verrückt, ich fühlte mich krank. Ich wünschte mir, dass da jemand kommt und mir das alles abnimmt, wegnimmt, dass jemand die Symptome wegmacht. Eigentlich habe ich mir gewünscht, dass jemand mir die Welt verkleinert, sie erklärt, mich beschützt. Wahrscheinlich hätte ich Zeit gebraucht und jemand Stärkeres an meiner Seite, damit ich in Ruhe nachlernen konnte, jemand, der mir hilft zu sortieren. Es war alles viel zu viel.

Stattdessen und ohne Schutz bin ich in die Psychiatrie gekommen, und man hat mir wieder gesagt, dass ich an einer Krankheit litte, dass mit meinem Kopf etwas nicht in Ordnung sei, dass ich keine Schuld daran habe, dass ich Tabletten nehmen müsse. Mein Leben lang. Dann und nur dann würde es gehen mit meinem Sein in dieser Welt und würden die Symptome vielleicht verschwinden. Diese Tabletten aber haben mich zu einem seelenloser Zombie gemacht. Ich verschwand als Person, die Symptome gingen nicht weg. Ich hatte noch weniger Kraft, ihnen etwas entgegenzusetzen. Die Stimmen haben mir befohlen, von einem Hochhaus zu springen. Ich bin immer wieder hinaufgestiegen. Sie haben mir auch befohlen, mir meine Hand mit der Kreissäge abzuschneiden, als ich noch als Tischlerin gearbeitet habe. Ich durfte nicht über die Stimmen reden. Ich durfte nicht mit freundlichen Menschen reden. Oft haben mich die Stimmen verwirrt, weil sie plötzlich in der Melodie meines Gegenübers gesprochen haben. Ich dachte: Alle stecken unter einer Decke.

Die Psychiatrie hat meine Angst vergrößert

In der Psychiatrie bin ich gefragt worden, ob ich Stimmen höre. Ich habe das später verneint, weil ich aus Erfahrung wusste, dass dann meine Medikamente erhöht werden. Dabei hätte es mich vor allem erleichtert, mit einem wohlwollenden Menschen darüber sprechen zu können. Die Stimmen hätten dann weniger Macht gehabt. Ich wäre ihnen weniger allein ausgeliefert gewesen, weil ich vielleicht einen Verbündeten getroffen hätte. Ich hätte erlebt, dass ich mich gegen die Stimmen wehren darf. Ich hätte das an einem anderen Menschen ablesen können, was mir zu diesem Zeitpunkt noch nicht selbst zur Verfügung stand.

Ich habe nicht verstanden, was mit mir los ist, aber ich habe die erschreckende Erfahrung gemacht, dass die Symptome nicht einfach so verschwinden. Ich fühlte mich entsetzlich abgeschnitten von den Menschen, von jedem Leben. Ich hatte Angst vor mir. Es wäre wichtig für mich gewesen, bei den Menschen sein zu dürfen, mit allem, so wie ich geworden bin, Beruhigung zu finden, einen Raum zu haben, in dem ich mich aufheben kann. Mit der relativ aussichtslosen Diagnose und dem Gefühl, meine Symptome seien nur krank und müssten weg – dabei aber nicht zu wissen, wie –, hat sich meine Angst vergrößert. Ich wusste nicht, wie ich mein Leben beeinflussen konnte. Ich war mit dieser Krankheit, mit den Symptomen sehr allein und fühlte mich mir selbst ausgeliefert. Ich wusste nicht, was mir hilft, aber ich wusste, dass mich die Tabletten und die Einschätzung meiner Person von außen nicht dabei unterstützten, besser mit mir zu leben, etwas zu verändern, mich auszuhalten.

Ich fühlte mich als Mensch akzeptiert

Die Veränderung in meinem Leben, auch meiner Symptome, hat gar nicht damit begonnen, dass ich gezielt danach gesucht hätte. Das hätte mich, glaube ich, überfordert. Ich hatte das Glück, dass ich vor zwanzig Jahren von zwei Menschen in einer sozialpsychiatrischen Ambulanz in Hamburg über mehrere Jahre ambulant und intensiv begleitet worden bin.

Zum ersten Mal stand nicht die Diagnose im Vordergrund. Ich fühlte mich als Mensch akzeptiert. Ich habe gespürt, dass es um mich als Person geht, darum, dass es mir besser geht. Ich wurde nicht seziert, ich fühlte mich nicht reduziert auf Symptome, die »weggemacht« werden müssen, und anderes, was bleiben darf. Hauptsächlich wurde mir in meiner Not beigestanden. Wirklich beigestanden. Ich durfte kommen, ohne dass ich ›erfolgreich‹ sein musste. Ich hatte nicht das Gefühl, ich müsse beweisen, dass sich die Mühe um mich lohnt. Ich konnte, wenn ich mich das getraute, über die Stimmen sprechen, über meine von anderen so erlebten Wahn-Vorstellungen reden, die für mich Wirklichkeit waren, ohne durch unabgesprochene Maßnahmen sanktioniert zu werden. Wenn ich zum Beispiel nächtelang draußen herumgelaufen war, weil ich wusste, dass der Boden mich nicht trägt, dass ich in die Hölle rutsche und dass das niemand merkt, wurde mir das nicht verboten oder mit Klinikeinweisung gedroht, sondern wir haben darüber gesprochen, dass ich mich wenigstens warm anziehe und dass ich auf die Uhr sehe und wir verabreden, dass ich zu einer bestimmten Zeit nach Hause gehe.

Natürlich hat nicht alles sofort funktioniert, aber ich habe gespürt, dass da Menschen auf meiner Seite sind. Ich wurde nicht gegen meinen Willen behandelt. Für mich ging es hauptsächlich um Versicherungen des Kontaktes, um das Wiederkommendürfen, darum, begleitet zu werden, ohne meine Autonomie zu verlieren. Das war mir am allerwichtigsten. Und ich habe verlässliche Wertschätzung erfahren, die allmählich in mich einsickerte. Ich kann sie zwar nicht verlässlich benutzen, aber ich habe sie sehr dankbar in einen Preziosenschrank gestellt.

Zwei Wesen erweitern mich

Ich werde seit 17 Jahren von zwei Wesen begleitet, die weder Menschen noch lebendige Tiere sind. Sie sind ganz anders als ich. Sie hören keine Stimmen, sie lassen sich nicht von der Welt verunsichern. Sie wissen, was sie wollen und was nicht. Sie sind großzügig und humorvoll. Durch sie habe ich mich getraut, mich der Welt und den Menschen offener zuzuwenden. Sie

gehen nicht weg. Wir sind zu dritt und wir sorgen füreinander. Sie erweitern mein Hiersein auf eine sehr warme und beruhigende Weise. Sie sind die Basis für mein heute autonomes Leben.
Ich bin nicht mehr so ausgeliefert. Die Stimmen kommen immer mal wieder, aber sie können mich meist nicht mehr so beherrschen wie früher. Ich fühle mich nicht mehr so ausgeliefert. Ich habe immer noch häufig das Gefühl, mich aufzulösen. Die Geschehnisse in der großen Welt, aber auch in der mich direkt umgebenden Welt kommen mir viel zu nah. Ich empfinde mich und das Leben oft als an einem seidenen Faden hängend. Aber ich empfinde auch die Welt an einem seidenen Faden. Ich traue mich nicht, mich wirklich niederzulassen, weil es keine beruhigten Plätze mehr gibt. Manchmal ist es wie eine schon verbrannte Erde, die einen sofort wieder in das All zurückschießt. Wenn ich von oben gucke, denke ich: Es hält alles nicht mehr, die Welt zerbricht und es geht keine halbe Stunde mehr weiter. Aber ich habe auch andere Dinge kennengelernt, die mich schützen, die mir Spaß machen, die mich erweitern. Ich akzeptiere mein Leben. Es ist viel besser geworden, als ich es mir je vorstellen konnte. Und es gehört inzwischen mir.

Arbeit kann heilen

Arbeit spielt in meinem Leben eine heilende Rolle. Sie war und ist eine wesentliche Möglichkeit für mich, mir die Welt zu verkleinern und dadurch überschaubarer zu machen. Tätig zu sein bedeutet für mich, mich zu erden, mindestens in dem Moment die Illusion zu haben, dass ich etwas bewirken kann. In meinem Kopf rasen die Gedanken sehr häufig so gleichzeitig und auf so vielen Ebenen durcheinander, dass jede beruhigende Logik und ich selbst verloren gehen. Arbeit macht es mir möglich, etwas von der Welt zu verstehen, etwas beizutragen, dabei zu sein, sie auf einen tröstlichen Rahmen einzugrenzen, wo Sinn entstehen kann und Handlung möglich wird.
Es ist, wie wenn sich etwas Unbegrenztes aus dem Kopf nach außen konzentrieren und bündeln muss und dadurch überprüfbar und real wird. Das holt mich aus dem beliebigen und beängstigenden Nirwana, in dem alles, aber auch nichts möglich ist. Ich habe als Erzieherin mit Menschen mit einer geistigen Behinderung gearbeitet, ich habe als Tischlerin aus Holz Möbel hergestellt. Beides habe ich sehr gern gemacht und hat mich stabilisiert.

Man kann mit der Erfahrung aufstehen

Vor vier Jahren habe ich die EX-IN-Ausbildung abgeschlossen und arbeite seitdem als sogenannte Genesungsbegleiterin. Ich führe Gespräche mit anderen Menschen in psychischer Not. In dieser Situation bin ich diejenige, die etwas übernehmen kann, die zuhört, die nachfragt, die Zuversicht vermittelt, weil sie mehr sieht als die momentane Schwere des Gegenübers. Meine Erfahrungen, mein Ringen mit mir und der Welt, aber auch mein eigener Weg, da herausgekommen zu sein, sind Grundlage meiner Arbeit. Die Erkenntnis, dass es nicht darum geht, fremden Lebensentwürfen hinterherzurennen, irgendeinem Bild von Gesundheit und Symptomlosigkeit entsprechen zu müssen, sondern sich zu sich zu be-kennen, ist heute Basis in meinen Gesprächen.

Wir können uns nur weiterentwickeln mit dem, was uns zur Verfügung steht, was in uns wohnt. Wir können nach Unterstützung auf unseren Wegen suchen, aber es müssen unsere eigenen Wege sein. Wir müssen sie selbst gehen. Die Brüche in meinem Leben, meine Schwierigkeiten mit dem Hiersein, aber auch mein unbedingter Wille zu Autonomie und weiterzumachen sind keine Ausschlusskriterien mehr, in dieser Welt sinnvoll mitmachen zu können. Dass mir diese Arbeit zugetraut wird, dass heute allgemein Genesungsbegleiter eingestellt werden, ist wie eine Art Rehabilitation. Für mich heißt das übersetzt, wir können ver-zweifeln, wir können auch zwischendurch in unserer Kraft verschwinden, uns verirren, aber wir können mit diesen ganzen Erfahrungen auch aufstehen und »eigen« sein. Mit und nicht trotz genau dieser Qualität sind wir als Genesungsbegleiter gefragt.

Nur zu sagen, die Symptome müssten weg, ist seelenlos

In meinem Leben lassen sich (inzwischen auch für mich) Zusammenhänge zwischen meiner Biografie und meiner Verstörung herstellen. Es ist ein Beispiel für die Schwierigkeiten im Menschwerden. Es gibt Phasen im Leben, in denen so viel gleichzeitig passiert oder auch die Geschwindigkeit so schnell ist, dass der Mensch mit seinen Möglichkeiten, das alles zu sortieren, nicht hinterherkommt, sie nicht zu sich nehmen kann. Eigentlich müsste man das Leben anhalten, Pause machen, in Ruhe entscheiden. Aber das Leben geht weiter und wird größer, ohne dass sich der Raum des Verstehens und einer Antwort darauf vergrößert hat. Das kann immer mehr verwirren und überfordern. Das kann dazu führen, sich in einen Eigenraum zurückzuziehen,

der für einen selbst und andere erst mal schwer verständlich ist. Dieser Eigenraum ist aber begründet und nicht ausschließlich ›krank‹.
So glaube ich, dass Symptome nicht vom Himmel fallen, dass Wahnvorstellungen entschlüsselbar sind und mit der Person, die sie erlebt, zu tun haben. Ich finde es seelenlos und fachlich falsch, jemandem, der offensichtlich mit einer Wirklichkeit beschäftigt ist, die nicht üblich ist, zu sagen, das Symptom müsse weg; das stimmt alles nicht, ohne nachzufragen. Damit macht man den anderen ›weg‹, erklärt ihn für ungültig. Für den anderen ist es seine Realität.
In einer Psychose fühlen sich viele Menschen sowieso ausgeschlossen, und ein haltendes Band kann durch Kontaktangebote entstehen, durch Respektieren, Sich-Interessieren und sich gleichzeitig abzugrenzen, die eigene Wirklichkeit dagegenzusetzen. Symptome sind nicht zufällig, sie sind ein persönlicher Ausdruck. Ein Symptom ist eine Antwort, eine Übersetzung für eine anders nicht zu lösende Situation. Sie sind ernst zu nehmen, und es lohnt sich, im Kontakt zu versuchen, sie zu verstehen.

Den anderen im Boot lassen

Um jemanden zu unterstützen, muss man sich auf den Weg zu ihm machen, ihn mit im ›Boot‹ lassen. Sich nicht für die Inhalte von Symptomen zu interessieren, sie ausschließlich als Anzeichen einer Krankheit und deshalb sinnlos abzustempeln, nimmt dem anderen die Würde. Außerdem schickt es den Betroffenen noch mehr in seine Eigenwelt. Er wird als Person abgespalten von den anderen, bis er wieder ›bei Verstand‹ ist.
Für mich war die Erfahrung des Abgespaltenwerdens fast das Schlimmste, weil ich mich sowieso sehr verloren und bedroht gefühlt habe und von der Psychiatrie noch mehr ins Aus geschickt wurde. Die Psychiatrie kann ein Ort der Beruhigung sein, des Sich-Sortierens, des Sich-Überprüfens, des Sich-Korrigierens, aber auch ein Ort mit einem Mangel an angemessenen mitmenschlichen Regeln. Im Umgang mit Symptomen ist die Basis für Kontakt und Unterstützung, sich für denjenigen zu interessieren, der sie erlebt, und nicht so sehr für vorgefertigte Beschreibungen im ICD zum Beispiel.

Deutlich machen, dass etwas ganz und gar nicht stimmt

Ich habe zwar sehr früh und sehr lange verstörende Erfahrungen in meinem Leben gemacht, die mein »So« in der Welt begründen. Ich möchte am Schluss aber auch versuchen, psychische Erkrankungen in einen noch weiteren Zusammenhang zu stellen. Begründet sich Krankheit nur durch die Schwierigkeit eines Menschen, auf seine eigene Geschichte zu antworten, oder ist sie nicht auch Reaktion auf eine immer unverständlichere, bedrohte und bedrohende Welt? Sind Symptome nicht sogar notwendig, weil sie deutlich machen, dass etwas ganz und gar nicht mehr stimmt?

Wir gewöhnen uns alle an einen scheinbar normalen Wahnsinn auf ökologischer, auf politischer und auch auf menschlicher Ebene. Wir wissen, dass wir dabei sind, die Erde zu zerstören, sei es durch Kriege, sei es durch geplante Schädigung der Natur oder durch absurde Erfindungen. Wir hören und sehen Bilder von Flüchtlingen, die für viel Geld aus einer schrecklichen Situation fliehen und von Schleusern absichtlich in eine erneut lebensbedrohende Situation geschickt werden. Wir erleben über das Fernsehen live mit, wie Flugzeuge in das World Trade Center fliegen oder wie Terroristen Paris in Atem halten. Wir erleben mit, wie Banken gerettet werden, die sich auf Kosten der Allgemeinheit bereichert haben und keine Not leiden. Gleichzeitig werden Menschen gepfändet, die die Fernsehgebühren nicht bezahlen.

Jemand, der glaubt, dass in seinem Rauchmelder eine Abhöranlage oder ein Fernseher eingebaut sei, leidet diagnostisch an Verfolgungswahn. Nun ist aber längst bekannt, dass bei der Benutzung von Smartphones mitgehört wird und dass Aufenthaltsorte und Wege verfolgt werden können – doch das ist alltäglich und wird heute allgemein als ›normal‹ akzeptiert. Das ist kein Wahn, sondern Realität. Für diesen akzeptierten und bekannten Irrsinn gibt es unzählige Beispiele.

Gegenkräfte wachsen in gemeinsamer Verantwortung

Mich hält am Leben, dass die Bäume weiter blühen, dass der Mond noch scheint, dass sich Gegenkräfte bilden. Ich möchte allerdings betonen, dass ich es normal finde, auf diese Welt verrückt zu reagieren. Ich glaube auch, dass die Psychiatrie mit dem Ziel, die Not der Menschen zu behandeln, überfordert ist. Die Psychiatrie als Ort möglicher Heilung kann die Entwicklungen in dieser Welt in den bisherigen Rollen von »Die einen werden es schon richten und die anderen sind krank« nicht mehr gerecht werden können. Es geht neben sicher entsetzlichen persönlichen Schicksalen um gemeinsame Verantwortung, in der auch die ›Betroffenen‹ gefordert sind.

In der Psychiatrie arbeiten Menschen, die den Bedingungen genauso ausgeliefert sind wie jeder andere. Ich glaube, diese Trennung von »die einen sind stark und die anderen schwach« funktioniert nicht mehr. Die Psychiatrie hat bisher für die großen aktuellen Fragen danach, wie Menschsein, Arbeiten, Leben in dieser Welt weitergehen kann, keine Lösungen. Die hatte sie natürlich nie. Die kann auch immer nur individuell gefunden werden. Aber es gab vielleicht mehr Illusionen, was zu einem ›gesunden‹ und gelungenen Leben gehört. Arbeit zu finden und sich einen persönlich sinnvollen Raum zu schaffen erschien machbarer. Der Mensch konnte einzeln ver-rückt werden in einem System, das im Großen zusammenhielt, eine Ordnung hatte, wo es beruhigte und schützende Räume gab. Diese sind viel weniger geworden.

Ich empfinde eine sehr große Unruhe, eine allgemeine diffuse Atmosphäre von Bedrohung und Misstrauen. Die Einzelnen ringen so sehr darum, ihre eigenen Räume zu schützen, dass sie denken, auch nichts mehr abgeben zu können. Eigentlich kann sich heute niemand mehr ›leisten‹, verrückt zu werden, weil es wenig haltende Räume gibt, die das auffangen, die stellvertretend funktionieren und schon allein dadurch heilen.

Während ich das schreibe, frage ich mich, ob es also auch ein Zeichen der Zeit ist, dass Genesungsbegleiter als Modell für ein akzeptiertes und andere akzeptierendes Leben eingestellt werden. Wir leben ›offiziell‹ mit Beschädigungen und wir haben Wege gefunden, damit zu leben, dass nicht alles möglich ist. Und wir haben genau dadurch etwas abzugeben. Unabhängig davon glaube ich, dass es als Betroffener nicht mehr möglich ist, die Welt um sich herum als großes Hilfesystem anzusehen. Niemand kann sich mehr zurückziehen in eine ausschließlich Versorgtwerden-Rolle. Jeder hat irgendeine positive Kraft, etwas beizutragen, und ist mit verantwortlich dafür, dass die Welt nicht auseinanderbricht. Ich denke, das ist heilsam und eine Chance für alle.«

Zum subjektiven Verständnis von Psychosen

Zehn Thesen von Dorothea Buck

Im Psychoseseminar sind häufig Geschichten wie die von Gwen Schulz zu hören – wenn auch nicht immer in dieser Ausführlichkeit und Reflektiertheit. Der besondere Narrationsraum von Psychoseseminaren mit seiner Absichtslosigkeit (Bock 2011 d) fördert offenbar solche Selbstentwürfe. Die Lehren aus diesen vielfältigen Perspektiven hat Dorothea Buck (2013), Mitbegründerin der Psychoseseminare, subjektorientiert zusammengefasst. Sie versteht die sehr komprimierten zehn Thesen auch als Quintessenz ihrer Botschaft zum Verständnis und zum Umgang mit Psychosen.

Dorothea Buck wurde 1917 geboren, erlebte während der Nazi-Zeit mehrere Psychosen, wurde zwangssterilisiert und damit gezwungen, ihr Lebenskonzept zu verändern. Sie wurde Künstlerin und kämpfte ihr ganzes langes Leben lang gegen die sprachlose und gewaltsame Psychiatrie. Die Psychoseseminare entstanden aus ihrer Überzeugung heraus: Wenn wir miteinander sprechen, bringen wir uns jedenfalls nicht um. Die Inhalte und Botschaften ihrer Psychose fasst sie sehr kompakt so zusammen: Dass sie die Braut Christi sei, dass ein großer Krieg komme und dass sie Wichtiges zu sagen habe. Alle drei Ahnungen haben sich erfüllt: die erste auf schreckliche Weise, weil die Zwangssterilisation eine eigene Familiengründung zerstörte; die zweite ebenfalls, obwohl sie den Zweiten Weltkrieg damals als junges Mädchen wirklich nicht ahnen konnte; die dritte spätestens als sie 1994 als Kopräsidentin des trialogischen Weltkongresses für Soziale Psychiatrie (»Abschied von Babylon«, der erste nach dem Zweiten Weltkrieg auf deutschem Boden) eine viel beachtete Rede gegen den Größenwahn und die Sprachverwirrung der Psychiatrie hielt.

Diese Thesen stammen von ihr. Sie stehen hier als eine »subjektive« Zusammenfassung der persönlichen Bedeutung von Psychosen.

1. Wir müssen verstehen, was wir erleben, um unsere Erfahrungen in unser normales Leben integrieren, um anderen ein Verständnis vermitteln zu können.
2. Erfahrungen der Betroffenen sind anzuhören und ernst zu nehmen.
3. Eine Psychose ist als Aufbruch des normalerweise Unbewussten ins Bewusstsein zu verstehen, um vorausgegangene Lebenskrisen zu lösen, die wir mit unseren Kräften nicht lösen konnten.
4. Da Traum und Psychose aus derselben Quelle schöpfen, ist es wichtig, Parallelen zwischen beiden zu beachten.

5. Aufbruch von Symbolen in Traum und Psychose beim Denken und Handeln.
6. Identifikationen in Traum und Psychose: Wir identifizieren uns mit den im Traum auftretenden Personen, die uns häufig selbst meinen. In der Psychose sind Identifikationen mit Jesus und anderen (vor allem) biblischen Gestalten häufig.
7. Die in Psychosen häufigen Beziehungs- und Belastungsideen lassen sich erst aus dem in der Psychose veränderten Weltgefühl sonst nicht gespürter Sinnzusammenhänge verstehen. Ähnliches gilt im Traum. Sigmund Freud erwähnt zum Traum eine auffällige Tendenz zur Verdichtung, eine Neigung, neue Einheiten zu bilden aus Elementen, die wir im Wachdenken gewiss auseinandergehalten hätten.
8. Da diese Veränderungen sich von unserem normalen Denken unterscheiden, bewerten wir sie als nicht aus uns selbst, sondern als von außen kommende Eingebungen. Aus diesem Eingebungserlebnis resultiert auch der Schizophrenie-Begriff. Sobald wir aber von einem in der Psychose aufgebrochenen eigenen Unbewussten wissen, das wir wegen der ganz anderen Art des Denkens, des eher Gedachtwerdens, als nicht aus uns selbst kommend bewerten, sollte ein gemeinsames Psychose- und Selbstverständnis erarbeitet werden.
9. Unsere Psychosen gehen meistens mit aufbrechenden Impulsen und Emotionen einher, die auch aus dem Unbewussten kommen. Damit sich keine Gefühle und Impulse stauen können, lebe ich immer aus diesem Impuls heraus – mithilfe der inneren Stimme.
10. Die Krankheit scheint mir darin zu liegen, dass wir unser Psychoseerleben für objektive Wirklichkeit halten. Würden wir es von vornherein auf der Traumebene erkennen, wären wir nicht krank. Es bedarf also der Verschiebung der Psychoseinhalte auf die Traumebene, um sich den *Sinn* der Psychose zu erhalten, nur ihre objektive Wirklichkeit nicht.

Die Thesen erlauben uns, zu vergleichen und uns zu besinnen, ob wir diesen Maßstäben gerecht werden. Was hat sich getan? Was bleibt zu tun? Wo gilt es, wachsam zu bleiben?

Verschiedenheit respektieren – Fazit

Psychosen verlaufen höchst unterschiedlich. Das gilt für das Erleben wie auch für die historische und aktuelle Konzeptbildung. Im Rückblick wird verständlich, dass die Unterscheidung von affektiven und kognitiven bzw.

schizophrenen Psychosen immer wieder auch infrage gestellt wurde. Kaum eine Psychose kommt ohne affektive *und* kognitive Aspekte aus. Spätestens wenn die psychische, soziale und somatische Eigendynamik hinzukommt, wenn Prozesse von Selbst- und Fremdstigmatisierung einbezogen werden, dann werden die affektiven Folgen kognitiver Psychosen und die (meta-)kognitiven Folgen tiefer Affekte offensichtlich.

Dass die Vielfalt der Psychosen auch durch eine immer standardisiertere westliche Medizin nicht zu bändigen ist, ist eigentlich eine wohltuende Feststellung. Umso wichtiger ist, dass wir die Diagnose als Abstraktion und Annäherung begreifen und nicht als negative »Identität« der Patientinnen und Patienten.

Wir haben uns in diesem Kapitel bemüht, bei aller Vielfalt das Gemeinsame psychotischer Erfahrungen deutlich werden zu lassen. In unseren Augen ist das gerade in der existenziellen Erschütterung gegeben, die die psychotischen Erlebnisse und Erfahrungen bewirken und ausdrücken. Die dahinterstehende Sensibilität (Verletzlichkeit) kann so tiefgründig sein, dass sie für eine aktive Bewältigung oder Verdrängung zunächst wenig Spielraum lässt: Menschen in Psychosen können sich subjektiv durchlässig, überflutet, verunsichert, verängstigt fühlen. Bei allen dahinter spürbaren oder vermuteten Ambivalenzen und Konflikten ist dieser Zustand oft mit charakteristischen Symptomen verbunden. Aber diese Erfahrungen haben immer auch einen persönlichen Wert, sind Ausdruck einer individuellen Lebensgeschichte wie auch der allgemeinen Gegebenheiten menschlichen Seins.

Wir alle tun im Alltag oft so viel, um uns nicht mehr wahrzunehmen oder zu spüren. Wir sind so gewohnt, immer neue Konfliktfelder zu eröffnen und mit realen oder virtuellen Personen soziale Spiele zu treiben, dass es Respekt und Anerkennung braucht, wenn all das nicht mehr geht, wenn eine Verzweiflung wirklich existenziell geworden ist, wenn ein Mensch in der Psychose um den Kontakt zu sich selbst ringt und gerade dabei auf eine stützende (therapeutische) Beziehung angewiesen ist.

In diesem Zusammenhang möchten wir schon an dieser Stelle und im Hinblick auf die späteren Kapitel feststellen: Wenn nicht Menschen in Psychosen zu ihrem Schutz eine reizarme, vertraute Umgebung brauchen, wenn nicht gerade sie ein wohlwollendes, wenig wertendes, reflektierendes Gegenüber brauchen, wer denn dann? Aus diesem Blickwinkel ist die schon lange andauernde Zurückhaltung der verschiedenen psychotherapeutischen Schulen, gerade auch für Menschen mit Psychosen therapeutische Angebote zu machen, nicht zu verstehen.

Entstehungsbedingungen: Wie werden wir psychotisch?

Nahezu alle Menschen steigen in einer traumatisch überfordernden Situation oder unter der Bedingung eines extremen Reizentzugs (Camera-silens-Forschung, siehe HANSEN & PEINIKE 1985) aus der Realität aus. Unterschiedlich ist nur das Ausmaß der Unter- oder Überreizung, das dann zu einer Eigendynamik der Sinne und zu einer psychotischen Erfahrung führen kann. Der eine Aspekt kennzeichnet die Schutzfunktion dieser dissoziativen Reaktion: Ich schütze mich vor dem, was ich subjektiv im Moment nicht aushalte. Der andere Aspekt verdeutlicht das soziale Wesen des Menschen: Ich brauche meine Sensorik, mein Leibempfinden, um mich zu spüren, brauche ein soziales Echo, um mich zu vergewissern; bleibt das länger und umfassend aus, erzeuge ich mein eigenes Echo, können Gedanken laut werden oder sich von außen kommende Stimmen zeigen und den mitmenschlichen Kontakt auf eigentümliche Weise ersetzen.

Kann jeder Mensch psychotisch werden?

Auf jedem Lebensweg kann es Einbrüche in Form einschneidender traumatischer Erlebnisse geben, muss mit Konflikten, Niederlagen und Umwegen gerechnet werden, stehen innere Vorstellungen und äußere Realität sowie innere und äußere Erwartungen in einem Spannungsfeld, nicht selten in direktem Widerspruch. Erste psychotische Symptome können Ausdruck dieses Spannungsfeldes sein und zugleich Anzeichen eines Versuchs, es zu überwinden, zu glätten oder, wenn das nicht gelingt, es zu übersehen.

Die meisten Menschen entwickeln Psychosen in Zeiten, die für jeden kritisch sind. Psychoseerfahrene sind in diesen Phasen oft tiefer betroffen als andere, aber Muster und Mechanismen entsprechen oft (Extrem-)Formen menschlichen Erlebens in solchen Umbruchsituationen. Entsprechend ist es wichtig, Rückfallvermeidung nicht um jeden Preis zum absoluten Ziel zu erklären. Eine solche Haltung impliziert nicht nur Stigmatisierung, sondern fördert auch die Gefahr, mit der Psychose und den auslösenden

Krisen geradezu das Leben zu vermeiden, somit ohne Absicht eine Negativsymptomatik und postschizophrene Depression zu fördern (Bock u.a. 2013c; Bock 2007).
Die Tatsache, dass Menschen in besonderen Situationen psychotisch werden können, steht also in der Konsequenz des menschlichen Daseins und nicht im Gegensatz dazu. Die folgende Passage aus dem Kontext des Trialogs und der Broschüre *Es ist normal, verschieden zu sein* (AG der Psychoseseminare 2013, S.1) sei hier noch einmal zitiert:

» Menschen müssen im Unterschied zu anderen Lebewesen um ihr Selbstverständnis ringen. Es gehört zu unseren Möglichkeiten, an uns zu zweifeln, andere(s) zu bezweifeln und dabei auch zu verzweifeln sowie über uns hinauszudenken und dabei vorübergehend auch den Kontakt zu sich selbst zu verlieren. Wer lange Zeit verzweifelt ist, ohne Halt und Trost zu finden, wer seine Gefühle dabei nicht mitteilen kann und sie allein nicht mehr aushält, kann depressiv werden – oder in einer Art Flucht nach vorne – auch manisch. Wer sich selbst verändert wahrnimmt und den Kontakt zu sich verliert, verändert auch die Wahrnehmung seiner Umgebung und den Kontakt zu anderen. Die Wahrnehmung wird eigensinnig, das Denken sprunghaft und assoziativ. «

Das heißt: Ja, tendenziell kann jeder Mensch psychotisch werden, aber psychotische Krisen verlaufen sehr unterschiedlich, jede Psychose ist anders, ist individuell strukturiert. Das heißt aber eben auch: Die Symptome (etwa Art, Ausmaß und Inhalt von Stimmen) sind nicht beliebig, sondern ermöglichen einen Zugang zu genau dieser Person und ihrem Lebenskontext. Eine Psychose ist eine tiefe existenzielle Krise, eine meist alle Lebensbereiche umfassende Verunsicherung. Subjektiv ist nichts mehr, wie es war, auch wenn aus der Sicht anderer oft gar nicht viel passiert zu sein scheint.
Dass es jedem möglich ist, psychotisch zu werden, und dies jeweils individuell unterschiedlich verläuft, lässt sich nicht nur theoretisch, sondern auch praktisch belegen, wenn man die Reaktionen auf starken Reizentzug und auf extreme Überreizung als Schritte in Richtung psychotischer Erfahrungen begreift. In psychotischen Krisen können Geräusche oder Stimmen zu hören, Bilder zu sehen oder (seltener) Berührungen auf der Haut zu spüren sein, ohne dass es dafür einen entsprechenden Reiz von außen gibt. Das bedeutet nicht, dass die Sinnesorgane »beschädigt« sind. Nur ein Teil der Nervenbahnen, die zu Seh- oder Hörzentren im Gehirn führen, kommen von Auge oder Ohr. Viele andere Hirnregionen sind an unserer Wahrnehmung beteiligt. Unser Gehirn, das alle eingehenden Informationen vernetzt und deutet, ist verantwortlich für die Eigendynamik der Sinne. So gesehen ist eher erstaunlich, dass nicht viel mehr Menschen Stimmen hören oder Visionen haben.

Halluzinationen im Sinne einer Eigendynamik ohne adäquate Außenreize entstehen vor allem dann, wenn insgesamt zu wenig Reize ankommen (etwa aufgrund sozialer Isolation und bei Schwerhörigkeit), wenn zu viele Informationen auf einmal das »Fassungsvermögen« sprengen oder wenn in Krisenzeiten zu viele Eindrücke auf einmal ins Bewusstsein drängen, sodass unsere Verdrängungs- und Verarbeitungsmöglichkeiten (Bedenken, Vergessen, Träumen) nicht mehr ausreichen (Bock 2013 a).

Zusammenspiel von Genetik und Umwelteinflüssen

Selbstverständlich kommen Menschen »von Natur aus« verschieden auf die Welt, bringen verschiedene Vulnerabilitäten und Resilienzen mit. Doch zum einen ist diese genetische von der erworbenen Verletzlichkeit oft schwer zu trennen, zum anderen ist sie auch nicht ausschließlich als Vorstufe der Erkrankung zu verstehen, sondern sie ist mit einer subjektiv und objektiv wertvollen Sensibilität untrennbar verbunden. Auch die vermeintlich rein genetische Vulnerabilität ist in ihrer Ausprägung und Wirksamkeit abhängig von Stresserfahrungen und Krisenerlebnissen (siehe die Erkenntnisse der Epigenetik: Weaver u.a. 2004). Ebenso ist sie in Grenzen kompensierbar, wie die Zwillingsforschung in anspruchsvollen Designs gezeigt hat: Bei gleicher genetischer Belastung konnten stabile und emotional zuträgliche Entwicklungsbedingungen die Krankheitshäufigkeit signifikant reduzieren (Tienari u.a. 2004).

»Es herrscht mittlerweile Einigkeit: Ein einzelnes Gen für Schizophrenie gibt es nicht. Bis 2008 wurden insgesamt 1.500 molekulargenetische Studien zur Schizophrenie durchgeführt. Die Lösung suchen die Genetiker gegenwärtig in einem Erklärungsmodell der Summation von (sehr) vielen Genen, in individuell unterschiedlichen Kombinationen, mit jeweils kleinen Effekten« (Aderhold & Borst 2009, S. 370). Aber bereits Zwillingsstudien, in denen der eine Zwilling eine Psychose erlebte und der andere nicht, zeigten die Bedeutung von Gen-Umwelt-Interaktionen und von psychosozialen Risikofaktoren für Psychosen. »Damit wurden die bornierten Entweder-oder-Logiken bei den Psychosen überwunden. Beide Phänomenbereiche, die menschliche Natur (Biologie) und die menschliche Kultur (psychosoziale Umwelt), interagieren auf eine Weise, dass unter bestimmten Bedingungen eine psychotische Erkrankung resultiert« (ebd.). Unsere genetische Ausstattung legt uns eben keinesfalls so konkret fest, dass genau das »vererbt« würde, was wir erleben und was professionelle Therapeuten dann mit möglichst universell anwendbaren Kategorien zu fassen und zu klassifizieren suchen, zumal diese Beschreibungen (Diagnostik) sich historisch wandeln und kulturabhängig variieren können.

Zu den psychosozialen Bedingungen gehören auch schon vorgeburtliche Belastungen wie Infektionen (Influenza), aber auch Erfahrungen extremen Hungerns oder politischer Verfolgung (HEINZ & WEINBERGER 2000). Die möglichen Folgen sind unspezifisch, also nicht unmittelbar und direkt mit Psychosen verbunden. Während der Schwangerschaft sind Kind und Mutter einerseits körperlich bzw. hormonell geschützt, andererseits können Giftstoffe (Alkohol, Nikotin) und psychische Belastungen das Kind erreichen und schädigen, können extreme Belastungen auch eine Frühgeburt auslösen und damit die Entwicklung des Kindes beeinflussen – *auch* in psychischer Hinsicht. Abgesehen von Organschäden sind viele der Belastungen aber unspezifisch und im Verlauf der Zeit kompensierbar.

Dass der Hirnstoffwechsel auf Umweltereignisse reagiert, ist selbstverständlich und gilt für belastende und beglückende Ereignisse zunächst völlig unabhängig von dessen möglicher Beurteilung als »krankheitswertig«. Auch gutes Essen und interessante soziale Interaktionen setzen zum Beispiel den Botenstoff Dopamin frei, was offenbar ebenfalls in der akuten Psychose passiert. Die Frage ist also nicht, *ob* sich etwas im Gehirn tut, sondern *was* und *wie stark*. Hier spielen Faktoren wie die individuelle Empfindlichkeit (»Dünnhäutigkeit«), Sensibilisierungsvorgänge, die auch unter Stress zunehmen, und vieles andere eine Rolle. Ausmaß und Dauer der neurobiologischen Veränderungen entscheiden dann darüber, ob die erlebbaren Phänomene kurzfristig auftreten oder langfristig bestehen bleiben und »Spuren« (im Sinne neuroadaptiver Veränderungen) bilden (HEINZ 2002b; KAPUR 2003).

Frühe kritische Lebensereignisse wie der Verlust eines Elternteils, die Trennung der Eltern oder soziale Deprivation (etwa lange Krankenhausaufenthalte) können nachhaltig zu psychischer Instabilität beitragen (ADERHOLD 1997, S. 97 ff.). Zugleich zeigt die Resilienzforschung, dass das nicht unbedingt der Fall sein muss, denn auch einschneidende, sozial nachteilige Erfahrungen können in Grenzen durch positive Erfahrungen ausgeglichen werden. Nach Roswitha MÜLLER-SCHENKENBRINK und Kollegen (2015) besteht ein möglicher Zusammenhang zwischen Resilienz im Sinne einer ausgeprägteren Widerstandsfähigkeit gegen psychische Erkrankungen und der Entwicklung von Eigensinn bzw. der Integration aggressiver Impulse in das Selbst (im Überblick siehe auch BERNDT 2015).

Die Erfahrung früher Traumatisierungen durch Misshandlung oder sexuellen Missbrauch ist bei Psychosen überzufällig häufig (KAPFHAMMER 2012, 2013), worauf auch feministische Autorinnen schon früh aufmerksam gemacht hatten (HUBER 2003). Das gilt für andere psychische Erkrankungen ebenfalls. Bestimmte Symptome der Psychose wie der fehlende Bezug zur eigenen Leiblichkeit, der Verlust der Selbstvertrautheit mit den eigenen Gedanken oder Handlungsimpulsen können also auch als Bewältigungsstrategie solcher Erlebnisse verstanden werden.

Urbanität gilt ebenfalls als Belastungsfaktor: Die Inzidenz von Psychosen ist in städtischen gegenüber ländlichen Gebieten deutlich erhöht – allerdings abhängig von und kompensierbar durch gute Nachbarschaft (VAN OS 2001; ALLARDYCE u.a. 2005). Der höhere Anteil schwerer psychischer Störungen in unterprivilegierten Stadtteilen kann mit den Lebensbedingungen und/oder mit Selektionsprozessen zu erklären sein. Armut beeinflusst die Krankheitshäufigkeit und den Verlauf nicht nur bei Psychosen, sondern bei fast allen psychischen Erkrankungen (HEINZ u.a. 2013). Dabei sind unmittelbar belastende Faktoren und solche, die deren Kompensation dienen, schwer zu trennen (KILIAN & BECKER 2006; BECKER & STIAWA 2014).

Soziale Not und soziale Ablehnung haben einen erheblichen Einfluss auf die psychische Gesundheit und Stabilität, sind jedoch in relativ hohem Maße abhängig von ihrer subjektiven Wahrnehmung und Bewertung (JANSSEN u.a. 2003). Das eigene Selbstverständnis kann einen relativen Schutz bieten: So blieben Psychoseerfahrene, die sich eher als »Eigenbrödler« verstanden, länger gesund und wurden seltener erneut hospitalisiert als andere, die sich stark an den sozialen Normen der US-Mittelschicht orientierten (CORIN & LAUZON 1992).

Treten Psychosen überall gleich häufig auf?

Studien der Weltgesundheitsorganisation (WHO) ab den fünfziger Jahren legen nahe, dass es trotz aller Unterschiede in den Lebenssituationen, kulturellen Praktiken, religiösen Überzeugungen und wirtschaftlichen Gegebenheiten überall auf der Welt schizophrene Psychosen gibt, die mit rund 1 Prozent Häufigkeit auftreten (JABLENSKY & SARTORIUS 2008). Im Gegensatz dazu existieren aber Zahlen, wonach schizophrene Psychosen jeweils abhängig sind von bestimmten Lebensbedingungen und bei bestimmten, offenbar besonders vulnerablen Gruppen von Menschen sehr viel häufiger sind, so beispielsweise bei Migranten, die in nordamerikanische oder europäische Länder eingewandert sind (Cantor-Graae & Selten 2005; Janssen u.a. 2003).

Eine einfache Erklärung für die (mögliche) weltweite Gleichverteilung, aber Ungleichverteilung zwischen sozialen Gruppen wäre, dass die WHO in ihren Studien eben bestimmte »ethnisch« bedingte Unterschiede im Risiko, psychotisch zu werden, nicht erkannt hat. Das allerdings wäre zu offensichtlich, denn das Risiko, an einer Psychose zu erkranken, ist bei Jamaikanern, die auch in Jamaika leben, und Westafrikanern in Westafrika offenbar gar nicht erhöht. Erhöht ist das Risiko, an einer Psychose zu erkranken, allerdings dann, wenn man aus diesen Weltteilen beispielsweise nach Großbritannien auswandert, und zwar offenbar insbesondere dann, wenn man hinterher in einem Stadtteil lebt, in dem man wenig soziale Unterstützung erfährt (zur Übersicht siehe Heinz u.a. 2013). Das Risiko, an einer Psychose zu erkranken, ist dann tatsächlich um ein Mehrfaches erhöht. Dies legt die Annahme nahe, dass soziale Ausschließungsverhältnisse und Diskriminierungserfahrungen eine wesentliche Rolle spielen. Aber warum haben die WHO-Studien dann überall eine Psychoserate in Höhe von circa 1 Prozent der Bevölkerung gefunden?

Einerseits haben die WHO-Studien natürlich keine größeren Bevölkerungsgruppen untersucht, die von einem Land in ein anderes migriert und dabei potenziell rassistischer Diskriminierung ausgesetzt waren. Andererseits richteten sich die WHO-Studien in gewissem Sinne selbst gegen einen rassistischen Diskurs, der bis Ende der vierziger und fünfziger Jahre des letzten Jahrhunderts noch die akademisch vorherrschende Meinung repräsentierte. So verglich John C. Carothers (1951), der damals führende Kolonialpsychiater Großbritanniens, noch in den fünfziger Jahren Afrikaner mit lobotomierten Europäern, also mit Menschen, deren Funktion ihres Frontalkortex durch einen chirurgischen Eingriff zerstört wurde. Er stützte seine Behauptung auf später nicht reproduzierbare Unterschiede beispielsweise in elektrophysiologischen Untersuchungen. Da Afrikaner nun dementsprechend angeblich über keinen funktionsfähigen frontalen Kortex verfügten, seien sie auch nicht in der Lage, komplizierte Erkrankungen wie eine Depression auszubilden (McCulloch 1995; zur Kritik siehe Heinz 1998).

Gegen diese (durch und durch rassistischen) Annahmen Carothers richtete sich dann eine empirische Untersuchung Thomas A. Lambos, eines nigerianischen Psychiaters, der später auch an den WHO-Studien beteiligt war. Er beobachtete bei den Yoruba in Nigeria, dass ein Teil seiner Patientinnen und Patienten durchaus »in der Lage« war, Erstrangsymptome im Sinne Kurt

Schneiders auszuprägen, das heißt, diese Menschen litten unter komplexen Halluzinationen und Ich-Störungen »wie alle anderen schizophrenen Menschen weltweit auch«. Menschen aber, die traditionell aufwuchsen, zeigten bei den Yoruba eher eine Art »Verwirrtheitspsychose« mit im Vordergrund der Symptomatik stehender Desorientiertheit und Desorganisation (LAMBO 1955).

Es sind also offenbar wiederum kulturelle Faktoren, möglicherweise verbunden mit der abendländisch-christlichen Tendenz, die eigenen Antriebe daraufhin zu hinterfragen, ob die jeweiligen Begierden Gott oder dem Teufel dienen, die das Auftreten klassischer Ich-Störungen bei psychotischen Patienten aus Westafrika zu erklären helfen. Vor diesem Hintergrund ist es möglich, dass die einprozentige Psychoserate, die die WHO-Studie weltweit fand, ein implizites antirassistisches Statement ist. Sie zeigt nämlich entgegen Carothers und den Kolonialpsychiatern, dass Menschen überall auf der Welt durchaus »komplexe« Erkrankungen wie Psychosen oder Depressionen ausprägen, die vermeintlich nur den Europäern und ihrem komplexen Frontalkortex vorbehalten seien (JABLENSKY & SATORIUS 2008).

Einen Nachhall dieser Haltung erlebte einer der beiden Autoren (A.H.) dieses Buches, als er bei einem Aufenthalt in Mali nach dem Auftreten von Ich-Störungen fragte. »Kommt uns ja nicht mit ethnopsychiatrischen Vorstellungen, wir sind Menschen wie alle anderen auch und haben dieselben Erkrankungen«, knurrte einer der befragten älteren Kollegen. All dies zeigt, dass Diskussionen über Psychoseraten und ihre Verursachungen nicht im luftleeren Raum stattfinden, sondern immer eingebettet sind in den jeweiligen zeitlichen, geschichtlichen Kontext, in dessen soziale Kämpfe und Konflikte und den durchaus menschlichen Versuch, hier einen Sinn zu finden.

Spezifische Migrationsbelastungen und ihr Ausdruck in psychotischen Symptomen

Noch wichtiger als die Frage der interkulturellen Unterschiede der Ausprägung psychotischer Erfahrungen ist die Frage, ob einzelne Bevölkerungsgruppen diskriminierende Erfahrungen machen, die das Risiko deutlich erhöhen, an einer Psychose zu erkranken. Tatsächlich zeigte die bereits erwähnte Untersuchung an in London lebenden Migranten dunkler Hautfarbe aus Westafrika und Jamaika, dass bei ihnen Psychosen besonders oft und gerade dann gehäuft auftreten, wenn sie in Stadtbezirken leben, in denen wenige Menschen gleicher Herkunft oder Hautfarbe ansässig sind (VELING u. a. 2008). Dies mag auf den ersten Blick überraschen, denn solche Stadtteile, in denen nur relativ wenige Migranten leben, gehören in London ja durchaus nicht zu den ärmsten Bezirken. Die Gesundheitsversorgung, die Ausstattung mit Beratungsstellen und einigermaßen zufriedenstellend finanzierten Schulen etc. kann in diesen Stadtteilen also durchaus über dem Durchschnitt liegen. Wahrscheinlich ist es tatsächlich die gesellschaftliche Ausgrenzung und das Risiko, rassistisch diskriminiert und diffamiert zu werden, was zu erhöhtem Misstrauen, erhöhten Ängsten und eben auch zu erhöhten Psychoseraten beiträgt.

Allerdings besteht hier auch die Gefahr, dass Menschen, die wiederholt rassistischer Diskriminierung ausgesetzt sind und sich in der entsprechenden Gesellschaft generell bedroht und ausgegrenzt fühlen, von Ärzten irrtümlich als »wahnkrank« diagnostiziert werden, während sich eigentlich nur eine allgemeine Erwartungshaltung nach wiederholten negativen Erfahrungen ausdrückt. Wer einmal selbst in der Situation gewesen ist, über längere Zeit als deutlich sichtbarer »Fremder« in einer anderen Gesellschaft zu leben, die aufgrund historischer Konflikte durchaus Ressentiments gegen »fremde« Personen hegt (man denke an die rassistischen Vorurteile in Europa, die sich hier zur Rechtfertigung des Sklavenhandels, der Verschleppung und Ermordung afrikanischer Menschen im Dreieckshandel zwischen Europa, Afrika und Amerika und später des Kolonialismus und Imperialismus ausbildeten), der kann nachvollziehen, wie leicht die Angst vor Vorurteilen, die generell gegen die Herkunft der eigenen Person gerichtet sind, in das Erleben allgemeiner Feindseligkeiten umschlagen kann.

Es ist nach den vorliegenden Untersuchungen offenbar so, dass besonders rassistischer Diskriminierung und Ausschließung ausgesetzte Minderheiten tatsächlich auch häufiger psychotisch erkranken, wobei Verarmung und das Leben in Großstädten als weitere, oft schwer voneinander zu unterscheidende Risikofaktoren hinzukommen (HEINZ u. a. 2013).

Ein 41-jähriger Mann aus Bamako in Mali berichtet, dass er nach dem Mauerfall 1989 als Auszubildender in Neubrandenburg eine psychotische Episode erlitten habe. Er sei damals aus dem mit der DDR befreundeten westafrikanischen Land zum Studium in die DDR gekommen und habe bereits zwei Jahre in Neubrandenburg studiert, als sich seine Situation mit dem Zusammenbruch des Regimes schlagartig geändert habe. Plötzlich seien sie keine vom Regime mehr eingeladenen und von der Bevölkerung akzeptierten Gäste gewesen, sondern er und andere afrikanische Mitstudenten hätten sich einer völlig überraschenden Welle von Gewalt gegenüber gesehen. Auch Menschen, bei denen er gar nicht mit feindseligen Reaktionen gerechnet habe, hätten sich auf einmal gegen ihn und andere afrikanische Studenten gewendet.

Was der Patient hier schildert, sind reale Vorkommnisse, in dieser Zeit wurde beispielsweise der angolanische Staatsbürger Amadeu Antonio Kiowa gemeinsam mit zwei Männern aus Mosambik von einer etwa fünfzigköpfigen Gruppe junger Menschen und neonazistisch organisierter Skinheads durch die Stadt Eberswalde gejagt, wobei Amadeu Kiowa so schwere Kopfverletzungen erfuhr, dass er aus dem Koma nie wieder erwachte und verstarb, während die beiden Mosambikaner schwer verletzt flüchten konnten (Wikipedia 2015).

Diese und weitere Vorgänge ängstigen den Studenten aus Mali sehr. Er berichtet, dass damals »überall um ihn herum« Afrikaner erschlagen worden wären: »So viele Tote!« Er fühlt sich nirgends mehr sicher und verlässt Neubrandenburg, um nach Berlin zu ziehen, fühlt sich aber auch dort bedroht. Er sieht überall Zeichen, die darauf hinweisen, dass er in Kürze ermordet werden solle. Schnell handelt es sich nicht nur um real oder vermeintlich unfreundliche Reaktionen von Mitmenschen, sondern auch um an die Hauswände geschriebene Worte, zufällig gehörte Gesprächsfetzen, Gesten von Menschen, die auf Bildschirme in einem Einkaufszentrum blicken und offenbar andeuten wollen, dass im Fernsehen über ihn berichtet werde, und zwar mit der Aufforderung, ihn zu töten. Kurz darauf beginnt er, Stimmen zu hören, die ihn warnen oder beschimpfen.

Er wird in der Folge mehrere Monate stationär behandelt, bis er, immer noch geängstigt, Deutschland verlässt und nach Mali zurückkehrt. Zum Zeitpunkt seines Berichts über den Vorfall sind inzwischen 18 Jahre vergangen, es kam nie wieder zu einer psychotischen Reaktion. Seine Einstellung gegenüber dem früheren Gastland ist überraschend positiv, er habe viel gelernt, er habe auch jetzt noch viele Kunden aus Deutschland, die ihn in Bamako als Ansprechpartner suchen und schätzen, allerdings sei die Zeit nach dem Mauerfall wirklich schrecklich gewesen. |

Das Beispiel zeigt, wie in einer realen Bedrohungssituation im Rahmen des generellen Verlustes der existenziellen Sicherheit und der fehlenden Möglichkeit, einzuschätzen, wer alles der betroffenen Person feindlich gesinnt ist, die bislang etablierte Wahrnehmung und Struktur der Lebenswelt zusammenbrechen können. Die Angst vor Verfolgung kann sich generalisieren, die im Moment der existenziellen Bedrohung ja durchaus sinnvolle Suche nach Hinweisen auf die eigene Gefährdung kann zur überwältigenden

Wahrnehmung ubiquitär bedrohlicher Signale führen, das eigene Erleben kann (durchaus unter dem Einschluss stresssensibler Systeme wie der dopaminergen Neurotransmission) so verändert sein, dass sich die eigenen Ängste und die erwarteten feindlichen Reaktionen der Umwelt als vermeintlich von außen »eingegebene« Gedanken oder als Stimmen manifestieren.

Neben das Gefühl der umfassenden Einschließung im Verfolgungserleben tritt also ein Fremdwerden der eigenen Gedanken, die so ängstigend oder bedrohlich werden können, dass sie nicht zum eigenen inneren Monolog bzw. Polylog passen, sondern wie Aussagen fremder Menschen in diesen einbrechen. Das Erlebnis des Patienten ist sicher ein Extrembeispiel dafür, wie die soziale Selbstverständlichkeit in einer Situation der Umwälzung sowie der massiven rassistischen Bedrohung und Diskriminierung so nachhaltig verloren gehen kann, dass die erschreckenden Erfahrungen in der Psychose als fremd, andersartig oder von außen gemacht erscheinen können. Es ist nachvollziehbar, dass auch in Situationen ohne akute Lebensgefahr, aber mit persistierender sozialer Ausschließung oder anderen Gründen für das Fremdwerden im Lebenskontext die bisherige Selbstverständlichkeit verloren gehen kann und psychotische Erfahrungen auftreten, die wiederum zu Erklärungsversuchen motivieren, die angesichts der Fremdartigkeit des Erfahrenen, der Persistenz des Bedrohungserlebens und der Einsamkeit der sozial ausgeschlossenen Person wahnhaft-starre Züge tragen können.

Eine zusätzliche Belastung für die Betroffenen ist häufig das Fehlen kultursensibler Behandlungsangebote. Da wir heute in einer Gesellschaft leben, in der Menschen aus allen Regionen der Welt ankommen und psychiatrische und psychotherapeutische Hilfe suchen, ist es letztlich unmöglich, spezifische Kenntnisse zu jeder Herkunftsregion zu haben – viel wichtiger als das Auflisten kulturspezifischer Syndrome ist unseres Erachtens eine offene und die eigene Befindlichkeit wie die eigenen Urteile und Vorurteile reflektierende Haltung, die das Erleben des Gegenübers zu verstehen sucht und dabei das Umfeld der betroffenen Person einbezieht, also die Angehörigen, Freunde und Dolmetscher, denen als Kulturmittler eine wesentlich wichtigere Rolle zukommt, als sie ihnen derzeit im (weitgehend unvergüteten) System der Übersetzungsleistungen zugestanden wird (Kluge 2011).

Lebenskrisen als alltägliche Ereignisse

Psychosen brechen typischerweise in Lebenskrisen auf, die jeden Menschen treffen können. In jedem Leben gibt es kritische und stabile Phasen, also Zeiten, in denen Aufbruch und Neuorientierung erforderlich sind, und solche, die eher Ruhe und Kontinuität ermöglichen. Zu den kritischen Phasen und Lebensereignissen gehören die Pubertät, die allmähliche Ablösung von den Eltern, Beginn und Abschluss einer Ausbildung, der Beginn und der Verlust einer Arbeitsstelle, dazu gehören auch das Verliebtsein, die Bindung an einen Partner und gegebenenfalls auch wieder die Trennung, der Verlust einer geliebten Person durch Tod, aber auch ein Wegzug aus dem bisherigen Umfeld oder große Reisen.

Dass Psychosen eher in solchen Umbruchzeiten auftreten, erscheint eigentlich selbstverständlich. Und das gilt für eher dünnhäutige und bereits verunsicherte Menschen mehr als für andere. Belastende und kompensierende Faktoren stehen also in einer komplizierten Wechselwirkung. Wichtig ist, die hier aufgezählten Entwicklungsschritte nicht als eine starre Ordnung oder notwendige Lebensleistung zu verstehen oder gar noch bestimmten Lebensjahren zuzuordnen – ebenso gilt, dass die verunsichernde oder stabilisierende Wirkung von sozialen Herausforderungen stark von ihrer subjektiven und sozialen bzw. familiären Bewertung abhängt.

Im Kontext präventiver Überlegungen ist anzumerken, dass diese Entwicklungsschritte und die mit ihnen verbundenen Lebensaufgaben nicht zu vermeiden sind. Als menschliche Herausforderungen machen sie uns erst fähig zur persönlichen Weiterentwicklung. Unter Umständen brauchen psychosenahe Menschen begleitende Hilfen dafür. Eine Strategie des absoluten Schutzes würde jedenfalls in eine Sackgasse führen. Insofern ist auch das, was als Rückfallvermeidung bezeichnet wird, nicht als absolutes Ziel zu verstehen, denn der Preis wäre letztlich eine Vermeidung von Leben und von Lebensqualität, trotz aller Schwierigkeiten, die mit traurigen und verletzenden Lebensereignissen verbunden sind. Notwendig ist eine behutsame und kontinuierliche Krisenbegleitung, um eben diese Krisen zu meistern – statt sie gänzlich vermeiden zu wollen.

Bei akuter psychotischer Dekompensation ist zumindest im Nachhinein fast immer eine zusätzliche Belastung festzustellen, eine krisenhafte Zuspitzung, die eine möglicherweise ohnehin fragile Ausgangssituation zum Umschlagen gebracht hat. Diese Belastungen können groß oder sehr klein, unmittelbar einleuchtend oder nur im persönlichen, vertrauensvollen Dialog nachvollziehbar sein. Sie können primär sozialer (Kränkung, Trennung, Verlust) oder auch primär somatischer Art (körperliche Erkrankung, Konsum von Drogen oder Alkohol) sein. In der Regel gibt es gegenwirkende Ressourcen, die ebenfalls wieder stark von der subjektiven Bewertung abhängen. Therapeutisch genau danach zu fragen hat bereits eine präventive Qualität!

Gesellschaftliche und politische Aspekte

Psychosenahe Menschen haben häufig sehr feine Antennen nicht nur für ihre unmittelbare Umgebung, sondern auch für die weitere gesellschaftliche und kulturelle Umwelt, deshalb sprechen wir ja auch von »Dünnhäutigkeit«. Viele Psychoseerfahrene reagieren auf Zeitungsmeldungen oder Fernsehnachrichten von Krieg und Umweltzerstörung sehr unmittelbar. Ob der 11. September 2001, ein großer Tsunami, Flugzeugabstürze, Ölkatastrophen auf dem Meer oder Attentate und andere Morde, sie alle haben ein starkes Echo – auch in der Wahrnehmung psychoseerfahrener Menschen. Das kann man als Sensibilität, aber auch als Zeichen eines umfassenden Verantwortungsgefühls interpretieren. Eine sehr unmittelbare Bedrohung beispielsweise durch Feueralarm im Krankenhaus kann die akute Psychose überlagern und unter Umständen sehr realitätsgerecht verarbeitet werden.

Manche Betroffene versuchen in kritischen Zeiten entsprechende Informationskanäle zu vermeiden und ziehen sich zurück. Der hohen Emotionalisierung, die insbesondere unsere Massenmedien bei solchen Ereignisse erzeugen, weichen sie so zu ihrem eigenen Schutz aus. Aus gesellschaftlicher Perspektive bleibt festzustellen, dass dieses subjektiv empfundene Verantwortlichkeitsgefühl eigentlich sogar nötig und willkommen, in seiner Totalität aber individuell oft nicht auszuhalten ist. Was müssen Psychotiker hier ausdrücken, was wir kollektiv zu verharmlosen suchen? Notwendig wäre also, Verantwortung nicht zu leugnen oder die übermäßige Verantwortungsübernahme vorschnell zu pathologisieren, sondern besser und solidarischer damit umzugehen. Das mag in der akuten Situation nicht ausreichend sein, würde aber nicht zuletzt im Nachhinein das Risiko der Selbst- und Fremdstigmatisierung mindern.

Alle genannten Faktoren sind nicht unabhängig voneinander. So können sich belastende Lebensereignisse, Empfindlichkeit für Stress und eingeschränkte kognitive Leistungsfähigkeit hochschaukeln und addieren. Dass kritische Lebensereignisse sogar die genetische Disposition modifizieren können und sie damit gegebenenfalls erst wirksam werden lassen, ist inzwischen weitgehend bekannt und Gegenstand epigenetischer Forschung (Meaney u.a. 2004).

Familiäre und systemische Entstehungsbedingungen

Wie bereits diskutiert, ist eine Psychose immer als Krise zu verstehen und zugleich als Antwort darauf, vor welchem individuellen, sozialen und gesellschaftlichen Hintergrund auch immer (Neraal 2013). Bei der Erlebnisqualität kann die psychosetypische Dünnhäutigkeit, also die erhöhte Sensibilität und Verletzlichkeit, eine große Rolle spielen. Für beides, Entwicklungsprozess und Traumatisierung, ist die Mitwelt, meist die Familie, der gefühlsmäßige und der real gelebte Hintergrund, und wie bei körperlichen Erkrankungen auch kann der Familienstil des Umgangs miteinander Einfluss auf den Verlauf haben, der sich im Rahmen der jeweiligen Gemeinschaft wie im gesellschaftlichen Kontext der sozialen, kulturellen und politischen Wirklichkeit manifestiert.

Umgekehrt stellt die psychische Erkrankung eines Familienmitglieds auch eine Belastung für die Angehörigen dar (Perlick u.a. 1999). Nicht selten verausgaben sie sich bis an die Grenzen der eigenen Gesundheit (Whisman 1999; Angermeyer u.a. 2006). Zugleich bedeutet die Präsenz der Familie einen der wesentlichen Faktoren einer günstigen Prognose (Rosenfarb u.a. 2001). Beide Erkenntnisse sind gute Gründe, Angehörige weit mehr als bisher in die Therapie einzubeziehen. Dass so der Verlauf günstig beeinflusst werden kann, ist inzwischen mehrfach belegt – insbesondere für affektive und schizophrene Psychosen (Miklowitz u.a. 2003, 2008).

Lange blieb unbeachtet, dass Angehörige sehr unterschiedliche Perspektiven, Erfahrungen, Ressourcen, Belastungen und Fragen mitbringen (siehe dazu Bock 2016):

Eltern fragen vor allem nach der eigenen Verantwortung und Schuld, ob sie zu viel oder zu wenig geliebt, zu früh oder zu spät losgelassen haben. Der Erziehungsprozess ist schon bei gesunden Kindern kompliziert, erfordert eine ständige Balance von Autonomie und Bindung und ist als solcher fehleranfällig. Das gilt erst recht, wenn in einer Psychose gleichzeitig sehr unterschiedliche Beziehungsmuster, -wünsche und -ängste zutage treten. In dieser Situation brauchen Eltern Entlastung und »Fehlerfreundlichkeit«, wie sie sich zum Beispiel in diesem Zitat aus einer Angehörigengruppe spiegelt: »Wenn sie nichts falsch machen, ist das falsch, denn fehlerlose Eltern sind unerträglich.«

Geschwister fühlen sich mit Recht oft vernachlässigt (Bock u. a. 2008). Sie werden wenig einbezogen, schauen kritisch auf die Psychiatrie und sind doch in Familiengesprächen sehr hilfreich, wenn es darum geht, Krankheits- und Generationsdynamik auseinanderzuhalten. Sie einzubeziehen gebietet sich aber auch wegen des Risikos, dass sie unter dem Druck einer »Überlebensschuld« selbst erhebliche Einbuße an Lebensqualität erleiden.

Partner bringen je nach Beziehungsgeschichte sehr unterschiedliche Zweifel und Fragen mit, von denen zwei aber besonders prägend sind: Warum tut er bzw. sie mir das an? Und: Wie halte ich das aus? Die eine Frage verweist auf die Gleichzeitigkeit von Krankheits- und Beziehungsdynamik, die je nach Akutheit der Situation unterschiedlich zu beantworten ist und im Verlauf der Genesung immer wieder neue spannende Diskurse erlaubt bzw. erfordert. Die andere Frage verdeutlicht, dass Partner aus eigenem Interesse, aber auch im Sinne des Patienten achtsam mit sich selbst sein, also Nähe und Distanz immer wieder austarieren müssen: Wie viel Nähe ist möglich, um mich nicht selbst zu gefährden? Wie viel Abstand brauche ich und ab wann ist meine Liebe gefährdet? Die Komplexität der Situation macht deutlich, dass Partner hier Hilfe brauchen – ob nun vom privaten Umfeld oder vom Hilfesystem – und dass es ein Kunstfehler ist, sie völlig auszublenden.

Das gilt natürlich besonders, wenn *Kinder* im Spiel sind, insbesondere wenn sie im gemeinsamen Haushalt leben. Ihre kindgemäß mystische Weltsicht lässt sie oft über sich hinauswachsen in der Zuschreibung aller Verantwortung und Kausalität an sich selbst sowie im Bemühen, Mama oder Papa retten zu wollen. Sie zu entlasten, erfordert kindgemäße Aufklärung und die Gewährleistung alternativer Bezugspersonen.

Freunde fragen, wieso sich der Erkrankte so verändert und ob er noch zu ihnen passt. Damit ist auch die Frage nach der Solidarität gestellt, im Konkreten auch die nach dem Umgang mit Alkohol oder Drogen. Freunde sind ein Schatz, wenn es sie noch gibt. Sie haben mehr Einfluss als andere, sodass es sich als Betroffener lohnt, um sie zu kämpfen, und als Therapeut, bei der Klärung zu helfen. Im Hinblick auf Drogen kann es hilfreich sein, die Ungerechtigkeit zu benennen, die damit verbunden ist, dass mit bzw. nach einer psychischen Erkrankung die Folgen des Konsums sehr verschieden sind.

Schon diese Auflistung (ohne Großeltern, Enkel und weitere Verwandte) zeigt, welchen Reichtum unser Beziehungsgefüge birgt und wie lohnend es ist, es im doppelten Sinne – als Ressource und als Konfliktfeld mit eigenen Bedürfnissen – wahrzunehmen und es direkt oder indirekt einzubeziehen.

Abbildung 4
Typische Fragen der Angehörigen und Freunde psychotisch erkrankter Personen und dazu passende therapeutische Interventionen

Eltern: *Was haben wir falsch gemacht?* – Balance zwischen Bindung und Autonomie, Krisenintervention, Trialog

Geschwister: *Warum er / sie, nicht ich? Thema der »Überlebensschuld«, Enttäuschung* – Einbindung, Katalysatorfunktion!

Partner: *Warum tut er mir das an?* – Klärung der Zuschreibung: Krankheits- oder Beziehungsaspekt? *Was kann ich tragen?* – Balance von Nähe und Distanz, Grenzen

Kinder: *Wie kann ich Mama / Papa retten? Selbstvorwürfe und Zuschreibung einer Verantwortung, die ihnen nicht zukommt* – Entlastung von Schuldgefühlen, Beistand in Krisen

Freunde: *Wieso verändert er sich? Passt er noch zu uns?* – Klärung der Funktion der Peergruppe, aktive Information und Einbeziehung

Die Mehrgenerationenhypothese

Bei psychischen Erkrankungen schwingen subtile Fragen mit: Haben die Zuverlässigkeit der Bindung, der Umgang mit Bedürfnissen und Frustrationen, die vielleicht unvermeidlichen Krisen der Umgebung auch Einfluss auf die Resilienz, also auf die Widerstandsfähigkeit? Der gesunde Menschenverstand legt das nahe, mahnt aber zugleich, Ursache und Wirkung nicht einseitig zu verorten sowie die Gewordenheit aller Menschen und Generationen zu beachten: Ich kann nur weitergeben, was ich bekommen habe. Oder vorsichtiger formuliert: Mein Spielraum wird begrenzt durch das, was ich erlebt habe – in kognitiver wie in emotionaler Hinsicht.
Hier kann es helfen, Interaktionsmuster über Generationen hinweg anzusehen. Die Verletzung der Eltern kann zum Stress der Kinder führen und noch bei den Enkelkindern Auswirkungen haben. Dabei ist dann manchmal

die Rede vom »Familienrätsel«, das es für das Verständnis einer Psychose zu entschlüsseln gilt (SCHWEITZER u. a. 2007). Eine solche Betrachtung darf nicht zu schematisch und zu monokausal betrieben werden, doch es lohnt sich, aus den Wechselwirkungen des Zusammenlebens zu lernen – dass sich daraus Entwicklungsmöglichkeiten für alle ergeben und gemeinsame Ressourcen verbessert werden können, ist eine ebenso naheliegende wie wichtige Erkenntnis.

Die Auseinandersetzung mit den Folgen des Nationalsozialismus und des Holocaust hat die Mehrgenerationenhypothese bestärkt: Selbstverständlich können extreme Erfahrungen und vor allem deren Bewältigung den Lebensstil und die Konfliktstrategien einer Familie über mehrere Generationen beeinflussen (ECKSTAEDT 1989). Ähnliches gilt mit Einschränkungen auch für die Ausbildung von und den Umgang mit Psychosen (TROJE 2000; MORÉ 2013). Doch zugleich warnen gerade die Opfer von schweren Traumata vor einer zu schematischen Behandlung dieses Themas: Existenzielle Erfahrungen dürfen nicht mit Krankheitssyndromen oder deren Vorstufe gleichgesetzt werden (HADAR 1991), zu schnell resultieren daraus sich selbst erfüllende Prophezeiungen und neuerliche Stigmatisierung. Dasselbe gilt auch für die Belastungssituation von Kindern psychisch erkrankter Eltern.

Umgang mit diversen familiären Konstellationen

Die Betrachtung der familiären Interaktionen hat viele verschiedene Facetten und Interpretationsmöglichkeiten. Entscheidend ist nicht, dass mit bestimmten Werten und Erfahrungen auch widersprüchliche Orientierungen und konflikthafte Erfahrungen weitergegeben werden – das ist immer so. Es kann sich aber lohnen, die *spezifischen* Erfahrungen und ihre Artikulationen nachzuvollziehen, die sich aus solchen Wertungen ergeben und diese wiederum ausgestalten und prägen.

So kann es beispielsweise bei der Behandlung eines Kindes psychisch erkrankter Eltern zwar wichtig sein, dessen unmittelbare und mittelbare Belastungen durch die Erkrankung von Vater und/oder Mutter ernst zu nehmen. Ebenso wichtig kann es allerdings sein, deutlich zu machen, dass die eigene Erkrankung kein Ableger und keine Fortsetzung einer anderen, sondern gewissermaßen immer auch eine »eigene Schöpfung« darstellt und somit der Ausdruck des eigenen Umgangs mit Widersprüchen ist. Manche Patientinnen und Patienten sind geradezu beruhigt, wenn ihnen auch auf dieser Ebene eine gewisse Eigenständigkeit zugestanden wird.

Familie als Schutzraum und als Ort existenzieller Auseinandersetzungen

Für viele psychisch erkrankte Personen haben sich die sozialen Bezüge auf Angehörige, Mitpatienten und Therapeuten reduziert. Oft ist die Familie sozialer Ort, Schutzraum und finanzielle Basis in einem, und die Angehörigen sind umfassend engagiert. Ob Angehörige zur Verfügung stehen und ob es eine Familie als Rückhalt gibt, hat bei verschiedenen Diagnosen und insbesondere bei Psychosen und bipolaren Störungen hohe prognostische Relevanz – möglicherweise ist das sogar einer der wichtigsten Faktoren für den Verlauf einer psychischen Erkrankung.

Kann es sein, dass die Familie für die Entstehung psychischer Erkrankungen nicht nur eine beiläufige oder begleitende Rolle hat, sondern eine unmittelbare kausale Verknüpfung besteht? Bei manchen Diagnosen liegt der Anteil derer, die sexuellen Missbrauch und/oder Gewalt erlebt haben, bei jeweils fast 40 Prozent und der Anteil derer, die beides erlebt haben, bei 50 Prozent (Schäfer 2009a, b). Diese traumatischen Erlebnisse betreffen zum großen Teil den sozialen Nahbereich, womit nicht unbedingt immer die Verwandten ersten Grades gemeint sein müssen, aber eben doch häufig die engere Familie. Die Familie kann also sowohl Schutzraum als auch Tatort sein.

Dass Traumata die psychische Entwicklung hemmen und beeinträchtigen können, leuchtet unmittelbar ein und scheint im Zusammenhang von Psychosen ausreichend gut belegt (Varese u. a. 2012). Entsprechende Erlebnisse können nachhaltige Spuren hinterlassen und etwa die Eigendynamik des Hirnstoffwechsels wesentlich beeinträchtigen (Heinz u. a. 2013). Trotzdem sprechen auch und gerade versierte Forscher wie Ingo Schäfer und Martina Stubenvoll nicht von einer Einbahnstraße, denn an Belastungen kann man immer auch wachsen (Stubenvoll & Schäfer 2014).

Genaue Untersuchungen sind komplizierter als vielleicht gedacht. Eine Traumatisierung ist stark von der subjektiven Bewertung der betroffenen Personen und ihrer unmittelbaren Umgebung abhängig. Auch dadurch wird der Übergang fließend: Manche Menschen entwickeln ein erstaunliches Maß an Resilienz, andere werden unmittelbar aus der Bahn geworfen. Manche erleben ein Ereignis als traumatisch, das andere ohne Probleme wegstecken. Wieder andere schaffen eine subjektive Bewertung und entwickeln individuelle Bewältigungsstrategien, sodass die Belastung verarbeitet und damit entkräftet wird.

Diese Unterschiede mögen die sehr unterschiedlichen Angaben zum statistischen Zusammenhang von Trauma und Psychose zumindest teilweise erklären. Gerade bei Psychosen geht es eben nicht nur um (relativ leicht)

mess- und klar benennbare Traumata durch physische, sexuelle und aggressive Übergriffe, sondern auch um belastende emotionale Bindungs- und Verlusterfahrungen, Erfahrungen sozialer Ausschließung, rassistischer Diskriminierung und sexistischer Angriffe, die sich in brisanten Beziehungskontexten ereignen, aber nicht leicht mess- und statistisch vergleichbar sind. Je weicher die Definition, desto eher sind die familiären Belastungen beidseitig: Denn auch das Leben mit einem psychisch erkrankten Menschen kann sehr belastend und anstrengend sein, kann Bindung erschweren, kränkend sein, zu Verlusterleben führen.
Das familiäre Zusammenleben kann schützen und schaden. Das gilt auch ohne psychische Erkrankung. Unter extremer Belastung kann beides eskalieren, kann der Schutz die eigene Gesundheit gefährden und kann es in bestimmten Situationen dazu kommen, dass jemand in der einen oder anderen Form zum »Täter« wird.

»Arme Irre«? Sozioökonomische Aspekte von Psychosen

Schon früh belegten Studien den Zusammenhang zwischen dem sozioökonomischen Status (Wohngegend, Beruf, Bildung) und der Prävalenz psychischer Störungen (Faris & Dunham 1939; Hollingshead & Redlich 1958). Diese Erkenntnisse gerieten zwischenzeitlich eher in den Hintergrund. Mit der Ernüchterung hinsichtlich der von rein biologischen Faktoren aufzuklärenden Varianz bekamen auch soziale Faktoren wieder mehr Aufmerksamkeit (Becker 2012). Auch heute zeigt beispielsweise die Mehrzahl der einschlägigen Studien, dass in armen Wohngebieten die Prävalenz psychischer Störungen erhöht ist (Muntaner u.a. 2004).
Nicht einfach zu klären ist, welche Faktoren diesen Zusammenhang moderieren. Robert E.L. Faris und H. Warren Dunham (1939) untersuchten die Hypothese, dass schlechte Lebensbedingungen die Isolation fördern und diese das Entstehen psychotischer Symptome begünstigen könne. Umgekehrt kann die Verarmung, der viele psychisch Kranke ausgesetzt sind, dazu führen, dass sie in ärmere Stadtteile mit niedrigeren Mieten ausweichen (Hypothese der sozialen Selektion). Beim Vergleich zwischen Shift- und Drift-Hypothese, also Annahme sozialer Verursachung oder sozialer Selektion, spricht einiges dafür, dass beides eine Rolle spielt, wobei zur Selektion auch Selbst- und Fremdstigmatisierungen beitragen können, die bei Psychosen noch stärker

als bei Depressionen und Angststörungen gegeben sind (DOHRENWEND u.a. 1992; SARACENO u.a. 2005). Spätere Studien wiesen darauf hin, dass soziale Ungleichheit ein wesentlicher Stressfaktor ist und dass auch im internationalen Vergleich die Häufigkeit psychischer Störungen eng mit dem Ausmaß der Diskrepanz zwischen Arm und Reich korreliert (WILKINSON & PICKET 2010).
Auch für die sozialpsychologischen und psychiatrischen Folgen der Arbeitslosigkeit gibt es frühe Studien: Die berühmteste Einzelstudie dazu über »die Arbeitslosen von Marienthal« wurde 1931 von Otto Bauer, einem führenden Sozialdemokraten, initiiert und von einem Team um Marie Jahoda und Paul Lazarsfeld durchgeführt. Sie gilt als Meilenstein empirischer Sozialforschung. Eindringlich belegt wird, dass Arbeitslosigkeit eher zu passiver Resignation führt als zu Revolte und politischer Aktivierung (JAHODA u.a. 1933). Aktuelle Metaanalysen (PAUL & MOSER 2009) kommen zu einem ähnlichen Ergebnis. Die Störungen sind meist diagnoseunspezifisch, betreffen Männer stärker als Frauen und Arbeiter stärker als Angestellte. Auch eine erhöhte Stressbelastung bei alleinerziehenden Müttern (WITTCHEN u.a. 1999) und bei Migration kann zum Ausbruch von Psychosen beitragen, wobei gerade bei Letzterer, wie oben gezeigt, die Bedeutung sozialer Ausschließung und Diskriminierung für eine gesteigerte »Dünnhäutigkeit« gut belegt ist (CANTOR-GRAAE & SELTEN 2005; HEINZ u.a. 2013).

Der Zusammenbruch des »falschen Selbst«

Die »Dünnhäutigkeit« in der Psychose verweist auf den Zusammenbruch des Spielraums, den die »Doppelung« des Menschen in seiner sozialen Rolle eigentlich gewähren soll. Denn die Rolle, die wir einerseits als sozial vorgegebene Maske tragen und andererseits individuell gestalten und flexibel anpassen, gewährt uns sowohl eine gesellschaftliche Position als auch einen privaten Rückzugsraum und eröffnet damit einen Spielraum vielfältiger Handlungsmöglichkeiten (KRÜGER 1999; PLESSNER 1960). Gerade dieser durch die Rolle eröffnete Spielraum kann aber verloren gehen, wenn eine Gesellschaft bestimmten Personen keine menschenwürdige Rolle anbietet oder wenn die Maske des Rollenspiels zum entfremdeten, »falschen Selbst« gerinnt, das nur noch die Erwartungen der Umwelt spiegelt und jede »Transzendenz« ausschließt (LAING 1972). Geht die Schutzfunktion des Rollenspiels verloren, können die psychotischen Erfahrungen und Ängste so überwältigend werden, dass die »ungespielten« Grenzen des Verhaltensspielraums hervortreten, sei es im umfassenden Verfolgungserleben, sei es im akuten Verlust des Bezugs zu sich selbst.

Das Versagen des Schutzes der Maskenfunktion sozialer Rollen kann also eine bereits bestehende Dünnhäutigkeit verstärken, und soziale Ausschließung und Stigmatisierung können die Handlungsfähigkeit der Betroffenen immer weiter einschränken, sodass der Rückzug in eine sich zunehmend nach außen verschließende Eigenwelt zum momentan einzig lebbaren Ausweg werden kann. Umgekehrt kann eine besonders dünnhäutige Person sich eine besonders rigide Maske als Schutz zulegen, deren Starrheit dann aber ihre Verhaltensvielfalt einschränkt und zur Zerbrechlichkeit des Rollenspiels beiträgt. Therapeutische Versuche der Kontaktaufnahme müssen diese Dünnhäutigkeit ebenso berücksichtigen wie die berechtigte Angst der Betroffenen vor paternalistischer Bevormundung und institutionell beförderter Ausgrenzung.

Widersprüchliche gesellschaftliche Botschaften

Interessant sind im Zusammenhang gesellschaftlicher Erwartungen auch die Auswirkungen des permanenten Zwangs zur Selbstoptimierung, der zu den Widersprüchen kultureller und psychiatrischer Behandlungsbotschaften führt: »Du bist nicht für deine Probleme verantwortlich, aber für ihre Lösung« (Bröckling 2003, S. 323 ff., eigene Übersetzung).

Manfred Zaumseil hat darauf hingewiesen, dass der veränderte Maßstab der autonomen Lebensführung nicht nur als Recht, sondern auch als Anspruch verstanden werden kann: »Sie [die Patienten] müssen mit der besonderen Beschränkung und Begrenzung der eigenen Möglichkeiten zurechtkommen und sich als handlungsfähige Subjekte konstituieren« (Zaumseil 1997, S. 197). Um diesen Anspruch verwirklichen zu können, müssen aber entsprechende Ressourcen zur Verfügung stehen, die dazu befähigen, Autonomie zu erreichen und Beeinträchtigungen wahrzunehmen, zu respektieren und womöglich auszugleichen.

Die erneute Besinnung auf die sozialen Aspekte der Entstehung und des Verlaufs von Psychosen können helfen, der »neoliberalen Individualisierung« nach dem Motto »Jeder ist seines Glückes Schmied« entgegenzuwirken. Den Sinn psychischer Störung zu erwägen und zu suchen hat nicht nur eine individuelle, sondern auch eine gesellschaftliche Dimension. Entsprechend müssen wir die Psychiatrie und ihren Behandlungsauftrag immer wieder kritisch reflektieren. Nischen für das Leben mit psychischer Erkrankung zu finden hat also eine kulturelle (siehe das Kapitel unten zu den nötigen Strukturveränderungen) und gesellschaftskritische Dimension: »Was fehlt, sind gesellschaftliche

Zonen oder Lebensräume, in denen man sich als aktiv gestaltendes Subjekt auch unter den Bedingungen eingeschränkter Möglichkeiten erfahren kann. Die professionell veranstalteten und dominierten Arrangements zum Therapieren, Wohnen, Arbeiten und zur Freizeitgestaltung werden oft als künstlich erlebt und gehen offenbar an dem vorbei, was Subjektkonstitution im spätmodernen Sinne ausmacht« (ZAUMSEIL 1997, S. 197 f.).

Soziale Stressfaktoren und ihre Auswirkung auf das Gehirn

Die verbreitete (Fehl-)Deutung der Neurowissenschaften, unser Gehirn sei isoliert für unser *Er*leben und damit auch für unser Leben verantwortlich, ist aus »ökologischer«, anthropologischer Sicht fragwürdig. »Das Gehirn ist vor allem ein Vermittlungsorgan für die Beziehungen des lebendigen Organismus zur Umwelt und für unsere Beziehungen zu anderen Menschen. Diese vielfältigen Interaktionen verändern das Gehirn fortlaufend und machen es zu einem biografisch und sozial geprägten Organ« (FUCHS 2012, S. 1). Subjektivität und Intersubjektivität sind biologisch und sozial zu begreifen: Sie bilden »den Erlebnisaspekt des gesamten Organismus in seinen Beziehungen zur natürlichen und sozialen Umwelt. Es ist also nicht das Gehirn für sich, sondern der lebendige Mensch, der fühlt, denkt, handelt oder leidet« (ebd.). Wie die Herstellung von Bedeutung kulturell und gesellschaftlich beeinflusst wird und in Interaktion mit den anderen und ihren wie unseren sprachlichen Äußerungen und den jeweiligen leiblichen Reaktionen darauf entsteht, haben wir im Kapitel zu den kulturhistorischen Hintergründen mit George H. MEAD (1987) anzudeuten versucht.
Alle psychischen Funktionen und die aus ihnen abgeleiteten komplexen sozialen Interaktions- und Interpretationsmuster haben Gehirnfunktionen zur Voraussetzung und werden ihrerseits sozial geprägt und gestaltet. Unser Gehirn interpretiert äußere und innere Sinneseindrücke sowie innere Antriebe und Motivationslagen auf eine hochkomplexe Art und Weise; genau deshalb vermittelt es zwischen Organismus und Umwelt, wird von den Beziehungen der Menschen untereinander beeinflusst und wirkt auf diese zurück. Aufgrund seiner hochgradigen Plastizität unterliegt das Gehirn ständigen Veränderungen, lebt also nicht in einer Blackbox, sondern in einem Leib, der Empfindungen vermittelt, Hormone ausschüttet, Nahrung verdaut und dabei Neurotransmittervorstufen aufnimmt – all dies wirkt auf

das Gehirn ein und wird selbst von der Mitwelt beeinflusst, mit all ihren psychischen, sozialen, ökologischen und anthropologischen Aspekten. Es ist also unser Leib mit seinem Hormonsystem, vegetativen Nervensystem und eben auch (aber nicht nur!) seinem Gehirn, der zwischen »innen« und »außen«, Selbst und Anderen vermittelt (Heinz 2014).

Das Vulnerabilitäts-Stress-Bewältigungs-Modell

Will man das Gehirn als Beziehungsorgan verstehen, das unter bestimmten Belastungen Auffälligkeiten zeigt, die helfen können, das Auftreten psychotischer Erfahrungen zumindest ansatzweise zu erklären, benötigt man einen theoretischen Ansatz, der die Interaktion sozialer Stressfaktoren mit dem Gehirn zu erfassen sucht. Wie viele andere vor uns greifen auch wir auf das »Vulnerabilitäts-Stress-Bewältigungs-Modell« zurück, wohl wissend, dass ein Modell die komplexe Wirklichkeit nicht eins zu eins abbildet, sondern auf zentrale Mechanismen abhebt, die einen Zustand oder einen Prozess beeinflussen können.

» Die Vulnerabilitäts-Stress-Theorie (auch Diathese-Stress-Modell) (Zubin & Spring 1977) integriert ursprünglich divergierende und konkurrierende Perspektiven, wie die psychodynamische, kognitiv-behaviorale und neurobiologische, indem sie unterschiedlichen Faktoren aus den genannten Perspektiven Rechnung trägt und deren Interaktion modelliert. Unterschieden werden dabei Vulnerabilitäten im Sinne von Dispositionen, die genetisch oder sozial erworben bzw. gelernt sind und allein nicht zu psychischen Krisen bzw. als Störung klassifizierbaren Phänomenen führen. Erst ihr jeweiliges Zusammenwirken mit Stress im Sinne besonderer Belastungen sowie mit Risiko- und protektiven Faktoren (Resilienz, bestimmte kognitive Verarbeitungsmuster u. a.) sowie die Interaktion mit Langzeitfolgen erklärt Krankheitsbilder und -verläufe. Das Modell veranschaulicht die Bedeutung komplexer Wechselwirkungen. So wird das Zusammenwirken genetischer Dispositionen, neurobiologischer Stress-Reaktionen und sozial bedingter Belastungen etwa durch Traumata als Interaktion modelliert, die zur chronifizierten Wirkung einzelner Faktoren (etwa veränderter neurobiologischer Prozesse) und einem entsprechend komplexen Zusammenspiel führt. Es kann jedoch auch chronologisch umgekehrt modelliert werden, wie Langzeitfolgen (Stigmatisierung, Arbeitslosigkeit u. a.) mit ungünstigen sozialen und psychischen Voraussetzungen und neurobiologischen Bahnungen interagieren « (Demke 2014 b, S. 525 f.).

Das Vulnerabilitäts-Stress-Bewältigungs-Modell ist einerseits hoch plausibel, andererseits so allgemein gefasst, dass es unterschiedlich interpretierbar und in seiner Gesamtheit weder zu bestätigen noch zu widerlegen ist. Gerade im Zusammenhang von Psychoedukationsprogrammen droht eine Reduktion auf die jeweils letzte erinnerbare Stresssituation im Sinne des sprichwörtlichen »letzten Tropfens, der das Fass zum Überlaufen bringt«, und damit eine unzulässige Vereinfachung. Die für das Modell zentrale Annahme, dass Vulnerabilitäts-, Belastungs- und Bewältigungsfaktoren zugleich subjektiv gebrochen werden, sollte unbedingt beachtet werden. Psychologische Theorien, wie die der kognitiven Dissonanz und der Attribution, können dann erklären helfen, warum bestimmte Faktoren sehr unterschiedlich oder sogar gegensätzlich wirken.

Im psychiatrischen und psychotherapeutischen Zusammenhang ist elementar, dass die Vulnerabilität nicht auf das genetische Potenzial eines Menschen reduziert oder als Vorstufe der Erkrankung vereinnahmt und pathologisiert wird. Die Versuche, Vulnerabilitäten ausschließlich als Effekte einzelner Gene zu bestimmen, sind gescheitert. Inzwischen gehen Genetiker von einer Summation sehr kleiner Geneffekte in individuell unterschiedlichen Kombinationen aus (Ripke u.a. 2014), die mit den jeweiligen Umweltbedingungen interagieren. Hinzu kommt ein weiterer relevanter Faktor: Die *subjektive Bewertung* und Verarbeitung von Vulnerabilitäts- und Stressfaktoren hat erheblichen Einfluss auf deren Wirksamkeit und auf den Spielraum für das Selbstmanagement. All das soll und muss ein angemessenes Krankheitsmodell berücksichtigen. Angesichts unangemessener Vereinfachungen ist es wichtig, im Vulnerabilitäts-Stress-Modell auch konstruktive Aspekte und individuelle Ressourcen zu berücksichtigen (Wittchen 2014).

Neurobiologische Beobachtungen zum Vulnerabilitäts-Stress-Bewältigungs-Modell

Wenn das Vulnerabilitäts-Stress-Bewältigungs-Modell die Entstehung psychotischer Erfahrungen zumindest ansatzweise erklären soll, muss gezeigt werden, wie einzelne Stresserfahrungen auf das »Gehirn als Beziehungsorgan« so einwirken können, dass dessen Informationsverarbeitung zur Manifestation psychotischer Erlebnisse beitragen kann. Wichtig ist, hier die Ebenen der Beschreibung auseinanderzuhalten. Die neurobiologisch beobachtbaren Auswirkungen von Stresserfahrungen auf beispielsweise die dopaminerge Neurotransmission sind zu unterscheiden von Untersuchungen zum statistisch beobachtbaren Zusammenhang von Veränderungen eben dieser dopaminergen Neurotransmission und der Verarbeitung wichtiger Umweltreize. Dieser mehr oder weniger mechanisch bzw. physiologisch zu erklärende Zusammenhang

ist zu trennen von intersubjektiv verständlichen Erfahrungen, die sich ergeben können, wenn eine Vielzahl von Umweltreizen als besonders bedeutsam für die betroffene Person erscheint, und von bestimmten Ansätzen der Bewältigung (des Copings), die individuell besonders hilfreich sein können.
Im Folgenden werden wir versuchen, diese Unterschiede zu respektieren und zu benennen, auch wenn das nicht immer gelingen kann, allein schon weil wir bei der Übertragung der Alltagssprache auf neuartige (zum Beispiel gerade entdeckte neurobiologische) Phänomene immer Gefahr laufen, mit den zur Verfügung stehenden Ausdrücken auch deren Bedeutungshof metaphorisch zu übertragen – wir sprechen dann so, als ob »Dopamin etwas tut«, und das klingt, als wäre es eine handelnde Person und nicht einfach nur ein Botenstoff, der in messbaren und mathematisch zu modellierenden Mengen unter bestimmten Bedingungen freigesetzt wird. Neurobiologische Erklärungsmodelle können also helfen, ein Geschehen zu erklären, sie ersetzen allerdings weder die Suche nach der individuellen Bedeutsamkeit der auslösenden Ereignisse noch nach dem Sinn der Erfahrungen.
Wie lassen sich Umweltfaktoren, seien es neurobiologisch direkt zu beobachtende Stressfaktoren wie in den Untersuchungen zur Epigenetik, also zur umweltbedingten Steuerung der Ablesbarkeit der Gene (Weaver u.a. 2004), oder soziale Ausschließungserfahrungen, plausibel mit dem Entstehen einer Psychose in Verbindung bringen? Neurobiologisch lassen sich zwar nicht komplexe menschliche Interaktionen, aber einfache Ausschließungssituationen im Tiermodell untersuchen. Tatsächlich haben Stressexpositionen aller Art, insbesondere »social defeat« und »social separation« (das heißt, dass ein unterlegenes Tier in enge räumliche Nähe zu einem sozial überlegenen und aggressiven Tier gebracht wird oder dass ein Tier direkt nach der Geburt von der Mutter getrennt und sozial isoliert aufwächst), einen direkten Einfluss auf das Gehirn und wirken dabei auf Hirnregionen und Mechanismen ein, die zum Entstehen einer Psychose beitragen können – wobei es eben nicht »die Neurobiologie« oder gar ein einzelnes Botenstoffsystem wie das Dopamin ist, das die Entstehung einer Psychose erklären kann: Psychosen entstehen immer als Reaktion des ganzen Menschen auf seine Erfahrungen, seinen Leib und seine Umwelt!
Neurobiologisch ist im Einzelnen gezeigt worden, dass soziale Isolation und Ausschließung sowie andere Stresserfahrungen erheblichen Einfluss auf die dopaminerge Neurotransmission haben: Es kommt zu einer verstärkten Dopaminfreisetzung im frontalen Kortex, die wiederum über Rückkopplungsschleifen die Dopaminfreisetzung im ventralen Striatum und anderen limbischen Hirnregionen beeinflusst (Heinz 2002b). Auch entwicklungsgeschichtlich früh, das heißt vor, während oder direkt nach der Geburt erworbene geringgradige Veränderungen in der Vernetzung jener Hirn-

regionen, die zur Verarbeitung von Emotionen, zur Gedächtnisbildung und zur Verhaltenssteuerung beitragen, können postpubertär zu einer erhöhten Dopaminfreisetzung beitragen, und zwar offenbar gerade dann, wenn Drogen konsumiert werden (Heinz 2002b). Allerdings können offenbar auch die Neuroleptika selbst, wenn auch in geringem Umfang, zu strukturellen Veränderungen im Bereich des Kortex beitragen (Aderhold u.a. 2013). Selbst wenn es sich hier nur um minimale Veränderungen der Netzwerkarchitektur beispielsweise in Regionen handelt, die – wie im Hippocampus – aktiviert werden, wenn das Eintreffen von Umweltreizen auf ihre »Neuartigkeit« hin untersucht wird (Lisman & Grace 2005), können solche Veränderungen immerhin helfen, zu erklären, warum die Reize nicht als »altbekannt« (und damit uninteressant) ignoriert werden können.
Interessanterweise gibt es direkte Rückkopplungen zwischen dem Hippocampus als einer für die Gedächtnisbildung wichtigen Hirnregion und dem Ursprungsort dopaminerger Neurone im Hirnstamm (ebd.). Eine mögliche Hypothese der Entstehung schizophrener Psychosen auf neurobiologischer Ebene besagt, dass ein erhöhtes Rauschen bei der Verarbeitung eintreffender Umweltreize und ihrem Abgleich mit altbekannten Erfahrungsmustern im Hippocampus und anderen Hirnregionen dazu führen kann, dass mehr Umweltkonstellationen als »neuartig« und »interessant« erscheinen. An sich ist dies überhaupt nicht schädlich und könnte die alte Diskussion um Psychosen und Kreativität beleben. Nur wenn allzu viele Reize als bedeutsam codiert werden, kann dies die Kapazität ihrer Verarbeitung und Bewertung überfordern und dazu beitragen, dass die Welt wie in der Wahnstimmung »voller geheimnisvoller Zeichen« zu sein scheint.
Auch die neurobiologischen Untersuchungen verweisen also auf die Bedeutung sozialer Risikofaktoren wie Isolation, Vereinsamung, Ausschließung und Diskriminierung sowie auf die Bedeutung eines Verlustes bisheriger »Selbstverständlichkeiten« für die Entstehung psychotischer Symptome (Heinz & Schlagenhauf 2010).

Welche psychotischen Symptome lassen sich neurobiologisch erklären?

Studien an Tieren haben gezeigt, dass es immer dann zu einer kurzzeitigen Freisetzung des Botenstoffs Dopamin kommt, wenn eine Belohnung überraschend eintrifft oder ausfällt. Die dopaminergen Nervenzellen, die vom Hirnstamm ins Striatum aufsteigen, codieren so besonders im ventralen Striatum eine Art »Vorhersagefehler«, also die unvorhergesehene Belohnung oder Bestrafung, die von dem »selbstverständlich« erwarteten Ausgang abweicht. Erhalte ich also überraschend ein Geschenk, dann ist dies unvorhergesehen und es kommt zu einer Erhöhung der dopaminergen Entladungsraten. Wird dieses Geschenk aber durch einen konditionierten Reiz vorhergesagt (beispielsweise das Klingeln einer Glocke, bevor die Tür zum Weihnachtszimmer geöffnet wird), dann wird der positive Wert, der dem Geschenk beigemessen wird, auf den konditionierten Reiz (das Klingeln der Glocke) übertragen. Dies ist analog den Lernvorgängen beim Pawlow'schen Konditionieren, bei dem der Speichel des Hundes bereits dann läuft, wenn eine Glocke ankündigt, dass es bald das Essen geben wird. Das heißt, dass konditionierte Reize dieselbe positive Valenz erhalten wie die Belohnung selbst. Das Auftreten solcher Reize ist aber wiederum zeitlich nicht vorhersehbar und damit überraschend und löst selbst eine Dopaminfreisetzung aus.

Für den Zusammenhang solcher zentralnervös messbarer Ereignisse wie der *Dopaminfreisetzung* und der *Informationsverarbeitung* heißt das: Wenn Hirnstrukturen wie der Hippocampus dazu beitragen, dass Reize als »altbekannt« eingestuft werden können (ausführlich dazu: LISMAN & GRACE 2005), dann kann sowohl aus lebensgeschichtlichen wie biologischen Gründen dieser Abgleich »überfordernd« werden, und viele Umweltereignisse erscheinen als »neu« und überraschend. Das kann nun wieder die Ausschüttung des Botenstoffs Dopamin steigern, der immer dann verstärkt ausgeschüttet wird, wenn es zu einem überraschenden Ereignis kommt, das der bisherigen Erwartung widerspricht (zu einem »Vorhersagefehler«; SCHULTZ u.a. 1997).

Umgekehrt ist eine solche plötzlich auftretende Dopaminausschüttung für das Gehirn ein entscheidender Hinweis darauf, dass gerade in der Umwelt ein bedeutsamer Hinweisreiz gegeben sein muss. Terry ROBINSON und Kent BERRIDGE (1993), zwei amerikanische Neurowissenschaftler, haben deshalb postuliert, dass eine kurzfristige Erhöhung der dopaminergen Entladung dazu führt, dass Umweltreizen, die als konditionierte Stimuli zu einer solchen Dopaminentladung führen, eine besondere Bedeutung zugeschrieben wird, die das Individuum motiviert, sich um diese Reize zu kümmern. Der von ihnen gebrauchte Fachterminus war jener der »incentive salience«, im Wort »incentive« steckt der motivationale Aspekt, dass solche Reize als für das Individuum relevant und wichtig erscheinen; im Begriff der »salience« steckt der Hinweis auf die Bedeutung der Reize.

Für die *Erklärung des Auftretens individueller psychotischer Erfahrungen* kann das bedeuten, dass ein stressinduziertes Feuern dopaminerger Neurone dazu führt, dass eine Vielzahl von Umweltreizen als bedeutsam und für das Individuum direkt relevant codiert werden (HEINZ 2002b; KAPUR 2003).

Dies könnte dann zur sogenannten Wahnstimmung beitragen, bei der eine Vielzahl von Umweltreizen relevant und eine wichtige Botschaft zu tragen scheint. Aber auch in einer alltäglichen Situation emotionaler Aufgewühltheit kann ich eigentlich neutrale, gar nicht an mich gerichtete Reize auf mich beziehen, beispielsweise wenn ich aufgrund meines Aussehens, meiner Hautfarbe oder Sprache wiederholt ausgegrenzt und abgelehnt wurde und mich jetzt so gestresst und angegriffen fühle, dass ich auch die unfreundlichen Blicke anderer Menschen, die mir gar nicht gelten, auf mich beziehe.
Erinnert sei auch an die Situation, nachts durch ein dunkles Waldstück zu gehen, das wir tagsüber oft betreten, jetzt aber allein durchqueren müssen – knackt es hinter uns im Unterholz, kann das ein ganz unwichtiger Reiz sein, der durch irgendein nachtaktives Kleintier verursacht wird –, im Zweifelsfall ist es aber sicherer, auf diese Reize zu reagieren, und genau das geschieht meist auch: Wir zucken zusammen und achten ab dann auf weitere, uns unheimlich erscheinende Geräusche.
Auch hier spielt wahrscheinlich das dopaminerge System eine wesentliche Rolle, das in der latent bedrohlichen Situation (nachts allein im Wald) aktiviert wird, wenn auch wahrscheinlich nicht so stark wie beim Auftreten akuter Psychosen. Kommt es in der Psychose zu einer dauerhaften Sensibilisierung dieses Systems, das verstärkt aktiviert wird und eine Vielzahl von Umweltreizen als relevant einordnet, kann dies helfen, zu erklären, warum zunächst neutrale Stimuli schließlich eine besondere Bedeutung für das Individuum entwickeln können.

Traumatische Verletzung und erhöhtes Rauschen – ein beispielhafter Zusammenhang

Einer unserer Patienten wurde jedes Mal dann psychotisch, wenn er auf seine ehemaligen Klassenkameraden traf. Obwohl seine Schulzeit bereits ein paar Jahre zurücklag, wähnte er jedes Mal, dass seine Mitschüler über ihn sprächen. Wie sich später herausstellte, war dieser junge Mann in seiner Schulzeit einem längerfristigen sexuellen Missbrauch ausgesetzt gewesen. Traf er erneut auf seine Mitschüler, war dies mit Stress verbunden, der auf neurobiologischer Ebene die Dopaminentladungsraten steigern kann. Auch zufällig hingeworfene, im Kontext des eigenen Erlebens aber potenziell bedeutungstragende Worte, die die Klassenkameraden miteinander austauschten, konnten als Signale mit wichtiger Bedeutung für den jungen Mann (fehl-)interpretiert werden.

Der Patient erzählte nun aber nicht, dass über seinen sexuellen Missbrauch getuschelt würde, stattdessen glaubte er, dass die Klassenkameraden wüssten, dass er schon in der Schulzeit Prophezeiungen gemacht habe, die jetzt einträfen. |

Psychodynamisch kann man vermuten, dass in solchen Fällen eine durchaus kreative Verdrängung und Umdeutung der Erlebnisse stattfinden, die der betroffenen Person helfen, aus der gefürchteten Entwertung eine Wertschätzung der eigenen Fähigkeiten zu machen. Tatsächlich war dieser bisher therapieresistente Patient nach vorsichtigem Ansprechen seiner Lebensgeschichte für viele Jahre symptomfrei – wobei natürlich auch entsprechende Änderungen der Medikation eine Rolle spielen können, die aber bis dahin nicht zum Erfolg geführt hatten.

Er erkrankte erneut, als er sich in eine Krankenschwester verliebte. Auch die Verliebtheit ist ja durch die Aufgabe gekennzeichnet, im Verhalten des anderen jene Zeichen zu erkennen, die ein persönliches Gefühl ausdrücken, das über die allgemeine Wertschätzung als Person hinausgeht. Emotional aufwühlend sind solche Erfahrungen immer, und das dann umso mehr, wenn die betroffene Person einen sexuellen Missbrauch erleben musste und deshalb besonders empfindlich und verletzlich ist.

In dem Fallbeispiel treffen also wieder mehrere Faktoren zusammen, die helfen können, das Entstehen einer Psychose zumindest ansatzweise zu verstehen: die Verletzlichkeit nach Traumatisierung, die unklare, für die betroffene Person aber ausgesprochen wichtige Situation, die Empfindlichkeit gegenüber einer möglichen Zurückweisung und damit die Angst vor Gefühlen der Einsamkeit und Leere sowie die Konfrontation mit einer Vielzahl von Zeichen, die (wie Mimik und Gestik des Gegenübers, seine Worte und Handlungen) Auskunft über eine ebenso bewegende wie unvorhersehbare Situation geben sollen.

Nicht immer finden die betroffenen Personen in ihrer Lebensgeschichte tief greifende Verletzungen, die die Unkalkulierbarkeit und Bedrohlichkeit einzelner Umweltreize erklären können. Biologisch ist es ebenfalls möglich, dass hier kein traumatisches Ereignis, sondern »nur« ein erhöhtes Rauschen bei der Verarbeitung der jederzeit eintreffenden Umweltereignisse stattfindet, das deren »Alltäglichkeit« so verändert, dass sie immer wieder als neu und wichtig registriert werden und letztlich dazu führen, dass eigentlich bekannte Erfahrungen und Erlebnisse als neuartig und (in der Überfülle der Ereignisse) eben auch als bedrohlich erscheinen können. Für das Gehirn würde man hier an die Beteiligung von Hirnregionen denken, die wie die Amygdala (und

andere Bereiche des limbischen Systems) an der Verarbeitung bedrohlicher Umweltreize beteiligt sind.
Tatsächlich findet sich eine dopaminerge Überaktivierung bei akut psychotischen Menschen nicht nur im Bereich des ventralen Striatums (in dem sie eigentlich die Motivation erhöhen müsste, sich der so hervorgehobenen Gegenstände zu bemächtigen), sondern auch im Bereich der Amygdala, wo sie mit der Verarbeitung aversiver Umweltreize verbunden ist (KUMAKURA u.a. 2007; KIENAST u.a. 2008).

Wahnbildung und Exzentrik

Überlegungen zur Wechselwirkung neurologischer und psychologischer Faktoren, zwischen traumatischen, diskriminierenden und vereinsamenden Erfahrungen einerseits und ihren Auswirkungen auf Botenstoffe wie das dopaminerge System und dessen Bedeutung für die Encodierung überraschender Umweltreize andererseits können helfen, zu erklären, wie es zu einer Wahnstimmung und Wahnbildung kommen kann. Warum aber die eigenen Gedanken und Impulse als fremd erscheinen, erklären sie nicht. Hier muss offenbar mehr hinzukommen, um das Entstehen akustischer Halluzinationen und Ich-Störungen verständlich zu machen.
Wir haben bereits im Kapitel zur Krankheitsdefinition angedeutet, dass hier eine spezifisch menschliche Fähigkeit zur Geltung kommen kann, die Helmuth Plessner mit der »exzentrischen Positionalität« des Menschen bezeichnet hat. Demnach stehen Menschen nicht nur in ihrem Erleben im Zentrum des Geschehens und betrachten die Welt aus ihrer jeweiligen Perspektive, sie können sich auch von sich selbst distanzieren, »exzentrieren«, und über das Geschehene nachdenken, ja, in jeder Situation können wir in aller Regel beides gleichzeitig: Wir stehen einerseits mitten in der Situation und erfassen andererseits gleichzeitig wie »von außen« einen eben abgelaufenen, jetzt erinnerten Dialog, der das Geschehene in Worte fasst, und wir sind uns zudem bewusst darüber, dass auch andere Personen im Zentrum ihrer jeweiligen Umwelt stehen und dennoch die Perspektiven wechseln und sich in Personen »hineinversetzen« können, kurz gesagt: Wir befinden uns nicht nur in einer unmittelbar sichtbaren Umwelt, sondern auch in einer Welt, die durch Interessen, Beziehungen, Erfahrungen und damit durch das gesamte Leben unserer Mitmenschen wie durch unser eigenes konstituiert wird.
Liegen jetzt, wie beispielsweise bei einem psychotischen Menschen nach der Erfahrung eines sexuellen Missbrauchs, Erfahrungen vor, die seine Identifikation, sein bruchloses Stehen im Zentrum seiner Existenz erschweren oder verunmöglichen, so kann sich diese exzentrische Position verfestigen, und

seine eigenen Gefühle und Gedanken erscheinen ihm fremd. Analog zur »Wahnarbeit« ist es dann offenbar ein durchaus rational konstruierter Vorgang, wenn die Person die Ursache dieser fremden Gedanken in anderen Menschen verortet und dafür die jeweils zeitgenössisch zur Verfügung stehenden Erklärungsmuster übernimmt, also beispielsweise in einer Gesellschaft, die an Geister glaubt, die Entstehung der Stimmen auf solche Geister zurückführt, aber in der industrialisierten Welt des 21. Jahrhunderts auf einen »Chip«, der heimlich implantiert wurde und die fremden Gedanken eingibt, oder auf Geheimdienste, die sich vermeintlich der »Strahlung« unserer Handys bedienen.

Konsequenzen für das Verständnis der Psychosen

Wir Menschen sind nicht entweder psychologisch verständliche oder biologisch erklärbare Wesen, sondern immer beides, gegeben in unserer Leiblichkeit und lebend in unseren Körpern, beeinflusst von Umwelterlebnissen und deren Verarbeitung in unseren Sinnesorganen sowie dem komplexen zentralen Nervensystem. Falsch ist also nicht der Hinweis darauf, dass wir »bio-psycho-soziale« Wesen sind, sondern die Vermischung der Erklärungsebenen. Dopamin »macht« keine Psychose, es kann aber die Bedeutung eintreffender Umweltreize hervorheben, sodass die betroffene Person diese verarbeiten und erklären muss und in diesem immer auch kreativen Prozess die psychotischen Erfahrungen interpretiert und gestaltet. »Bio-psycho-soziale« Erklärungsmodelle bieten einen gedanklichen Rahmen, dessen Ebenen differenziert zu betrachten sind und nicht durch konkretistische Fehlschlüsse miteinander »kurzgeschlossen« werden sollten.

Was wir damit nahebringen wollen, ist der Gedanke, dass Leib und Seele zusammengehören, dass Veränderungen der Leiblichkeit, die in den Bereich der Medizin fallen, und Erlebnisformen, die wir psychopathologisch oder psychologisch erfassen und beschreiben können, aufeinander verweisen, miteinander in Verbindung stehen, statistisch assoziiert und korreliert sein können. Das kann helfen, Wirkungen von Medikamenten wie den Neuroleptika zu erklären, die eben genau auf jenes Neurotransmittersystem einwirken, das wir bisher diskutiert haben: das Dopamin. Es kann aber auch helfen, zu erklären, warum Neuroleptika von vielen Patienten so wenig geschätzt werden, denn sie greifen genau in jene Botenstoffe ein, die die Bedeutung von Umweltreizen hervorheben, und können so zum Verlust der situationsbezogenen Schwingungsfähigkeit, der Lebensfreude und das Antriebs beitragen.

Dementsprechend schildern sensible Patientinnen und Patienten manchmal sehr genau, dass ihr Gefühlsleben, ihre Libido und generell ihre emotionale Ansprechbarkeit unter Neuroleptika leiden: »Wenn ich die Tabletten nehme, ist die Welt grau in grau«, sagte einer unserer Patienten. Dies kann aber auch eine Frage der Dosis sein; nach wie vor werden viele Medikamente zu hoch dosiert und reduzieren dann nicht das Rauschen der eintreffenden Informationen, sondern blockieren ein System, das für uns Menschen von herausragender Bedeutung ist. Darauf werden wir im Kapitel zu den therapeutischen Handlungskonsequenzen noch näher eingehen.

Jede Psychose ist anders: die narrative Perspektive

Schon die ersten Psychoseseminare Ende der achtziger Jahre zeigten überraschende, fast paradoxe Phänomene: Psychoseerfahrene, die keine Psychotherapieerfahrung hatten, und sogar solche, die sich einer Psychotherapie aktiv oder passiv verweigert hatten, indem sie beispielsweise im therapeutischen Setting eher verstummten, äußerten sich im absichtslosen und tendenziell machtfreien Raum des Psychoseseminars relativ offen und zunehmend freier über sich selbst und ihre Erfahrungen. Der Gewinn daraus ist offensichtlich: In einem wohlwollenden, offenen Raum von sich zu sprechen und dabei auch psychotische Erfahrungen mehr oder weniger beiläufig einfließen lassen zu können hilft offenbar bei der Integration des Erlebten. Vielleicht sogar gerade dann, wenn dies selbstgesteuert und eher absichtslos geschieht. Die »Nebenwirkungen« jeder Therapie spielen hier kaum eine Rolle. Der narrative Prozess erspart oder reduziert zumeist die Abwehrprozesse, bei denen es immer auch darum gehen kann, sich der Beeinflussung durch den Therapeuten zu entziehen, um nicht zum Objekt seiner Absichten zu werden (Bock 2011 d). In verschiedenen Veröffentlichungen zum Psychoseseminar wird das als »Therapie ohne Absicht« gewürdigt (siehe etwa Bock u.a. 2005, 2007).

Eine Erklärung für diese erstaunliche, fast paradoxe Erfahrung liefert die narrative Perspektive mit ihrer Definition der Abläufe im Psychoseseminar: »Narration ist eine dynamische, sinnstiftende, vom Betroffenen selbst durch persönliche Auseinandersetzung hervorgebrachte Zusammenfassung von Erfahrung; sie verknüpft einzelne Erfahrungen zu einem mehr oder weniger sinnvollen und kohärenten Ganzen. Voraussetzung ist die innere Auseinandersetzung mit widersprüchlichen Haltungen und Einstellungen« (HURTZ u.a. 2014, S. 207; HERMANS 2001). Dabei geht es zunächst gar nicht um »richtig« oder »falsch«, sondern eher darum, ob die Art der Narration Konsistenz und Kontrolle fördert sowie mit dem eigenen Selbstbild und allgemeinen Lebenszielen in Einklang zu bringen ist.

An dieser Stelle sei daran erinnert, dass alle psychotherapeutischen Schulen, unabhängig davon, wie geplant oder prozesshaft sie vorgehen, gut daran tun, diese eher indirekten und unbeabsichtigten Entwicklungen, die meist auf der Basis authentischer Begegnung und ungeplanter Interaktion möglich werden, wertzuschätzen und den Raum dafür so weit irgend möglich zu öffnen und zu gewährleisten (ROGERS 1983). Ohnehin lässt sich ein großer Teil auch der absichtsvollen Wirkung von Psychotherapie auf solche generellen Faktoren zurückführen, die die Interaktion zwischen allen am Therapieprozess Beteiligten prägen (GRAWE 2005).

Zusätzlich zur therapeutischen Wirkung findet zwischen den Teilnehmenden der Psychoseseminare bzw. Trialogforen ein Austausch über die Grenzen der familiären Rollen hinweg statt: Wer keine gemeinsame Geschichte miteinander hat und nicht voneinander abhängig oder miteinander verstrickt ist, kann einander authentischer berichten bzw. länger und besser zuhören, als das möglicherweise im Kontext der eigenen Familie geschieht. Der Psychoseerfahrene kann sich beim fremden Vater, Partner, Bruder, Sohn oder bei der fremden Mutter, Partnerin, Schwester, Tochter eher auf dessen bzw. deren Wahrnehmung und Gefühlslage einlassen, als das vielleicht bisher im engen eigenen Familiensystem möglich war (BOCK u.a. 2007).

Und auch für Therapeutinnen und Therapeuten gilt möglicherweise, dass sie im Psychoseseminar vollständiger wahrnehmen, gelassener bleiben und authentischer antworten können, als das im unmittelbaren (psycho-)therapeutischen Raum (mit mehr unmittelbarer Verantwortung) möglich oder üblich wäre. Die anfängliche Erwartung aufseiten der psychiatrisch Tätigen, diese Besonderheit der Foren könnte zur Verwirrung führen und/oder Betroffene könnten den trialogischen Kontext für die Formulierung maßloser Ansprüche an die Therapeuten nutzen, erwies sich als unangemessen. In aller Regel konnten und können Psychoseerfahrene den eher offenen und dialogischen, also gleichberechtigten narrativen Sprachraum sehr genau von den Spielregeln des psychiatrisch-psychotherapeutischen Rahmens unterscheiden; und sie können das in aller Regel auch bei den verschiedenen Veranstaltungen des (teil-)stationären Milieus. Die Vielfalt der Beziehungsebenen und das Nebeneinander von narrativen, absichtsvollen und assoziativen Prozessen dürfte eher der Normalität des menschlichen Miteinanders entsprechen und so den Spielraum für authentische Begegnung insgesamt vergrößern.

Mit etwas Abstand kann man sagen, dass sich der Diskurs im Psychoseseminar durch die zugrunde liegenden Spielregeln bzw. Diskursnormen (prinzipielle Gleichheit der Teilnehmenden, grundsätzliche Problematisierbarkeit aller Themen und Meinungen, prinzipielle Unausgeschlossenheit des Publikums und ein hohes Maß an Authentizität) dem nähert, was Jürgen Habermas einen »herrschaftsfreien Diskurs« nennt und als »beste Voraussetzung für wahrhaftige Erkenntnisse« bezeichnet (Habermas 1984, S. 130 ff.; 1981).

Narration und Resilienz

Die Möglichkeit, eine kohärente Lebensgeschichte zu erzählen, verweist bereits auf einen »Resilienzfaktor«, also auf eine Bedingung für Gesundheit bzw. auf eine Ressource, um ein weitgehend gesundes Leben führen zu können. Genau diese Ressource kann durch soziale Ausschließung oder Erniedrigung beeinträchtigt werden. Und umgekehrt kann eine therapeutische Gemeinschaft, eine Selbsthilfegruppe oder auch eine Widerstandsbewegung (aus einer solchen resultierte der Begriff des Empowerment) eine widerstandsfähige Identitätsbildung unterstützen, die eine neue Narration ermöglichen, eine rekonstruierte Lebensgeschichte erzählbar macht, in der die Erfahrung der Ausschließung wie des Widerstands dagegen, die Vereinsamung wie deren kreative Überwindung artikulierbar sind.

Genau hier schließen weitere Ressourcen an, die wir in der Alltagssprache oft als »gesunde Anteile« bezeichnen, nämlich die Fähigkeit, kreativ flexible Lösungsansätze zu entwickeln, den eigenen wie fremden Intentionen empathisch und offen gegenüberzutreten und die eigene Lebensgeschichte angstfrei mit all ihren Brüchen erzählen zu können. Beides – die eigene Narration und das empathische Einfühlen in Positionen und Erfahrungen anderer – bestimmen auch den offenbar heilsamen Charakter der Psychoseseminare (Ruppelt u. a. 2014).

Die Geschichte des Psychoseseminars offenbart ein großes Bedürfnis nach geschützter und zugleich ergebnisoffener Narration und dahinter sicher auch ein großes Sinnbedürfnis. »Narration« meint hier, zunächst einmal schlicht von sich erzählen zu können, sich in einem Kontext neu zu entwerfen und die psychotische Erfahrung dabei mehr oder weniger »beiläufig« zu integrieren. Auf einer bescheidenen Ebene ist eine solche Narration Ausdruck des individuellen Sinnbedürfnisses und der Sinnsuche, was zumindest vorläufig und probeweise auch ein persönliches Kohärenzerleben fördern kann, das wir mit Antonovsky oben schon als zentral beschrieben haben. »Sinn- und Bedeutungsbezüge entstehen aus einem inneren Dialog heraus und werden zumeist in Form von Geschichten erzählt« (Hurtz u. a. 2014, S. 207).

Umgekehrt kann genau diese Fähigkeit, (von) sich selbst zu erzählen und diese Erzählung im inneren Dialog oder im Polylog mit der Mitwelt zu gestalten, während psychotischer Phasen beeinträchtigt sein und somit der Förderung bedürfen (LYSAKER u.a. 2007). Den Betroffenen fällt es unter Umständen schwer, eigene Zustände als sich zugehörend zu erleben, Erlebnismodalitäten (Erinnerungen, Fantasien, Befürchtungen etc.) zu unterscheiden, die ungewöhnlichen Erlebnisse sprachlich oder bildlich zu fassen und sie zeitlich in einen Rahmen zu stellen (FUCHS 2007; siehe auch HURTZ u.a. 2014). Auch die Fähigkeit, über die eigene Erzählung nachzudenken, kann abnehmen. Die akute Psychose kann dann verstanden werden als ein Auseinanderbrechen des inneren Dialogs: Das eigene Erleben kann dann nicht mehr im inneren Dialog hinterfragt werden, eigene Gedanken werden als fremd erfahren und auf äußere Manipulationen (je nach kulturellem Kontext auf »Chips«, »Strahlenkanonen«, »Hexen« etc.) zurückgeführt, die Umwelt schließt sich bedrohlich um das esolierte, von seinen Mitmenschen verfolgte Ich. Umso wichtiger sind die Förderung dieser Fähigkeiten zur Ex- und Rezentrierung und der dafür nötigen Selbstvertrautheit (HEINZ 2014) durch Rekonstruktion des Erlebten sowie die Unterstützung seiner Aneignung und die dadurch ermöglichte Kohärenz und Sinnfindung.

Die Betroffenen brauchen Hilfe, um den inneren Dialog wieder in Gang zu bringen und neue sinnhafte Erzählungen und Perspektiven zu entwickeln, die unter anderem das Verstehen der psychotischen Symptome, deren Kommunizierbarkeit und damit auch Kontrollierbarkeit sowie einen neuen Optimismus ermöglichen, sodass sie kohärent in die eigene Lebenserzählung eingepasst werden können. Hier liegen die Chancen biografisch orientierter Psychotherapien, die in ihrer Methodik und Zielsetzung zwar strukturierend, aber möglichst wenig invasiv sein sollten. Hier findet sich zudem die Begründung für Soteria-Konzepte und andere Formen guter Milieutherapie, die in einem möglichst angstfreien Raum konstruktive Gruppenprozesse fördern. Klaus Weise verweist in diesem Zusammenhang und in seinem Rückblick auf die Leipziger Psychiatriereform auf seine Erfahrungen mit der »Therapeutischen Gemeinschaft« (WEISE 2014).

Psychoseseminare und Psychotherapie, der besondere Raum des Trialogs und der Soteria, die besonderen Gruppenprozesse dort und sonst in einer guten therapeutischen Gemeinschaft bilden keinen Gegensatz, sondern ergänzen sich. Auch metakognitive Fähigkeiten (»Warum erzähle ich wie?«) zu fördern und einen offenen Austausch über Sinn- und Bedeutungsbezüge zu gestalten, kann sich gegenseitig befruchten. Die narrative Methode, die Bedeutung des inneren und äußeren Dialogs sowie die Zielsetzung, Kohärenz zu fördern, bilden eine gemeinsame Basis, um das psychotische Erleben für sich selbst und andere zu erschließen und in die eigene Lebensgeschichte einzuordnen.

»Naturgeschichten« von Psychosen

Es gibt Menschen, die trotz (oder wegen) andauernder oder wiederkehrender psychotischer Erlebnisse ohne das psychiatrische Versorgungsangebot auszukommen versuchen und mit diesem jede Berührung vermeiden. Die klinische Erfahrung besagt darüber hinaus, dass manche schizophrene Patientinnen und Patienten lange Zeit mit psychotischen Erfahrungen leben, bevor sie sich in eine psychiatrische Behandlung begeben. Andere wiederum meiden die Psychiatrie nach einem ersten Kontakt, und zwar trotz fortbestehender oder wiederkehrender Psychoseerfahrungen. Hinsichtlich der Frage, wie das zu bewerten ist, gehen die Meinungen auseinander: Die einen sehen darin von vornherein einen Mangel des psychiatrischen Versorgungssystems, die anderen eine individuelle Besonderheit oder gar eine kulturelle Leistung. In dem einen Fall wäre die soziale Situation innerhalb und außerhalb der Psychiatrie unter dem Aspekt ihrer Unzulänglichkeiten zu betrachten, in dem anderen auf ihre (fehlende) Funktion als identitätsstabilisierender Schutzraum und ökologische Nische hin zu befragen (siehe ausführlich dazu Bock 2007).

Die Untersuchungen zur »Naturgeschichte« von Psychosen (ebd.) hatten zum Ziel, die Situation von Menschen, die mit ihrer Psychose mindestens ein Jahr ohne Behandlung geblieben waren, transparenter zu machen und von ihnen zu lernen. Fast allgemein wird heute von Fachleuten vertreten, dass die medikamentöse Behandlung notwendig und gut sei, und zwar je früher, desto besser, und dass Non-Compliance ein Krankheitsmerkmal oder zumindest eine dringend zu verändernde Eigenschaft sei und der Genesung schade. Nur mühsam ist der Diskurs zu öffnen bzw. zu erweitern und »Eigensinn« auch als Ressource zu schätzen. Erst langsam wird deutlich, dass gerade allzu enge Krankheitskonzepte mit Depression und Suizidalität assoziiert sein können (Rössler u.a. 1999) und dass ein zu einseitiges Paradigma auch Selbststigmatisierung fördern und Selbstheilungskräfte blockieren kann. Und bezogen auf die Erstbehandlung ist zu ergänzen: Je früher – desto vorsichtiger (wir kommen im Schlusskapitel darauf zurück).

Unser Ziel bei der Arbeit mit psychotischen Personen sollte es sein, die inneren und äußeren Bedingungen kennenzulernen, die es diesen Menschen mit langfristiger Psychoseerfahrung ermöglichen bzw. abverlangen, weitgehend ohne psychiatrische Behandlung zu bleiben. Außerdem interessiert, welcher Stil des Umgangs mit dem psychotischen Erleben sich ohne professionelle Beeinflussung entwickelt: Finden die Betroffenen eine Sprache für das Erlebte und welche Begrifflichkeit erweist sich als hilfreich oder störend? Geben diese Erklärungsversuche den Erfahrungen einen funktionalen Sinn oder eine biografische Bedeutung, bleiben sie »selbst-verständlich« oder werden sie

aktiv verdrängt? Welche sozialen Bedingungen und inneren Vorannahmen helfen dabei oder erschweren es, die Erfahrungen zu integrieren? In welcher Weise beeinflusst der besondere Stil des Umgangs die Lebensqualität?
Wer sich so den Betroffenen nähert, stößt auf verschiedene Gruppen: Menschen mit religiösem oder esoterischem Hintergrund, Menschen ohne festen Wohnsitz und Menschen mit explizit psychiatriekritischen Positionen. Vor allem aber werden jeweils sehr unterschiedliche individuelle Szenarien sichtbar, die die Abstinenz vom psychiatrischen Hilfesystem verständlich machen.
Entsprechend einem solchen methodischen Konzept der gegenstandsnahen Theoriebildung hat sich gezeigt, dass etwa gleich viele Personen a) Psychosen gänzlich ohne psychiatrische Beeinflussung erleben, b) zu einem früheren Zeitpunkt Psychiatrieerfahrung hatten, dann aber nie wieder, c) nach langer Unterbrechung schließlich doch wieder in der Psychiatrie auftauchten, d) nur Stippvisiten im psychiatrischen Versorgungssystem machen oder e) sich in verschiedenen psychotischen Phasen ganz unterschiedlich verhalten (Bock 2007).
Zusammenfassend lässt sich sagen:

- Etwa die Hälfte aller unbehandelten Patientinnen und Patienten erholt sich sehr weitgehend und nachhaltig ohne professionelle Hilfe.
- Bei einem Teil leisten Angehörige Hilfe in einer Intensität, die einem Soteria-Angebot nahekommt.
- Selbst- und Fremdeinschätzung der Lebensqualität stimmten oft nicht überein.
- In manchen sozialen Milieus außerhalb der psychiatrischen Versorgung sind noch Krankheitszustände in einer Absolutheit im Sinne von besonderer Eigenart wahrzunehmen, die in der psychiatrischen Versorgungslandschaft ansonsten selten geworden ist. Gleichzeitig gibt es »Inseln der Klarheit«, die ein soziales Funktionieren und Überleben ermöglichen.

Wenn man versucht, die verschiedenen Sinnstrukturen und sozialen Repräsentationen im Sinne einer anthropologischen Perspektive auf das psychotische Erleben zusammenzufassen, wird die Psychoseerfahrung erkennbar als eine sehr spezifisch menschliche Form der Gratwanderung, des zweifelnden Widerspruchs und des sozialen Kompromisses, als ein Zustand der Ambivalenz und der Gleichzeitigkeit von Unvereinbarem, schließlich als eine »Krankheit«, die den Keim der Gesundung in sich birgt.
Der Prozess der Selbstregulation und der Rekonstruktion von Wirklichkeit in und nach psychotischen Episoden hat in vielfacher Hinsicht Bedeutung. Die Psychoseerfahrung in ihrer Widersprüchlichkeit und Gleichzeitigkeit von gesundem und krankem Anteil zu betrachten erscheint keineswegs nur für die

Sozialpsychiatrie oder die Psychotherapie, sondern angesichts der Plastizität neuronaler Strukturen auch für die biologische Psychiatrie relevant. Die Frage ist, welcher Behandlungsansatz souverän genug ist, um die subjektive Sicht des Einzelnen wirklich in den Mittelpunkt zu rücken.

Wider die Eindimensionalität – Fazit

Psychosen sind nicht eindimensional; es gibt kein monokausales Erklärungsmodell. Viele Faktoren sind beteiligt, wenn eine Psychose entsteht. Genetische Disposition, prä-, peri- und postnatale, frühkindliche und spätere, langfristige oder akute psychosoziale und somatische Belastungen – es gibt ein Bündel von Faktoren, die alle nicht spezifisch wirken, manche können ebenso zu Suchterkrankungen oder Depressionen führen oder aber erfolgreich kompensiert werden. Die spannende Frage lautet: Was hält uns gesund, was macht uns resilient – oder aber empfindlich? Bei psychosozialen Faktoren fällt auf, dass unterschiedliche Faktoren wirksam werden können: Traumata und soziale Isolation oder Ausschließung können auch bei bisher stabilen Menschen Psychosen auslösen. Bei krisenerfahrenen oder -nahen Menschen kann oft schon eine relativ geringe Verunsicherung eine beträchtliche Eigendynamik zur Folge haben.

Auch bei den sozialen und gesellschaftlichen Belastungen sind Spannweite und Verschiedenheit groß. Wir wissen, dass verschiedene Stressfaktoren, widersprüchliche Erwartungen, Reizüberflutung und soziale Isolation belastend sein können. Und etliche Faktoren kumulieren beispielsweise in der Situation der Migration. Doch auch hier ist die psychotische Reaktion nicht vorhersehbar, wirken die Belastungen nicht eindimensional oder einfach additiv. Kompensationsmöglichkeiten gibt es nicht nur vor Ausbruch, nicht nur nach der ersten, sondern auch nach der wiederholten Psychoseerfahrung. So rückt auch hier die Frage in den Vordergrund, was uns gesund hält und was uns guttut, der auch unter Recovery-Gesichtspunkten eine entscheidende Bedeutung zukommt.

Das soziale Umfeld ist wesentlich beteiligt – als Ort der Entwicklung von Psychosen, bei deren Verlauf und bei der Genesung. Die verschiedenen Personen in der Mitwelt bringen dabei unterschiedliche Perspektiven, Bedürfnisse, Konflikte und Fragen mit. Angehörige und Freunde zu haben ist ein Reichtum, den zu pflegen auch unsere Aufgabe als Therapeutinnen und Therapeuten ist, kann aber auch eine Herausforderung sein, wenn sich Fragen nach Verwicklung und Verstrickung, nach wechselseitig günstiger und ungünstiger Dynamik stellen.

Unter den gesellschaftlichen Faktoren ist vor allem einer kulturübergreifend gut belegt: Soziale Ausschließung ist für die Entstehung von Psychosen relevant. Es gibt viele Hinweise für den Einfluss von Diskriminierung, sozialer Ausschließung und Isolation, Armut und prekären Lebensverhältnissen. Das mag unmittelbar plausibel erscheinen, ist aber dennoch bemerkenswert. Und diese Erkenntnis gibt dem Begriff »Prävention« eine ganz neue, brisante politische Bedeutung.

Therapeutische Handlungskonsequenzen: Menschen gerecht werden

Wahrnehmen, wundern, würdigen – die Basis aller Therapie

Für Aristoteles begann Philosophie mit dem *Sich-Wundern* im Sinne von Staunen, Hinterfragen und Bedenken. Gerade Erfahrungen, die sich mit dem Gewohnten nicht ohne Weiteres vereinbaren lassen, fordern unser Suchen heraus. Das Fremde braucht unsere Neugier und unseren Respekt. »Psychotische Menschen fordern diese Haltung des Staunens heraus – im doppelten Sinne: Weil sie selbst Gewohntes anders erleben, was immer auch Chancen birgt, und weil wir sie verändert erleben und damit in unseren Wahrnehmungsfähigkeiten herausgefordert werden« (Moldzio 2004, S. 77).

Wahrnehmen geschieht zunächst mit unseren Sinnen, hinter denen die entsprechenden Hirnareale stehen. Diese sind jedoch vernetzt – untereinander und mit vielen anderen Hirnregionen. Das kann beispielsweise die Synästhesien erklären (Emrich u. a. 2002), also die Tatsache, dass manche Menschen Töne zu sehen oder Bilder zu schmecken meinen. Doch auch die Subjektivität und Bedingtheit unserer Wahrnehmung lässt sich mit dieser komplexen neuronalen Struktur erklären. Wenn Menschen in Psychosen anders wahrnehmen, dann ist dies nicht einfach nur ungewöhnlich, sondern dabei wird etwas realisiert, was neuronal möglich, wenn auch selten verwirklicht ist. Umso wichtiger erscheint es, dass wir im therapeutischen Kontext wieder lernen, umfassend wahrzunehmen im Sinne des »Für-wahr Haltens«, und zwar in mehrfacher Hinsicht:

- Im Sinn eines unmittelbaren Respekts: Ich nehme ernst, was du wahrnimmst.
- Im grundsätzlichen Sinn: Die Wahrnehmung des anderen verdient Anerkennung und substanzielles Interesse. Was nimmt er wahr, was ich nicht wahrnehme?

- Im therapeutischen Sinn: Meine Wahrnehmung und mein Respekt erlauben dem anderen, in diesem Spiegel nach und nach auch sich selbst wieder wahrzunehmen.
- Im reflexiven Sinn: Nur in der Wirkung auf mich, in meinem eigenen Spiegeln, kann ich ahnen, was im anderen (auch noch) vor sich geht, also hinter den unmittelbar beobachtbaren Impressionen.

Die letzten beiden Aspekte stehen für einen gelungenen Dialog zwischen Patient und Therapeut und (im Spiegel des anderen) jeweils auch mit sich selbst. Heilen kann nicht einseitig einer den anderen. Heilen hat nicht umsonst immer transitive und intransitive Bedeutung, umfasst also das »Heilmachen« ebenso wie das »Heilwerden«, so wird Ursula Plog in einem Sammelband ihrer Reden und Schriften zitiert (LESCHINSKY 2003, S. 47 ff.).

Für diese Art der Wahrnehmung braucht es eine Kultur des Dialogs bzw. des Trialogs, das heißt, es braucht Foren, die diese Form der Wahrnehmung jenseits enger institutioneller Grenzen mit ihrem eindeutigen Machtgefälle und einseitig definierter Sprachgewalt pflegen (siehe dazu auch das Lehrbuch *Irren ist menschlich*, DÖRNER u. a. 2016).

Würdigen ist ein altmodischer und doch hochaktueller Begriff. Er steht im Gegensatz zu einem reflexhaften Handeln, das unter allen Umständen ändern will, und zwar sofort, ein Handeln, das immer schon weiß, was zu tun und was das Richtige ist. Der Begriff mahnt uns zur Bescheidenheit. Vor allem aber dazu, dem anderen seine Würde zu lassen – auch in seinem momentan vielleicht verstörenden Sein, in seinem Anders-Sein. »Würdigen« bedeutet eben nicht Gleichgültigkeit und Laisser-faire, sondern erfordert im Gegenteil, sich auf den anderen einzulassen. Die Eigensinnigkeit des Handelns meines Gegenübers ist anzuerkennen – auch und gerade im Ausnahmezustand, und zwar nicht, um ihn stagnativ alleinzulassen, sondern weil in der Akzeptanz auch die Chance zur Entwicklung steckt und weil erzwungene Veränderung von außen ohne Würde unabsehbare Nebenwirkungen haben kann.

»Versuche, Leiden und Behinderung zu vermindern, werden gewöhnlich Behandlung genannt, und jede Gesellschaft bildet einige ihrer Mitglieder aus, diese spezielle Form der Einflußnahme auszuüben. Behandlung umfasst üblicherweise eine persönliche Beziehung zwischen Heiler und Leidendem. Bestimmte Arten von Therapie beruhen primär auf der Fähigkeit des Heilers, heilende Kräfte im Leidenden mit psychologischen Mitteln zu mobilisieren. Diese Form der Behandlung wird gewöhnlich Psychotherapie genannt« (FRANK & FRANK 1991). Diese bewusst transkulturell formulierte, viel beachtete Definition setzt auf wohltuende Weise Selbst- und Fremdheilung in Beziehung. Sie ist nicht nur bescheiden, sondern auch vorsichtig: Gerade bei

Psychosen birgt jede Therapie auch das Risiko der Grenzüberschreitung und der subjektiven Beeintrechtigung der Autonomie.

Die Therapie psychischer Störungen muss mehrdimensional erfolgen. Diesem Anspruch wird heute niemand mehr widersprechen. Die Wirklichkeit sieht dennoch meist anders aus. Selbstverständlich muss die somatische Eigendynamik von schizophrenen Psychosen berücksichtigt werden und es bedeutet einen Zugewinn an Wahlmöglichkeiten für jeden Patienten, dass wir inzwischen sehr viel mehr wissen über die Möglichkeiten der Einflussnahme mit all ihren Chancen und Risiken, Wirkungen und Nebenwirkungen. Doch bleibt der Anspruch noch zu oft uneingelöst, dass diese Dimension eingebettet wird in ein größeres Ganzes – in ein umfassenderes Verständnis, in eine reflektierte dialogische Beziehung und in eine tragende Akzeptanz. Das Verstehen und die Therapie psychischer Störungen allgemein und insbesondere von Psychosen müssen sowohl biologisch (als Lehre vom Leben) und medizinisch als auch psychologisch und philosophisch (Philosophie im Sinne einer »Liebe zur Weisheit« und eines Zugangs zur menschlichen Existenz in dieser Welt) begründet sein.

Grenzen der Empathie? Probleme des Zugangs zu Psychosen

Was folgt aus den bisherigen Überlegungen zum anthropologischen Verständnis für unseren (psycho-)therapeutischen Umgang mit Menschen, die psychotische Erfahrungen haben? Einen ersten Hinweis auf die Beantwortung dieser Frage kann uns die Überlegung geben, was wir uns denn selbst wünschen würden, wenn wir in eine Psychose ein- und auch wieder daraus auftauchen würden. Natürlich ist die hier geforderte Empathie immer begrenzt. Bereits im Umgang mit weniger »außergewöhnlichen« Erfahrungen unserer Mitmenschen können wir den anderen aufgrund mangelnder Einfühlung schnell missverstehen. Einfühlung wird zudem nur da ansatzweise gelingen, wo ich selbst überhaupt einen relativ freien Zugang zu meinen eigenen Gefühlen habe. Was aber, wenn der andere Gefühle äußert, die mir selbst »fremd« sind oder deren Intensität oder Auslöser ich nicht verstehe? Viel wichtiger noch: Was ist, wenn ich die Empfindungen, Gefühle und Wertungen der anderen Person ablehne, beispielsweise weil sie sich mit meinen moralischen Maßstäben überhaupt nicht zur Deckung bringen lassen?

Genau diese Fragen stehen im Zentrum einer psychotherapeutischen Selbsterfahrung, wie sie heute von allen gängigen Schulen gefordert wird. Dies ist insofern überraschend, als insbesondere die Verhaltenstherapie eigentlich mit Lernmechanismen arbeitet, die das Verhalten eines Individuums beeinflussen sollen, dessen Innenleben aber ursprünglich als »black box« verstanden wurde: Das heißt, ganz unabhängig davon, was wir in das handelnde Individuum hineininterpretieren, entscheidend sei die beobachtete Verhaltensänderung, nicht die Selbsterfahrung. Ein solches Vorgehen ist natürlich dann besonders hilfreich, wenn es sich um Studien im Tiermodell handelt. Der Behaviorismus als Vorläufer der Verhaltenstherapie richtete sich ursprünglich gegen die »Vermenschlichung« tierischen Verhaltens, die zwar manchmal heuristisch beim Verstehen der Handlungen helfen kann, oft aber stark in die Irre führt. Insofern war das Konzept der »black box« ein eigentlich aus Bescheidenheit geborener Versuch, sich allzu weitgehender Spekulationen bezüglich der Empfindungen des Gegenübers zu enthalten und sich stattdessen auf die tatsächlich beobachtbaren Handlungen und ihre Konsequenzen zu konzentrieren.

Dennoch verlangen heute verhaltenstherapeutische wie tiefenpsychologische Schulen, psychoanalytische wie gesprächstherapeutische Ausbildungen ein gerüttelt Maß an Selbsterfahrung. Und dies aus der mehr oder weniger offen eingestandenen Notwendigkeit, im Gespräch mit dem anderen zumindest die Grenzen der Akzeptanz eigener Gefühle zu kennen und bei deren Überschreitung nicht sofort in mehr oder weniger heftige Abwehr zu verfallen. Was also, wenn ein Patient rassistische, frauenfeindliche oder pädophile Gefühle und Wünsche äußert? Gerade in solchen Fällen ist es wichtig, die eigene emotionale Befindlichkeit zu kennen und die mögliche Komplizenschaft eigener vorbewusster Wünsche oder fortbestehender Vorurteile erleben zu können, ohne sie in heftiger Abwehr im anderen zu bekämpfen.

Was die offene Haltung erleichtern kann, ist der Bezug auf eine Polyphonie innerer Monologe, Dialoge und »Polyloge«. Denn offenbar ist unser bewusstes Leben als Menschen durch eine Vielzahl von Versprachlichungen gekennzeichnet, die zum großen Teil nicht explizit artikuliert werden. Wir alle kennen die Situation, in der sich »ein Gedanke aufdrängt«, etwa eine (oft durchaus stark bewertende) Aussage der Freunde, Eltern oder Großeltern oder anderer wichtiger Bezugspersonen oder auch ein Gedanke an eine mögliche, vorurteilsbehaftete Sicht der Dinge, die man eigentlich ablehnt, die sich aber dennoch in die eigenen Gedankenabläufe drängt, an die man sich erinnert, auch wenn man das eigentlich gar nicht möchte.

Ein Beispiel hierfür gibt eine Patientin mit Tourette-Syndrom aus den Vereinigten Staaten, die in einer Warteschlange stand und angesichts eines Afroamerikaners mit lila Pullover auf einmal dem Zwangsimpuls folgte, »purple nigger« laut hervorzustoßen (Heinz 2014). Die Handlung war der

Betroffenen zutiefst peinlich, sie hielt sich für eine eindeutig antirassistisch eingestellte Person, in deren innerem vielstimmigen »Polylog« aber das rassistische Vokabular auftauchte und von ihr – gerade weil sie es verdrängen wollte – wie »gegen ihren Willen« artikuliert wurde. Man spricht hier von Zwangsimpulsen.

Entscheidend für unsere Überlegungen hier ist, dass wir Menschen offenbar in allen Situationen die Vielzahl der rassistischen, frauenfeindlichen, herrschaftskonformen und menschenfeindlichen Aussagen in unserem inneren Monolog, der damit eben ein Dialog oder eben Polylog wird, präsent haben. Genau dies macht, nebenbei bemerkt, auch die Gefährlichkeit rassistischer Aussagen aus: Auch wenn wir sie bewusst ablehnen, arbeiten sie »unbewusst« weiter, werden Teil der möglichen Verbalisierungen und Artikulationen von Begriffen, Gefühlen und Einstellungen und können unsere Gefühle und Handlungen auch dann beeinflussen, wenn wir uns vermeintlich ganz frei davon fühlen. Einfühlung in andere scheint also insbesondere erschwert durch die Vielzahl von Urteilen und Vorurteilen, die in mehr oder weniger verbalisierter Form immer schon unsere Außen- wie Innenwahrnehmung prägen und die in einer gelungenen Selbsterfahrung reflektiert und in ihrer Entstehung und Funktion versteh- und veränderbar werden sollten.

Helmuth PLESSNERS (1975) exzentrische Position – wir haben sie bereits mehrfach zu Hilfe genommen –, von der aus wir uns selbst beobachten können, ist nicht notwendigerweise, aber oft mit Sprache im Sinne einer artikulierten Stellungnahme zum Geschehen verbunden. In jedem Augenblick einer Interaktion mit anderen Menschen, Tieren, Pflanzen oder Dingen können wir einerseits mitten im Geschehen stehen, uns andererseits aber »wie von außen« erleben. Dies kann im Lachen oder Weinen geschehen, aber auch in dem Moment, in dem sich eine verbalisierte Wertung unserer eigenen Handlung aufdrängt oder wir bewusst über unsere Stellung in der Welt nachdenken. Empathie ist also keine Einbahnstraße ins Glück, bei der wir uns einfach für vorurteilslos erklären und in den anderen hineinversetzen. Sie ist aber umgekehrt auch nicht absolut verbaut, sondern graduell möglich, und zwar umso mehr, je offener wir uns selbst und anderen gegenüber sind und uns die Fähigkeit erarbeiten und bewahren, auch Gefühle, Bedeutungen und Wertungen wahrzunehmen, die herrschenden Normen ebenso widersprechen können wie unseren eigenen moralischen Ansichten.

Auf dieser Basis wird dann auch zugänglich, dass das Unverständlichwerden ein Schutzmechanismus sein kann, der vor dem vermeintlichen, subjektiv jedenfalls so erlebten Durchsichtigwerden der eigenen Person, des eigenen Wünschens und Wollens schützt. So wird es möglich, die Unverständlichkeit des anderen auf einer Metaebene zu verstehen und auf der Beziehungsebene zu respektieren.

Eigene Wünsche – Zugang zum inneren Erleben einer Psychose

Wir kommen auf die Frage zurück, was wir uns denn wünschen würden, wenn wir selbst eine Psychose erlebten. Manche Therapeutinnen und Therapeuten haben direkte oder indirekte Erfahrung aufgrund halluzinatorischer oder psychotischer Wirkungen von Drogen. Andere müssen zu Vorstellungen greifen, die zumindest eine ähnliche Situation enthalten – zum Beispiel die (psychotische) Idee, dass sie von einer unbekannten Macht auf einen anderen Planeten verschleppt werden, auf dem eine ihnen nur partiell verständliche Sprache gesprochen wird und Umgangsregeln gelten, die sie nur zum Teil verstehen, wobei sie zusätzlich das Gefühl haben, dass eine mehr oder weniger große Zahl der neuen Mitmenschen ihnen gegenüber feindlich eingestellt sind.

Wie auch immer wir uns eine solche Situation verdeutlichen, sie gibt einige Hinweise darauf, was Grundelemente des Umgangs mit dem psychotischen Erleben sind: die therapeutische Offenheit für die Angst und das Gefühl der Bedrohung, die der Mensch mit einer Psychose erfahren kann; die Notwendigkeit, klar und deutlich zu kommunizieren und bei jeder einzelnen Aussage daran zu denken, dass sie missverstanden werden kann, und die Achtsamkeit, damit wir die Aussagen unseres psychotischen Gegenübers nicht vorschnell zu verstehen glauben, sondern immer noch einmal nachfragen, was das je Geschilderte denn in der Lebenswelt dieser Person bedeutet.

Letztendlich gehört aber zum Umgang mit psychotischen Menschen die Aufgabe einer Haltung, die noch in den achtziger und neunziger Jahren des letzten Jahrhunderts in psychiatrischen Kliniken durchaus häufig gegeben war. Man kann sie die Position des Insektenforschers nennen, der dem psychosekranken Menschen wie Kafkas Figur begegnet, die sich in einen Käfer verwandelt hat: gefühlskalt, neutral, psychopathologische Befunde analysierend und gehemmt bis unfähig zu jeder noch so kleinen Geste des Mitgefühls oder mitmenschlichen Interesses. Das sogenannte Präcox-Gefühl, das die Fremdheit im Umgang mit einem Psychosekranken beschreibt, verdankt sich unseres Erachtens zu einem nicht geringen Teil dieser distanziert abschätzenden Haltung, die die ganze Wucht psychotischen Erlebens wie hinter einem umgedrehten Fernglas auf Distanz hält und in stereotype Wertungen zu verbannen sucht.

Dies heißt umgekehrt nicht, dass jede Geste der Mitmenschlichkeit unreflektiert schon »passt«. Es kann einem in seiner Psychose zutiefst geängstigten Menschen helfen, wenn wir ihm beispielsweise beruhigend die Hand auf den Arm legen, es kann aber auch ein Gefühl tiefster Angst auslösen, wenn diese Person uns gerade als bedrohlich erlebt. Es kann einem Psychosekranken helfen, ruhig und entspannt zu atmen, es kann aber auch psychotische Ängste verstärken, wenn (wie von einem der beiden Autoren erlebt) die Psychose etwa während eines Meditationskurses ausbricht und die betroffene Person die ruhige und entspannte Bauchatmung eben nicht als beruhigend erlebt, sondern als Erinnerung an den Moment des Auftretens der ersten psychotischen Erfahrungen.

Mitfühlen und Dabeisein

Dem anderen beizustehen heißt nicht, mit ihm eins zu sein. Verstanden zu werden kann als angenehm, aber auch als bedrohlich empfunden werden – auch abhängig davon, wie befestigt die eigenen persönlichen Grenzen sind. Es geht in der Begegnung mit einem psychotischen Menschen wie in allen anderen therapeutischen Situationen darum, sich auf die Erfahrungs- und Erlebenswelt des Gegenübers einzulassen, ohne den eigenen Standpunkt zu verlieren. Dies ist der Unterschied zwischen Mitgefühl und Mitleid. Im Mitleid überschwemmt mich das Leid des anderen, und ich kann mich nur einfühlen und mitleiden, wenn ich mich meinem eigenen Leid gegenüber öffne. Dann wechselt aber meine Fokussierung und ich »bemitleide« mich selbst. Das ist der Grund für Friedrich Nietzsches tiefe Verachtung des Mitleids (NIETZSCHE 2009, S. 77), dem er selbst beim Ausbruch seiner wahrscheinlich Lues-induzierten Psychose erlag (FRENZEL 1966, S. 131).

Mitgefühl weiß demgegenüber um die eigenen wie die fremden Erfahrungen, weil die mitfühlende Person ihren Gefühlen nicht erliegt, sondern »beim anderen bleibt«. Der Therapeut sollte aber respektieren, dass das Leben des Gegenübers nicht das eigene ist, dass dieser Mensch seine eigenen Wertungen hat und seine eigenen Entscheidungen fällt, dass wir ihm diese auch gar nicht abnehmen können und nicht in »paternalistischer« Überfürsorglichkeit das Leben des anderen planen dürfen, um ihn dann womöglich zu bestrafen, wenn er unseren Erwartungen nicht gerecht wird.

In solchen therapeutischen Situationen sind die Grundregeln der Gesprächspsychotherapie wichtig, die neben dem Versuch der empathischen Einfühlung die Authentizität betonen, das heißt die Wachheit und Offenheit gegenüber den eigenen Empfindungen und Bewertungen sowie die notwendige Verbalisierung des Erlebens der psychotischen Person. In dieser Interaktion findet keine ersatzweise Ganzwerdung der psychotischen Person im »Ich« des Therapeuten statt – was sich allerdings in jeder Therapie ereignen sollte, ist der mitmenschlich offene Bezug zum anderen, der Versuch, dessen Erfahrungen nachzuvollziehen und die Einstellungen und Gefühle zu verbalisieren, die man bei sich selbst und beim anderen wahrnimmt, und zwar ohne moralische Vorverurteilung. Damit helfen wir dem Gegenüber, seine eigene Lebensgeschichte in eine »narrative Form« zu bringen, aus den bruchstückhaften und überwältigenden Erfahrungen eben eine erzählbare Geschichte zu machen. Damit fällt es den psychoseerfahrenen Personen, wenn die Therapie gelingt, leichter, ihre Erlebnisse und Erfahrungen wenigstens ansatzweise in der Sprache der Mitwelt auszudrücken, Ausdrücke, Zeichen und Bilder für das Erlebte zu finden, um so vorsichtig aus der Einsamkeit herauszufinden.

Die Möglichkeit, psychotische Erfahrungen für andere verständlich auszudrücken, ist in vielen (außereuropäischen) Kulturen im Rahmen gemeinschaftlich geteilter Erklärungsmodelle eher möglich als in westlichen Industriestaaten, die derartige Erlebnisse häufig nur als unverständliche Manifestationen einer biologisch erklärbaren Erkrankung (ab-)werten (LAING 1972) – nach Michel FOUCAULT (1969, 1988) eine Konsequenz der europäischen Konstruktion von »Rationalität«, wir kommen darauf zurück. Demgegenüber ermöglichen es traditionelle Erklärungsmodelle psychischer wie somatischer Erkrankungen den Betroffenen und ihren Angehörigen in vielen Teilen der Welt, eine geteilte Sicht auf das Geschehen zu entwickeln und ihm eine Bedeutung für das Leben der Gemeinschaft zu geben (EVANS-PRITCHARD 1937; KLEINMAN 2000). Zudem stellen sie etablierte Handlungsmuster für den gemeinschaftlichen Umgang mit der Symptomatik zu Verfügung und befördern so – zumindest bis zu einem gewissen Grad – die soziale Inklusion (KLEINMAN 2003; HEINZ & PAYNE-JACKSON 1998).

Derartig geteilte Erklärungsmodelle erleichtern also die Narration und damit die Möglichkeit, die psychotischen Erfahrungen sinnhaft mit der eigenen Lebensgeschichte zu verbinden, und sind wahrscheinlich einer der Gründe, warum nach den WHO-Studien (JABLENSKY & SARTORIUS 2008) der Verlauf akuter Psychosen in vielen nicht industrialisierten Ländern besser ist als in den medizinisch hochgerüsteten Industrienationen.

Letztlich macht jeder Mensch seine eigenen Erfahrungen, und wir versuchen ständig, diese zu kommunizieren. Psychotherapie zielt auf genau diese Kommunikation ab. Die wesentliche psychotherapeutische Komponente jeder Behandlung von Menschen mit Psychosen ist also das Gespräch, das vielleicht deshalb »supportiv« genannt werden kann, weil es dem Gegenüber so offen wie möglich entgegenkommt und im Idealfall hilft, die psychotischen Erlebnisse besser zu verstehen und kommunizieren zu können.

Die anthropologische Betrachtungsweise erweitert den eigenen Spielraum bei der notwendigen Balance zwischen dem Blick auf menschliche Gemeinsamkeiten und dem auf individuelle Besonderheiten sowie zwischen dem

Ringen um Verständnis und dem Akzeptieren von Fremdheit. Dieses wenig wertende Mitschwingen ist auch eine Grundvoraussetzung für das therapeutische Dabeisein – ob nun im von der Soteria inspirierten stationären oder im vom »open dialogue« geprägten ambulanten Setting.

Balance von Autonomie und Bindung

Erfordert die verwirrende Symptomatik des Psychoseerfahrenen eine besondere Standfestigkeit und Selbstsicherheit des Therapeuten? Und ist dafür eine besonders haltgebende Therapie nötig und nützlich? Oder ist die Besinnung auf zutiefst menschliche Aspekte und auf die subjektiv funktionale Bedeutung hilfreicher und wichtiger?

Die Beziehungs- und Behandlungskultur bei Psychosen erscheint heterogen. Die verschiedenen psychotherapeutischen Schulen haben, bezogen auf einen möglichen psychotischen Grundkonflikt, eine unterschiedliche Sprache entwickelt, meinen aber möglicherweise Ähnliches: Tiefenpsychologen sprechen zum Beispiel von dem Dilemma, objekt- und selbstbezogene Wünsche unter einen Hut zu bringen (Mentzos 2010, S. 213 ff.; Neraal 2013, S. 2), Verhaltenstherapeuten gehen von überforderten kognitiven Systemen aus (Klingberg & Hesse 2013, S. 323; Bechtolf & Klingberg 2014), Familientherapeuten von einer nachzuholenden oder zu bestärkenden »bezogenen Individuation« (Stierlin 1985). Der Hirnforscher Joachim Bauer (2005) spricht im Zusammenhang sogenannter Spiegelneuronen von der möglichen Störung der Fähigkeit, sich in andere hineinzuversetzen, wobei offen bleiben muss, ob ein Zuviel oder Zuwenig das Problem ausmacht. Zu ähnlich offenen Ergebnissen führt die alte Frage der Psychoanalyse, ob psychosenahe Menschen zu wenig oder nicht doch eher zu viel »übertragen«, sowie der junge Diskurs zur Mentalisierungsfähigkeit (siehe im Kapitel zu den kulturhistorischen Hintergründen die Ausführungen zur Theory of Mind).

Die von uns angestrebte kritische Sicht auf die therapeutischen Traditionen muss diese Sichtweisen berücksichtigen und im Hinblick auf ihre Chancen und Risiken für eine Begegnung auf Augenhöhe prüfen, wenn wir Psychosen im Sinne eines anthropologischen Zugangs als tief greifende Lebenskrisen besonders dünnhäutiger Menschen verstehen, die zutiefst menschlich sind und uns gerade deshalb zentrale Aspekte der *Conditio humana* erfahren lassen. Allen oben genannten Perspektiven gemeinsam ist der Auftrag, Autonomie zu wahren und zu unterstützen, persönliche Grenzen zu befestigen sowie die individuellen, familiären und sozialen Ressourcen im Umgang mit Konflikten zu stärken. Dieses Thema betrifft den Inhalt und die Form der Therapie, und zwar auch die therapeutische Beziehung selbst sowie die Art der Behandlungsstruktur. Die folgende Auflistung an Fragen und Themen folgt der zunehmenden Abstraktion von der direkten Begegnung im Therapiegespräch zu Fragen des Rahmens therapeutischen Handelns (wir werden diese Fragen in den folgenden Kapiteln zu beantworten versuchen):

- Was gilt es zu beachten, damit die therapeutische Beziehung mit ausreichender Vorsicht die persönlichen Grenzen respektiert und dennoch an dieser »Kontaktschranke« wirksam werden kann?
- Wie können wir in der Therapie (und sicher nicht nur in der Psychotherapie) als Person und mit unserem Fachwissen Transparenz garantieren und dabei den Zusammenhang von Wissensvermittlung und Vertrauensbeziehung im Blick behalten?
- Wie können wir Partizipation und Selbstbestimmung fördern? Sind dafür die im allgemeinmedizinischen Kontext entwickelten Prinzipien gemeinsamer Entscheidungsfindung (»shared decision«) ausreichend oder greifen sie hier zu kurz?
- Welche Toleranz oder sogar Neugier entwickeln wir gegenüber individuellen, subjektorientierten Krankheitskonzepten? Sehen wir sie als lästige Störung oder als Zugang zum Patienten und als Bereicherung des Austausches?
- Sehen wir Non-Compliance eher als Krankheitsmerkmal oder den Eigensinn als Chance?
- Wie lassen sich Selbst- und Fremdheilung am besten aufeinander beziehen, sodass die Einflussnahme von außen weniger bedrohlich erscheint und eher den Charakter von Supervision der ohnehin immer vorhandenen Selbsthilfe annimmt? Was ist von der organisierten Selbsthilfe zu lernen?
- Wie können wir die therapeutische Beziehung nach Zeit, Ort und Setting so flexibel und bedürfnisnah gestalten, dass die Autonomie möglichst wenig beeinträchtigt wird, und dabei vorhandene individuelle und familiäre Ressourcen einbeziehen?
- Wie können wir zunehmend und gerade auch in Krisen therapeutische Räume so gestalten und nutzen, dass sie möglichst wenig Angst machen?
- Wie können wir therapeutisch tragende Beziehungen so strukturieren, dass möglichst wenige zusätzliche Brüche entstehen und zugleich das Risiko von Zwangsmaßnahmen spürbar minimiert wird?
- Wie gelingt es uns, die Behandlung insgesamt so zu organisieren, dass sich die zusätzliche Kränkung und Verunsicherung in Grenzen hält –

möglichst auch dann, soweit möglich, wenn Maßnahmen gegen den Willen unvermeidlich sind?

Diese Auflistung möglicher therapeutischer Konsequenzen einer anthropologischen Sicht ist sicher nicht vollständig, macht aber deutlich, dass es nicht um den beliebigen Austausch von Begriffen geht, sondern um eine *Haltung*, die eine intensivere Kultur der Beziehung und Behandlung ermöglicht, als sie bisher meist gegeben ist (HEUMANN u.a. 2015 b).

Primat der Beziehung

»Bei anderen Resonanz zu finden, anderen selbst Resonanz zu geben und zu sehen, dass sie ihnen etwas bedeutet, ist ein biologisches Grundbedürfnis – jedenfalls lässt sich das für höhere Lebewesen nachweisen. Unser Gehirn ist [...] neurobiologisch auf gute soziale Beziehungen geeicht«, schreibt Joachim BAUER (2005, S. 169). »Im Du zum Ich zu werden« ist für den Philosophen Martin BUBER (1923/2008) der entscheidende Wesenszug des Menschen.

Die Zeiten, in denen immer wieder vor der Psychotherapie bei Psychosen gewarnt wurde, sind noch nicht so lange her. Und man muss sich erinnern, welches reduzierte Verständnis von Psychosen und von Psychotherapie dabei gemeint war. Inzwischen lautet die Frage eher: Wie, wenn nicht mithilfe einer reflektierten, wohlwollenden, ausreichend neutralen therapeutischen Beziehung soll sich denn ein Mensch in und nach der tiefen Erschütterung einer Psychose wieder orientieren, sich seiner selbst wieder vergewissern und seine Beziehungen im komplizierten Spannungsfeld von (potenziell bedrohlicher) Nähe und (ebenso angstvoller) Distanz wieder angstfreier gestalten?

Unser Bild von Psychosen ist komplexer geworden und unserem allgemeinen Bild vom Menschen nähergerückt. Damit wächst die Notwendigkeit, die Therapie nicht nur vielfältiger zu gestalten im Sinne einer Aneinanderreihung verschiedener Methoden und Techniken, sondern ihr auch eine allgemeine Beziehungsbasis zu geben. Wenn ein Mensch in der Psychose die Beziehung zu anderen verliert oder sie jedenfalls zutiefst anders erlebt und gestaltet als üblich, dann auch deshalb, weil er in der Beziehung zu sich selbst tief erschüttert ist oder sich in seiner Not angesichts erlebter Widersprüche und Ängste in der äußeren Welt auf sein inneres Erleben zurückzieht und eine für andere oft kaum verständliche Eigenwelt schafft. Sich in und mit dieser Eigendynamik der äußeren Welt wieder zuzuwenden braucht Begleitung.

Mit der eigenen Verletzlichkeit umzugehen kann besser gelingen, wenn andere mithelfen.

An dieser Stelle hilft eine Erinnerung an den Religionsphilosophen Martin Buber, der in seinem Hauptwerk *Ich und Du* formuliert: »Erst die Begegnung mit einem menschlichen Gegenüber, dem ›Du‹ (Ich-Du-Beziehung), oder mit der dinglichen Welt, dem ›Es‹ (Ich-Es-Beziehung), ermöglicht eine Abgrenzung des ›Ich‹ von seiner Umwelt« (BUBER 2008, S. 4).

In eine ähnliche Richtung zielt deutlich später Axel Honneth, der in Anlehnung an Hegel und Mead den Begriff der Anerkennung ins Zentrum seines Konzepts der Identitätsbildung stellt. Dabei wird zwischen der Anerkennung in liebevollen Primärbeziehungen, der rechtlichen Anerkennung als Gleiche und der individuellen sozialen Wertschätzung unterschieden. »Nur dank des kumulativen Erwerbs von Selbstvertrauen, Selbstachtung und Selbstschätzung, wie ihn nacheinander die Erfahrung von jenen drei Formen der Anerkennung garantiert, vermag eine Person sich uneingeschränkt als ein sowohl autonomes wie auch individuiertes Wesen zu begreifen und mit ihren Zielen und Wünschen zu identifizieren« (HONNETH 1992, S. 271).

So bekommt unsere klinische Erfahrung eine philosophische Basis: Wenn es im Ansatz stimmt, dass wir »im Du zum Ich« werden und dass es die Anerkennung durch andere ist, die uns als Personen formt, dann gilt das nicht nur entwicklungspsychologisch für das Kleinkind und für die Identitätsbildung im Allgemeinen, sondern auch und vielleicht ganz besonders für Menschen in großer Not, vor allem angesichts der existenziellen Angst, die durch soziale Ausschließung und (wirklich oder vermeintlich) verweigerte Anerkennung entstehen kann. Angesichts einer überwältigenden Erfahrung sozialer Bedrohung, Ausschließung oder Missachtung können Menschen den Bezug zu sich verlieren, sich im Rahmen von Ich-Störungen (exzentrisch) von sich selbst entfremden oder den Verhaltensspielraum (zentrisch) im bedrohlichen Verfolgungsgeschehen einbüßen (HEINZ 2014).

Die klinische Erfahrung belegt zudem, dass gerade Menschen mit Psychoseerfahrung hochsensibel auf die Atmosphäre ihrer Umgebung, auf soziale Stigmatisierung, auf die Angst der Angehörigen und auf die Haltung der Therapeuten bzw. professionellen Helfer reagieren. Oft merken wir das gar nicht sofort, können aber bei entsprechender Reflexion rekonstruieren, ob und wie der Behandlungsabbruch oder Rückzug des anderen auch mit uns und unseren versteckten Botschaften oder dem noch nicht erreichten Vertrauen zusammenhängt.

Lernprozesse der psychotherapeutischen Schulen

Vor diesem Hintergrund erscheint es nachvollziehbar, dass sich alle psychotherapeutischen Schulen im Umgang mit psychoseerfahrenen Menschen weiterentwickelt und gelernt haben, beziehungsorientierter zu arbeiten:

- Dass ein Wahn nicht »*weg*zukonditionieren« ist, war historisch schnell klar. Doch es kann sehr wohl gelingen, ihn im Rahmen einer tragfähigen Beziehung kognitiv *um*zustrukturieren oder ihn über ein Metakognitives Training und die gezielte Beschäftigung mit anderen Lebensthemen etwas zu entkräften.
- Um die eigene Gewordenheit zumindest zu ahnen und daraus Hoffnung auf das weitere Werden zu schöpfen, können auch tiefenpsychologisch fundierte Gespräche Sinn haben, allerdings wird in aller Regel das klassische psychoanalytische Setting (liegend ohne Blickkontakt) für psychosenahe Patienten ungeeignet sein, denn das macht zu viel Angst und nährt paranoide Fantasien eher; deshalb ist es hilfreich, wenn der Therapeut als Person sichtbar und spürbar gegenübersitzt.
- Um das Maß der Enthaltsamkeit geht es auch bei Gesprächspsychotherapeuten. Auch sie müssen präsent sein und deutlich Stellung beziehen.
- Systemisch orientierte Psychotherapeuten können lernen, dass ihre kunstvollen Einzelinterventionen die Basis einer Vertrauensbeziehung brauchen und dass im Familiensetting die Haltung des distanzierten »Managers« allein nicht ausreicht, sondern auch Wärme gefragt ist, und dass die Allparteilichkeit nicht ausschließt, sich dem Psychoseerfahrenen auch emotional zuzuwenden.

Inzwischen gibt es in allen psychotherapeutischen Schulen nicht nur berühmte Pioniere, sondern insgesamt eine gutes Know-how zur Psychosenpsychotherapie. Dabei wird zunehmend offensichtlich, dass sich die Methoden bei dieser Zielgruppe annähern und sich eine zunehmend große Schnittmenge beschreiben lässt. Und es ist beruhigend, dass gerade Psychosenpsychotherapeuten zunehmend über den eigenen Tellerrand schauen und sich methodenübergreifend austauschen. Der Dachverband deutschsprachiger Psychosenpsychotherapie (siehe Lempa & von Haebler 2012; Lempa u. a. 2013) ist unter anderem mit diesem Ziel gegründet worden – erstaunlich, dass das so lange gedauert hat, aber erfreulich, dass es endlich geschieht: Wenn man bedenkt, dass Psychosen durch eine komplexe Veränderung des Denkens, Fühlens und Handelns gekennzeichnet sind, ist es sogar ausgesprochen sinnvoll, dass sich die jeweiligen Schulen und Ansätze austauschen und voneinander lernen.

Nahezu alle aktuellen psychiatrischen Leitlinien räumen der Psychotherapie einen großen Stellenwert ein, besonders deutlich und differenziert tut das die britische NICE-Guideline (siehe www.nice.org.ul/CG82). Vor dem Hintergrund entsprechend randomisierter Studien wird vor allem Kognitive Verhaltenstherapie (KVT) empfohlen, aber auch auf die Notwendigkeit individuell angepasster Methoden und der Einbeziehung von Angehörigen verwiesen (Buckley u. a. 2015).

In der vergleichenden Psychotherapieforschung überwiegt die Einschätzung, dass übertragbare Grundvariablen für die Wirkung der verschiedenen Psychotherapien verantwortlich sind (Grawe 2005, S 311 ff.):

Therapeutische Beziehung: Die Qualität der Beziehung zwischen dem Psychotherapeuten und dem Patienten trägt signifikant zu einem besseren oder schlechteren Therapieergebnis bei.

Ressourcenaktivierung: Die Eigenarten, die die Patienten in die Therapie mitbringen, werden als positive Ressource für das therapeutische Vorgehen genutzt. Das betrifft vorhandene motivationale Bereitschaften, Fähigkeiten und Interessen der Patienten.

Problemaktualisierung: Die Probleme, die in der Therapie verändert werden sollen, werden unmittelbar erfahrbar. Das kann zum Beispiel dadurch geschehen, dass Therapeut und Patient reale Situationen aufsuchen, in denen die Probleme auftreten, oder dass sie durch besondere therapeutische Techniken wie intensives Erzählen, Imaginationsübungen, Rollenspiele oder Ähnliches die Probleme im Erleben aktualisieren.

Motivationale Klärung: Die Therapie fördert mit geeigneten Maßnahmen, dass der Patient ein klareres Bewusstsein der Determinanten (Ursprünge, Hintergründe, aufrechterhaltende Faktoren) seines problematischen Erlebens und Verhaltens gewinnt.

Problembewältigung: Die Behandlung unterstützt den Patienten mit bewährten problemspezifischen Maßnahmen (direkt oder indirekt) darin, positive Bewältigungserfahrungen im Umgang mit seinen Problemen zu machen.

Wenn Fühlen, Denken und Handeln auseinanderfallen: zur Notwendigkeit schulenübergreifender Ansätze

Lange Zeit hat sich das Engagement der verschiedenen psychotherapeutischen Schulen bezüglich der Therapie der Psychosen auf das Wirken einzelner Pioniere beschränkt. Später wurden konkurrierende Modelle und Konzepte entwickelt, die den Schwerpunkt auf den Ansatzpunkt der jeweiligen

Methodik legten – also auf das Handeln, Fühlen oder Denken. Das Besondere an Psychosen ist aber, dass die Koordination dieser wesentlichen Funktionen nicht mehr so selbstverständlich gelingt und durch bestimmte funktionelle oder dysfunktionelle Prozesse beeinflusst wird. Welchen Sinn hat es da, wenn jeweils spezifisch fokussierte Programme entwickelt werden, und inwiefern müssen übergreifende Ansätze solche Aspekte integrieren? Oder andersherum formuliert: Wie überfällig und begrüßenswert sind die Anstrengungen des noch relativ neuen Dachverbandes deutschsprachiger Psychosenpsychotherapie, die Anstrengungen der verschiedenen Therapieschulen zu koordinieren und den wechselseitigen Austausch voranzubringen (siehe www.ddpp.eu).

Im Lehrbuch *Irren ist menschlich* orientieren sich die ursprünglichen Autoren Ursula Plog und Klaus Dörner im Hinblick auf das Verständnis psychischer Störungen sehr stark an biografischen Themen und verstehen Psychosen als Ausdruck einer Krise bei der Loslösung vom Zuhause, bipolare Störungen eher als Ausdruck einer Krise bei der Bindung an einen Partner. Diese Sichtweise hat einen großen Charme, jedenfalls wenn es gelingt, sie als bewusste Vereinfachung und als ersten Zugang zum Patienten zu begreifen. Die Zuordnung zu solchen Krisen erlaubt es, Diagnostik und Therapie dialogisch zu gestalten: Die Art der Störung des Patienten ist nicht allein dadurch zu erfassen, dass seine Symptome aufgelistet, beschrieben und zugeordnet werden. Notwendig ist eine besondere Sensibilität des Therapeuten für sich selbst: Welche Themen klingen an, welches Echo ist im Inneren zu hören? Welche Wirkung hinterlässt der Patient? Auch diese Herausforderung, sich selbst zum Spiegel zu machen und den anderen im Dialog wahrzunehmen, hat Entsprechungen in vielen therapeutischen Schulen – am meisten sicher in der Psychoanalyse, die mit den Begriffen der Übertragung und Gegenübertragung etwas Ähnliches zu erfassen sucht.

»Zur Selbsterhaltung des Individuums ist es erforderlich, die Grenze von Selbst und Mitwelt aktiv zu behaupten« (Teising 2013, S. 1). Physiologisch haben wir dafür zum Beispiel das Immunsystem. Auf psychischer Ebene sprechen wir von immer wieder herzustellenden Selbst- und Fremdbezügen. Doch was ist genau damit gemeint, wie kommen sie zustande, wie werden sie geschwächt oder bestärkt? Stavros Mentzos formuliert in bewusster Parallele zu bipolaren Affekten und Stimmungen auch eine kognitive Bipolarität »zwischen Autonomie und Abhängigkeit, Freiheit und Bindung, letztlich zwischen Selbstbezogenheit und Objektbezogenheit« (Mentzos 2010, S. 13). Die Fähigkeit, zwischen diesen Ebenen zu wechseln, ermöglicht neue soziale Erfahrungen und psychisches Wachstum. Während einer Psychose ist davon auszugehen, dass dieser Wechsel zwischen dem Bezug auf sich und auf andere nicht mehr automatisch (»selbstverständlich«) funktioniert. Der (manchmal als »autistisch« bezeichnete) Rückzug auf

sich selbst wäre dann eine Antwort auf das Gefühl, anderen gegenüber ungeschützt oder »durchlässig« zu sein.
Martin Teising erinnert in diesem Zusammenhang an ein Konzept aus der Psychoanalyse, nämlich das der »Kontaktschranke«. »Dieser zusammengesetzte Begriff erinnert daran, dass zunächst etwas getrennt sein muss, also beschrankt oder beschränkt bzw. eingeschränkt, bevor es überhaupt in Kontakt zu einem anderen beschrankten Gegenüber treten kann. Er ist als Metapher sehr hilfreich, für das Verständnis sowohl individueller psychodynamischer Prozesse als auch interpersoneller Prozesse, also bei zwischen-menschlichen Begegnungen« (TEISING 2013, S. 1 f.). Dieses Zitat beschreibt die Dynamik des Rückzugs und den Schutzmechanismus der Psychose in der schwierigen Balance zwischen Nähe und Distanz und den damit verbundenen Wünschen und Ängsten.

Sinnsuche, Aneignung und Genesung

Hoffnung vermitteln, etwas gemeinsam unternehmen, diskutieren und Sinn und Bedeutung zu finden sind natürliche Fähigkeiten des Menschen als sozialem Wesen, die jenseits aller Professionalität bei jeder Begleitung und Auseinandersetzung mit Menschen mit psychotischen Erfahrungen wirksam werden, auch außerhalb spezifischer »Interventionen«. Letztere sind insbesondere dann gefragt, wenn der zwischenmenschliche Kontakt verloren zu gehen droht oder der alltägliche therapeutische Prozess ins Stocken gerät (RUPPELT u. a. 2014). Professionelle Interventionen bedürfen einer theoretisch fundierten Herangehensweise, und zwar sowohl im Sinne einer persönlichen Expertise als auch im Rahmen kollegialer Super- oder Intervision, um alternative Interpretationsmöglichkeiten zu bieten und dadurch Handlungsspielräume zu erweitern. Ein professionelles Verständnis der Sinndimension psychotischen Erlebens verknüpft narrative Ansätze mit der Phänomenologie:

- Sinn- und Bedeutungsbezüge entstehen aus einem inneren Dialog und werden zumeist in Form von »Geschichten« artikuliert, erzählt (HERMANS u. a. 1992).
- Diese Art der dialogisierenden Erzählung kann bei Menschen mit Psychosen aus Gründen, die in der Psychose selbst liegen, deutlich beeinträchtigt sein.

Die Ursachen für diese Beeinträchtigungen können laut phänomenologischer und anthropologischer Ansätze in Anteilen des Selbst liegen, die der bewussten Reflexion nicht direkt zugänglich sind, oft als »Kernselbst« bezeichnet werden (SASS & PARNAS 2003; FUCHS 2007) und zur präreflexiven Selbstvertrautheit beitragen, die im psychotischen Geschehen verloren gehen kann (GALLAGHER 2000, S. 14–21; GALLAGHER 2004, S. 8–19; HEINZ 2014). Gerade deshalb ist die Artikulation dieser Erfahrungen oft schwierig, aber – da sie »Kernaspekte« des Selbsterlebens betreffen – umso bedeutsamer.

Fragen wir andere Menschen in Gesprächen zu Themen über Sinn- und Bedeutungsaspekte ihres Lebens, tun sie dies in der Regel anhand persönlicher Geschichten und Episoden, die spontan im Hier und Jetzt erinnert und artikuliert werden. Ein Narrativ ist somit eine erfahrungsgeleitete dynamische, sinnstiftende, vom Betroffenen selbst durch persönliche Auseinandersetzung hervorgebrachte Zusammenfassung; sie verknüpft einzelne Erfahrungen zu einem mehr oder weniger sinnvollen und kohärenten Ganzen. Eine Voraussetzung dafür, dies tun zu können, ist die innere Auseinandersetzung mit widersprüchlichen Haltungen und Einstellungen. Das ähnelt einem inneren Dialog (HERMANS u. a. 1992, S. 23 ff.; HERMANS 2001, S. 243 ff.) oder eben »Polylog« (um die Vielfältigkeit der Stimmen zu betonen, die hier eingehen), bei dem verschiedene Haltungen aus unterschiedlichen Perspektiven (»Ich-Positionen«) gegeneinander abgewogen und oft kompromisshaft versöhnt werden müssen.

Dieser innere Dialog kann als Internalisierung des entwicklungspsychologisch vorausgehenden sozialen Dialogs verstanden werden. Wir verlegen den sozialen Dialog in unser Inneres und moderieren ihn von einem übergeordneten Standpunkt aus (wir hatten diese Prozesse bereits im Anschluss an George H. Mead veranschaulicht). Dem liegt die Fähigkeit zugrunde, über das eigene Denken nachzudenken, also das eigene innere Erleben von einem metakognitiven Standpunkt aus (»exzentrisch«) zu betrachten und zu reflektieren (MORITZ u. a. 2013, S. 245–254).

Die in dieser Weise narrativierten Sinnstiftungen entziehen sich offensichtlich einer Bewertung nach »richtig« oder »falsch«. Bedeutsamer erscheint, in welchem Ausmaß sie die Funktion erfüllen, die Selbstwirksamkeit der Betroffenen zu stärken, indem sie zum Beispiel Kontrolle, Vorhersagbarkeit oder Optimismus vermitteln und im Einklang mit den allgemeinen Lebenszielen stehen.

» Diese Aspekte, die auch Eingang in Aaron Antonovskys Salutogenesemodell gefunden haben, scheinen übergreifend bei allen Menschen (ERIKSON & LINDSTRÖM 2006) und speziell bei Menschen mit Psychosen

(BENGTSSON-TOPS u. a. 2005) positive Auswirkungen auf Selbstvertrauen, Hilfesuchverhalten und Psychopathologie zu haben.
Gerade diese Fähigkeit, das eigene Narrativ mit Sinn und Kohärenz zu versehen, kann aber bei Menschen mit Psychosen nachhaltig eingeschränkt sein (LYSAKER u. a. 2007). Die Betroffenen haben unter anderem oft Schwierigkeiten, eigene Zustände als ›meinhaft‹, also als mir zugehörig, zu erleben, zwischen verschiedenen Erlebnismodalitäten (Erinnerungen, Fantasien, Befürchtungen etc.) zu unterscheiden und Erlebnisse zeitlich zu kontextualisieren (FUCHS 2007). Diese Probleme können das metakognitive Denken, das heißt die Ex- und Rezentrierung über den eigenen Standort hinaus und wieder zu ihm zurück, erheblich erschweren. Nach dieser Auffassung bedeuten akute Psychosen das Auseinanderbrechen des inneren Dialogs (LYSAKER & LYSAKER 2001, 2006): Das eigene Erleben kann dann nicht mehr im inneren Dialog hinterfragt werden, einzelne Ich-Positionen beherrschen die psychische Landschaft (›Ich als Verfolgter‹) oder werden zu quasiautonomen Instanzen (etwa innere Stimmen) « (HURTZ u. a. 2014, S. 207 f.).

Umso wichtiger sind die Förderung der Fähigkeit zur Ex- und Rezentrierung und der dafür nötigen Selbstvertrautheit (HEINZ 2014) durch Rekonstruktion des Erlebten sowie die Unterstützung seiner Aneignung und die dadurch ermöglichte Kohärenz und Sinnfindung.
Die Betroffenen brauchen also Hilfe, um den inneren Dialog wieder in Gang zu bringen und neue Sinn-Narrative und Perspektiven zu entwickeln, die kohärent in die Lebensgeschichte eingepasst werden, das Verständnis der psychotischen Symptome und deren Kontrollierbarkeit erhöhen und so eine optimistischere Sicht der Situation ermöglichen können. Die Förderung metakognitiver Fähigkeiten und die Förderung eines offenen Austausches über Sinn- und Bedeutungsbezüge sind also nicht als Gegensatz zu verstehen, im Gegenteil, sie bedingen sich wechselseitig.

Das Dabeisein und die Konstruktion des subjektiven Sinns

In der Soteria werden Menschen mit akuten psychotischen Krisen begleitet. Gerade hier hat sich Loren R. Moshers Grundidee des »Dabeiseins« als außerordentlich fruchtbar und hilfreich erwiesen (HURTZ u. a. 2014, S. 202–216; MOSHER u. a. 1994). Dieses Dabeisein beinhaltet ein einfühlsames Begleiten, eine aufnehmend wache Anwesenheit und ein intuitives Eingehen auf die aktuellen Bedürfnisse. Dadurch sollen die Betroffenen beruhigt und Ängste abgebaut werden. Dabeisein kann in der Abgeschiedenheit eines »weichen Zimmers« oder auch unter öffentlichen Umständen stattfinden, es kann ein teilnahmsvolles, schweigendes Miteinander, Handhalten, eine aktivierende Tätigkeit sowie ein Gespräch beinhalten. Diese Art der Psychosebegleitung wird von allen Beteiligten als außerordentlich angenehm und sehr wirksam empfunden. Unklar ist jedoch, wie diese positive Wirkung auf die akuten Symptome zustande kommt. Luc Ciompi (2011) vermutet im Rahmen seiner Theorie der Affektlogik, dass sich durch diese Art der Begleitung die Affektspannung senken lasse, was die psychischen Funktionen wieder normalisiere.

Diese allgemeinen Grundgedanken wollen wir im Folgenden um die skizzierte dialogisch-phänomenologische Sichtweise ergänzen. In der akuten Psychose zeigt sich die Veränderung der Funktionen des sogenannten »Kernselbst« besonders deutlich, unter anderem durch Störungen der Meinigkeit als Selbstbezug, der Trennung von Erlebnismodalitäten und der Wahrung der Körpergrenzen. Die Selbstvertrautheit ist beeinträchtigt und die »einende Klammer des Kernselbst« scheint auseinanderzufallen, sodass die Betroffenen sich in der isolierten Außensicht oder in der als bedrohlich erlebten Position im Zentrum des Geschehens verlieren können und eine dialogisierende Narrativierung nicht mehr möglich ist. Die spontanen und oft vielgestaltigen (und doch häufig nur partiellen) Wahnbildungen haben deshalb die notwendige Funktion, der aufgewühlten Landschaft (nachträglich) Kohärenz zu verleihen, wenn auch um den Preis eines nicht mehr dialogisierend hinterfragbaren Weltverstehens.

Zwischen diesen zumeist wechselhaften, bildreichen und wortgewaltigen Sinnstiftungen, die dennoch oft nur kurzfristig existenzielle Ängste bändigen können, schimmert immer wieder der verzweifelte Wunsch nach sehr grundsätzlicher Orientierung und Sicherheit durch. Es besteht ein Überschuss an Bedeutungssetzung, die jedoch – in der Sprache der klassischen Psychopathologie – auf die Mitmenschen assoziativ gelockert, am konkreten Bild oder der allgemeinen Wortbedeutung haftend, »bizarr«, unverständlich oder inkohärent/zerfahren wirken kann. Dieses oft quälende innere Chaos zu ordnen, um eine dialogische Reflexion zu ermöglichen und es mitmenschlich kommunizieren zu können, erscheint das vordringlichste Ziel, um dem Bedürfnis nach Orientierung und Sicherheit gerecht zu werden.

Im Zusammenhang mit dem Thema der Sinnfindung sehen wir das Dabeisein als Möglichkeit, den psychotischen Menschen zur Ordnung dieser Erlebnisinhalte und zur Wiederaufnahme des inneren Dialoges zu befähigen. Im Mitsein tritt an die Stelle des teilweise zusammengebrochenen inneren Dialogs vorübergehend der soziale Dialog. Der Begleiter kann aushilfsweise

inaktive Ich-Positionen stützen und verbalisieren, etwa im Sinne einer realitätsprüfenden, haltgebenden, tröstenden oder sichernden Instanz. Der Begleiter versucht, den psychotischen Menschen bei seinen metakognitiven Akten behutsam zu unterstützen, zum Beispiel bei der Zuordnung von inneren Zuständen zu sich selbst, bei der Unterscheidung unterschiedlicher Erlebnismodalitäten und emotionaler Zustände sowie bei der räumlichen, zeitlichen, situativen und persönlichen Kontextualisierung (zum Beispiel: »Gestern, auf dem Balkon mit vielen Leuten, war Phänomen xy am stärksten«; siehe hierzu LYSAKER u.a. 2010).
Die akuten Sinnstiftungen werden ausdrücklich in ihrer Erlebnisqualität validiert und als notwendige, kohärenzstiftende Sinngebung akzeptiert.

» Das zunächst allumfassende psychotische Erleben erfährt also durch das Medium der Sprache eine zunehmende Differenzierung und Eingrenzung, sodass schrittweise eine Rückführung von den Inhalten (›Der Teufel sendet Strahlen, die in mich eindringen‹) zu den zugrunde liegenden Veränderungen des Selbsterlebens (›Mein Körper ist irgendwie durchlässig‹) geschehen kann. Die gemeinsame Versprachlichung dieses veränderten Selbsterlebens bewirkt darüber hinaus eine Vergegenständlichung dieser zunächst rein subjektiven Erfahrungen im interpersonellen Raum. In der Folge gelingt es den Betroffenen dann zunehmend, ihre Erlebnisveränderungen gewissermaßen von außen (aus der ›exzentrischen‹ Positionalität) zu betrachten; die allumfassende ›Ich-bin‹-Erkrankung wird auf diese Weise schrittweise zu einer sprachlich eingrenzbaren ›Ich-habe‹-Problematik (RIDGWAY 2001, siehe auch LANGDON & WARD 2009), was die Möglichkeit des aktiven Umgangs mit ihr erleichtert (NISCHK u.a. 2012).
Bei der gemeinsamen Untersuchung dieser Phänomene (›Was macht es besser, was macht es schlechter?‹) ergänzt der Begleiter dann aushilfsweise die Perspektive des Betroffenen um die Außenperspektive, bis der Betroffene diese Außenperspektive wieder selbst einnehmen und in seinen inneren Dialog integrieren kann. Unterschiedliche Perspektiven auf die Symptome (›Sie fürchten, Sie müssen sterben. Ich glaube, das ist eine übersteigerte Angst, die vergehen kann‹) können somit stellvertretend im sozialen Dialog bearbeitet werden. In diesem Mitsein werden also keine institutionellen Sinnstiftungen und Wahrheiten vorgegeben, sondern persönliche Meinungen aus einer anderen Perspektive angeboten.
In der dialogischen Struktur des Dabeiseins können sich also die basalen Störungen des ›Kernselbst‹ (Selbstvertrautheit, Zuschreibung von Urheberschaft, Unterscheidung von Erlebnismodalitäten und kognitiven Operationen) langsam restituieren und die Betroffenen zur Wiederaufnahme des inneren Dialogs befähigt werden. Dies ermöglicht die inhaltliche Auseinandersetzung

mit den Fragen nach Sinn und Bedeutung der Psychose, die im Schutz des Dabeiseins durch den Austausch individuell unterschiedlicher Perspektiven zumindest vorläufig beantwortet werden können « (HURTZ u.a. 2014, S. 210f.).

Wir möchten betonen, dass all dies nur einen Aspekt des Dabeiseins darstellt. Im reichhaltigen und vielschichtigen interpersonellen Geschehen finden viele weitere Aspekte – Trostfindung, Entspannung, Hoffnung und auch Humor – ihren Platz und bewirken im Allgemeinen eine sehr intensive Bindung zwischen den beteiligten Personen, die als Basis für die gemeinsame Sinn- und Bedeutungsfindung dient.

Wirkungen und Nebenwirkungen der Therapien

Alle therapeutischen Interventionen haben erwünschte und unerwünschte Wirkungen – nicht nur die Medikation. Hinzu kommt, dass deren Bewertung durch Patienten, Angehörige und Therapeuten mit hoher Wahrscheinlichkeit nicht übereinstimmt. Auch Psychotherapie kann einerseits »Fortschritte« bringen, die unterschiedlich wahrgenommen und geschätzt werden, andererseits Abhängigkeit schüren, die lange über die Dauer der Intervention hinaus nachwirkt. Auch nichtmedikamentöse Maßnahmen können abhängig von Zeitpunkt und Dosierung mehr Schaden als Nutzen bringen. Insofern müssen die Grundregeln der Beziehung sowie der gemeinsamen Entscheidung und Verantwortung verlässlich gelten. Besonders intensiv werden nach wie vor die Wirkungen und Nebenwirkungen der Medikamente diskutiert, nicht nur, aber auch deshalb, weil sie im Einzelfall im Rahmen von Zwangsmaßnahmen verabreicht werden (siehe deren Diskussion am Ende des Kapitels).

Wie helfen Neuroleptika und wann helfen sie nicht?

Betrachtet man das komplexe Erleben psychotischer Erkrankungen, dann ist es nach wie vor im wahrsten Sinne des Wortes überraschend, dass eine pharmakologische Substanz auf ein so komplexes Geschehen hilfreich einwirken kann. Tatsächlich blockieren alle bisher bekannten Neuroleptika bzw. Antipsychotika Andockstellen für den Botenstoff Dopamin im Gehirn (sogenannte D2-Rezeptoren). Dopamin ist ein Neurotransmitter, der unter Stress verstärkt ausgeschüttet wird und bedeutsame Umweltreize hervorhebt, und zwar insbesondere dann, wenn sie überraschend eintreffen und für die betroffene Person sowieso schon wichtig sind, beispielsweise weil sie Belohnung, aber auch aversive Ereignisse vorhersagen. Offenbar sind unterschiedliche Gehirnregionen in verschiedenem Ausmaß an der Verarbeitung von positiven und negativen Umweltreizen beteiligt, und es gibt Hinweise darauf, dass die Dopaminfreisetzung etwa im ventralen Striatum (einer Kernregion des sogenannten Belohnungssystems) eher mit der Erwartung von positiven Ereignissen verbunden ist, während sie im Bereich der Amygdala und weiterer limbischer Regionen oft dann stattfindet, wenn aversive Umweltreize überraschend eintreffen (HEINZ & SCHLAGENHAUF 2010).

Wir haben schon im Bereich der Wahnphänomene und insbesondere der Wahnstimmung diskutiert, dass eine solche Aktivierung des dopaminergen Systems dazu beitragen kann, dass eine Vielzahl von Umweltreizen als bedeutungstragend erscheint. Möglicherweise ist die dopaminerge Aktivierung selbst wieder Resultat einer bestimmten Wahrnehmung der Umwelt, bei der diese jemandem als weniger vertraut und bekannt erscheint. Hierzu können »entfremdende« Gewalterfahrungen, soziale Ausschließung und Isolation, aber offenbar auch primär neurobiologische Faktoren, die ein ganz leicht erhöhtes »Rauschen« bei der Informationsverarbeitung bewirken, beitragen. Neurobiologisch denkt man hier an Strukturen wie den Hippocampus, in dem Bekanntes mit Neuem verglichen wird und der gerade dann zur Dopaminausschüttung beiträgt, wenn Reize von bekannten Konstellationen abweichen und damit als »neuartig« erscheinen (HEINZ u.a. 2009).

Damit wird deutlich, wo Nutzen und Schaden der Neuroleptika liegen: Einerseits können sie in der akuten Psychose, in der das Erleben der Menschen von einer Vielzahl fremdartiger, bedrohlicher und unverständlicher Zeichen und Handlungen überschwemmt wird, wichtige Andockstellen für den Botenstoff Dopamin blockieren und somit all die hieran beteiligten zentralnervösen Systeme »herunterregulieren«. Andererseits können sie bei Überdosierung oder nachdem die Psychose abgeklungen ist, dazu beitragen, dass die Welt »grau in grau« erscheint, weil eben *alle* wichtigen Umweltinformationen in Interaktion mit dem dopaminergen System als für die Person bedeutsam codiert werden.

Blockieren wir dieses System zu stark, wird die Welt »grau«, eine Vielzahl von Umweltreizen ist nicht mehr emotional bedeutsam; die Libido und damit das Verlangen nach Mitmenschen kann ebenso eingeschränkt sein

wie die Motivation im Allgemeinen, sodass eine höhergradige Blockade von D2-Rezeptoren mit Negativsymptomen wie der Apathie verbunden ist (HEINZ u.a. 1998).
Die therapeutisch relevante neuroleptische Dosis sollte nach bildgebenden Untersuchungen, um wirksam zu sein, etwa 60–80 Prozent der D2-Rezeptoren im Striatum blockieren (wo man sie am besten messen kann; das heißt nicht notwendigerweise, dass das Striatum der Hauptwirkort ist, man denke an die Bedeutung der Amygdala für die Verarbeitung negativer Umweltreize). Wichtig: Bereits 3 mg Haloperidol führen bei den meisten Menschen zu einem solchen Ausmaß der D2-Blockade. Klinische Dosen liegen aber häufig viel höher. Dies kann einerseits schlichtweg zu hoch sein. Andererseits induziert eine längerfristige Blockade der Rezeptoren aber auch deren Hochregulation, das heißt, die Rezeptoren nehmen an Zahl zu und werden gegenüber Dopamin empfindlicher. Das Organ Gehirn versucht also der Wirkung der Medikamente entgegenzuarbeiten (HEINZ u.a. 1996). Wahrscheinlich deshalb sind die Wiederauftretensraten von Psychosen nach plötzlichem Absetzen der Medikamente relativ hoch. Hier gilt es also, iatrogene Dynamiken nicht aus dem Blick zu verlieren.
Möglicherweise brechen deshalb Psychosen oft auch dann aus, wenn eine bisher hohe neuroleptische Dosis über eine gewisse Schwelle hinaus reduziert wird. Angesichts der ständigen Gegenregulation des Gehirns können Psychosen auch dann auftreten, wenn die Medikation gar nicht verändert wurde, aber über lange Zeit konstant beibehalten worden ist. Eine Medikation sollte sich also immer nach der niedrigst möglichen Dosierung richten, auch um weitere Nebenwirkungen (bei vielen Medikamenten etwa Gewichtszunahme und Diabetes) zu minimieren. Neuere Studien weisen darauf hin, dass Neuroleptika – wenn auch in geringem Ausmaß – zur Hirnatrophie beitragen, die – wiederum in sehr geringem Ausmaß – Menschen mit schizophrenen Psychosen gegenüber Kontrollpersonen aufweisen (ADERHOLD u.a. 2015). Ein weiterer Grund also, Neuroleptika so niedrig wie möglich dosieren.
Alle therapeutischen Interventionen, die Menschen helfen können, eine stressinduzierte Aktivierung des dopaminergen Systems und einer Vielzahl weiterer Botenstoffsysteme im Gehirn zu verhindern, sind hilfreich. Dies gilt für das Erlernen von Entspannungstechniken ebenso wie für die Reduktion der »expressed emotions« in sozialen Konflikten, zum Beispiel in der Familie, für »supportive« Gespräche genauso wie für therapeutische Gemeinschaften und Gruppen, für den unaufgeregten Umgang mit psychotischen Erfahrungen vonseiten des therapeutischen Personals wie für die notwendige Einbindung von Angehörigen und Freunden in jede Therapie, die auf Recovery, das heißt auf die volle Teilhabe an einer pluralen Gesellschaft, abzielt.

In skandinavischen Ländern gibt es gut dokumentierte therapeutische Ansätze, um Menschen mit Psychosen auch ohne Medikation in therapeutischen Settings zu behandeln, die großen Wert auf die soziale Umwelt, die Konfliktbearbeitung und die soziale Teilhabe der Betroffenen legen (Bola 2006; Bola u. a. 2006a). Wenn dies gelingt, dann ist das hilfreich. Hinzu kommt, dass rund ein Viertel bis ein Drittel aller Patientinnen und Patienten nicht auf Neuroleptika anspricht und dass dies nicht an der Dosis liegt, sodass Dosissteigerungen sinnlos sind (Heinz u. a. 1996). Weiterhin gibt es einen Teil, der nur eine kurze psychotische Episode erlebt, die nach den bisherigen Klassifikationssystemen als »Brief Psychosis« oder als »akute polymorphe psychotische Störung« codiert werden kann. Die Therapieempfehlungen, die in den Leitlinien zu schizophrenen Psychosen gegeben werden, gelten in aller Regel nicht für diese Gruppe, bei der eine neuroleptische Behandlung, wenn überhaupt, dann nur in der akuten Psychose sinnvoll ist, zumindest fehlen hier Langzeitstudien über den Nutzen einer »prophylaktischen« Neuroleptikagabe.

Es gibt also Menschen, bei denen die Medikamente helfen, aber auch eine beträchtliche Zahl, denen sie nicht helfen; es gibt Menschen, die sie allenfalls in der akuten Psychose brauchen, und es gibt jene, die beim Absetzen ihrer Medikamente wieder eine Psychose erleiden, die oft schwerer und bedrohlicher ist als vorher, weshalb jede Reduktion der Medikation vorsichtig durchgeführt werden sollte. In einer Zeit des kooperativen Miteinanders von Fachleuten und Patienten ist es unabdingbar, dass die Wirkungen und Nebenwirkungen der Medikamente offen mit den Betroffenen besprochen werden.

Antipsychotika sollten bei schizophrenen Psychosen unter Nutzung der nicht pharmakologischen Therapiemöglichkeiten auch im Notfall so gering wie möglich dosiert, Polypharmazie vermieden und die Möglichkeit der medikationsfreien Therapie sowie gegebenenfalls die Therapiedauer individuell geprüft und angepasst werden.

Subjektive Erfahrungen mit Neuroleptika ernst nehmen

Jede antipsychotische Medikation verändert nicht nur den Stoffwechsel oder hat andere somatische Effekte, sie wirkt auch auf die Seele, beeinflusst das subjektive Erleben und dessen neurobiologische Korrelate. Das beweist allein schon die Wirkung von Placebos. Und Psychotherapie beeinflusst nicht nur die Seele oder bestimmte psychische Funktionen, sie verändert auch Körperfunktionen, nicht zuletzt den Hirnstoffwechsel.

Die jeweils vielfältige Wirkung kann erwünscht oder unerwünscht, konstruktiv oder destruktiv, ich-stärkend oder ich-schwächend, ermutigend oder entmutigend, autonomiefördernd oder abhängig machend sein. So wie die Art und Weise unserer therapeutischen Schwerpunktsetzung einem bestimmten Krankheitsverständnis und Menschenbild entspringt, die reflektiert oder unreflektiert unser Handeln beeinflusst, so kann diese unsere Sicht- und Arbeitsweise auch das Selbstverständnis der Patienten beeinflussen. Das dürfte umso stärker und unkontrollierter der Fall sein, je weniger wir mit dem Patienten darüber sprechen – über diesen Zusammenhang, über unsere eigenen Grundannahmen und über sein Selbstbild. Mancher mag einwerfen, ein solches Gespräch gehöre eher in ein philosophisches Seminar, sei aber für einen leidenden Menschen eine Zumutung. Mag sein, dass der Zeitpunkt gut bedacht sein will. Doch auch der leidende Mensch fühlt und denkt; und seine Affekte und Kognitionen stehen in Wechselwirkung. Auch und gerade im Moment der Erschütterung und des Umbruchs ringt jeder Mensch um sein Selbstverständnis, sein Selbstvertrauen und um seine Würde. Und jedes »Selbst-Verständnis« braucht den Dialog. Selbstvertrauen wächst auch durch Zutrauen, Würde erfordert Respekt. In diesem Ringen alleingelassen zu werden kann eine Psychose nähren; sich *mit* diesem Fragen aufgehoben zu fühlen eher nicht.

Die Problematik der Zwangsbehandlung

Wenn die Würde der Patientinnen und Patienten im Mittelpunkt jeder Behandlung zu stehen hat, lässt sich dann eine Behandlung gegen den akuten Willen der Betroffenen überhaupt rechtfertigen? Oder ist dies allein schon aus Menschenrechtsgründen nicht möglich? Die UN-Behindertenrechtskonvention gibt hier sehr weitgehende Vorgaben, die eine Behandlung der Betroffenen, die allein auf ihrer »disability« beruht, rundweg ablehnt. Unter »disability« werden dabei nicht nur körperliche Einschränkungen, sondern jede Art von Behinderung verstanden, wobei auch eine psychische Erkrankung bei längerem Bestehen unter den schützenden Begriff der »disability« fällt. Verbietet die UN-Behindertenrechtskonvention damit jegliche Form der Zwangsbehandlung? Das ist derzeit rechtlich umstritten. Unabhängig von den juristischen Erwägungen, die zwischen verschiedenen Komitees der Vereinten Nationen und den höchsten deutschen Gerichten (wie dem Bundesverfassungsgericht) erörtert werden, stellt sich für den klinischen Alltag die Frage nach den ethischen Aspekten einer solchen Behandlung.

Vielleicht hilft es, aus der abstrakten Diskussion in konkrete Einzelfälle zu gehen. Auf der einen Seite kennen wir alle Situationen, in denen etwa auf der Station ein Streit eskaliert, beispielsweise weil die Stationstür permanent geschlossen ist, eine Person die Station aber verlassen möchte, um ihr Haustier zu versorgen. Es steht kein therapeutisches Personal für eine Begleitung zur Verfügung. Die Auseinandersetzung eskaliert und es kommt zum aggressiven Verhalten des Patienten, was zum Anlass dafür wird, sanktionierend einzugreifen. Nach der UN-Behindertenrechtskonvention ist dies sicher kein Fall, der eine Zwangsmedikation oder andere Zwangsmaßnahmen gegen den Betroffenen rechtfertigt, denn letztlich geht es hier um Probleme der institutionellen Gestaltung des Alltags. Zwangsbehandlung darf kein Mittel dafür sein, dass eine Institution mit weniger Personal auskommt oder sich nicht um ein entsprechendes Setting zu bemühen hätte, das Gewalt und Zwangsmaßnahmen reduziert, wie das eben für die weitgehende Öffnung der Stationstüren und ein personenzentriertes therapeutisches Setting gezeigt wurde (Lang & Heinz 2010; Mahler 2014).

Allerdings kennen wir psychiatrisch Tätigen Patienten, die in der akuten Psychose oder im Delir die Situation falsch einschätzen und sich etwa auf der Intensivstation im Alkoholentzug die lebenswichtigen Infusionszugänge ziehen wollen. Wenn eine solche Person bewusstseinsgetrübt, desorientiert und damit nicht in der Lage ist, die lebensbedrohlichen Konsequenzen ihrer Handlung zu verstehen, dann wäre es schlicht unmenschlich, unter Berufung auf die vermeintliche Patientenautonomie die betroffene Person sterben zu lassen. Es sei an dieser Stelle betont, dass in einer neoliberalen Gesellschaft, die sich vehement über vermeintlich »unnötige« Therapie- und Pflegekosten echauffiert, die große Gefahr besteht, die angeblich »unproduktiven« Alten oder psychisch erkrankten Menschen nicht hinreichend medizinisch zu versorgen.

Eine Behandlung gegen den Willen einer psychisch kranken Person beruht auf mehreren Voraussetzungen, die alle erfüllt sein müssen: Zunächst muss eine *psychische Erkran*kung vorliegen, die lebensrelevante *Funktionsfähigkeiten* der Person einschränkt. Zu solchen lebensrelevanten Funktionsfähigkeiten gehören sicherlich die Wachheit und Orientiertheit der Person, auch ihre Fähigkeit, sich Informationen wenigstens über einen kurzen Zeitraum zu merken. Strittiger ist es, ob beispielsweise das Hören von Stimmen, die einer Person den Suizid befehlen, als eine solche Funktionsfähigkeitsstörung verstanden werden kann. Einerseits gibt es viele Menschen, die Stimmen hören, ohne von ihnen beeinträchtigt zu sein, andererseits kann bei imperativen Stimmen mit der Aufforderung zum Suizid die betroffene Person diesen Stimmen oft keinen Widerstand mehr entgegensetzen und fügt sich dann tatsächlich schweren Schaden zu oder suizidiert sich.

In solchen Fällen besteht unserer Ansicht nach eine schwere Einschränkung generell lebensnotwendiger Funktionsfähigkeiten, die für die betroffene Person individuell schädlich ist, und damit liegt die Diagnose einer psychischen Erkrankung vor. Auch ein Patient, der sich im Rahmen seines paranoiden Verfolgungserlebens oder einer schweren Depression zu Tode hungert (etwa weil er glaubt, dass das Essen vergiftet oder dass er der Nahrungsaufnahme nicht »wert« sei), leidet unseres Erachtens an einer Einschränkung lebensrelevanter Funktionsfähigkeiten, die sein Leben als Person direkt gefährden. Es reicht für die Diagnose einer klinisch relevanten psychischen Erkrankung also nicht, dass eine allgemein lebenswichtige Funktion betroffen ist, diese muss zudem bei der betroffenen Person entweder ausgeprägtes Leid auslösen oder eine schwere Störung der sozialen Teilhabe bewirken, wie dies zum Beispiel bei einem Demenzkranken der Fall ist, der unter seiner Demenz nicht subjektiv leidet, aber nicht mehr in der Lage ist, sich selbst zu waschen, anzuziehen und zu essen (Heinz 2014).

Einsichtsfähigkeit und Gefährdungspotenzial

Ein weiteres Kriterium, das vorliegen muss, damit bei Bestehen einer psychischen Erkrankung über eine Zwangsbehandlung nachgedacht werden kann, ist die fehlende Einsichtsfähigkeit in die Situation. Diese ist nicht notwendigerweise aufgehoben, wenn schwere Erkrankungen vorliegen: So kann ein Mensch, der psychisch krank ist, durchaus verstehen, welche Vor- und Nachteile ihm beispielsweise die Medikation mit Neuroleptika bringen kann, und ist damit einsichtsfähig. Selbst wenn er wahnhaft davon überzeugt ist, nicht krank zu sein, kann er die Einsicht haben, dass der gegenwärtige Zustand für ihn Nachteile bringt, und verstehen, welche Möglichkeiten eine antipsychotische Medikation bietet und welche Nebenwirkungen auftreten können. Einsichtsfähigkeit bedeutet also nicht, ein medizinisches Krankheitsmodell zu akzeptieren, es bedeutet schlicht die Fähigkeit, die eigene Situation einzuschätzen und die therapeutischen Möglichkeiten abzuwägen (Vollmann 2008).

Ein zusätzliches Kriterium ist die Fremd- oder Selbstgefährdung der betroffenen Person. Wer also *psychisch krank im Sinne der engen Krankheitsdefinition* ist, die wir vorschlagen (Heinz 2014), und wer bezüglich seines Zustandes *nicht einsichtsfähig* ist, darf nur dann gegen seinen Willen behandelt werden, wenn zusätzlich eine *schwere Gefährdung der eigenen Gesundheit, akute*

Suizidalität oder eine ausgeprägte Fremdgefährdung gegeben ist. Letzteres ist umstritten, es wäre unseres Erachtens aber ethisch nicht vertretbar, wenn etwa ein Parkinson-Patient, der unter Gabe dopaminerger Medikation psychotisch wird und sein Bett anzündet, womit er alle seine Mitmenschen gefährdet, nicht gegen seinen akuten Willen behandelt werden dürfte, um ihn aus der Psychose herauszuholen, die ja überhaupt erst iatrogen, das heißt durch die ärztliche Medikation, entstanden ist.

Eine von solchen akuten Gefährdungssituationen zu unterscheidende Situation ist gegeben, wenn die Psychose nicht akut ist und nicht durch Medikamentengabe bewirkt wurde, sondern seit vielen Jahren bis Jahrzehnten besteht und mehr oder weniger unveränderlicher Teil der Weltsicht der betroffenen Person geworden ist. Denn eine Medikation ist hier unter Umständen nicht wirksam und hat, selbst wenn die Person im Rahmen ihres Verfolgungserlebens andere auf sehr gefährliche Weise angreift, oft kaum mehr als sedierende Effekte. Das heißt, dass in all diesen Fällen noch zurückhaltender abzuwägen ist, ob eine Medikation gegenüber der reinen Beruhigung oder Betreuung überhaupt irgendeinen Vorteil bietet, ob also die angestrebten Wirkungen die Nebenwirkungen überwiegen und die akut selbst- oder fremdgefährdenden Handlungen beenden kann. Unseres Erachtens ist es allerdings ethisch nicht besser, wenn eine Person, die in der akuten Manie oder Psychose hochgradig fremdaggressiv ist, nicht mediziert, sondern nur fixiert (oder in anderer Weise an ihrer Bewegungsfreiheit gehindert) wird. Dies kann für die Betroffenen ausgesprochen quälend sein (MÜLLER u.a. 2012).

In allen Fällen gilt: Zwangsmaßnahmen und Zwangsmedikation dürfen immer nur »der letzte Schritt« sein, nachdem alle Versuche der Verständigung und Deeskalation gescheitert sind. Auch dies verweist wieder darauf, dass institutionelle Barrieren wie Personalmangel, zu wenig Zeit für die Patienten, fehlende psychotherapeutische Grundhaltung beim Personal etc., die einen Kommunikationsabbruch und eine Eskalation der Situation bewirken können, kein Grund für eine Zwangsbehandlung sein dürfen.

Einzelfallentscheidungen

Unseres Erachtens ist unter all diesen Kautelen, also Vorsichtsmaßnahmen, im Einzelfall eine Behandlung auch gegen den Willen der betroffenen Personen ethisch richtig. Das heißt aber, dass unserer Erfahrung nach nur ein sehr kleiner Teil der Patientinnen und Patienten tatsächlich je in eine Lage kommt, in der eine Behandlung gegen den akut geäußerten Willen erwogen werden muss. Als Sicherheit für die Betroffenen ist es unabdingbar, dass:

- eine solche Maßnahme richterlich genehmigt wird,
- die Betroffenen einen Verfahrenspfleger oder eine andere Person haben, die sich um ihre Rechte kümmert,
- sie freien Zugang zu Rechtsbeiständen wie einem Rechtsanwalt haben,
- Familie und Umfeld einbezogen werden.

Natürlich lässt sich das alles nicht in jeder Notfallsituation sofort umsetzen, es gehört aber zu den unabdingbaren Standards eines Rechtsstaates, dass ein Richter innerhalb von 24 Stunden seine Beurteilung abgibt. Weiterhin gehört es zu einer guten klinischen Praxis, dass nach Durchführung einer Zwangsbehandlung der betroffenen Person eine Behandlungsvereinbarung angeboten wird, um eine solche Eskalation in der Zukunft zu verhindern. Unabhängig davon können Patienten im einwilligungsfähigen Zustand jederzeit eine Patientenverfügung verfassen, mit der sie von vornherein mögliche therapeutische Maßnahmen benennen oder auch ablehnen.

Dies kann auch in der Form geschehen, dass jeglicher Kontakt mit einem Psychiater sowie jegliche psychiatrische Diagnose und Therapie abgelehnt werden. Unseres Erachtens ist es in solchen Fällen eine Zumutung für die Betroffenen, wenn sie trotzdem in eine psychiatrische Klinik gebracht werden, um sie beispielsweise bei akuter Suizidalität dort vor Schaden zu bewahren. Wer sich eindeutig gegen jeglichen Kontakt mit der Psychiatrie ausspricht und dabei einwilligungsfähig ist, sollte unseres Erachtens in dieser Entscheidung respektiert werden. Wir kennen aus unserer klinischen Praxis allerdings noch keinen derartigen Fall.

Hilfreich zur Aufarbeitung ethisch komplexer und vielschichtiger Fälle kann ein Ethikkomitee und/oder ein Klinikbeirat sein, der aus Angehörigen und Betroffenen gebildet wird und der regelmäßig die Praxis der Deeskalation, der Konfliktvermeidung und des Anbietens von Behandlungsvereinbarungen prüft. Was weitgehend fehlt, ist eine vergleichbare Statistik aller Zwangsmaßnahmen, und es ist unverständlich, weshalb eine solche Statistik nicht im Rahmen der Qualitätssicherung jedes einzelnen Krankenhauses öffentlich einsehbar sein sollte.

Subjektives Erleben von Zwang

Darüber hinaus warten wichtige Fragen auf die wissenschaftliche Bearbeitung: Warum werden Zwangsmaßnahmen individuell so extrem unterschiedlich erlebt und verarbeitet und was kann helfen, die Belastung durch solche Maßnahmen zu vermindern? In Psychoseseminaren, in denen das Thema häufig bearbeitet wird, äußert sich regelmäßig etwa die Hälfte derer, die Zwangsmaßnahmen erlebt haben, im Nachhinein zustimmend, die andere Hälfte ist durch die Erfahrung traumatisiert und hat jedes Vertrauen in die stationäre Psychiatrie verloren. Wie kann der Ablauf humaner gestaltet werden? Eine qualitative Auswertung der Diskussion stärkt jedenfalls die folgenden Hypothesen: Zwangsmaßnahmen sind am ehesten zu verkraften und konstruktiv zu verarbeiten, wenn unabhängig von der Zuständigkeit niedergelassener oder angestellter Ärzte:

- die Person, die die Zwangsmaßnahme veranlasst, bekannt und vertraut ist,
- spürbar ist, dass diese sich die Entscheidung nicht leicht gemacht und auch andere Wege vorher ausprobiert hat,
- die Durchführung selbst nicht delegiert wird, die vertraute Person anwesend ist,
- auch während der Maßnahme und anschließend der Kontakt gehalten wird,
- sobald wie möglich ein Nachgespräch stattfindet.

Zwangsmaßnahmen wirken im Umkehrschluss am ehesten traumatisierend, wenn:

- sie anonym und »kalt« durchgeführt werden, also ohne eine bekannte Person, wenn also allzu »institutionell« und delegierend gearbeitet wird,
- kein Mensch begleitend zur Verfügung steht,
- kein Nachgespräch stattfindet und keine Behandlungsvereinbarung angeboten wird, um solche Maßnahmen in Zukunft möglichst zu verhindern.

UN-Behindertenrechtskonvention: eine neue Qualität des Diskurses

Durch die UN-Behindertenrechtskonvention hat die Debatte über Selbst- und Fremdbestimmung in der psychiatrischen Versorgung an Tiefe und an Verbindlichkeit gewonnen. Durch die keineswegs selbstverständliche Allianz von Behindertenbewegung und Organisationen der Psychiatrieerfahrenen konnte der Anspruch auf autonome Lebensführung und entsprechend zu gewährleistenden Wahlmöglichkeiten bei den Hilfeangeboten auf hoher politischer Ebene verankert werden und ist mit der jeweiligen Ratifizierung der UN-Behindertenrechtskonvention in Deutschland, Österreich und der Schweiz gültiges Recht. Davon ausgehend wurden verschiedene deutsche Landesgesetze zur Zwangsbehandlung in Akutsituationen (die Polizeigesetze bzw. Psych-KGs von Baden-Württemberg, Rheinland-Pfalz und Sachsen) sowie das Betreuungsrecht für nicht mehr rechtskonform erklärt und aufgehoben.

Diese Entwicklung gab psychiatrischen Reformansätzen weiteren Auftrieb, die darauf abzielen, Akutstationen möglichst offen zu führen, eine Dialogkultur mit Leben zu füllen und auch bei akuter Selbst- und Fremdgefährdung auf konsequente Deeskalation zu setzen, um Kompromisse zu finden und Zwangsmaßnahmen weitgehend zu vermeiden (Lang & Heinz 2010; Zinkler 2014). Als bisherige gesetzliche Regelungen zur Zwangsbehandlung wegen ihrer Unvereinbarkeit mit den Maßstäben der UN-Behindertenrechtskonvention und grundgesetzlicher Gebote durch hohe Gerichte in Deutschland ausgesetzt wurden, ergaben sich sehr unterschiedliche Reaktionen und es wurde deutlich, dass Zwangsmaßnahmen von vielen konzeptionellen Faktoren abhängen.

Das deutsche Betreuungsrecht wurde inzwischen reformiert, aber längst nicht alle Landesgesetze wurden überarbeitet. Die Auflagen sind inzwischen strenger und verbindlicher: Nur in besonderen Situationen ist die Behandlung gegen den Willen möglich, zum Beispiel wenn es um erhebliche Gesundheitsgefährdungen geht, und geschäftsfähig verfasste Patientenverfügungen sind zu beachten.

Allen an dem Diskurs Beteiligten ist klar, dass die wissenschaftlichen und klinischen Herausforderungen und Aufgaben damit nicht zu Ende sind. Es zeigt sich in klinischen Untersuchungen, dass bestimmte Konzepte offen geführter Akutstationen die Wahrscheinlichkeit von Zwangsmaßnahmen reduzieren können (Lang & Heinz 2010; Lang 2013), dass ein Modell der Integrierten Versorgung in Hamburg den Anteil von Zwangsmaßnahmen auf ein Viertel (von zuvor 35 auf nun 8 Prozent) senken konnte (Lambert u.a. 2015, siehe dazu auch das folgende Hauptkapitel zu den nötigen Strukturveränderungen) und dass auch Peerberatung Selbstwirksamkeit und Kohärenz stärken und Zwangsmaßnahmen vermeiden helfen kann (Mahlke u.a. 2014). Ähnliches gilt für das Instrument der Behandlungsvereinbarung als vertrauensbildende Maßnahme (Dietz u.a. 1998; Grätz & Brieger 2012). Es läge nahe, in den PsychKG-Bestimmungen der Bundesländer entsprechende Konzepte zur Auflage zu machen.

Zwangsbehandlung ist gerade unter anthropologischen Gesichtspunkten ein schwerwiegender Eingriff in die Menschenrechte. Sie ist auch unter Berücksichtigung der Voraussetzungen für das respektvolle Ringen um einen Dialog nicht völlig auszuschließen, aber sehr viel enger zu begrenzen, als dies häufig noch der Fall ist. Dafür muss genügend Personal vorhanden sein, um durch Gespräche deeskalieren zu können, und das Setting ist möglichst offen zu gestalten (Lang 2013). Das Recht auf körperliche Unversehrtheit kann in letzter Konsequenz auch Maßnahmen gegen den Willen verlangen, doch die UN-Behindertenrechtskonvention fordert eine radikale Abkehr von psychiatrischer Bevormundung und einen grundlegenden Respekt der Persönlichkeitsrechte. Das schließt zum Beispiel im Falle einer Patientenverfügung oder eines psychiatrischen Testaments auch einen tiefen Respekt der Entscheidungsfreiheit mit ein und reduziert die Interventionsmöglichkeiten entsprechend deutlich.

Die unmittelbaren und die strukturellen Möglichkeiten, Zwang zu vermeiden, sind im therapeutischen Alltag bei Weitem nicht ausgeschöpft. Die Forschung zu Alternativen ist noch in den Anfängen (Mahler 2013; Lang 2013). Auch unser Wissen darüber, in welcher Weise Zwangsmaßnahmen *nicht* traumatisch wirken, ist noch sehr begrenzt. Sicher ist, dass Vorlauf und Nachbereitung und dass die Vertrautheit der handelnden Personen eine große Rolle spielen. Strukturelle Voraussetzungen, um Zwang im Vorfeld zu vermeiden, sind zum Teil besser beforscht. Die folgenden Kapitel sind auch unter dem Aspekt zu lesen, ob die hier beschriebene Haltung die Wahrscheinlichkeit von Zwang reduzieren kann.

Umgang mit Eigensinn – Konflikte um Krankheitseinsicht und Compliance

Der respektvolle Umgang mit Eigensinn ist im Zusammenhang mit Psychosen besonders wichtig (Bock 2014): In der psychotischen Wahrnehmung gehen die Sinne eigene Wege, der Schutz der individuell zu gestaltenden Rolle kann dabei verloren gehen (Krüger 1999), die öffentliche Personenrolle kann zur entfremdeten Maske erstarren (Laing 1972), deren Zerbrechen die Verletzlichkeit der Betroffenen unerträglich steigert. Die Wahrnehmungen werden eigen-sinnig, der Bezug zu den eigenen Gedanken und Handlungen kann (exzentrisch) verloren gehen, der Leib fremd werden. Innen und Außen sind dann oft kaum noch zu trennen, innere Vorgänge können aus der exzentrischen Position zu ich-fremden Stimmen oder Bildern werden, äußere (»reale«) Vorgänge »ohne Filter« ins Innerste treffen. Die moderne Hirnforschung zeigt, wie wenig erstaunlich es ist, dass sich Wahrnehmungen im Rahmen der eigenen Befindlichkeit verändern: Die Netzwerke im Hör- oder Sehzentrum werden nur zu 20–30 Prozent vom Ohr bzw. Auge gespeist, ansonsten erfolgt der Input von vielen anderen Regionen, die mit Erwartungen und Erinnerungen, allgemeiner Emotionalität oder der gegenwärtigen Aktivität zu tun haben (SPITZER 2004).

In Psychosen ringen Menschen um den Sinn des Erlebens und ihre eigene Position: Wer bin ich, wo höre ich auf, wo fängt der andere an, was ist privat, was öffentlich, was ist mein Wesen, meine Eigenheit und was wird von außen beeinflusst, geleitet oder gefordert? Das Ringen um Sinn richtet sich deshalb immer auch nach außen: Warum bin ich so (anders als sonst)? Was ist meine Aufgabe, meine Bestimmung, wer bin ich für andere? Wie kann ich balancieren zwischen Bindung und Autonomie, Abgrenzung und Verschmelzung (und den entsprechenden Wünschen und Ängsten)? Abzuleiten ist eine notwendigerweise enge Zusammenarbeit von Psychotherapie und Sozialpsychiatrie – die eine zuständig für Selbstvertrauen und Selbstvertrautheit, die andere für die Schaffung sozialer Bedeutungsräume. Beide Ansätze verweisen unabdingbar aufeinander (BOCK 2005 a).

Wie bedeutsam das Ringen um die Rekonstruktion der Bedeutung und um die biografische Aneignung der psychotischen Erfahrung ist, zeigen nicht nur viele Einzelgeschichten, sondern auch die Ergebnisse des Hamburger SuSi-Forschungsprojektes, wonach Psychoseerfahrene, die sich darum bemühen, konstruktiv mit der Psychose umzugehen, auch hoffnungsvoller in die Zukunft schauen (BOCK u.a. 2010, 2012 a, 2014; KLAPHECK u.a. 2011).

Wer eigensinnig ist, wird bewundert für seine innere Freiheit – und ist gleichzeitig doch oft einsam, weil genau das als anstrengend empfunden wird. Psychoseerfahrene Menschen sind im doppelten Wortsinn eigensinnig, ohne wirklich unabhängig zu sein: Ihre Sinne gehen eigene Wege. Die Wahrnehmung der Realität ist verändert. Die Gedanken können sprunghaft werden. Das Verhalten wird unverständlich – vielleicht auch als Versuch, sich vor dem vermeintlichen Zugriff anderer auf einen letzten Hort von Eigenheit zu retten? Eines der Dramen der Psychose ist offenbar, dass sich die Suche nach dem eigenen Sinn so oft ausschließlich nach innen richtet, auf die selbst wahrgenommene eigene Besonderheit, also dahin, wo dieser Sinn – da immer auch sozial konstituiert – letztlich nicht zu finden ist. Denn die Suche nach Sinn weist nach Viktor FRANKL (2002) über den Einzelnen hinaus: Es geht um die Bedeutung des Einzelnen für andere. Eine Erkenntnis, die wir psychiatrisch Tätige leicht aus dem Auge verlieren.

Eigensinn versus Compliance

Im Umgang mit eigensinnigen Patienten macht es sich die moderne Psychiatrie bisweilen zu bequem, indem sie Krankheitseinsicht und Compliance im Sinne der Kooperation mehr von den Patienten als von sich selbst verlangt. Patienten sollen Einsicht zeigen, das heißt die ärztliche Sicht der Erkrankung übernehmen. Doch was ist das für eine armselige Einsicht, wenn sie sich auf eine Diagnose, einen Begriff, eine Zahl im ICD-Schlüssel reduziert! Wo wäre der Gewinn, wenn ich nur die medizinischen Fachbegriffe und Konzepte übernehmen soll, zugleich aber keine Hilfestellung dafür erhalte, *meine Wahrnehmungen* aus der Situation heraus besser erklären und mich so mit meinen Erfahrungen versöhnen und meine Erlebnisse integrieren zu können. Eine Krankheitseinsicht, die stattdessen auf die Pathologie fokussiert, kann genau zur Abspaltung dessen führen, was der Betroffene eigentlich integrieren will und soll (Bock 2011 d, 2012 b).

Im traditionellen Rollenverständnis sollen die Patienten compliant sein, also tun, was der Arzt für richtig hält, vor allem bezüglich der Medikation. Nun mag es bei vielen Patienten einen Wunsch nach Vertrauen und Halt geben. Zugleich bedingen viele psychische Störungen und insbesondere Psychosen ein tiefes Ringen um Autonomie und um Selbst-Bezug. Vor diesem Hintergrund kann die Übernahme der Ansichten oder gar der Handlungsanweisungen anderer weder der Königsweg noch der Weisheit letzter Schluss sein, vor allem nicht, wenn das zur Voraussetzung der Therapie erklärt und nicht als mögliches *Ergebnis* gemeinsamer Anstrengungen und Überlegungen angestrebt wird.

Die aktuelle Handhabung der Diagnoseschlüssel birgt die Gefahr, dass wir uns kaum noch um ein tieferes Verständnis bemühen, sondern uns mit Diagnosen begnügen, als könnten diese erklären, was sie kategorisieren. Bereits vor zehn Jahren fand eine Züricher Forschergruppe (Rössler u.a. 1999) heraus, dass Patienten mit »idiosynkratischen Krankheitskonzepten«, also letztlich mit eigensinnigen Erklärungsmustern, eine höhere Lebensqualität erreichen als Menschen ohne solche eigensinnigen Erklärungen. Dieses eher unerwartete Ergebnis einer großen Studie fordert uns zum Umdenken auf: *Wir professionell Tätige* müssen Einsicht nehmen, weniger in eine abstrakte Krankheit als in die konkreten Lebensumstände und die besondere Entwicklung eines bestimmten Menschen. Und *wir* müssen beweglich sein, inhaltlich wie räumlich Umwege gehen und unsererseits um Kooperation ringen (Bock 2014).

Ringen um Kooperation

Non-Compliance lässt sich nicht allein mit den Nebenwirkungen der Medikamente erklären, sondern auch mit der Qualität der therapeutischen Beziehung. Auch diese hat Nebenwirkungen. Offenbar muss nicht nur die Chemie des Wirkstoffs stimmen, sondern auch die Chemie der Beziehung. Kooperation ist immer ein beidseitiger Prozess, für dessen Zustandekommen wir Therapeuten in hohem Maße mitverantwortlich sind. Unsere Behandlung kann nur dann Früchte tragen, wenn sie die Bedeutungsmuster, die besondere Sprache, die ureigenen Bewältigungsstrategien, die inneren Prozesse des jeweiligen Patienten berücksichtigt.

Unsere eigentliche psychiatrische, psychologische, pflegerische, psychotherapeutische und sozialarbeiterische Arbeit fängt ja erst beim Dissens an. Gerade im Umgang mit Psychosepatienten, die Mühe haben, die eigenen Grenzen zu spüren und zu wahren, sind Unterschiede und Eigensinn eine spannende Herausforderung: *Ich* bin dieser Meinung, *du* jener – was machen wir jetzt? Wer bestimmt? Wer überzeugt wen? Was ist die Besonderheit des Einzelnen, welche Erfahrungen sind ausschlaggebend? Wo sind deine Grenzen, wo meine? Wie kann ich mich auf jemand anderes einlassen, wie lerne ich, jemandem zu vertrauen?

Deshalb sind es gerade wir psychiatrischen Berufsgruppen, die kooperativer werden müssen. Die Non-Compliance der Patienten ist als Beziehungsangebot zu verstehen. Eigensinn verweist auf Lebensqualität und innere Kraft. Wenn also in Zukunft ein Patient allzu brav alles annimmt, was wir verschreiben oder vorschreiben, dann sollten wir skeptisch werden und uns fragen, was schiefläuft und ob wir etwas falsch gemacht haben. Wenn aber ein Patient uns nicht in jedem Fall folgt, wenn er die Psychotherapie oder Medikation nicht annimmt, sondern Vorbehalte äußert, und wenn es uns gelingt, um Kooperation zu *ringen*, dann dürfen wir auf eine gute Prognose schließen.

Die Bedeutung der Erfahrungen aus unbehandelten Psychosen

Psychoseerfahrene, die die Psychiatrie weitgehend meiden, lehren uns, die jeweiligen individuellen, familiären und sozialen Ressourcen sensibler wahrzunehmen, da diese eben in der Regel ganz ohne professionelle Hilfe oder Vorgaben entwickelt wurden. Ihr Vorhandensein oder Fehlen entscheidet mit darüber, ob aus einer psychischen Besonderheit eine Erkrankung erwächst, ob sich das Stimmenhören zu einer Psychose verdichtet, eine depressive Reaktion nicht nur einen Schutzmechanismus (»Totstellreflex«) darstellt, sondern eine eigendynamisch verlaufende Erkrankung wird. Dasselbe gilt auch für Angstgefühle oder einzelne Zwangshandlungen oder Rituale, die anthropologisch betrachtet zunächst einmal menschliche Reaktionsmöglichkeiten sind und erst im Extrem zu Erkrankungen werden. Eben auch und besonders bei Psychosen entscheiden neben dem grundlegenden menschlichen Potenzial zu außergewöhnlichen Erfahrungen, zur Verabsolutierung der zentrischen oder exzentrischen Position, neben (genetischer) Dünnhäutigkeit und entwicklungsbedingten Irritationen des Stoffwechsels auch individuelle Kompensationsfähigkeiten, familiäre Ressourcen, materielle Möglichkeiten, soziale Bindungen und kulturelle Spielräume mit, ob eine Akzentuierung zur Störung und eine Störung zur Erkrankung wird.

Die folgenden Schlussfolgerungen sind das Ergebnis einer qualitativen Untersuchung über 34 »Naturgeschichten der Schizophrenie« (Bock 2007), also Geschichten von Menschen, die Psychosen über einen längeren Zeitraum erlebten, ohne die Psychiatrie in Anspruch zu nehmen. Manche von ihnen taten das dann später doch noch, andere nie. Festhalten lässt sich:

Die *Dauer der unbehandelten Psychose* allein ist kein Prognosekriterium. Auch nach langer Zeit ohne Behandlung sind produktive Behandlungsbeziehungen und Therapieerfolge möglich. Das erfordert nur ungleich mehr Fantasie, Flexibilität und Kontinuität.

Standardprogramme sind bei Psychosepatienten grundsätzlich fragwürdig. Psychoseerfahrene Menschen spüren sehr sensibel, ob ihnen Respekt entgegengebracht wird, ob ihre *Individualität* gewürdigt und ihre Besonderheit wahrgenommen wird und ob sie als Person oder als Symptomträger gemeint sind.

Natürlich kann eine *Medikation* hilfreich sein, bedarf aber des Kontextes einer hilfreichen Beziehung. Viele sogenannte non-compliante Patienten lehnen nicht in erster Linie ein bestimmtes Medikament ab, sondern ein reduziertes Verständnis, eine patriarchale Beziehung.

Neben den neurobiologischen sind die *psychischen Nebenwirkungen* verstärkt zu beachten: Welches Bild vom Menschen, vom Leben, von der Erkrankung wird vermittelt? Welches Selbstkonzept nahegelegt? Wird ein innerer Selbstbezug, ein Selbstverstehen, erleichtert oder erschwert?

Mit einem offeneren Verständnis der Erkrankung und einer ehrlichen *dialogischen Beziehung* sind auch eigensinnige Patientinnen und Patienten für eine langfristige therapeutische Strategie zu gewinnen. Wichtig ist jedoch, nicht vordergründig zu taktieren, sondern wirklich kreativ und flexibel Schritte in die Welt des anderen zu wagen (Lincoln u. a. 2007).

»Rückfälle« zu vermeiden ist ein wichtiges, aber kein unbedingtes Ziel. Das Leben bringt Krisen mit sich, für sehr dünnhäutige Menschen auch das Risiko, den Boden der Realität vorübergehend wieder zu verlieren. Das um jeden Preis vermeiden zu wollen kann bedeuten, das Leben zu verpassen: Eine solche absolute Vermeidungsstrategie kann Negativsymptome und Depressionen geradezu mitbedingen.

Die althergebrachte Struktur, nach der die niedergelassenen Ärzte und Psychotherapeuten auf den ambulanten und der Krankenhausarzt bzw. -psychotherapeut auf den stationären Patienten wartet, ist überholt. Weit mehr Kapazitäten als bisher sind stationsersetzend und ambulant vorzuhalten, weit mehr ambulante Kapazitäten müssen flexibler abrufbar und einsetzbar sein. Die sogenannte *Integrierte Versorgung* muss Psychotherapie beinhalten (BOCK & LAMBERT 2013; LAMBERT u. a. 2010a, b).

Individuelle Ressourcen sind mehr zu achten und zu fördern, familiäre und professionelle Ressourcen stärker zu verbinden. Gerade Ersterkrankte sollten primär ambulant behandelt werden – auch mittels Home Treatment im Lebensumfeld. Ganz allgemein kann und soll Behandlung weit mehr vor Ort stattfinden als bisher (ADERHOLD u. a. 2003).

Von Selbsthilfe lernen – das Netzwerk Stimmenhören

Das Netzwerk Stimmenhören entstand in Deutschland parallel zu den Psychoseseminaren und wurde wie diese eine trialogische Bewegung. Ausgangspunkt war das Bekenntnis eines niederländischen Psychiaters, Marius Romme (ROMME & ESCHER 1993; ROMME & ESCHER 2013), dass die Psychiatrie im Umgang mit Stimmenhören noch keine gute Strategie habe. Darauf meldeten sich unter anderem viele Stimmenhörer, die einen guten Umgang mit ihren Stimmen gefunden hatten, aber auch solche, die sich eher ohnmächtig fühlten und frustriert von der psychiatrischen Behandlung waren. Ein Netzwerk entstand, und zwar mit dem Ziel, dass die einen den anderen etwas beibringen und dass zumindest ein gemeinsamer Erfahrungsaustausch entsteht, der alle Beteiligten anregt und weiterbringt. In Deutschland waren vor dem Hintergrund der trialogischen Kultur in den Psychoseseminaren schnell auch die Angehörigen beteiligt. Zum Netzwerk gehören politische Initiativen, therapeutische, trialogische und Selbsthilfegruppen, die sich alle um die Bedeutung und Integration der Stimmen bemühen (BOCK 2005). Vor allem von Berlin aus werden zahlreiche Fortbildungen für Therapeuten sowie Tagungen zur Entstigmatisierung des Stimmenhörens organisiert (siehe: www.stimmenhoeren.de, BAKER 1998).

Von der Verunsicherung zur Bedeutung

Am Anfang dürfte nahezu jeder betroffene Mensch verunsichert sein, wenn er anfängt, etwas akustisch wahrzunehmen, was keiner äußeren physikalischen Quelle zuzuordnen ist. Hinzu kommt, dass wir heutzutage ohnehin so vielen Sinneseindrücken ausgesetzt sind, dass eine nicht zu verortende Informationsquelle immer schon eine Belastung darstellt.

Im nächsten Schritt ist festzustellen, dass die Signale der Stimmen eine psychische Bedeutung haben können – verschlüsselt, schwer zu verstehen und unter Umständen auch nichtssagend, so wie Tagesreste in Träumen vorkommen können, auch ohne besonders bedeutsame Inhalte. Transportiert werden oft Wünsche und Ängste: So wie es Wunsch- und Albträume gibt, reflektieren auch Stimmen unser ganzes Spektrum an aktuellen Wünschen, vergangenen Erfahrungen und auf die Zukunft gerichteten Ängsten und Hoffnungen.

Stimmen können helfen, unbewusste Konflikte bewusst zu machen. Schon das kann nützlich *und* schädlich sein, Hilfe erfordern oder auch nicht. Zu beachten ist dabei, dass nicht nur der Inhalt, sondern auch der Kontext der Botschaft wichtig ist: Manchmal sind weniger die Worte der Stimmen interessant als ihre atmosphärische Bandbreite. So können ärgerliche oder freundliche Stimmen die aktuelle Stimmungslage reflektieren und dabei durchaus Signalwirkung bekommen. Entsprechend kann es manchmal für die Therapie oder Selbsthilfe lohnender sein, die Lautstärke oder den Charakter der Stimmen zu beeinflussen, statt sie unbedingt vollkommen und dauerhaft zum Schweigen zu bringen (Bentall 1990, 2003).

Für Hirnforscher ist das Hören von Stimmen mit Formen des inneren Sprechens vergleichbar, die Sprachzentren sind auch entsprechend aktiv. Außerdem wurde festgestellt, dass bei langfristigem Stimmenhören (zumindest im Zusammenhang von Psychosen) Hirnregionen weniger aktiv sind, die offenbar für den Abgleich von Gehörtem und Erfahrenem, von Wahrgenommenem und Erinnertem zuständig sind: Die Menschen können die Stimmen, die sie hören, nicht ohne Weiteres mit sich und ihrem Leben in Verbindung bringen (McGuire u.a. 1993, 1995). Therapeutische Ansätze können versuchen, diese Schwierigkeiten zu kompensieren, indem die Zuordnung von Sinn gemeinsam erarbeitet wird.

Der Übergang zur Erkrankung ist kontextabhängig

Ob das Hören von Stimmen in eine psychische Erkrankung führt, hängt wesentlich von der individuellen Akzeptanz und den subjektiven Konzepten ab, mit denen auf die Erfahrung reagiert wird, darüber hinaus aber auch von den eigenen wie familiären Ressourcen und der sozialen Integrationskraft sowie von unserer gesellschaftlichen und kulturellen Toleranz.

Klinische Untersuchungen (Romme & Escher 2008) zeigen, dass die Art und Häufigkeit der Stimmen zwar nicht unbedeutend sind, aber gegenüber den genannten Faktoren häufig eine untergeordnete Rolle spielen: Imperative Stimmen kommen auch in jener Betroffenengruppe vor, die es schafft, die Stimmen gut zu integrieren und zu kompensieren. Und unter ungünstigen Bedingungen können auch offensichtlich harmlose bzw. unmittelbar reaktiv erklärbare Stimmen zu langfristig schwierigen Krankheitsverläufen führen. Möglicherweise spielt beim Übergang vom Stimmenhören zur Erkrankung im engeren Sinn die reaktive Wahnbildung eine wesentliche Rolle. Es kommt also offenbar sehr darauf an, wie ich die Stimmen erlebe, ob ich Angst davor habe oder ob sie ignorieren oder vielleicht sogar in meinen Alltag integrieren kann und wie ich mir ihr Auftreten erkläre: als Botschaften »aus dem Unbewussten«, die ggf. auch hilfreich sein können, mit denen ich mich auseinandersetzen und über die ich mit anderen sprechen kann *oder* als Zeichen einer systematischen Verfolgung, vor der ich mich fürchte und zu schützen versuche (und dabei zunehmend vereinsame) (Mewes & von Peter 2014).

Das Netzwerk Stimmenhören hat einige Regeln für einen hilfreichen Umgang mit den Stimmen aufgestellt:

- Akzeptanz: Die Stimmen als Zugang zu subjektiven Wahrheiten ernst nehmen!
- Selbstverständlichkeit: Über die Stimmen sprechen wie über einen lästigen Nachbarn, also zunächst auch äußere Aspekte abfragen (eine oder mehrere, männliche oder weibliche, bekannte oder unbekannte Stimmen, immer gleich oder unterschiedlich etc.).
- Triangulierung: Niemanden allein lassen! Der Austausch ist ein erster Schritt, um die Macht der Stimmen zu relativieren.
- Toleranz: Jedes Erklärungsmodell ist besser als keines und Basis für weitere Gespräche!
- Antworten: Der Stimmenhörer sollte nicht nur Empfänger sein und sich nicht alles gefallen lassen!
- Unterstützung: Verschiedene psychologische Strategien gemeinsam erproben, um wieder »Herr im eigenen Haus zu werden« (Fokussieren, Konzentration auf Situationen, Zeiten, Orte, in denen die Stimmen weniger massiv sind, etc.)
- Zusammenhang Stimmen und Stimmung: Die Stimmen als Rückmeldung nutzen für übersehene Bedürfnisse, bestehende Konflikte. Hilfe geben, um die direkte oder indirekte Botschaft der Stimmen zu entschlüsseln!
- Enträtseln: Auch die Botschaft der Stimmen hinterfragen (warum spricht diese Stimme zu diesem Zeitpunkt zu mir?), und zwar in der Absicht, sie damit zu entkräften. Wobei die Beobachtung zeigt, dass manchmal schon eine solche Zuwendung die Stimme »milder« werden lässt (Bock 2005).

Diese Regeln können helfen, Stimmen und andere akustische Halluzinationen zu integrieren und zu entmachten, ohne psychisch krank bzw. langfristig hilfebedürftig zu werden. Das Ziel ist, im gemeinsamen Diskurs in Gruppen (Selbsthilfe, therapeutische und trialogische Gruppen) Selbstverstehen, Selbstverständlichkeit und individuelle Aneignung zu fördern und der Selbststigmatisierung entgegenzuwirken. Angehörige und Freunde sollten, wenn möglich, in diese Auseinandersetzung einbezogen werden.

Zur Bedeutung der Peerarbeit

Es gibt inzwischen viele (psychoseerfahrene) Peerbegleiterinnen und -begleiter, die im Rahmen des Psychenet-Forschungsprogramms (siehe: www.psychenet.de) in kleinen eigenständigen Teams an insgesamt zehn Standorten in allen Hamburger Kliniken tätig sind und inzwischen auch in die Regelversorgung übernommen wurden, um Patientinnen und Patienten mit schweren psychischen Störungen an der Schnittstelle ambulanter und stationärer Versorgung flexibel und bedürfnisorientiert zu begleiten. Zum ersten Mal wurden und werden gemischte trialogische Teams flächendeckend tätig.

Über diese Arbeit gibt es mehrere anschauliche Berichte, von denen viele in einem Themenheft der Zeitschrift *Nervenheilkunde* zusammengefasst sind (in unserem Literaturverzeichnis einzeln gelistet: SCHULZ & STOPAT 2015; LAMPARTER & BOLKAN 2015; RUPPELT u.a. 2015; SIELAFF u.a. 2015). Inzwischen zeichnen sich in einer randomisiert-kontrollierten Studie auch erste eindrucksvolle Ergebnisse ab: Peerarbeit für Psychiatrieerfahrene stärkt Selbstwirksamkeit und Lebensqualität und reduziert die Rehospitalisierungsrate bzw. -dauer für die so Begleiteten. Peerarbeit für Angehörige reduziert deren subjektive Belastung und stärkt deren Lebensqualität, hat also bei einer oft hoch belasteten Personengruppe eine präventive Wirkung (BOCK u.a. 2015; MAHLKE u.a. 2014, 2015). Die Voraussetzungen für eine erfolgreiche Implementierung sind belegt: Peerarbeit braucht eine gute Ausbildung inklusive Reflexion, Trialog und Praxiserfahrung, was in Deutschland durch die EX-IN-Ausbildung gegeben ist (UTSCHAKOWSKI u.a. 2016). Peerarbeit braucht die Unterstützung der Leitung, eine gute Information der Kollegen und eine klare Definition der Tätigkeit (HEUMANN u.a. 2015a).

Wir baten Gwen Schulz, eine Peerbegleiterin an der Universitätsklinik Hamburg-Eppendorf, ihre Erfahrungen zusammenzufassen, um deutlich zu machen, warum der Einbezug von psychoseerfahrenen Menschen in die psychiatrische Arbeit positive Entwicklungen (etwa ein tieferes Verstehen) bewirken kann und zukünftig sollte.

Besondere Chancen der Peerarbeit

Gastbeitrag von Gwen Schulz

Ich selbst habe fünf Jahre meiner Lebenszeit in unterschiedlichen Psychiatrien verbracht, grob mit der Diagnose »Psychose« versehen. Ich kenne entsetzlichste Verwirrungen, Fremdheit mir und der Welt gegenüber, bodenloses Gefangensein in der Hölle, unendliche Scham und Schuldgefühle darüber, mit meinem Leben nicht zurechtzukommen und auf die »Hilfe« anderer Menschen angewiesen zu sein. Mit (und nicht trotz) diesen Voraussetzungen arbeite ich seit einigen Jahren als Peerbegleiterin in der Universitätsklinik in Hamburg. Peerbegleitung ist ein anderes Wort für Genesungsbegleitung. Ich werde im Folgenden diesen Begriff verwenden, weil er mir näher ist.
Krisenerfahren zu sein reicht allein nicht aus, um andere Menschen in ihren oft existenziellen Zweifeln und ihrem Nichtweiterwissen, was ihr eigenes Leben betrifft, zu begleiten. Deshalb ist die Voraussetzung für diese Tätigkeit eine abgeschlossene EX-IN-Ausbildung. Ich habe in diesem Ausbildungsjahr gelernt, mich mit meinen eigenen Erfahrungen auseinanderzusetzen, sie zu sortieren und in einen größeren Zusammenhang zu stellen. Der Schwerpunkt dieser Ausbildung liegt nicht im Wiederholen des eigenen erlebten und erlittenen Schreckens, sondern darin, zu verstehen und wahrzunehmen, wer und was mich dabei unterstützt hat, aus der Krise herauszukommen. Wie lebe ich mit meinem So-in-der-Welt-Sein?
Wir haben in der Ausbildung (siehe: www.ex-in.de) immer wieder geübt, die Perspektive zu wechseln, von uns abzusehen und dadurch sehr tief zu verstehen, dass die Welt größer ist als unsere Not. Das Erkennen der eigenen Grenzen und Stärken, die Sinnhaftigkeit meiner Strategien, mit mir selbst durchs Leben zu gehen, die nicht Anpassung, sondern das Eigensein gefördert haben, ist für mich der größte Gewinn dieser Ausbildung. Wir mussten außerdem zwei Praktika absolvieren und uns in unserer Rolle, weder Patient noch professionell Tätiger zu sein, ausprobieren und erfahren. In der Bearbeitung eines Portfolios setzten wir uns ausführlich und schriftlich mit unserem Lebensweg, aber vor allem perspektivisch mit der Frage auseinander: Wo liegen meine Stärken und Interessen in einer möglichen späteren Arbeit als Genesungsbegleiter? An welcher Stelle des sozialpsychiatrischen Versorgungssystems möchte ich konkret tätig werden?

In dieser Weise gestärkt und auf meine Tätigkeit vorbereitet, arbeite ich mit drei weiteren Kolleginnen und Kollegen zusammen. Sie sind mir als Mitstreiter in derselben Rolle existenziell wichtig. Wir haben einen sehr schönen Raum im Eingangsbereich der Klinik gegenüber dem öffentlich genutzten Café und bieten Einzelgespräche für Menschen an, die sich entweder noch in der Klinik befinden oder ambulant Begleitung bei der Bewältigung ihrer Krisen suchen. In der Regel treffen wir uns einmal wöchentlich, in Krisenzeiten öfter. Wenn sich die Situation unseres Gegenübers stabilisiert hat, bleiben wir auf Wunsch Ansprechpartner in der Not oder auch dann, wenn sich etwas Schönes und – aus der Freude heraus – zu Teilendes im Leben eines Betroffenen ereignet.

Wir führen die Gespräche auf der Basis unserer eigenen Erfahrungen. Wir tauschen uns aber nicht über Leidensgeschichten aus, sondern sind in der Rolle derjenigen, die zuhören, die etwas übernehmen, wir sind die Ansprechpartnerinnen und Ansprechpartner für die Not der anderen, diejenigen, die in dieser Situation stärker und belastbarer sind.

Die Menschen kommen mit allen psychiatrischen Diagnosen zu uns, oft in einer sehr akuten Phase der Verzweiflung und des Schreckens, mit dem eigenen Leben nicht klarzukommen, (erneut) in die Klinik eingewiesen worden zu sein. Sie wissen, dass auch wir diese Erfahrung gemacht haben. Dadurch reduziert sich automatisch die Scham und der Druck, weil wir anscheinend »erreichbarer« sind als ein Professioneller, der in seiner Rolle und auch im Ansehen in dieser Situation derjenige ist, der sein Leben »auf die Reihe« bekommt und vermeintlich weiß, wie das geht, ohne uns und unsere Umstände zu kennen. Das macht ein Gefälle, das beiden Seiten einseitig Stärken und Schwächen zuschreibt und von daher als Ausgangssituation die Übernahme von Verantwortung und Verständnis für das eigene Leben erschweren kann. Die Hauptanliegen und Fragen der Menschen, die zu uns kommen, sind:

- Wie gehe ich mit meiner Diagnose um?
- Wer bin ich außer meiner Diagnose?
- Wie kann ich an mein früheres Leben anknüpfen?
- Was kann ich mitteilen, wie kann ich mich freisprechen von Schuld und Scham?
- Wo bin ich auch wertvoll, wie kann ich mit meinem Sosein in dieser Welt bestehen?
- Was und wie sage ich meinen Freunden und Arbeitskollegen, was mit mir los ist?
- Wie strukturiere ich meinen Alltag?
- Wo finde ich Unterstützung beim Aufbau eines sozialen Netzes?

- Wer stützt mich bei Konflikten und dem Gefühl, nicht verstanden zu werden?
- Wo finde ich Informationen zu Selbsthilfegruppen und Angeboten psychosozialer Träger?
- Wer ermutigt mich bei der Suche nach einem Psychotherapeuten, wer hilft mir, die Wartezeit zu überbrücken?
- Was mache ich mit meiner Angst, ausgeschlossen zu werden, weil ich in der Psychiatrie war?
- Wie komme ich wieder in Arbeit, Beschäftigung?
- Wo finde ich eine Aufgabe, die mich ausfüllt?
- Was bedeutet die Erkrankung für mich und mein Leben?

Vor allem dann, wenn Menschen das erste Mal in eine psychiatrische Klinik aufgenommen werden, empfinden sie schmerzlich das Gefühl, aus ihrem Leben »geworfen« zu sein. Oft geht mit einer stationären Aufnahme ein Selbstverständnis von Fremdbestimmung einher. Durch die Erfahrung, dass eigene Strategien nicht mehr funktionieren und dieses Unvermögen zu einer Klinikeinweisung geführt hat, entsteht extreme Verunsicherung. Nichts scheint mehr zu stimmen, was bisher Bestand hatte; das Augenmerk wird auf alles Nichtfunktionierende gelegt. Das Akzeptieren von Krankheit und das oft automatische Einnehmen von Medikamenten kann manchmal erst mal entlasten. Die notwendige Auseinandersetzung aber um die Fragen, wie ich mit meinem Leben zurechtkomme, wie ich Ver-Antwort-ung übernehme und wie ich Antwort auf mein Leben geben kann, kommt oft zu kurz. Die zugeschriebene Diagnose ersetzt oft notwendige Gespräche, die zum Verstehen und Übersetzen sehr eigener Ausdrucksformen, »Symptomen«, notwendig wären. Das aber ist die Basis für jede sinnvolle Be-Handlung.
Viele von uns kennen dieses Ringen um das eigene Leben sehr gut. Wir sind sehr unterschiedliche Wege gegangen, immer mit therapeutischer Unterstützung, um mit unserem Sein in dieser Welt klarzukommen. Ich habe Zeiten erlebt, in denen ich dachte, ich würde nie zu den Menschen gehören, der Zustand der Verrücktheit höre nie wieder auf, die Stimmen, die mir mein Leben nehmen wollten, würden immer Macht über mich behalten. Neben ziemlich schrecklichen Erfahrungen in der Psychiatrie, die meine Fremdheit und mein Gequältsein bestätigten, habe ich auch Therapeuten kennengelernt, die an mich geglaubt haben, die mehr in mir gesehen haben als meine Symptome, meine Krankheit. Die Erfahrung, dass Menschen stellvertretend Hoffnung für mich hatten, dass sie mich in meinem So-geworden-Sein akzeptiert haben, war die Voraussetzung für mich, erst mal zu mir zu kommen und einen langen, nicht abgeschlossenen und auch immer mal wieder gefährdeten eigenen Weg zu gehen.

Ich gehe als Genesungsbegleiterin mit der Haltung in den Kontakt mit anderen Menschen, dass es Gründe dafür gibt, warum sie so geworden sind, wie sind sind, und dass es auch Gründe für die momentane Notsituation, für die Symptome gibt. Ich glaube, jede Verstörung entsteht in einem selbst und hat einen Sinn. Diesen zu erkennen braucht viel Geduld und auch oft therapeutische Unterstützung. Ich glaube, Symptome fallen nicht vom Himmel, weil die Krankheit wieder aktiv geworden und nur der Hirnstoffwechsel entgleist sei. Ich glaube, der Mensch ist aus Erfahrung geworden, er kann auch mit Erfahrung weiter werden, sich entwickeln, verändern. Der Hirnstoffwechsel ist sicher daran beteiligt.

Diese meine Grundhaltung bedeutet nicht, dass wir Genesungsbegleiterinnen und Genesungsbegleiter als Erstes nach Gründen für eine Krise suchen. Darum geht es oft erst mal gar nicht und manche Menschen wollen das auch später nicht. Es bedeutet nur, dass ich persönlich davon ausgehe, dass ich durch eine Diagnose, verbunden mit Symptomen, nichts automatisch von der Person selbst weiß. Ich weiß nicht, was sie unterstützt, warum sie gerade an diesem Punkt in ihrem Leben steht, was ihr helfen würde. Übrigens auch dann nicht, wenn die Symptome ähnlich sind wie bei mir. Ich habe keine Ahnung, wie ein anderer Mensch seine Erfahrung übersetzt, bevor wir nicht in einen zwischenmenschlichen Kontakt kommen.

Wir können dabei unterstützen, solidarisch mit sich selbst zu werden, sich nicht zu verurteilen. Ich glaube, erst wenn wir uns mit uns und unserer Art, da zu sein, anfreunden, vielleicht auf einen winzigen, aber eigenen Kern zusammenschrumpfen, können wir uns von genau da aus erweitern. Erst dann bestimmen wir selbst. Wenn es Gründe dafür gegeben hat, in eine Krise gekommen zu sein, gibt es auch die Motivation und Möglichkeiten, etwas selbst zu verändern und da wieder herauszukommen. Dann liegt es in meiner Hand. Dann bin ich nicht ohnmächtig einer Krankheit ausgeliefert, die mich mir und der Welt fremd bleiben lässt.

Es geht nicht darum, jede Besonderheit zum Verschwinden zu bringen. Genesungsbegleiterinnen und -begleiter können dabei ermutigen, einen Zipfel des eigenen Lebens (wieder) in die Hand zu nehmen, sich zu trauen loszugehen und seinen eigenen Weg zu suchen, auch wenn er scheinbar neben der allgemeinen Spur verläuft. Hauptsache, er ist eigen und man versteht, dass man ihn selbst geht, dass man sich selbst bewegt, und zwar im eigenen Tempo, mit den eigenen Kurven, mit dem Hin und Her und Vor und Zurück. Aus unserer eigenen Erfahrung können wir real Hoffnung vermitteln.

Ich werde in den Gesprächen oft gefragt, ob ich denn jetzt »gesund« sei. Ich beantworte die Frage damit, dass ich das nicht anstrebe und nicht weiß, was das eigentlich allgemein ist; auch nicht, was krank ist, jedenfalls, was die Seele betrifft. Und ich antworte auch, dass es mir inzwischen besser geht, dass ich aber natürlich nach wie vor Krisen habe (wie alle anderen Menschen auch), dass ich das Leben oft sogar verdammt schwer finde, mich selbst sehr anstrengend. Aber mein Leben gehört wieder mir, ich kann es beeinflussen, ich habe damit zu tun. Das ist mir am wichtigsten. Ich habe im Laufe meines Lebens und in der Konfrontation mit mir selbst gelernt, wie ich mir helfen kann, wo meine Grenzen sind, worauf ich auch verzichten muss. Gleichzeitig habe ich mich erweitert, bleibt alles in Bewegung, ist keine Chance vertan und kann ich jeden Tag neu entscheiden, etwas auszuprobieren. Und ich sehe inzwischen sehr viel klarer, wer und was mich auf diesem Weg unterstützen kann. Gehen muss ich ihn allein.

Diese Erkenntnis ist eine wichtige Voraussetzung für die Genesungsbegleitung. Viele Menschen wünschen sich, dass sich das Leben verändert, dass endlich alles von selbst besser werden soll, so gut wie bei der Freundin oder dem Freund. Diese Sehnsucht kennen wir auch, wir wissen aber aus Erfahrung, dass niemand anderes auch nur einen Schritt für uns gehen kann. Das müssen wir uns selbst trauen, gerne mit einer Unterstützung im Hintergrund.

Als wir vor Jahren mit unserer Arbeit begonnen haben, sind wir sowohl bei den Betroffenen als auch bei den Professionellen auf viele Widerstände gestoßen. Für die Betroffenen war es zunächst verunsichernd, dass sie wussten, auch wir haben Erfahrungen mit psychischen Krisen. Dieses Wissen bringt die Konstruktion von »stark« und »schwach« automatisch ins Wanken. Auch die Zuschreibung »Der eine kann alles und der andere nichts« oder »Der eine ist krank und der andere ist gesund und deshalb für die Heilung zuständig« stimmt nicht mehr. Das ist für alle nicht ganz leicht.

Die Professionellen waren gleichermaßen verunsichert. Die Tatsache, dass wir als geoutete ehemalige Psychiatriepatienten arbeiten, also eigentlich in gewisser Weise Kollegen und keine Patienten sind, muss im Kontakt neu beantwortet werden. Man kann uns nicht mehr »behandeln«, das war noch ein sicheres Gesprächsfeld. Wir wollen auch nicht behandelt werden. Krank und gesund sind keine Kriterien im Umgang miteinander mehr. Außerdem glaube ich, dass wir durch unser Angebot, durch den Beweis, dass man auch mit Diagnosen »gesund« leben kann, an die eigene Brüchigkeit jedes Einzelnen erinnern. Und je mehr jemand mit sich kämpft, desto stärker muss das abgewehrt werden.

Ich hatte zunächst gezögert, eine solche Arbeit zu übernehmen, weil ich befürchtet habe, dass mich die Beschäftigung mit den Problemen anderer Menschen aus dem durchaus mühsam errungenen und nicht stabilen Gleichgewicht bringen könnte. Bisher ist das gar nicht der Fall. Im Gegenteil, die Arbeit stärkt mich. Das berichten auch andere Kollegen. Natürlich haben wir Gruppen und Einzelsupervision, wenn inhaltlich konkret eine Geschichte zu nahegeht. Die Tatsache aber, dass ich für andere Menschen hilfreich sein und

Zuversicht vermitteln kann, weil ich Krisen, Schrecken, Entsetzen, Scham und Schuld kenne und mein Leben trotz all dem in die Hand genommen habe, hilft mir selbst. Das Erleben, das mir Menschen erzählen, ist mir oft nicht fremd. Es ist mir häufig sogar sehr vertraut. Ich muss es nicht umdeuten, um so zu tun, als ob ich stärker als sie sei. Der Unterschied ist, dass ich es anders zu mir genommen habe, dass ich es akzeptiere. Gleichzeitig reduziere ich mich nicht mehr darauf. Ich kämpfe nicht gegen mich. Ich habe mir einen inneren Garten gesucht, in dem ich Bäume, Sträucher und Blumen gepflanzt habe. Es ist meine Entscheidung, auch diese Pflanzen zu gießen, zu pflegen und nicht nur in die Dunkelheit zu starren. Ich versuche in den Gesprächen zu vermitteln, dass beides, Abgrund und Stärke, nebeneinander existieren können. Ich glaube, es geht immer ums Anteilnehmen, auch mit sich selbst.

Ich wünsche mir, dass Genesungsbegleitung zukünftig in allen sozialpsychiatrischen Zusammenhängen ausgebaut wird. Das hat allerdings nur Sinn, wenn wir unser eigenes »Profil« behalten können. Wir müssen aufpassen, dass wir uns nicht anpassen, nur damit wir nicht »stören«. Die größte Gefahr allerdings liegt in uns selbst, in dem Bedürfnis, von den Professionellen akzeptiert zu werden, und vielleicht auch in dem Wunsch, sich von der Rolle der Patientin bzw. des Patienten zu distanzieren, sich zu »rehabilitieren«, es besteht die Gefahr, die »Seiten« wechseln, sich professionalisieren zu wollen. In meinen Augen würde Genesungsbegleitung dann überflüssig. Es geht nicht darum, ein Zehntel Psychiater, Psychologe oder Pfleger zu werden, sondern darum, einerseits die eigene Krisenerfahrung unmittelbar zur Verfügung zu stellen und andererseits Beispiel und Hoffnung dafür zu sein, dass ein selbstbestimmtes Leben mit all dem möglich ist.

Von Shared Decision zu Open dialogue

Im Gesundheitswesen insgesamt ist Partizipation ein wichtiges Qualitätskriterium geworden. Mündige und gut informierte Bürgerinnen und Bürger wollen ernst genommen und an Entscheidungen, die ihre Gesundheit betreffen, beteiligt werden, auch wenn das nicht für alle und sicher nicht situationsunabhängig (Notfälle etc.) gilt. Die Ärzte reagieren unterschiedlich darauf: erfreut oder entnervt, zuvorkommend oder bequem, und zwar bequem in dem Sinne, dass sie ihre Auskunftspflicht gleich ans Internet delegieren.

Eine eher gleichberechtigte Begegnung birgt die Chance einer fundierteren und zumindest einer persönlich besser tragbaren Entscheidung.

Partizipation in der psychiatrischen Versorgung

In der psychiatrischen Versorgung hat die Auseinandersetzung um die Beteiligung und gemeinsame Entscheidungsfindung eine besondere Tragweite und Bedeutung. Sie ist sowohl individuell als auch psychiatriepolitisch aufgeladen, wenn es um das Ausmaß und die Durchführung von Entscheidungen gegen den akut geäußerten Willen der Betroffenen geht. Sie hat aber ganz grundsätzlich eine nicht nur kognitive, sondern zutiefst emotionale Ebene. Ob ein Kniepatient vor einer orthopädischen Operation als Person wahrgenommen und als Partner in Entscheidungen (etwa bezüglich der Art der Narkose) einbezogen wird, trägt zu seiner Zufriedenheit bei und entlastet nebenbei auch den Arzt. Aber ob ein Psychoseerfahrener das Gefühl hat, als Person wahrgenommen und bedürfnisgerecht behandelt zu werden, hat eine noch viel tiefere, existenzielle Bedeutung: Ohne diese vollständige Wahrnehmung von Stärken und Schwächen versagt die Diagnostik, ohne Respekt scheitert die therapeutische Beziehung, ohne Beteiligung hat die Therapie keine gute Prognose.

Partizipation im Bereich von Psychiatrie und Psychotherapie ist unverzichtbar und zugleich eine emotionale und manchmal auch kognitive Herausforderung für beide Seiten. Eine Beziehung entsteht nicht aus dem Nichts, das nötige Vertrauen muss erst wachsen. Wie ist jemand als Person zu beteiligen, der sich im Moment nicht als einheitliche oder handlungsfähige Person fühlt oder zumindest tief verunsichert ist? Und gleichzeitig: Wie soll jemand sich wieder als Person fühlen, wenn er nicht als solche behandelt wird? Wie kann jemand über seine Erkrankung informiert werden, der kognitiv beeinträchtigt ist oder der ein sehr eigensinniges Verständnis seiner selbst hat, das vom professionellen Umfeld nicht geteilt wird, sodass beide Seiten von ganz anderen Erlebenswelten ausgehen?

Deutlich wird hier, dass Partizipation in der psychiatrischen Versorgung kein einseitiger und kein ausschließlich intellektueller Prozess sein kann. Partizipation ist ein unmittelbarer und untrennbarer Teil der Therapie und verweist unweigerlich auf die Qualität der therapeutischen Beziehung und das respektvolle Bemühen um Verständigung. Ein Chirurg führt die partizipative Aufklärung durch und kann dann seine »eigentliche« Arbeit erledigen. In psychiatrischen Hilfen ist das Ringen um Beziehung dagegen entscheidend, es ist die Basis aller Arbeit und stellt mehr als alles andere die Weichen für das Gelingen eben dieser Beziehung und damit auch für die Wirkchancen jeglicher medikamentösen und psychosozialen Therapie.

Shared Decision – reicht das?

In der somatischen Medizin wurde das Konzept der geteilten Entscheidungsfindung vielfach begründet und beforscht (DIRMAIER & HAERTER 2012): Gerade bei langfristig verlaufenden Erkrankungen sind die Methoden vielfältig. Trotz Methodenvielfalt zeigt sich aber übereinstimmend, dass die Beteiligung an den Therapieentscheidungen die Akzeptanz der eigenen Erkrankung und das Krankheitsmanagement verbessert. Die Krankenkassen und auch die Politik unterstützen diese Entwicklung – wenn auch aktiv erst seit der Jahrtausendwende; die Charta »Patientenrechte in Deutschland« wurde 2003 veröffentlicht (REICHART u.a. 2008, S. 112). Gerechnet wird mit ökonomischen Vorteilen, und nicht selten werden auch finanzielle Anreize eingesetzt, um die sogenannte Eigenverantwortung zu stärken. Die Abkehr von patriarchalen Modellen ist unverkennbar mit der Einführung ökonomisch diktierter Rollenbilder verbunden: Aus dem »Patienten« einer »Behandlung« wird der »Kunde« von »Gesundheitsleistungen«.

Innerhalb dieser Entwicklung erscheint das Modell der gemeinsamen Entscheidungsfindung als eine Art Kompromiss zwischen einem die Entscheidung aufgrund seines medizinischen Wissens vorgebenden Arztes einerseits und einer »informierten Wahl« andererseits, bei der der Arzt informiert, die Entscheidung dann aber vom Patienten allein getroffen wird, auch wenn ein vorhergehendes, gemeinsames Ringen darum implizit vorausgesetzt wird.

Das Bedürfnis nach Beteiligung der Betroffenen ist in der Psychiatrie mindestens genauso groß wie in der Somatik (HAMANN u.a. 2005). Es gibt Behandlungsvereinbarungen, Krisenpässe und psychiatrische Testamente, die alle auf eine vorbeugende gemeinsame Entscheidungsfindung für Krisenzeiten abzielen. Eine Behandlungsvereinbarung setzt dabei vor allem auf Vertrauensbildung und Feedback durch Dritte und trägt der Tatsache Rechnung, dass manche psychische Störungen mit Phasen sehr unterschiedlicher Entscheidungskompetenz verbunden sind (TERIZOGLU 2006a). Das sogenannte »Psychiatrische Testament« soll und will vor allem vor Fremdbestimmung schützen und beansprucht juristische Verbindlichkeit, wie sie heute jede Patientenverfügung, die im Zustand der Geschäftsfähigkeit getroffen wurde, juristisch verbindlich aufweist. Soll die Balance von Autonomie und Fürsorge gemeinsam gelingen, bedarf es in jedem Fall eines respektvollen Umgangs und einer langfristig angelegten Beziehung.

Offene, personenzentrierte Gespräche als Basis der Therapie

Die konsequente Ausrichtung aller Interaktionen auf den offenen Dialog bedarf der Ergänzung durch eine psychotherapeutische Grundhaltung, die die Eigenständigkeit der Betroffenen respektiert und sie selbst zum entscheidenden Taktgeber des therapeutischen Vorgehens macht. In unserem klinischen Alltag wird das durch die im Folgenden beschriebene »personenzentrierte Gesprächspsychotherapie« gewährleistet, die auf Ansätze von Carl Rogers (1983) zurückgeht und deren Grundgedanke einer nondirektiven, offenen psychotherapeutischen Begegnung inzwischen von vielen psychotherapeutischen Schulen übernommen und gegebenenfalls entsprechend adaptiert wurde (Lempa & von Haebler 2012; Lempa u.a. 2013). Etwas zugespitzt könnte man sagen, dass die Auseinandersetzung mit psychotischen Erfahrungen und psychosenahen Menschen alle psychotherapeutischen Schulen dazu gebracht hat, auf allzu rigide methodische Festlegungen zu verzichten und die psychotherapeutische Begegnung konsequent an den Interessen der betroffenen Person zu orientierten, die die therapeutische Begegnung in Bezug auf deren Themen wie die Geschwindigkeit des Vorgehens aktiv mitgestaltet.

In diesem Sinne zielt auch die in Skandinavien entwickelte Form des Open Dialogue (Alanen 2001; Aderhold u.a. 2003) auf eine Begegnung »auf Augenhöhe«, die auf eine externe Festlegung von Zielen weitgehend verzichtet. Das passt zu den konstruktiven Erfahrungen in Psychoseseminaren, in denen ebenfalls der Eindruck entstand, dass gerade der Verzicht auf allzu begrenzte und angestrengt verfolgte Therapieziele neue Entwicklungen erst ermöglicht.

Die Grundhaltung der von uns gewählten, supportiven Gesprächstherapie ist dementsprechend nondirektiv. Das soll heißen, dass es der Patient ist, der am besten weiß, was für ihn wichtig ist. In einer solchen Gesprächspsychotherapie ist also Raum für das Erkunden der eigenen Befindlichkeit. Eine nondirektive Psychotherapie behauptet gerade nicht, ein geschlossenes Erklärungsmodell »des Menschen« oder seiner Erkrankung zu haben und immer schon zu wissen, wie individuelle Entwicklung ablaufen soll oder wie Lern- und Veränderungsprozesse im Einzelfall funktionieren. Natürlich ist es nicht so, dass es hierzu kein Wissen gäbe, aber unsere Kenntnisse sind notwendigerweise beschränkt: durch das, was zu einer bestimmten Zeit und in einer bestimmten Gesellschaft oder Gemeinschaft sagbar ist, durch den jeweiligen Stand der Erkenntnis, durch die Übertragung von alltäglichen Urteilen und Vorurteilen auf den jeweiligen Bereich. Psychotherapien sind ebenso wenig im luftleeren Raum angesiedelt wie die Erforschung ihrer jeweiligen Wirksamkeit.

Damit ist das Dilemma jeglicher Psychotherapieforschung bei psychotisch erkrankten Menschen angesprochen, die heute als Voraussetzung für die Erstattung der entsprechenden Leistungen durch die Krankenkassen gefordert wird: Damit diese Verfahren experimentell überhaupt überprüfbar sind, müssen sie standardisiert werden und damit ein Stück weit reduktionistisch sein. So wird ein Prinzip der naturwissenschaftlichen Forschung auf die hochgradig individualisierte Therapiesituation bei psychotischen Erfahrungen übertragen – was beinahe zwangsläufig zu unangemessenen Verkürzungen führt.

Ein berühmtes Beispiel für naturwissenschaftlichen Reduktionismus ist die Untersuchung der Bewegungs- und Fallgesetze. Galileo Galilei konstruierte dafür eine schiefe Bahn, auf der er eine perfekt runde Stahlkugel herunterrollen ließ. Um Reibungsverluste zu minimieren, wurde die Bahn zusätzlich mit Leder bespannt und eingefettet. Die mathematische Beschreibung der Fallgesetze erfolgte also gerade nicht anhand einer umfassenden Beobachtung aller möglichen in der Natur vorkommenden Körper, die beispielsweise einen Grashang herabkullern, denn ein Grashang ist uneben, die Körper ebenfalls, es kommt zu Reibungsverlusten, Widerstand, unregelmäßigen Sprüngen. Wissenschaft erfasst also nicht »die« Natur, sondern fokussiert sich auf messbare Aspekte. Dasselbe gilt für Psychotherapieforschung: Um als Methode mit einer anderen vergleichbar zu sein, darf sie gerade nicht hochgradig individualisiert, sondern muss standardisiert vorgehen, am besten mit einem Therapiemanual. Das gilt auch für Zielsetzung und Outcome-Kriterien. Die Zuordnung in die Therapie- versus die Kontrollgruppe muss wie bei sonstigen medizinischen Studien randomisiert, also zufällig, und nicht gezielt erfolgen, was aber voraussetzt, dass sich die Patientinnen und Patienten willkürlich durch ein Losverfahren zuteilen lassen.

All dies hat dazu geführt, dass weder die klientenzentrierte Psychotherapie noch eine personenzentrierte Therapie bei Psychosen derzeit als Richtlinienverfahren durch die Krankenkassen akzeptiert werden. Immerhin sind jetzt Psychosen als Erkrankung kein Ausschlussgrund mehr für psychotherapeutisches Vorgehen, und mit dem Dachverband Deutschsprachiger PsychosenPsychotherapie (DDPP) (Lempa & von Haebler 2012; Lempa u.a. 2013) hat sich eine Gesellschaft gebildet, die schulenübergreifend personenzentrierte Ansätze lehrt und evaluiert.

Notwendige therapeutische Bescheidenheit

Für uns muss das therapeutische Vorgehen notwendig offen sein: Unser menschliches Leben ist voller psychosozialer »Störfaktoren«, gerade deshalb kann es auch kein endgültiges Bild des Menschen geben, zumal wir uns selbst beim Denken immer nur indirekt in den Blick bekommen. Helmuth PLESSNER (1975) hat diesbezüglich von der prinzipiellen Unergründlichkeit des menschlichen Seins gesprochen. Deshalb ist ein therapeutischer Ansatz, der sich an die von Kurt SCHNEIDER (1942) geforderte »Bescheidenheit« bei der Diagnosestellung und jeder Therapieempfehlung erinnert, so wichtig. Denn unsere diagnostischen Kategorien, unsere Denkfiguren und -modelle, unsere Überzeugungen können und müssen wissensbasiert sein. Dieses Wissen ist selbstverständlich nicht beliebig, aber eben immer in einer gewissen Weise abstrahiert, reduziert und damit notwendigerweise unvollständig. Wir können es »in aller Bescheidenheit« den Betroffenen zur Verfügung stellen, ihr Leben gestalten sie aber selbst, und es ist ihr gutes Recht, aus unseren Angeboten zu wählen oder sie eben abzulehnen. Soweit wir einem Menschen also helfen wollen, seine eigene Situation zu verstehen, soweit ist es notwendig, ihn selbst explorieren zu lassen, was denn gerade wichtig ist.

Nun sind solche Selbstexplorationen immer limitiert – durch individuelle wie typische Verdrängungen und Verleugnungen, durch das Undenkbare und Unsagbare, das nicht notwendigerweise mit dem »Unfühlbaren« zusammenfällt. Deshalb die Grundhaltung der empathischen Wertschätzung des Gegenübers, die der Therapeut immer nur näherungsweise realisieren kann (niemand ist perfekt), die aber eine vertrauensvolle Atmosphäre schaffen soll, in der der Klient in die Lage versetzt wird, zu erkunden, was ihn bewegt, welche Verletzungen, Ängste und Demütigungen die eigenen Gefühle beeinflussen, wann welche Gefühle auf andere projiziert und abgewehrt werden etc. Gerade wenn wir in einem solchen offenen Gespräch auf Haltungen treffen, die persönlich zutiefst ängstigend oder irritierend sind und mit der persönlichen Werthaltung nicht vereinbart werden können, ist eine solche offene, erkundende Haltung wichtig. An die Stelle der Verurteilung oder Verdrängung tritt also das gemeinsame Bemühen, zu verstehen, woher die Gefühle und Gedanken kommen, gerade auch die unerträglich erscheinenden, damit sie nicht länger verdrängt, verleugnet oder ritualisiert abgewehrt werden müssen.

In einer therapeutischen Begegnung soll eine Verhaltensänderung möglich sein. Das schließt nicht aus, dass in einem anderen Kontext, zum Beispiel dem der politischen Auseinandersetzung mit der Gesellschaft, eine ganz andere Verhaltensweise (etwa die der Unduldsamkeit und prinzipiellen Intoleranz gegenüber bestimmten Gedanken oder Haltungen) notwendig ist. In einer hilfreichen Begegnung ist es aber wichtig, dass die betroffene Person möglichst angstfrei erkunden kann, was sie denn in sich selbst so unerträglich findet, dass es für sie wichtig ist, dies zu verdrängen und gegebenenfalls auf andere zu projizieren, um die unerträglichen Gefühle, Gedanken und Haltungen in ihnen zu bekämpfen. Um überhaupt an solche Verdrängungen und die darauf basierenden Projektionen heranzukommen, ist also eine wertschätzende, offene und dennoch möglichst authentische Haltung der Therapeutinnen und Therapeuten notwendig.

Das Aushalten von Ambivalenzen

Im psychotischen Erleben können Herabsetzungen, Traumatisierungen, Demütigungen und Verletzungen, aber auch Vorurteile und individuelle wie soziale Ängste auf andere projiziert werden. In der oft chaotischen Vielfalt des psychotischen Erlebens ist es für die betroffene Person besonders schwer, die »ordnungsstiftenden« Wahnsysteme aufzulösen, die vermeintlich rational konstruierte Erklärung des bedrohlichen Erlebens (also etwa den Wahn der Verfolgung) aufzugeben und sich selbst wieder der chaotischen Vielfalt des Erlebens der Umwelt und der eigenen Gefühle auszusetzen. Wenn sich die Gedanken im eigenen Kopf fremd und bedrohlich anfühlen, kann es immer noch erleichternd sein, ihre Präsenz durch einen Geheimdienst zu erklären, der sie mit modernsten technischen Geräten in den eigenen Kopf befördert. Die systematische Wahnbildung wird als Versuch, sich zu schützen, eingesetzt, das wusste schon Wilhelm GRIESINGER (1845).

Eine nondirektive Grundhaltung überlässt deshalb den Betroffenen selbst weitgehend die Geschwindigkeit, mit der solche Erklärungsmuster thematisiert und gegebenenfalls hinterfragt und aufgegeben werden. Nahezu alle Psychoseerfahrungen haben zugleich einen störenden und schützenden (protektiven) Charakter. Eine therapeutische Beziehung kann dann (und nur dann) tragfähig und nachhaltig sein, wenn sie beide Aspekte berücksichtigt. Ist eine nondirektive Gesprächsführung also antiautoritär? Ersetzt sie die sozialen Herrschaftsverhältnisse zumindest im geschützten Rahmen der Psychotherapie durch die Verwirklichung der Utopie einer herrschaftsfreien »Therapeutischen Gemeinschaft« der Betroffenen und Professionellen? Manche Reformbewegungen aus den sechziger Jahren, die auch uns inspiriert haben, setzen auf solche Vergeschwisterungen von Professionellen und Patienten im Widerstand gegen eine entfremdete Lebenswelt (SCHMIDT 1979; KÜHNLEIN & MUTZ 2008, 2009).

Auf den ersten Blick bieten nondirektive Psychotherapien ähnlich wie die Psychoseseminare einen solchen herrschaftsfreien Raum, auf den zweiten widerspricht diese Utopie aber der offenbaren »Autorität« bzw. der gesellschaftlichen Machtstellung, die Therapeuten in der Regel gegenüber den Patienten haben. Tatsächlich wäre es ein Fehler, eine vermeintlich hierarchiefreie therapeutische Gemeinschaft zu proklamieren, ohne sie zu leben, denn am Ende besitzt der Therapeut oder die Therapeutin die Möglichkeit, diese Gemeinschaft zu verlassen, nach Hause zu gehen, mit den Freunden auszugehen, die bedrohliche Welt der Psychose und ihrer Erfahrungen hinter sich zu lassen oder gegebenenfalls eine ganz andere Arbeit auszuwählen. Für die Betroffenen gilt das nicht oder nur mit Einschränkungen. Von Einkommensunterschieden einmal ganz abgesehen, gibt es also ganz unterschiedliche Betroffenheiten in der therapeutischen Begegnung. Hinzu kommt, dass Therapeuten dank ihres »Wissens« über pharmakologische Wirkungen, therapeutische Interaktionen und nicht zuletzt im Rahmen ihrer ordnungsstaatlichen Aufgaben (siehe unten) eine Autoritäts- und damit Machtposition einnehmen. Das Verhältnis ist damit alles andere als antiautoritär oder herrschaftsfrei.
Gleichzeitig ist die Utopie einer herrschaftsfreien Begegnung auf Augenhöhe unseres Erachtens die anzustrebende Leitschnur jeglichen therapeutischen Vorgehens, auch wenn dies im Alltag oft nur sehr eingeschränkt umsetzbar ist. Der Begriff des »antiautoritären« Vorgehens ist aber auch einer der am häufigsten missverstandenen der Gegenwart. Er wurde in einem ganz anderen Kontext als dem der Psychiatrie und Psychotherapie geprägt: Der Pädagoge Alexander S. Neill verstand unter antiautoritärem Vorgehen, dass in einer Einrichtung alle Beteiligten über die Regeln abstimmen – nicht etwa ein völliges Fehlen solcher Regeln (Neill 1969). Auch im Bereich der politischen Bewegungen, insbesondere der Linken, gibt es vielfältige »antiautoritäre« Organisationsformen, die natürlich auf Regeln zurückgreifen, dabei aber diese Regeln einer demokratischen Kontrolle aller gleichberechtigten Menschen unterwerfen wollen.
Es sind diese Ansätze, die die »Gleichwürdigkeit« aller Menschen und ihrer Erfahrungen und Sichtweisen betonen, die uns als Leitschnur für eine therapeutische Begegnung dienen, die sich an den Bedürfnissen, der Themenwahl und der Geschwindigkeit der Betroffenen orientiert und von der Grundannahme ausgeht, dass alle Menschen selbst am besten wissen, was ihnen hilft, wenn sie es in einem offenen Gespräch explorieren können, das individuelle wie soziale Tabuisierungen aufhebt, Ambivalenzen, Ängste und Aggressionen zulässt und in Bezug auf ihre Entstehung hinterfragt sowie eigensinnige Interpretationen akzeptiert und schätzt.

Therapeutische Begleitung – ein Beispiel

Eine dreißigjährige Frau hat mehrere psychotische Episoden hinter sich und kommt zur personenzentrierten Psychotherapie. Sie hat derzeit keine typischen psychotischen Erlebnisse mehr (die Stimmen sind verstummt, Körperhalluzinationen und Depersonalisation haben sich weitgehend zurückgebildet) und schildert zwei Konflikte, die für sie wichtig sind. Zum einen ist sie mit ihrer beruflichen Situation unzufrieden. Sie hat ein Romanistikstudium abgebrochen und macht derzeit eine Ausbildung als Sekretärin, fühlt sich darin aber nicht wohl. Sie empfindet einerseits die Kränkung des abgebrochenen Studiums, andererseits sind ihr die anderen Auszubildenden unsympathisch; es handelt sich um rund zehn Jahre jüngere Frauen, die sie als eitel und selbstverliebt empfindet, als zu »geschminkt« und zu »gestylt«, während sie sich selbst meistens mit einem dicken Wollpulli kleidet, der fast wie ein zu Wolle gewordener Körperpanzer wirkt. Angesichts des abgebrochenen Studiums hat sie aber auch keine klare Alternative zur derzeitigen Ausbildung als Sekretärin.

Ein zweiter Konfliktbereich liegt im Erleben des Umgangs mit ihrer Mutter. Einerseits schildert sie, dass die Mutter sie »auffresse« und emotional »vertilge«, andererseits fährt sie fast jedes Wochenende zu den Eltern und hat offenbar wenig andere Kontakte und Freunde, mit denen sie die Wochenenden füllen könnte.

Therapeutisch könnte nun die Interaktion mit der Mutter in ihrem lebensgeschichtlichen Verlauf rekonstruiert und gedeutet werden oder es könnten die Vor- und Nachteile der derzeitigen Berufsausbildung und die Möglichkeiten einer alternativen Gestaltung der Wochenenden erörtert werden. Eine personenzentrierte Gesprächsführung, die sich an Carl Rogers (1983) orientiert, geht aber konsequent nondirektiv vor und überlässt die Themenwahl wie deren Vertiefung dem eigenen Tempo der Klientin. So wichtig die oben genannten Themen der Therapeutin oder dem Therapeuten auch erscheinen mögen – wann sie zur Sprache kommen, bestimmt die Klientin, der vertraut werden kann (und in diesem Therapieansatz auch vertraut werden muss), dass sie diese schon ansprechen wird, wenn sie wirklich relevant sind.

Dies ist in dem vorliegenden Fall auch deshalb besonders wichtig, weil in der Auseinandersetzung mit der Mutter psychotische Erfahrungen anklingen, die das übliche, bereits außerhalb psychotischer Erfahrungen oft schwer erträgliche Ausmaß an Leere, Verlassenheit und Einsamkeit in der Interaktion mit den eigenen Eltern offenbar noch weit überschreiten, die Patientin fühlt, dass ihre Mutter sie »aufisst«, ihr die Lebenskraft entzieht und sie als »leere Hülle« zurücklässt. Gleichzeitig ist die Mutter offensichtlich die wichtigste Bezugsperson. In der Therapie wird die Patientin darin ernst genommen, dass sie immer wieder zu ihren Eltern fährt und es dafür einen Grund geben muss, der die Patientin trotz der genannten Gefühle immer wieder zum direkten Kontakt mit den Eltern motiviert.

Ähnlich ist die Situation um die berufliche Ausbildung gelagert: Einerseits ist es eine schwere Kränkung für die Patientin, dass sie ihr Studium nicht fortsetzen konnte, hinzu kommt die milieukulturelle Differenz zwischen der intellektuell und vergeistigt wirkenden Patientin, deren rüstungsartiger Wollpullover sie eher dem alternativen Lebensstil zuordnet, und dem gestylten Auftreten der deutlich jüngeren anderen Auszubildenden, was der Patientin zutiefst fremd ist. Andererseits ist diese Berufsausbildung für die Patientin eine Chance, eigenständig Geld zu verdienen und sich von den Eltern und der teilweise durch diese gewährleisteten finanziellen Unterstützung unabhängiger zu machen.

Im Sinne der nondirektiven Gesprächsführung muss sich das therapeutische Gespräch an den Themen ausrichten, die von der Klientin vorgegeben werden, der Therapeut kann dann die Ambivalenzen und die darin verborgenen Gefühle vorsichtig ansprechen. Gerade vor dem Hintergrund der durchaus bedrohlich wirkenden Erfahrungen der Entleertheit wie der aktiven »Entleerung« durch die Mutter als Bezugsperson gibt aber nicht der Therapeut vor, wann eine Deutung auf der Hand liegt und passt, sondern sie muss von der Klientin selbst erspürt und artikuliert werden.

Teilweise kann sich ein Therapeut in einer solchen Situation wie eine Nussschale auf hoher See fühlen, die von den Emotionen, Erlebnissen und Erfahrungen der Klienten hin und her geschaukelt wird, ohne dass eine klare Richtung oder ein rettendes Ufer in Sicht kommt. Statt also auf einer Seite der Ambivalenz zu intervenieren, beispielsweise die Rationalität des Abschlusses einer Ausbildung als Sekretärin zu betonen und damit als mögliche Reaktion die Einnahme der Gegenposition zu bewirken, die die Kränkung durch das abgebrochene Studium und das als unangenehm erlebte Umfeld der Mitauszubildenden sogar noch betont, oder umgekehrt zum Abbruch einer Ausbildung zu raten, die als so unangenehm erlebt wird, beinhaltet die Therapie das geduldige Aushalten dieser Ambivalenzen. Sobald Gedanken des Abbruchs der Ausbildung auftauchen, wird also vonseiten des Therapeuten angesprochen, dass hier ja auch Gründe für die Fortführung vorliegen. Umgekehrt erfolgt an Tagen, an denen sich die Klientin zähneknirschend zum Fortführen der Ausbildung entschließt, der Hinweis darauf, dass in dem Zweifeln ja auch Horizonte eines anderen Umgangs mit sich selbst und mit anderen aufscheinen, die bei aller Pragmatik nicht verloren gehen sollten. Ein Ratschlag wird aber gerade nicht gegeben, die Ambivalenz kann nur der Betroffene selbst auflösen.

Ähnlich und noch tiefergehend sind die Gespräche über das Verhältnis zu den Eltern, insbesondere zur Mutter: Eine nondirektive Gesprächsführung überlässt hier wieder der Klientin das Tempo und greift gerade nicht auf einer Seite der Ambivalenz ein. Die quälend erlebte Unschlüssigkeit wird also vom Therapeuten mit »ertragen« und angesprochen, ohne sie zu bewerten oder auf schnelle Lösungen zu drängen. Sie verliert so ihre Bedrohlichkeit und wird zu einer Frage, deren Antwort nicht in einem einfachen Ja oder Nein besteht, sondern deren Erörterung die Vielfalt der hier vorliegenden Erfahrungen und Empfindungen zulässt und artikulierbar macht.

Nach einem etwa einjährigen Therapieverlauf mit rund vierzig Stunden wöchentlicher Sitzungen ändert sich, wie so häufig in nondirektiven Gesprächsführungen, das Befinden der Patientin plötzlich nachhaltig zum Positiven. Trotz aller Ambivalenzen hat sie ihre Ausbildung fast abgeschlossen, sie hat einen neuen Partner gefunden, legt ihre wollene Panzerung ab und fährt jetzt auch seltener zu den Eltern. Es ist nicht so, dass hier eine geniale Deutung des Therapeuten oder ein Bewusstmachen eines vorher unbewussten Konfliktes den Durchbruch gebracht hätte, vielmehr ist es offenbar das Aushalten der Ambivalenzen selbst, das Thematisieren der vielfachen Schattierungen und Widersprüchlichkeiten der Lebensgestaltung, die helfen, sich selbst mit seinen Ambivalenzen zu ertragen und damit auch die Grundlage dafür zu gewinnen, neue Verhaltensweisen auszuprobieren. |

Die nondirektive Gesprächsführung, die in enger Anlehnung an die Psychoanalyse in den USA entstanden ist, ist somit offen für tiefenpsychologische Deutungen und Interventionen, dabei aber extrem zurückhaltend in deren Artikulation. Es ist der Klient, der seine Therapie steuert, der selbst erspürt, wann es Zeit ist, Entscheidungen zu fällen, und bestimmt, *was* hier zu entscheiden ist. Der Therapeut begleitet das durch das vorsichtige Ansprechen von Gefühlen, die zu den vielfältigen Ambivalenzen des Lebens gehören, gerade auch derjenigen, die momentan nicht im Fokus des Selbsterlebens stehen, die aber die zu thematisierende Situation so kompliziert erscheinen lassen. Der Therapeut weiß gerade nicht besser als der Klient, wohin die Reise geht, er kann professionelles Wissen ebenso wie Lebenserfahrung haben, die einen Hinweis darauf geben, wohin die Reise gehen könnte – den Weg *bestimmen* gleichwohl die Klienten.

Damit stellt sich aus unterschiedlichen Ausgangspositionen die »Augenhöhe« her: Der Therapeut leidet nicht an den Einschränkungen, die der Klient erlebt, der Therapeut kann sie aber für den Klienten nicht lösen. Es wäre eine Illusion, eine solche Interaktion als macht- oder herrschaftsfrei zu charakterisieren, sie orientiert sich aber gezielt am Ideal der Gleichheit und Gegenseitigkeit und muss, will sie sich diesem Ideal nähern, die eigene Machtposition immer reflektieren. Im Grundsatz gelten diese Ansprüche an eine therapeutische Beziehung auch im Kontext einer tiefenpsychologischen, verhaltenstherapeutischen oder systemischen Ausrichtung.

Haltende Beziehung – ein Fazit

Psychotherapie lebt von der zwischenmenschlichen Beziehung: Eine Person stellt sich zur Verfügung, um einem Menschen in seiner existenziellen Verunsicherung Halt zu geben, ihm mehr Zugang zu seinem eigenen Erleben zu ermöglichen bzw. dort, wo der Zugang zu sich selbst als bedrohlich erlebt oder überwältigend geworden ist, zu helfen, diese Erfahrungen zu artikulieren und zu sortieren – zwischen Bedeutung und Zufall, Vergangenheit, Gegenwart und Zukunft, Angst und Hoffnung. Das gilt für alle psychischen Erkrankungen, aber für die Erfahrung von Psychosen ganz besonders, und es gilt mitnichten nur für eine Therapieschule oder nur für die Psychotherapie, sondern für jede Methodik und damit auch für die Pharmakotherapie. Nichts geht ohne Beziehung und ohne Beziehung ist alles nichts. Das klingt einerseits selbstverständlich, andererseits pathetisch. Dieses Pathos hat damit zu tun, dass diese Selbstverständlichkeit allzu oft nicht umgesetzt ist.

Wer von außen betrachtet, in welchem Setting die meisten Menschen in akuten Psychosen behandelt werden, könnte angesichts der geballten Unruhe, des häufigen Mangels an personalen und persönlichen Beziehungen und der offensichtlichen Überforderung aller Beteiligten an der Rationalität unserer Behandlungsmethoden zweifeln. Wer sieht, wie ungleich der Zugang zur ambulanten Psychotherapie als besonders intensiver Form eines Beziehungsangebots zwischen den leicht versus schwer Erkrankten verteilt ist, kann ebenfalls verzweifeln.

Und doch gibt es auch Anlass zur Hoffnung: Mit dem Wissen um die zentralnervösen Auswirkungen sozialer Stressfaktoren, um die Plastizität des Gehirns und die Epigenetik sind Brücken entstanden, auf denen man in beide Richtungen gehen kann. Der Mensch wird vollständiger sichtbar – auch

als Person und Partner von Entscheidungen. Auf diesem Weg können wir von den Psychoseerfahrenen lernen – von eigensinnigen, ihre Behandlung wählenden und von unbehandelten, von Selbsthilfebewegungen und von den kooperativen Begegnungen im Trialog.
Unser Detailwissen über psychische, soziale und somatische Prozesse ist reichhaltig. Wenn es uns im klinischen Alltag gelingt, unser Wissen über Psychosen und unser Verständnis vom Menschen zusammenzubringen, dann müsste es auch gelingen, die therapeutische Beziehung als Basis jeder Behandlung zu stärken und zu verbreitern – auch und gerade für Menschen mit Psychoseerfahrungen.

Nötige Strukturveränderungen im psychiatrischen Hilfesystem

Psychiatriereform auf halbem Weg – Ausgangslage in einem gespaltenen Hilfesystem

Die folgenden Überlegungen gelten mit wenigen Abstrichen für den gesamten deutschsprachigen Raum. Andere Versorgungssysteme wie in England oder Australien sind stärker politisch gesteuert – mit Vorteilen für die Durchsetzung bewährter Modelle, aber auch mit Nachteilen für die Breitenwirkung von Fehlentscheidungen. In Deutschland, Österreich und der Schweiz wurden seit Beginn der Psychiatriereform 1975 die inhumanen Zustände der früheren psychiatrischen Anstalten weitgehend überwunden und sozialpsychiatrische Institutionen sowie Tageskliniken und Ambulanzen aufgebaut. Der Paradigmenwechsel von den institutionszentrierten hin zu den personenbezogenen Hilfen wurde mit der Konsequenz vollzogen, dass das ambulante Betreute Wohnen heute immer häufiger Vorrang vor stationären Wohnhilfen hat und sich dieser Wandel allmählich auch auf andere Lebensbereiche, wie die Teilhabe an Arbeit, ausweitet. Die stationären Behandlungszeiten wurden von zunächst Jahren auf Monate bis derzeit in der Regel wenige Wochen verkürzt, gesetzlich verbindliche Mindestpersonalzahlen wurden festgelegt und psychotherapeutische Angebote sollen heute zum Standardprogramm für alle Patientinnen und Patienten einer psychiatrischen Klinik gehören. Zudem sollten sich die Krankenhäuser auf einen räumlichen Sektor ausrichten, in dem sie eng mit den ambulanten psychosozialen Trägern zusammenarbeiten (Heinz & Öhrlich 2011).

Trotzdem gibt es weiterhin Strukturprobleme bei der psychiatrischen Versorgung und deren Finanzierung. Die Grenzen bei der Umsetzung der Psychiatriereform haben verschiedene Hintergründe (Bock 2011 a):

- Die gesellschaftliche Stigmatisierung von psychisch erkrankten Menschen dauert an.
- Die Orientierung der Therapie auf den sozialen Lebensraum der Betroffenen und ihrer Freunde und Familien und die entsprechende Fokussierung auf

eine Behandlung im Lebensumfeld sind oft nicht hinreichend ausgeprägt und werden vom derzeitigen Vergütungssystem und den anstehenden Änderungen nicht konsequent angestrebt.

- Es gibt vielfältige Probleme beim Angebot von Wohnraum und Arbeit.
- Die mit der Ökonomisierung verbundenen finanziellen Interessen der großen Institutionen, die Therapien anbieten, können in direktem Widerspruch zu den Interessen der Betroffenen stehen.
- Die Beziehungsqualität und -kontinuität leiden unter der Ökonomisierung und Privatisierung psychosozialer Hilfen sowie der damit verbundenen Zerstückelung und Verteilungsungerechtigkeit der Angebote.
- Therapeutisch sind viele Hilfeangebote zu einseitig und auf rein medikamentöse oder (seltener) rein psychosoziale oder psychotherapeutische Ansätze ausgerichtet, statt diese zu integrieren.

War die Situation psychisch kranker Personen früher von der Ausgrenzung in Anstalten und der Unterbringung in großen Sälen ohne Privatsphäre geprägt, so drohen heute: ein ambulantes Ghetto oder Akutstationen mit hohem »Durchsatz«, eine Fokussierung auf schnelle medikamentöse Symptomreduktion, Beziehungslosigkeit sowie eine fehlende psychotherapeutisch orientierte Suche nach dem individuellen Sinn des Krankheitsgeschehens.
Das Versorgungssystem ist in vieler Hinsicht partialisiert und deshalb nicht besonders effektiv: Psychiatrie versus Psychosomatik, privat versus staatlich, ambulant versus stationär, klinisch versus außerklinisch. Das Nebeneinander beeinflusst auch die Beziehungskultur. Therapeutische Kontinuitäten zu organisieren ist im Kontext der allgemein gültigen Krankenhausfinanzierung sehr schwierig. Derzeit wird in Deutschland die bisherige Fixierung auf das belegte Bett in der Vergütung durch ein feingliedriges System der Leistungserfassung ersetzt, das die Behandlung der besonders gut integrierten Patienten belohnt, die sich reibungslos an den Stationsablauf und die dort stattfindenden Gruppentherapien anpassen können und so eine hohe objektivierbare »Behandlungsdichte« aufweisen. Rein kostentechnisch wird nach wie vor eine »Bettenburg« eher belohnt und ein modernes bedürfnisorientiertes Behandlungszentrum mit flexiblen Angeboten zur Krisenintervention und integrierten Therapie mit den entsprechenden Vorhaltekosten bestraft.
Die Zersplitterung setzt sich in den lebensweltbezogenen Hilfesystemen fort: Betreutes Wohnen, ambulante Eingliederungsmaßnahmen, ambulante Pflege, Soziotherapie, Medikation – minutenweise abgerechnet, kommen unterschiedliche Berufsgruppen mit spezialisierten und oft streng voneinander abgegrenzten Aufgaben zum Einsatz, zwar eventuell auch zu Hause, oft aber ohne eine umfassende Wahrnehmung *aller* Bedürfnisse, die notwendig ist, um eine lebendige Beziehung oder wirklichen Halt gewährleisten zu können.

Hilfe nach Bedarf oder nach Zufall und Geldbeutel?

Gegenwärtig erwarten mehr Menschen Hilfen für ihre seelischen Leiden als in früheren Zeiten. Wie gehen wir damit um? Wo geht es um Lebenshilfe und sozialen Rückhalt, wo um Psychiatrie und Psychotherapie? Wo brauchen wir eine Stärkung von Selbsthilfe und nachbarschaftlicher Unterstützung, wo Fachleute für die Leiden des Einzelnen, wo für das Zusammenleben von Paaren, Familien und Menschen in größeren sozialen Systemen? Und wie erreichen wir, dass bei dem entbrannten Verteilungskampf zwischen Institutionen und Berufsgruppen nicht gerade jene Patienten hintanstehen, die professionelle Hilfen vielleicht am meisten brauchen, aber am wenigsten laut selbst dafür sorgen können? Wie tragen wir dazu bei, dass bei psychoseerfahrenen Patienten nicht Zufall, Markt, Geld oder vermeintliche »Attraktivität« über bestimmte Hilfen entscheiden, sondern individuelle Bedürfnisse und Ressourcen, klinische Erfahrungen und wissenschaftliche Behandlungsleitlinien?

Uralt sind die Forderungen, die Krankenhausfinanzierung zu ändern, um die Strukturen durchlässiger zu machen und die personellen Ressourcen bedürfnisnäher, lebensweltbezogen und damit unabhängiger von stationären Settings sowie flexibler und kontinuierlicher einzusetzen. Dreißig Jahre nach Beginn der Aktionen der Plattformverbände (DGSP, DGVT, GwG u. a.) gibt es jetzt endlich Träger und Kassen, die vermehrt neue Modelle erproben; hervorzuheben sind hier besonders das Regionale Budget und die Integrierte Versorgung.

Uralt ist auch die Forderung, die Barrieren zwischen Kranken- und Eingliederungshilfe (SGB V und XII) durchlässiger zu machen. Und schon bei der Einführung des Psychotherapeutengesetzes wurde von Kritikern befürchtet, dass die neuen Ressourcen bei vorwiegender Etablierung psychotherapeutischer Einzelpraxen ohne strukturelle Einbindung und ohne eine qualifizierte Ausbildung für die Therapie psychoseerfahrener und suchtkranker Menschen eher den leicht kranken als den schwer erkrankten Menschen zugute kommen; die gegenwärtige regional ungleiche und inhaltlich ungerechte Verteilung der psychotherapeutischen Ressourcen gibt ihnen recht (Bock 2011 a). Mit erheblicher Verzögerung kommt nun endlich eine Diskussion darüber in Gang, welche Änderungen an Ausbildungsinhalten, Versorgungsstrukturen und Gutachterverfahren nötig sind, um eben auch Menschen mit Psychosen, bipolaren Störungen und Suchterkrankungen psychotherapeutisch zu behandeln, wie das moderne Leitlinien eindeutig fordern.

Benachteiligung besonders Bedürftiger

Wer eine schizophrene oder schizophreniforme Psychose oder eine Depression oder Manie mit psychotischen Spitzen entwickelt, bekommt zumindest in Deutschland nur selten eine adäquate psychotherapeutische Hilfe – obwohl der Nutzen erwiesen und die Bereitschaft vorhanden ist. Mit viel Druck konnten vor Kurzem immerhin die Zulassungsrichtlinien so geändert werden, dass der Ausschluss von Patienten damit nicht mehr begründbar ist; doch es wird Zeit brauchen, bis sich die Versorgungsrealität verändert.

Am Beispiel von Patienten mit diesen Diagnosen (F 20 und F 31) wird deutlich: Ein bloßer Zuwachs an Psychotherapiepraxen allein hilft den psychotisch Erkrankten nicht wesentlich; es geht auch um bessere Zugänglichkeit für Schwerkranke, um Offenheit und Angebote für Migranten, um Qualifikation und Zusammenarbeit, weniger Vorurteile und Ausgrenzung. Vor allem um andere Strukturen, die mehr Kontinuität sowie eine gerechtere Verteilung von ambulanten und stationären Ressourcen erlauben.

Die »Hilfen zur Wiedereingliederung« fehlen entweder ganz oder werden durch Marktmechanismen zersplittert. Dieser Mangel bedingt ein Übergewicht stationärer Unterbringung – für den Einzelnen oft weniger angemessen als eine Behandlung direkt im Lebensumfeld, für alle teurer. Eine paradoxe Situation: Weil ambulant qualifizierte Hilfen fehlen, landen und bleiben Patienten in Kliniken und Heimen, für die das schlechter *und* teurer ist. Je kränker jemand ist, desto geringer sind seine Chancen auf qualifizierte stationsersetzende und ambulante Hilfen. Diese Ungerechtigkeit ist im übrigen medizinischen Bereich kaum vorstellbar.

Soteria und Home Treatment – Behandlung im angstfreien Raum?

Therapeutische Institutionen können leider so eingerichtet sein, dass sie Gewalt fördern und den Betroffenen Zwänge auferlegen, gegen die sie rebellieren und so in Konflikt mit der Institution geraten. Solche Situationen sind ausdrücklich kein Grund für die Anwendung von Zwangsmaßnahmen. Institutionen müssen deshalb gehalten sein, sich so zu gestalten, dass sie Konflikte minimieren. Dazu gehört die Öffnung der Türen auch auf Akutstationen, denn diese zwingt die Therapeuten bzw. das ganze Team, in jedem Augenblick mit jedem Patienten einen Kompromiss zu suchen: Eine Tür kann ja nur dann offen sein, wenn alle Patienten, auch die, die gegen ihren Willen zwangseingewiesen wurden, einen Vorteil in der Behandlung sehen (LANG 2013). Dies ist viel öfter der Fall, als man befürchten könnte, wenn man nur geschlossene Akutstationen kennt. Denn viele psychotisch erkrankte Menschen fühlen sich ja durchaus bedroht und suchen Hilfe, nur wollen sie nicht eingeschlossen und ihrer elementaren Rechte im Alltag beraubt werden.

Dasselbe gilt für viele Menschen, die unter einer schweren Depression leiden und suizidal sind. Schwierig kann dies allerdings im Fall einer Manie sein, wenn die betroffene Person sich selbst als besonders kreativ und geistreich erlebt und erst im Nachhinein bedauert, wie schwer sie sich verschuldet hat oder dass sie sich beispielsweise bei sexuellen Kontakten ohne entsprechende Schutzmaßnahmen infiziert hat etc. Aber auch in solchen Situationen merken die betroffenen Menschen oft, dass etwas an ihrem derzeitigen Zustand für sie nicht gut ist und dass es wichtig sein kann, sich Hilfe zu holen.

Offene Türen

Stationen mit offenen Türen arbeiten bei den wenigen Patienten, auf die wirklich durchgehend geachtet werden muss und die die Station nicht verlassen sollten, mit spezieller Zuordnung einzelner Personen, meist vom Pflegepersonal, die sich entweder an der Stationstür befinden und das Verlassen verhindern oder die betroffene Person begleiten. Häufig wird auch ein Arbeitstisch an die Tür gestellt, sodass das Pflegepersonal seine Dokumentationspflichten eben so ausführt, dass die Tür im Blick ist und die wenigen Patienten, die tatsächlich die Station nicht verlassen sollen, auch angesprochen werden können. Unserer Erfahrung nach lässt sich mit einem solchen Vorgehen die Rate der Zwangsbehandlungen, aber auch der aggressiven Handlungen und der Entweichungen gesetzlich untergebrachter Patienten deutlich reduzieren (dazu auch: LANG 2013). Es ist also nicht so, dass die Sicherheit der Betroffenen und ihrer Umgebung durch solche offenen Stationssettings verstärkt gefährdet wäre, denn natürlich entweichen Patienten auch von geschlossenen Stationen. Nach den Beobachtungen von Undine Lang (ebd.) geschieht dies sogar öfter als nach der Öffnung einer Akutstation, und zwar häufig beim ersten genehmigten Ausgang oder wenn die Stationstür geöffnet wird, um beispielsweise den Essenswagen hineinzulassen. Auf offenen Stationen nimmt die Zahl dieser Entweichungen offenbar deshalb ab, weil die Betroffenen sich eben nicht eingesperrt fühlen und weil das Personal mit ihnen Ziele verabredet hat, die für die Betroffenen relevant sind und sie dazu bewegen, auf Station zu bleiben (ebd.). Dies ist ein wichtiger Schritt zur Veränderung einer autoritären Institution in ein Krankenhaus, das mit den Betroffenen auf Augenhöhe verhandelt.

Zwangsmaßnahmen lassen sich noch weiter reduzieren, wenn eine Behandlung im Lebensumfeld der erkrankten Personen angeboten wird. So zeigen Erfahrungen aus Hamburg, aber auch aus anderen Projekten mit Home Treatment, dass die Zahl der Zwangsmaßnahmen gegenüber der Behandlung auf Station deutlich sinkt (SCHÖTTLE u. a. 2015). Gerade deshalb erscheint es so wichtig, dass es Modellprojekte gibt, die eine solche stationsersetzende Behandlung bundesweit anbieten und aufgrund ihrer Ergebnisse die Gesellschaft dahingehend bewegen, diese Behandlungsformen zum Standard psychiatrischen Handelns zu machen.

Soteria – modellhafte Millieutherapie

Eine Sonderstellung nimmt die sogenannte Soteria ein, ein therapeutisches Setting, das häufig besonders für ersterkrankte Menschen mit psychotischen Erfahrungen angeboten wird. Typischerweise weitab von der Unruhe einer Akutstation wird in einer möglichst alltäglichen Umgebung (das heißt etwa in einer wohngemeinschaftsartigen Situation) behandelt. Medikamente spielen hier keine oder nur eine untergeordnete Rolle (HURTZ u. a. 2014). Der Soteria ist vorgeworfen worden, dass es sich um eine elitäre, teure und für die Mehrzahl der Patientinnen und Patienten unerreichbare Institution handelt. Tatsächlich geht es nicht an, »Schlangengruben« im Sinne geschlossener Akutstationen einzurichten und dann einer kleinen Minderheit ein humanitär ausgerichtetes Setting zu bieten. Soteria-Elemente gehören also auf alle Akutstationen, ganz vordringlich im Sinne der Öffnung der Türen und der psycho-, sozio-, ergo-, musik- und kunsttherapeutischen Angebote für alle psychisch Erkrankten.

Die Einrichtung einer eigenständigen Soteria kann aber dennoch sinnvoll sein, wenn hier Psychosekranke behandelt werden, die eine relativ reizarme Umgebung und eine größere Ruhe brauchen, als dies auf einer Akutstation oft der Fall ist. Die Möglichkeit zur Übernachtung von Verwandten und Freunden sollte allerdings auf jeder Akutstation möglich sein, nicht nur in der Soteria. Auch die »ganzheitliche« Ausrichtung auf das körperliche wie seelische Wohlergehen, die sozio-, psycho- und pharmakotherapeutische Angebote umfasst, gehört auf jede Station. Die Soteria ist also ein Beispiel für ein Modellprojekt, das vor mehreren Jahrzehnten entwickelt wurde und eine revolutionäre Funktion in der Psychiatrie übernommen hat, deren Bedeutung aber gerade darin besteht, dass eben keine kleinen Inseln der Humanität in

einem Meer der institutionellen Öde errichtet werden, sondern dass sich die Prinzipien der Behandlung in der Soteria auf die gesamte Gestaltung psychiatrischer Behandlungssettings auswirkt.
Was all den hier genannten Behandlungsformen gemeinsam ist (der Öffnung der Stationstüren, dem von der Soteria inspirierten Stationssetting, dem Home Treatment), ist der Versuch, im Rahmen der psychiatrischen und psychotherapeutischen Behandlung einen angstfreien Raum zu bieten. Dazu gehören aber noch weitere Elemente, so zum Beispiel der offene Umgang mit Diagnosen und Teambesprechungen, die am besten immer in Anwesenheit der betroffenen Personen durchgeführt werden sollten. Das gehört zu den Grundprinzipien des Hamburger Psychosebereichs (zumindest überwiegend auch für den stationären Bereich) wie auch des Weddinger Modells, das im Regelbetrieb einer innerstädtischen Universitätsklinik, dem St. Hedwig-Krankenhaus, von engagierten Pflegekräften und Ärztinnen entwickelt wurde (Mahler u.a. 2014). Hier gibt es keine Visiten mehr, bei denen die Situation der Patienten vorbesprochen und ihnen ihre Diagnose nicht genannt wird. Stattdessen muss all dies vor den Patienten verhandelt werden, wobei Differenzen offen zu benennen sind (etwa: »Sie gehen davon aus, dass Sie verfolgt werden, wir glauben, dass dies Ausdruck psychotischen Erlebens ist, wir stimmen aber darin überein, dass Sie sich gerade auf Station sicherer fühlen«).
Entscheidend ist natürlich, dass sich das ganze Team tatsächlich darum bemüht, dass sich die Patienten auf einer Station angenommen fühlen. Dafür ist wiederum die Öffnung der Stationstür ein wichtiger Parameter, denn wenn die Tür offen ist, müssen die Patienten die Behandlung so weit schätzen, dass sie bleiben. Gerade bei untergebrachten Patienten erhöht das den Druck auf die Klinik zum Kompromiss und zur Ausstattung mit hinlänglich qualifiziertem Personal (Lang 2013). All diese Reformbemühungen verlangen also Mut und sind nur dann durchführbar, wenn die Vorteile und Risiken einer personenzentrierten Therapie in einer Gesellschaft tatsächlich offen diskutiert werden, was derzeit jedenfalls in Deutschland nicht immer der Fall ist.

Home Treatment – Probleme des Entgeltsystems

Die Behandlung zu Hause mit einem flexiblen Team ist laut der deutschen S3-Leitlinien »Psychosoziale Therapien« eine der wirksamsten und schonendsten Methoden der Akutversorgung. Bisher sind Home-Treatment-

Angebote aber selten, und wenn es sie gibt, werden sie in Deutschland vor allem im Rahmen der Integrierten Versorgung und meist nur für die Angehörigen einzelner (teilnehmender) Kassen verwirklicht.

Psychiatrische Hilfen verlangen immer nach mitmenschlichem Kontakt und nach Zeit. Genau darin besteht die Gefahr der derzeitigen Entwicklung der Vergütung in psychiatrischen Kliniken. In wenigen Jahren läuft die sogenannte Psychiatriepersonalverordnung aus, die eine Mindestzahl von Pflegern, Ärzten, Psychologen und Sozialarbeitern vorschrieb. Auch heute werden diese Vorschriften gesetzeswidrig in vielen Einrichtungen nicht erfüllt, da entsprechende Kontrollmaßnahmen fehlen. Der Fortfall der gesetzlichen Regelung kann dazu führen, dass ein weiterer Personalabbau stattfindet und dass sich Kliniken auf »leichte Fälle« spezialisieren, das heißt auf Patienten, die eine Vielzahl von Psychotherapieeinheiten absolvieren können, ohne aufgrund allzu großer sozialer Probleme oder ihres fremd- bzw. selbstverletzenden Verhaltens einen erheblichen personalen Betreuungsaufwand zu benötigen.

Es besteht also die Gefahr, dass ein solches Entgeltsystem etwas in der Psychiatrie kreiert, was es bisher nur in der Organmedizin gab, nämlich eine Art von »Rehabilitationskliniken« für relativ gesunde Patientinnen und Patienten, die ein fertiges Therapieprogramm weitgehend reibungslos durchlaufen, während die akut und schwer Erkrankten in Krankenhäusern behandelt werden, denen das notwendige Personal zum Verhandeln divergenter Positionen, zur Deeskalation, zur Psycho- und Soziotherapie, zur Erläuterung der medizinischen Maßnahmen, zu Angehörigengesprächen, Gesprächen mit den Freunden, zur Supervision der eigenen Tätigkeit und zur Auseinandersetzung mit Betroffenen- und Angehörigenverbänden fehlt. Es droht also eine Entwicklung, in der die Situation für die Betroffenen nicht besser, sondern schlechter wird. Die Errungenschaften einer humanitären Psychiatriereform, die vor mehr als vier Jahrzehnten begonnen wurde und der jetzt eine zeitgemäße zweite Welle der Reform folgen müsste, können derzeit wieder verloren gehen!

Eine Gesellschaft kann aber nicht beides haben, Menschenrechte und Kostenreduktion, sonst endet man im Setting eines Neoliberalismus, bei dem die schwer psychisch Kranken unbehandelt und obdachlos auf der Straße sterben, aber in ihrer »Autonomie« nicht durch Zwangsmaßnahmen der Krankenhäuser »eingeengt« werden – wie in den USA erlebbar! Wir betonen deshalb nachdrücklich, dass eine solidarische Gesellschaft sich um die angemessene Versorgung wie die Beachtung der Menschenrechte psychisch erkrankter Personen kümmern muss! Es geht nicht, die eine Position gegen die andere auszuspielen und im Zweifelsfall beiden nicht gerecht zu werden.

Kontinuität und Flexibilität: die Idee der Integrierten Versorgung

Verschiedene Modelle wollen einen Ausweg aus der Zersplitterung und Unausgewogenheit der Ressourcen finden, ökonomische Fehlanreize überwinden sowie mehr Kontinuität und Flexibilität gewährleisten.

Das Regionale Budget

Erste flächendeckende Erfahrungen mit Modellen der Integrierten Versorgung und damit der Zusammenarbeit zwischen Krankenkassen und verschiedenen Leistungsanbietern im Bereich der Psychiatrie und Psychotherapie konnten nach Einführung Regionaler Budgets in Schleswig-Holstein gewonnen werden (Deister u.a. 2009). Vorreiter war die Klinik Itzehoe, der andere Kliniken im selben Bundesland folgten – manche mit besonderer Konsequenz. So wurde im Oktober 2008 an der psychiatrischen Abteilung in Geesthacht das psychiatrische Versorgungssystem neu ausgerichtet: Dieses wird jetzt hauptsächlich von mobilen Kriseninterventionsteams mit angeschlossenen teilstationären Bereichen und nur einer einzigen Station gebildet. Flankierend wird dieser klinische Bereich unterstützt durch ein dezentral organisiertes Zuverdienstsystem (im Abstand von ca. 15 Kilometern gibt es Zuverdienstfirmen mit barrierefreiem Zugang) und ein dezentral organisiertes, ambulantes Wohngruppensystem (Haushaltsgemeinschaften), das im Stadtteil bzw. im Kontext eines Dorfes zuständig ist für die Begleitung von Menschen mit hohem Pflegebedarf bzw. mit einer demenziellen Entwicklung. Außerdem gibt es ein Netz von »crisis families«, die akut psychisch Kranke bei sich zu Hause aufnehmen (Heissler 2011).

Und sie bewegt sich doch – Integrierte Versorgung in der Großstadt

Ein Beispiel dafür, was Integrierte Versorgung leisten kann, ist das Hamburger Modell, das in Kooperation mit den vier beteiligten Krankenkassen auf eine kontinuierliche und mobile Behandlung chronisch Schwerkranker zielt (zunächst vor allem F2- und F3-Diagnosen). Auf der Basis der realen Kosten für diese Klientel wird der Klinik eine Jahrespauschale

bewilligt, die alle (teil-)stationären und ambulanten Leistungen inklusive der niedergelassenen Psychiater einschließt, sie zum Aufbau eines Assertive-Community-Treatment-Teams (ACT-Team) verpflichtet, die Kooperation mit der Gemeindepsychiatrie fördert und die Beteiligung der niedergelassenen Psychiater belohnt (LAMBERT u.a. 2010a, b).
Damit ist nicht mehr das belegte Bett das Maß aller Dinge, sondern die Fähigkeit eines ambulanten Netzes, die Patientinnen und Patienten angemessen zu versorgen – eine sehr wichtige Änderung im Selbstverständnis und in der Ressourcenzuteilung, und zwar mit interessanten Ergebnissen hinsichtlich Liegezeiten (weniger als die Hälfte), Zwangseinweisungen (weniger als ein Drittel), Symptomatik und Lebensqualität (deutlich verbessert). Der Schlüssel liegt in einer eindeutigen Zuständigkeit und personellen Kontinuität durch Institutsambulanz und ACT-Team (BOCK 2010; LAMBERT u.a. 2010a, b; KAROW u.a. 2011).
Es gibt aber auch Risiken und Nebenwirkungen: Wenn solche Angebote nur mit einer Kasse verhandelt werden, kommt es zu einer Zersplitterung der Therapiesettings und -angebote je nach Kasse, bei der ein Betroffener ja meist eher zufällig Mitglied ist. Eine Entkoppelung der Versorgung vom Lebensumfeld der Betroffenen kann stattfinden, wenn große Anbieter (Krankenhauskonzerne, Pharmafirmen etc.) integrierte Angebote für eine große Region oder gar ein ganzes Bundesland verhandeln und die Patienten in ihre neuen Strukturen leiten. Und der Abbau institutioneller Barrieren zwischen verschiedenen Anbietern im Rahmen Integrierter Versorgungskonzepte kann den Datenschutz und die Privatsphäre der Betroffenen gefährden, wenn deren Daten und Informationen im gesamten Therapieverbund ausgetauscht werden. All das muss nicht sein, ist aber sorgfältig zu beachten und zu monitorieren.

Gemeindenahe Verantwortung und ihr Risiko

Das sogenannte TK-Modell der Techniker-Krankenkasse will Patientinnen und Patienten mit unterschiedlichen Diagnosen und verschiedener Bedürftigkeit einschließen und wird in Berlin beispielsweise von der Charité im Versorgungsbezirk Mitte umgesetzt. Die Kosten werden prospektiv berechnet bzw. geschätzt und in mehrere Pauschalen gegliedert. Dabei wird davon ausgegangen, dass die prospektiven Kosten niedriger liegen als die realen Kosten der Vergangenheit, da hohe Ausgaben für die Gesundheitsversorgung in der Vergangenheit die künftigen Kosten reduzieren sollten. Vorhersagen sind bekanntermaßen schwierig, deshalb besteht die Gefahr, dass die künftigen Kosten zu niedrig eingeschätzt werden, und

es stellt sich die Frage, wer das finanzielle Risiko trägt, wenn ein Patient teurer ist als erwartet, und wie geregelt ist, dass ihm dann dennoch alle angemessenen Leistungen zukommen.
Positiv ist, dass das TK-Modell auf eine Stärkung der Gemeindepsychiatrie und einen Einschluss von Behandlungsleistungen wie des Home Treatments zielt. Gerade in der Kombination mit SGB-XII-Leistungen ist das ein Zugewinn durch die Fokussierung auf das Lebensumfeld der Betroffenen mit der wichtigen Möglichkeit der Behandlungskontinuität. Allerdings können die Träger wie in allen integrierten Modellen zu überregionalen Geschäftsmodellen (Managementgesellschaften) übergehen und den direkten Kontakt zur regionalen Versorgungslandschaft reduzieren oder gar verlieren.

Integrierte Versorgung integrieren!

Das Hamburger Modell und das TK-Modell sind nicht konträr gelagert, sondern entsprechen alten Forderungen der Psychiatriereform. Es kommt darauf an, die besten Aspekte zu integrieren und in Dreiecksverträgen (Gemeindepsychiatrische Träger – Klinik – Kassen) zu verbinden. Überregionale Verträge sollten eine gemeindenahe Ausgestaltung verbindlich vorschreiben. Der Einfluss privatwirtschaftlicher Interessen muss kritisch geprüft werden. Wegen möglicher Interessenskollisionen bei Therapieentscheidungen ist er unseres Erachtens im Fall eines unmittelbaren Einflusses von Pharmafirmen nicht akzeptabel (Bock 2010).
Viele Verläufe und Lebenswege entscheiden sich am Anfang. Wo und wie der Erstkontakt mit der psychiatrischen Hilfe stattfindet, entscheidet wesentlich über Selbstverständnis, Krankheitskonzept und Eigenverantwortung. An der Haltung, dem Verständnis und der Beziehungsqualität hängt vieles. Das Ausmaß von (Selbst-)Stigmatisierung hängt nicht erst von der Reaktion in Nachbarschaft und Berufskollegenkreis ab, sondern auch von der sprachlichen Sensibilität und von dialogischen Fähigkeiten der Erstbehandler. Die Erfahrungen der Modellprojekte lehren: Es kommt auf die Betreuung im Lebensumfeld und die Qualität der therapeutischen Beziehung an, nicht auf eine Kontrolle der Medikamenteneinnahme (Bock 2011 b; Bock & Lambert 2012). Neben der Integration der erfolgreichen Aspekte der Integrierten Versorgung und deren Ausweitung auf möglichst viele Träger und Kassen gilt es also, wesentliche Errungenschaften der Trialogkultur zu integrieren:

- eine anthropologische Sichtweise, die individuelle Lebenserfahrungen, ihre Verarbeitung und die damit verbundenen Kenntnisse und Stärken, aber auch leidvolle Beeinträchtigungen und das Erlebnis sozialer Ausschließung adressiert und in eine Lebensgeschichte zu integrieren versucht,

- Vorsicht und Behutsamkeit statt Hektik und Standard (»je früher, desto vorsichtiger«),
- individuell bedürfnisangepasste Strategien mit Respekt für subjektive Perspektiven,
- eine Fokussierung auf individuelle und soziale Ressourcen statt einer oft kränkenden Defizitorientierung,
- psychotherapeutische Vielfalt, keine Fokussierung und Reduzierung auf die medikamentöse Behandlung,
- konsequente Ausrichtung am Trialog: Begegnung auf Augenhöhe und selbstverständliche Beteiligung der Angehörigen und Freunde in ihrer ganzen Vielfalt (Eltern, Geschwister, Partner, Kinder, Freunde).

Sozialraum ist Bedeutungsraum

In Psychosen sind die Beziehungen zum sozialen Raum in vieler Hinsicht bedeutungsvoll und problematisch zugleich. Beispielsweise kann der soziale Rückzug Ausdruck von Selbstschutz und/oder von Selbststigmatisierung sein. Gerade in Zeiten großer Verunsicherung kann die Verortung in einem sozialen Raum aber als existenzsichernd erlebt werden. Und manchmal können die entfernteren sozialen Kontakte oder sogar die allgemeinen menschlichen Rituale sogar eher Halt bieten als die näheren Beziehungen, die oft zumindest subjektiv in die Verunsicherung einbezogen erscheinen. Sich selbst noch als Teil eines großen Ganzen zu begreifen oder sich in bestimmten Handlungen als menschentypisch begreifen zu können hilft, sich selbst zu verorten und der tiefen inneren Not entgegenzuwirken. Sich in eigener Tätigkeit zu erleben und die eigene Bedeutung zu erfahren, wirkt dem wahnhaften Aufladen der Realität entgegen: Eine real erlebte eigene Bedeutung kann entscheidenden Halt geben.

Der soziale Raum ist nicht per se gut oder schlecht; er ist ein essenzieller Teil unserer Mitwelt und damit unserer Conditio humana (Plessner 1975). Ihn gerade im Zusammenhang mit psychoseerfahrenen Menschen, ihrer Behandlung und ihren Lebensperspektiven zu vernachlässigen, wäre absolut falsch.

»In der Regel verhalten sich psychiatrisch Tätige ›split-brained‹: Im Grunde wissen wir alle, dass der Mensch sich nicht im luftleeren Raum entwickelt, sondern in Abhängigkeit von seiner Umwelt. Trotzdem verhalten wir uns so – zumindest die meiste Zeit –, als ob die Patienten in unseren Kliniken und Einrichtungen allein auf der Welt wären. Gelegentlich sprechen wir zwar mit Angehörigen und betonen deren Bedeutung. In letzter Konsequenz müssten wir jedoch anders handeln, als wir es tun« (GIGERENZER 2007, S. 211).

Wir wollen ein paar positive Beispiele geben:

- Ein psychosozialer Träger plant eine neue Wohngemeinschaft in einem Hochhausviertel. Erste Kontakte stoßen auf Ablehnung und Angst. Die Mitarbeiter und die potenziellen Bewohner machen sich gemeinsam Gedanken darüber, was im Stadtteil fehlt. Ihre Analyse ergibt, dass es weit und breit keinen Imbiss gibt. Die Planungen werden erweitert: In einer mobilen Imbissbude werden einige der Bewohner selbst aktiv. Als sie dann wenig später einziehen, sind sie schon vertraut – nicht als potenziell gefährliche »Verrückte«, sondern als die, die gute Pommes machen.
- Frau P. ist Mitglied bei »Irre menschlich Hamburg«, einmal im Monat ist sie an Projekten der Stadtteilschule beteiligt. Sie geht regelmäßig zu den Sitzungen des Vereins, in dem die Projekte vor- und nachbereitet werden. Gelegentlich verteilt sie mit anderen zusammen Flyer vor dem Kino oder auf dem Markt. Insgesamt umfasst diese Tätigkeit nur eine bescheidene Stundenzahl; im engeren Sinn als Zuverdienst bezahlt werden nur die Stunden als Referentin und »Lebenslehrerin« in der Schulklasse. Doch auch die ehrenamtlichen Stunden verändern ihr Selbstgefühl und ihren Status. Sie genießt die Aufmerksamkeit, fühlt sich ernst genommen.
- Herr K. ist schon lange obdachlos und psychisch krank. Im Rückblick weiß er nicht mehr, was zuerst war. Auch weil die psychotischen Symptome in geschlossenen Räumen zunehmen, nimmt er die Entbehrungen in Kauf. Ja, er hat sogar seine eigene Philosophie entwickelt und ist überzeugt davon, dass die Lebensweise der meisten Menschen nicht »artgerecht« sei. Da er jedoch allmählich auf die sechzig zugeht, wird er bedrängt, zumindest im Winter nicht im Freien zu kampieren. Doch Herr K. ist stolz, will ein Zimmer oder eine kleine Wohnung nur annehmen, wenn es auch Arbeit gibt, das heißt wenn er sich auch nützlich machen kann. Die Beteiligung an Schulprojekten und der Verkauf der Straßenzeitung sind erste Schritte in diese Richtung.
- Frau R. ist überzeugt, mit der Diagnose »Schizophrenie« alle Aussichten auf ein erfülltes Leben begraben zu müssen. Rehabilitativen Ansprüchen begegnet sie wahlweise mit Zynismus und Resignation und schafft es so mehrfach, Maßnahmen zur Wiedereingliederung nach SGB XII zu torpedieren. Erst als sie eine Genesungsbegleiterin an der Seite hat, ändert sich langsam und Schritt für Schritt ihr stereotyp negatives Zerrbild bezüglich der eigenen Erkrankung. Nach langem Vorlauf und nur mit

aktiver Begleitung besucht sie zum ersten Mal eine Selbsthilfegruppe, fühlt sich dort akzeptiert und übernimmt später eine aktive Funktion.

»Sozialraumorientierung hebt die klassische Abgrenzung von Fall-, Gruppen- und Gemeinwesenarbeit auf und integriert die Arbeitsformen der sozialen Arbeit zu einem mehrschichtigen Ansatz. Die Frage »Was ist der ›Fall‹?« wird so neu beantwortet: Die dominante Beschränkung auf das Individuelle wird aufgegeben und die Relation von Menschen im sozialen Raum an die Stelle des klassischen »Falls« gesetzt. Der Fall ist dann der kommunalpolitische Verteilungsdiskurs, die (Dys-)Funktionalität des Hilfesystems, die Potenziale von Stadtteilen, die Ressourcen von Netzwerken und auch, aber eben nicht mehr nur (bzw. in einem anderen Zusammenhang) die Lebensgeschichte« (Früchtel u.a. 2007).

Der Anspruch ist also, Hilfesysteme, soziale Räume, Kommunalpolitik, kleine Netzwerke und individuelle Empowermentprozesse in eine neue Balance zu bringen. Zu den neuen Spielregeln gehört in Schlagworten:

- Nur der Alltag kann integrieren!
- Der Kontext bestimmt, wie stark jemand ist. Deshalb: »Heimspiele« arrangieren!
- Maßanzüge statt Konfektion!
- Randgruppen vernetzen, statt sie gegeneinander auszuspielen!

Für manchen Träger ist es eine Umstellung, zu begreifen, dass der Hausbesuch des Mitarbeiters allein noch keine Inklusion bedeutet. Viel hängt auch in diesem Bereich davon ab, innovative Formen der Therapie und Versorgung im Lebensumfeld und dafür angemessene Formen der Finanzierung zu finden (»sozialräumliche Finanzierung«).

Interaktive Elemente einer anthropologisch ausgerichteten Psychiatrie

Der Versuch, einen Menschen im Kontext der Klinik zu »vermessen«, um ihn therapieren zu können, ist dem Projekt der Moderne geschuldet (siehe dazu auch Heissler 2011). Michel Foucault sah das medizinisch-psychiatrische Vorgehen und den Umgang mit psychisch erkrankten Menschen immer auch im Zusammenhang mit den herrschenden Machtfaktoren einer Gesellschaft

(Foucault 1969, 1988). Bis Mitte des letzten Jahrhunderts beherrschte die Medizin (und damit auch die Psychiatrie) diesen Bereich nahezu absolutistisch. Seit den sechziger Jahren wurden jedoch Machtstrukturen immer häufiger hinterfragt. Einhergehend mit dem Verfall der Macht und Autorität einflussreicher Institutionen und vertikaler Hierarchien steigt die Bedeutung der horizontalen Vernetzung. Diese Bewegung lässt sich nach Alain Ehrenberg auch und gerade am Schicksal des zeitgenössischen Subjekts und an den Veränderungen der individuellen Psychopathologie ablesen, die auf ein tiefes kollektives Unbehagen hinweisen: »Die Triebfeder der neuen Subjektivität ist das *Ende der Vertikalität*, das Absterben der hierarchischen Gesellschaft, das vom Verfall der patriarchalischen Funktion bezeugt wird« (Ehrenberg 2011).

- Viele Gewissheiten stehen infrage: Klassische Institutionen und Methoden sind an ihre Grenzen gestoßen und ihre unerwünschten Wirkungen sind deutlich geworden – neue Versorgungsformen entwickeln sich zu ernsthaften Alternativen.
- Vieles, was sich in der Klinik allzu rigide auseinanderentwickelt hat (Spezialisierung) und zum Teil getrennt wurde – Allgemein- versus Gerontopsychiatrie statt generationenübergreifender Konzepte, in der Eltern-Kind-Behandlungseinheiten mit der Versorgung älterer Patienten gezielt zusammengebracht werden; spezialisierte geschlossene und offene Station versus integrierte Stationen mit psychotherapeutischen und psychosozialen Angeboten auf allen möglichst offen geführten Stationen; Akut- versus Rehabilitationsbereiche statt integrierter Versorgungsstrukturen etc. –, erweist sich im Kontext sozialer Räume als Kunstprodukt: Der Alltag gerade der schwerer Betroffenen ist meist mitnichten so spezialisiert, und eine personenzentrierte Therapie bedarf übergreifend integrierender Angebote.
- Matthias Heissler betont zu Recht, dass sich Symptome, die in der Klinik nur im Hinblick auf ihre negativen Auswirkungen erlebt und interpretiert werden, im Alltag als verständliche Reaktionen auf schwierige, inkonsistente Lebenslagen erweisen können, die sich nur über entsprechende Interventionen im sozialen Raum auflösen lassen. Durch mobile Kriseninterventionsteams, die die Patienten auch in ihrem Lebensumfeld aufsuchen, wird die Therapie wirksamer, aber auch »reflektierter und vielleicht auch bescheidener« (Heissler 2011, S. 4–9).

Gibt es damit eine »Post-Psychiatrie« (Heissler), die sich zur »Psychiatrie« wie die Postmoderne zur Moderne verhält? Zumindest wurden die hier angesprochenen Aspekte schon im Zuge der Deinstitutionalisierung seit den siebziger Jahren intensiv diskutiert. Durch die Ausweitung und Ausbreitung des stationsersetzenden Home Treatments wird der Bedarf an stationären Betten weiter zurückgehen, und die Akutpsychiatrie könnte eine ähnliche Entwicklung durchmachen wie die einstigen Langzeitbereiche der großen Anstalten. Dadurch gerät auch vieles ins Wanken, was bisher für psychiatrisch Tätige unverrückbar feststand: die etablierten Systeme und Definitionen der Nosologie, Diagnostik, Klassifikation und Therapie.

Das vermeintlich Objektive muss sich beim Hausbesuch in der Begegnung mit dem Patienten und seiner Familie »bewähren« oder »untergehen«, weil es zu den Konstrukten zählt, deren Berechtigung sich erst im klinischen Alltag zeigt. Der Patient und seine Familie entscheiden quasi an der Haustür, ob sie dieses oder jenes Konzept »hereinlassen« oder auch nicht. Das traditionell Objektivierte wird durch die subjektive Sicht der Patienten und ihrer Angehörigen und Freunde relativiert. Einiges wird bestätigt, anderem widersprochen oder auch nur teilweise zugestimmt. Ähnlich wie die Verlängerung der Lebenszeit sowohl dem Fortschritt der Medizin als auch den Verbesserungen der Lebensverhältnisse geschuldet ist, spricht durchaus einiges für die These, dass es sich bei den Fortschritten der psychiatrischen Versorgung ähnlich verhält.

Die Wahrheit kann ohnehin nicht gefunden werden, ohne auf die Vorgehensweisen zu schauen, anhand derer die Gegebenheiten und Ereignisse gegliedert, zugeordnet, überprüft und interpretiert werden (Fleck 1980). Damit menschliche Not gelindert und Schmerzen und Demütigungen vermieden werden, empfiehlt Richard Rorty Solidarität: »Psychotherapie in diesem Sinne ist immer Eigentherapie, zu denken als das Entwickeln von Fähigkeiten, immer mehr zu sehen, dass traditionelle Unterschiede zum Beispiel zwischen gesundem Menschenverstand und Psychopathologie vernachlässigbar sind im Vergleich zu den Ähnlichkeiten im Hinblick auf Schmerz und Demütigung. Daraus erwächst Solidarität als die Fähigkeit, auch Menschen, die himmelweit verschieden von mir sind, doch als vergleichbar mit mir zu sehen und so zu handeln, dass Leiden geringer wird und dass die Demütigungen von Menschen durch Menschen vielleicht aufhören« (Rorty 1992, S. 310).

Bisher wenig Beteiligte (Nachbarn, Arbeitgeber etc.) werden in Prozesse einbezogen, die sie bisher nur zuschauend, am Rande stehend, erlebten; Neues wird möglich. Patienten, die bisher nur als Rezipienten der Therapie wahrgenommen wurden, werden im Sinne des »peer support« zu Mitarbeitern von Behandlungsprogrammen (etwa über Persönliche Budgets, EX-IN-Projekte etc.). 24-Stunden-Versorgung kann teilweise auch in Krisenwohnungen bzw. Wohngruppen direkt im Stadtteil erfolgen. Alte Konzepte tauchen in einem neuen Gewand auf (»crisis families« als Form von Familienpflege) und die Erfahrungen im akuten Home Treatment wandeln auch die Therapie auf den Stationen. Die Klinik wird alltagsnäher (Küchentherapie auf Stationen nach dem Normalisierungsprinzip) und der Alltag wird therapeutischer. Achten müssen alle Beteiligten darauf, dass Spiel- und Freiräume verbleiben, gerade auch für Patientinnen und Patienten, die nicht integriert versorgt werden wollen, die nicht möchten, dass ihr Alltag von therapeutischen Angeboten durchzogen wird, die nicht an der schönen neuen Welt integrierter Programme teilnehmen wollen und die dennoch bei Bedarf angemessene, respektvolle Angebote und Settings erhalten sollen.

Wenn die Auseinandersetzung um Therapien im klinischen Kontext und ihr Übergang und ihre Orientierung auf das Lebensumfeld gelingen, können die therapeutischen Potenzen, die sich seit Langem in den Kliniken akkumuliert haben, wieder Teil des Alltags werden und Menschen in die Lage versetzen, sich selbst durchaus »psychotherapeutisch« zu helfen. Um derartige an der Person und ihrem Umfeld ausgerichtete (individuelle) Entwicklungen in Gang setzen zu können, braucht es kleine organisatorische Einheiten, die im Vergleich zu großen Institutionen oft eher über die notwendige Flexibilität, Wendigkeit und Anpassungsfähigkeit verfügen. Während etablierte Einrichtungen durch ihre schiere Größe beeindrucken, in der unterschiedliche Hilfeformen durch räumliche Gegebenheiten (Räume für ...) repräsentiert werden, verfügen »life space worker« (Mitarbeiter im Home Treatment) über Wissen und Know-how, das sie je nach Person, Lebensfeld und Situation flexibel anwenden und das sie in der konkreten Begegnung (Subjektivität des Lebens) verändern, anpassen, verwerfen oder ausweiten. Entscheidungen werden vor Ort spontan getroffen, um Gelegenheiten, wenn sie sich bieten, nicht verstreichen zu lassen (»tipping points«).

Die Mitarbeiterinnen und Mitarbeiter werden also nicht in einem festen Korsett der Organisation gehalten, sodass sich ihre eigenen Entscheidungs- und Spielräume in trialogischer Interaktion mit den Betroffenen und Angehörigen erweitern.

Jenseits der Mauern: Elemente einer künftigen Psychiatrie – ein Fazit

»Integrierte Versorgung« sollte gerade nicht auf die Integration von Geldströmen und Dienstleistungen zielen. Der eigentliche Maßstab ist die innere Integration der eigenen Erfahrung von seelischer Not und entfremdeter Wahrnehmung, die Zusammenführung verschiedener Hilfeangebote sowie die soziale Inklusion in Familie, Umfeld und Gesellschaft. Mehr Flexibilität für

Kliniken und mehr Behandlung durch Institutionen der Gemeindepsychiatrie ist kein Wert an sich, sondern muss sich im Alltag bewähren, und zwar im Aufbau einer integrierenden und respektvollen Beziehung:

1. Die Psychiatrie muss wieder politischer werden. Die Beschaffung von Wohnung und Arbeit ist eine Voraussetzung jeder Reform.
2. Eine menschenwürdige Psychiatrie im Sinne von Respekt und Beziehungsqualität muss täglich neu erstritten werden.
3. Integrierte Versorgung muss nicht nur sektorale Finanzierungs- und Versorgungsstrukturen überwinden, sondern auch eingefahrene Verstehens- und Behandlungsmuster ändern.
4. Der Trialog ist auf alle Ebenen zu übertragen – inklusive Lehre, Qualitätssicherung und Forschung.
5. Die Besinnung auf anthropologische Aspekte psychischer Erlebensformen und Leidenszustände soll helfen, eine Defizitorientierung und damit einen auf »pathologische« Aspekte fokussierten Reduktionismus zu überwinden – eine Voraussetzung für Recovery.
6. Die Bedeutung der subjektiven Sinnfindung und das Bedürfnis nach Kohärenz unterstreichen die Notwendigkeit einer biografisch orientierten Psychosenpsychotherapie, damit nicht die Abspaltung, sondern die Aneignung der Erfahrung verstärkt wird.
7. Die Bedeutung des Eigensinns als Ressource für die Lebensqualität erfordert kreative Strukturen und flexible Beziehungsangebote.
8. Trialogische Bürgerinitiativen haben mit Begegnungs-, Präventions- und Fortbildungsprojekten nicht nur eine psychiatrie-, sondern auch eine kommunalpolitische, nicht nur eine rehabilitative, sondern auch eine aufklärerisch-präventive Funktion.
9. Die Entwicklung vom Erfahrenen zum Experten kann und wird die Psychiatrie sowie die Wahrnehmung psychischer Erkrankungen wesentlich verändern.

Entscheidend ist also, ob es gelingt, die Lebenssituation psychisch beeinträchtigter und erkrankter Menschen im Kontext des Sozialraums, der Kommunal-, Schul- und Arbeitsmarktpolitik sowie der allgemeinen Lebensqualität zu diskutieren, anstatt sie als Problem einer Randgruppe oder als Steckenpferd zunehmend spezialisierter Dienstleister zu betrachten.

Bei der Begleitung tief verunsicherter Menschen, deren Zugang zu und Vertrauen in Beziehungen erschüttert ist, ist eine kontinuierliche Begleitung über Behandlungssituationen und -momente hinaus notwendig – gerade auch in der Akutversorgung. Und doch stehen wir hier oft noch ganz am Anfang, müssen entsprechende Modelle der »integrierenden« bzw. inkludierenden Versorgung gegen die üblichen finanziellen und organisatorischen Belohnungsmechanismen planen und durchsetzen und enden allzu oft in einem Flickenteppich von je nach Krankenkasse unterschiedlichen Angeboten, was die Pluralität steigert, aber den Gleichheitsgrundsatz der Behandlung aller Menschen verletzt.

Gerade bei Menschen, bei denen Denken, Fühlen und Handeln zeitweilig auseinanderfallen, hat es wenig Sinn, dass die jeweiligen Spezialisten nebeneinanderher oder sogar gegeneinander arbeiten. Und doch ist dies leider oft der Fall.

Hoffnung macht der politische Druck, der sich auch in der UN-Behindertenrechtskonvention ausdrückt. Das Selbstverständnis »Behindert sind wir nicht, behindert werden wir« half, Vorurteile zu überwinden und Türen zu öffnen. Umgekehrt ist die Idee des »Rechts auf Krankheit« eine wichtige Forderung auch bezüglich des Anspruchs auf Gleichstellung zwischen psychisch und körperlich Erkrankten: Wenn eine Person über ihre Krebsbehandlung entscheiden kann, warum nicht auch über die ihrer Psychose? Das Recht auf Krankheit beinhaltet ein Recht auf Behandlung und deren Verweigerung, soweit sich die betroffene Person über deren gesundheitliche Konsequenzen im Klaren ist.

Die Psychiatrie ist das spannendste und vielseitigste Fach der Medizin. In der biomedizinischen und psychosozialen Versorgung und Begleitung psychisch erkrankter Menschen wirken viele verschiedene Fachkräfte und Institutionen mit. So besteht die Chance und die Forderung, der Vielfalt der Psychosen, ihrer Ausdrucksbilder und Sprachen gerecht zu werden. In kaum einem anderen Fachgebiet sind wir dem Menschen in seiner Brüchigkeit und Kreativität so nahe wie bei der Psychosenbehandlung. Psychiatrie und Psychotherapie stehen vor vielen Herausforderungen, haben mit vielen Dilemmata zu tun – in der Diagnostik, Früherkennung, Prävention, Therapie, im Umgang mit Eigensinn, in der Vielfalt und Stigmatisierung von Psychosen. Der Trialog, also die Grundidee der Begegnung auf Augenhöhe zwischen Erfahrenen, Angehörigen und Therapeuten, und die daraus nicht entstandene, aber in diesem Kontext erstarkte anthropologische Sicht können die Behandlungssettings bereichern, Anregungen geben und in Konflikten Auswege aufzeigen.

Ausblick

Dilemmata der Psychosenbehandlung und ihre Potenziale

Die Psychiatrie steht vor verschiedenen Herausforderungen, die auch und manchmal vor allem den Umgang mit Psychosen betreffen. Wir möchten abschließend abwägen, ob und wie die anthropologische Betrachtungsweise und damit auch das stärkere Einbeziehen philosophischer Aspekte zusätzliche Chancen bieten, um dem einen oder anderen Dilemma zu entkommen.

Herausforderung Personenzentrierung

Schizophrene Psychosen galten lange als unheilbar und progredient; in der Zeit des Nationalsozialismus (Klee 2009) führte die Diagnose zur Ermordung oder zur Zwangssterilisation. Die Psychiatriereform hat die Strukturen der Psychiatrie verändert; die Selbstorganisation der Betroffenen, Angehörigen und Professionellen sowie der damit zusammenhängende Trialog haben ein anderes Selbstverständnis und eine intensivere Beziehungskultur wachsen lassen. Aber auch in der jüngeren Zeit drohten einseitige, auf Stoffwechsel und Genetik reduzierte Krankheitsmodelle den Behandlungsstil in der Psychiatrie einzuengen, die soziale Distanz zur Bevölkerung zu vergrößern und das Selbstverständnis der Betroffenen zu behindern. Unser heutiges Wissen über die Wechselwirkungen somatischer und psychologischer Faktoren, vom genetischen Potenzial und von sozialen Bedingungen lässt aber offenbar bequeme Reduktionismen nicht mehr zu. Und mit dem differenzierteren Wissen werden auch Einsichten in die Komplexität der Ereignisse, Erlebnisse und Erfahrungen innerhalb und außerhalb von Psychosen möglich (Heinz u.a. 2013).

Familiäre, soziale und kulturelle Systeme bestimmen mit, ob aus einer psychischen Besonderheit eine Erkrankung erwächst, ob sich das Stimmenhören zu einer Psychose verdichtet oder ob eine depressive Reaktion nicht nur als Schutzmechanismus wirkt, sondern zur eigendynamischen Erkrankung wird. Besonders bei Psychosen entscheiden neben den grundlegenden menschlichen Möglichkeiten psychotischer Erfahrung, neben genetischer Vulnerabilität und Dünnhäutigkeit sowie entwicklungsbedingten oder drogenassoziierten Irritationen des Stoffwechsels auch subjektive Konzepte, individuelle Kompensationsfähigkeiten, familiäre Ressourcen, materielle Möglichkeiten, soziale Bindungen und kulturelle Spielräume darüber, ob eine Akzentuierung zur Störung und eine Störung zur Erkrankung wird.

Das Erstarken der Betroffenen- und Trialogbewegung korrespondiert mit gesellschaftlichen Entwicklungen und einem veränderten Zeitgeist. Matthias HEISSLER (2011, S.4) spricht von einem »Verfall der Vertikalität, die mit Macht, Autorität, einflussreichen Institutionen, Hierarchien etc. assoziiert gewesen war«, und einer Zunahme horizontaler Prozesse. Hier wird eine zweite Phase der Psychiatriereform möglich und nötig: Eine konsequente Ausrichtung auf die Bedürfnisse jeder einzelnen Person und deren soziale Interaktionen im Lebensumfeld mittels stationsersetzender und ambulanter Angebote soll Hilfen schneller und flexibler verfügbar machen, personelle Kontinuität erhöhen und Ressourcen verstärkt einbeziehen. Der veränderte Kontext ermöglicht und erfordert veränderte Sichtweisen und neue Perspektiven auf Probleme und ihre Lösungen.

Die bisherige Psychopathologie und Nosologie waren und sind wesentlich von evolutionären und anthropologischen Grundannahmen geprägt, die – wie die vermeintliche »Primitivierung« in der Psychose – oft mehr über (Vor-) Urteile der Untersucher als über die Erlebnisse der Betroffenen aussagten (HEINZ 2002 a). Eine anthropologische Sicht, die die geteilten Grundlagen menschlicher Erfahrungen betont und psychotische Erfahrungen nicht nur erklären, sondern in ihrer subjektiven Bedeutung auch verstehen will, kann und soll helfen, die Verbindung zwischen der Person und ihren Erfahrungen wieder herzustellen und mit Leben zu erfüllen.

Herausforderung der Prävention und das Dilemma der Früherkennung

Dass die Früherkennung psychotischer Zustände vor einem Dilemma steht und damit auch die frühe Prävention zur echten Herausforderung wird, soll zunächst ein Fallbeispiel illustrieren:

> Eine junge Frau hat drei Psychosen erlebt und darüber viel mit Freunden gesprochen. Sie glaubt ansatzweise zu verstehen, was sie überfordert und an die Grenzen ihrer Möglichkeiten gebracht hat. Sie hat inzwischen auch an einer Psychoedukationsgruppe teilgenommen, hat einiges gelesen und ist dabei nun auf den Begriff »Prodromalphase« gestoßen: Zum Vorlauf der Psychose gehöre ein sozialer Rückzug, steht da. Sie ist zu-

tiefst verunsichert, sogar empört: »Jetzt nehmt ihr mir das auch noch. Ich bin ein sozial vorsichtiger Mensch, das ist mein Wesen. Und das habe ich mit vielen Psychoseerfahrenen gemeinsam. Schon bei der Psychose gebt ihr euch wenig Mühe, sie aus uns heraus zu erklären. In der Psychoedukation höre ich nun: Für euch sind es die Transmitter, ist es der Stoffwechsel, der aus dem Ruder läuft. Aber was denkt ihr denn, warum der das tut! Nun raubt ihr mir auch noch die Zeit davor. Als gehöre sie nicht zu mir. Die Psychose und auch mein zurückgezogenes Wesen haben mit mir, mit meinem ganzen Leben zu tun. Helft mir lieber, es mit mir zu verbinden und nicht alles herzugeben. [...] Ich will dazu stehen, es verstehen, doch ihr verstärkt noch die Entfremdung« (Zitat aus einem Hamburger Psychoseseminar). |

Befürworter der Früherkennung argumentieren mit dem möglicherweise besseren Verlauf. Doch niemand leugnet das Risiko einer falschen positiven Diagnose – umso mehr, weil die Frühwarnzeichen überwiegend unspezifisch sind. Das war für die DSM-5-Kommission auch ein entscheidender Grund, der Prodromalphase nicht den Status einer Erkrankung zu geben. Notwendig ist an dieser Stelle ein Umdenken: Ohne Frage gibt es konfliktbedingt und biografisch getragen seelische Zustände, in denen ein Mensch dringend der präventiven Hilfe bedarf. Doch ist der kritische Zustand keine Erkrankung und die hier auftretenden Konflikte, Auseinandersetzungen, Forderungen und Überforderungen sind kein unverständlicher Ausdruck einer von äußeren Ereignissen unberührt ablaufenden inneren Mechanik, sondern Teil eines gelebten Lebens, wie die Zeit davor und danach, die psychotischen wie nicht psychotischen Erfahrungen es auch sind.

Die Problematik der Früherkennung wird noch deutlicher, wenn man nicht nur neurobiologische, sondern psychodynamische Aspekte berücksichtigt. So sorgt sich Günter Lempa (2006, S. 36) darum, dass »viele der Menschen, die eine psychotische Identitätsproblematik aufweisen, [...] durch die Form der Intervention, die im Wesentlichen darauf zielt, dass die Betroffenen einsehen, dass sie eine (schwere) Erkrankung in sich tragen, die man letztlich nicht beeinflussen kann, abgeschreckt [werden]«. Als Alternative schlägt er unter Berufung auf Stavros Mentzos (2000) vor, die »schizophrene Vulnerabilität positiv zu definieren [...] im Sinne einer besonderen Sensibilität, die unter ungünstigen Bedingungen zu einer psychischen Erkrankung beitragen kann, unter günstigen Bedingungen aber auch einen Gewinn [...] darstellt« (ebd., S. 39).

Von präventiven Maßnahmen, die die Ressourcen und damit die Resilienz der Betroffenen stärken, profitieren auch Menschen, die nicht erkrankt sind und nicht erkranken werden. Das ist ja der Sinn der Prävention. Die anthropologische Sicht kann den Blick weiten für das, was Menschen in kritischen seelischen Zuständen guttut – innerhalb und außerhalb des Gesundheitssystems und nicht notwendigerweise in Bezug auf spezifische Erkrankungen –, und zwar unter dem Vorzeichen der Prävention und der Förderung von Resilienz (TRESS 1986).

Herausforderung und Dilemma der Diagnostik

Die Diagnostik dient der Unterscheidung und der zielgerichteten Behandlung. Die differenzierten diagnostischen Systeme sollen darüber hinaus die internationale Verständigung der Wissenschaftler und Therapeuten fördern. Zur Verständigung mit dem einzelnen Patienten und seinen Angehörigen tragen Diagnosen oft nur begrenzt bei; nicht selten fördern sie Angst, Stigmatisierung und Rückzug. Den Einzelnen in seiner Lebenswelt zu verstehen ist das Ziel einer beispielsweise von Wolfgang BLANKENBURG (1980) und Christian SCHARFETTER (1986) geprägten phänomenologischen Psychopathologie; diese unbefangene Sicht war in Vergessenheit geraten, kehrt aber heute in vielfältiger Form wieder in den klinischen Alltag zurück, so im trialogischen Diskurs oder in der Methodik des Open Dialogue.

Die Klassifikationssysteme (ICD-10 und DSM-IV) brachen mit überholten oder zu rigiden Einteilungen, wenn zum Beispiel die Unterscheidung endogen versus exogen versus reaktiv als unzulänglich aufgegeben wurde, weil sich einerseits bei schweren und im Verlauf unvorhersehbar und eigenständig (endogen) wirkenden Psychosen immer auch psychosoziale Belastungsfaktoren nachweisen lassen und andererseits individuelle Vulnerabilitäten zur Entstehung reaktiver Depressionen beitragen. Unterschiedliche Menschen bekommen unterschiedliche Beschwerden, jeder hat seine eigenen leiblich-seelischen Verletzlichkeiten. Gleichwohl droht in den diagnostischen Systemen nun eine rein deskriptive Zuordnung von Symptomen, Syndromen und Überschriften, die inhaltsleer werden kann und das Verständnis erlebbarer Zusammenhänge und erklärbarer Interaktionen eher blockiert als fördert. Der Verzicht auf einen verstehenden Zugang ist gerade nicht wertneutral, sondern prägt die Art der Beziehungsaufnahme. Ob ich distanzierend diagnostisch oder verstehend und um eine gemeinsame Realität ringend Kontakt aufnehme oder nicht, prägt das Geschehen und wirkt auf den Betreffenden und sein Selbstverstehen zurück.

Rücken anthropologische Aspekte gleichwertig neben die diagnostische Betrachtung, dann kann der Zugang zum Selbst- und Fremdverstehen gewahrt bleiben, das Risiko der Entfremdung wird reduziert und Ressourcen und gesundheitsfördernde Aspekte geraten ins Zentrum. Eine offen kommunizierte und diskutierte Diagnostik kann so zur Interaktion auf Augenhöhe werden.

Herausforderung Selbst- und Fremdstigmatisierung

Erving GOFFMAN (1975, S. 141) legte Wert auf den sozialen Zusammenhang, in dem eine stigmatisierte Person steht: »Die Natur eines Individuums wird durch die Natur seiner Gruppenanschlüsse erzeugt.« Die Balance von Ingroup- und Outgroup-Orientierungen hielt er für den entscheidenden Maßstab, »um mit sich ins Reine zu kommen, ein ganzer Mensch und ein Erwachsener mit Würde zu sein« (ebd., S. 153). Die Akzeptanz (durch die Outgroup) ist aber allzu oft an die Bedingung geknüpft, einen bestimmten sozialen Rahmen nicht zu überschreiten. In der Anpassung kann sich die Person jedoch verlieren, wenn sie sich und die anderen, die (zumindest vermeintlich) »Normalen«, akzeptiert und ängstlich darauf bedacht ist, Situationen zu vermeiden, in denen diese zu Lippenbekenntnissen provoziert werden, und so eine Nähe vermeidet, die die Begrenztheit der Toleranz der »Gesunden« offenbaren würde.
Diese Beschreibung zeigt eine Schein-Akzeptanz in einer Schein-Normalität. Goffman bezeichnet es als eine Ironie, dass dieser doppelte Boden der (vermeintlich) bestmögliche sei (ebd., S. 152). Am Ende seiner Ausführungen betont er, dass jedes Individuum parallel zwei Rollen erfülle: Normal und stigmatisiert sind demnach nicht Personen, sondern Perspektiven einer Person bzw. auf eine Person. Wir kämpfen mit Recht gegen stigmatisierende Ausgrenzung. Doch die Zugehörigkeit zur Gruppe der Normalen ist kein Wert an sich. Ähnlich wie es beim Gedanken der Inklusion auf die Teilhabe an einer vielfältigen Gesellschaft und nicht auf die Anpassungsbereitschaft des Einzelnen ankommt, lebt der Kampf gegen Vorurteile vom Respekt gegenüber dem Besonderen, dem Individuellen und von der Erkenntnis dessen, was uns verbindet, also vom Blick auf sich selbst und nicht nur auf den anderen. Dazu kann die anthropologische Perspektive beitragen.
Psychiatrie und Psychotherapie können an der Ausbildung von Vorurteilen beteiligt sein, unterliegen in ihrem Handeln eigenen Vorurteilen, und die Stigmatisierung kann bereits dadurch befördert werden, dass durch die Diagnosestellung eine Zuordnung negativ bewerteter Merkmale erfolgt (MÜLLER & HEINZ 2013). Hier besteht ein erheblicher Nachholbedarf in Sprache und

Beziehungsgestaltung innerhalb der psychiatrischen Versorgung. Vor diesem Hintergrund hat das psychiatrische Versorgungssystem einerseits eine Verantwortung dafür, am Kampf gegen Vorurteile und Ausgrenzung mitzuwirken; andererseits ist es an dieser Stelle aber in seiner Wirksamkeit begrenzt, überfordert und zudem auf den Kontext des Trialogs sowie auf die generelle kulturelle und politische Entwicklung angewiesen.

In der therapeutischen Begegnung kann die anthropologische Sichtweise »normalisierende Informationen« liefern, um so der Selbststigmatisierung entgegenzuwirken (Kingdon & Turkington 2005). Die Gestaltung des therapeutischen Milieus kann in die eine oder andere Richtung – entfremdend oder kohärenzfördernd – wirken. Und in der Therapie wird die Stärkung der Stigmaresilienz zu einem wesentlichen und lohnenden Ziel. Dabei spielt das Behandlungssetting ebenso eine Rolle wie eine offene Haltung und ein anthropologisch ausgerichtetes Verständnis, was beispielhaft ein Zitat aus einem der daran orientierten Behandlungssettings (hier der Soteria) belegt: »Nach unseren bisherigen Erfahrungen scheint der spezielle Rahmen [...] hilfreich zur Vermeidung von Selbststigmatisierung zu sein, unter anderem durch die vielgestaltigen sozialen Bezüge, in denen sich die Betroffenen miteinander als normal und nicht verrückt erleben sowie durch das Zurücktreten sozialer Kategorisierungen (Patient, Therapeut) zugunsten eines menschlichen Kontaktes« (Hurtz u.a. 2014, S. 213).

Herausforderung Eigensinn und Niedrigschwelligkeit

»Non-Compliance« wird in der klinischen Praxis oft stark vereinfachend als Eigenschaft oder sogar als Krankheitsmerkmal des Patienten verstanden – ohne Bezug zu seinen Erfahrungen und Enttäuschungen. So können die Nebenwirkungen der Medikamente aus dem Blick geraten, erst recht die Qualität der therapeutischen Beziehung. Offenbar muss nicht nur die Chemie des Wirkstoffs stimmen, sondern auch die »Chemie« der Beziehung. Kooperation ist immer ein beidseitiger Prozess, für dessen Zustandekommen wir Therapeutinnen und Therapeuten in hohem Maße mitverantwortlich sind. Unsere Behandlung kann nur dann Früchte tragen, wenn sie die Bedeutungsmuster, die besondere Sprache, die ureigenen Bewältigungsstrategien und die inneren Prozesse der Patientinnen und Patienten berücksichtigt (Bock 2007).

Die anthropologische Sichtweise legt nahe, dass die eigentliche Kunst unserer psychiatrischen, psychologischen, pflegerischen, psycho-, sozio- und ergotherapeutischen Arbeit beim Dissens erst anfängt. Gerade im Umgang mit Psychosepatienten, die Mühe haben, sich als Spieler vorgegebener und nur teilweise modifizierbarer Rollen und als individuelle Träger dieser sozialen Masken zu erleben (KRÜGER 1999), sind Unterschiede und ist Eigensinn eine »spannende« Herausforderung: Was ist die Besonderheit des Einzelnen, welche Erfahrungen sind ausschlaggebend? Wo sind deine Grenzen, wo meine? Wie kann ich mich auf jemand anderes einlassen, wie lerne ich, jemandem zu vertrauen? Um das zu unterstützen, ist eine Umwertung notwendig: Wir psychiatrisch Tätige sind es, die Compliance entwickeln und kooperativer werden müssen.

Die Non-Compliance der Patienten ist, wie wir bereits betont haben, als Beziehungsangebot zu verstehen: Wie finde ich eine Balance zwischen Selbst- und Fremdbestimmung, zwischen Bindung und Autonomie? Eigensinn verweist auf Lebensqualität und innere Kraft. Nicht die Übernahme der Verschreibung, sondern deren Infragestellen, das Äußern der Vorbehalte und die Suche nach dem eigenen Weg können Hinweise auf die Stärken der Betroffenen geben und für eine gute Prognose sprechen.

Herausforderung Home Treatment

Mit den verschiedenen Modellen der Integrierten Versorgung und des Home Treatments ist die Alternative zum Wechsel zwischen der klassischen Akutstation mit hoher Betreuungsintensität und der ambulanten Versorgung mit demgegenüber wesentlich niedrigerer Frequenz und kürzeren Kontaktzeiten gegeben (BOCK & LAMBERT 2013). Welche Auswirkungen das für die Konzeption der stationären, stationsersetzenden und ambulanten Therapieangebote und für die Eingliederungshilfe hat, ist noch schwer abzusehen. Matthias Heissler, Leiter einer Klinik, die in dieser Hinsicht sehr weit vorangeschritten ist, formuliert die realistisch umsetzbare Utopie einer durchgehenden, Tag und Nacht zur Verfügung stehenden Versorgung mit Krisenwohnungen und Wohngruppen, die im Stadtteil verankert sind: Home Treatment wandele dementsprechend auch die Therapie auf den Stationen, »die Klinik wird alltagsnäher [...] und der Alltag wird therapeutischer« (HEISSLER 2011, S. 6). Am Beispiel Turku (Finnland) ist zu lernen, dass zur Etablierung einer an den Bedürfnissen der Person und nicht der Institution orientierten Psychiatrie kleine organisatorische Einheiten notwendig sind, die im Vergleich zu großen, rigiden Institutionen über die notwendige Flexibilität, Wendigkeit und Anpassungsfähigkeit verfügen (ALANEN 2000, 2001).

Neue Praxis braucht aber auch neue Theorien; die Vorstellung, beim Home Treatment die tradierte Beziehungskultur klassischer Aufnahmestationen in die Wohnzimmer zu tragen, muss Unbehagen auslösen. Umgekehrt kann ein anthropologisch erweiterter Zugang zu den vielfältigen Möglichkeiten menschlichen Erlebens und Leidens, aber auch gegenseitiger Hilfe und individuell unterschiedlicher Ressourcen die Umsetzung einer neuen Praxis befördern.

Herausforderung Spezialisierung

Viele Kliniken werben mit ihrer Spezialisierung; manche stellen damit dringend benötigte Ressourcen für schwierige Situationen bereit (etwa Suchterkrankungen mit Selbstverletzung nach Traumatisierung in der Kindheit), andere glauben, dadurch ihr ökonomisches Überleben und eine gewisse Größenordnung an Betten sichern zu können. Die Spezialisierung auf die Behandlung einzelner Diagnosen kann für bestimmte Patienten hilfreich sein, ist für andere aber problematisch:

Erstens bestehen oft mehrere Probleme nebeneinander, durchdringen sich und bedingen sich wechselseitig – ein Vorgang, den der Begriff der Komorbidität eher hilflos zu beschreiben sucht. Auch lebensgeschichtlich können aus Angststörungen Depressionen und aus Depressionen Suchterkrankungen werden, die im individuellen Lebenslauf in einem subjektiv verständlichen und objektiv zumindest partiell erklärbaren Zusammenhang stehen und durch kategorial klassifizierende Diagnosen oft eher künstlich getrennt werden.

Zweitens werden die unendliche interindividuelle Vielfalt ebenso wie die Gemeinsamkeiten und Unterschiede in den Krankheitssymptomen und Verläufen von vielen Faktoren (Alter, Geschlecht, Einkommen, Migrationsgeschichte, soziale Inklusion oder Ausschließung, Möglichkeiten der Versprachlichung, Narration und Kommunikation der eigenen Erlebnisse, Kreativität, individuelle Ressourcen und Traumatisierungen etc.) weit über das hinaus geprägt und ausgestaltet, was durch die Fokussierung auf operationalisierte Diagnosen abgebildet und klassifiziert werden kann. Die vermeintliche Homogenisierung der Diagnosen und Therapiesettings kann diese Diversität nicht reduzieren, aber – gewollt oder ungewollt – durch Fokussierung auf einzelne Krankheitsaspekte die Konformität der Betroffenen fördern, während eigensinnige Erlebnisse keinen Raum mehr finden.

Drittens ist die Homogenität kein Wert an sich – weder für die Patienten noch für die Mitarbeiter, denn die Verschiedenheit der eigenen Identitätsbildung kann Selbstbewusstsein und Selbstvertrauen fördern und wechselseitig Ressourcen mobilisieren.

Wir sind überzeugt davon, dass eine vordringliche Fokussierung auf Symptome und Defizite kein geeigneter Maßstab für die Zuordnung von Ressourcen und die Spezialisierung von Hilfen ist – sie muss durch die anthropologische Perspektive und die Berücksichtigung der Stärken und des Lebensumfeldes der Betroffenen ergänzt werden.
Und spätestens beim Beenden der stationären Therapie, in der Vorbereitung auf das eigenständige Leben und im Hinblick auf aufsuchende Interventionen wird noch ein problematischer Aspekt übertriebener Spezialisierung stationärer Angebote deutlich: Im Vergleich mit dem alltäglichen Lebensumfeld sind alle klinischen Räume Kunstprodukte, die Menschen diagnosespezifisch sortierten. Das Leben in der Familie, in den beruflichen, privaten und öffentlichen Bezügen, im Stadtteil und in weiteren sozialen Netzwerken schafft eine Vielzahl von Begegnungen jenseits jeder diagnostischen Klassifikation und Fokussierung.
Wenn wir an dieser Stelle die individuelle Besonderheit und Diversität so betonen, stellt sich die Frage, ob die »individualisierte Medizin«, die oft als Alternative zur Kategorisierung und Sortierung psychischen Leidens verstanden wird, hier einen entscheidenden neuen Ansatz bietet, oder ob wir auf andere Formen einer »personenzentrierten Therapie« zurückgreifen müssen. Auf die Gemeinsamkeiten und Unterschiede dieser oft schlagwortartig verkürzten Ansätze wollen wir im Folgenden eingehen, da sie unsere grundsätzliche Haltung noch einmal verdeutlichen.

Individualisiert – personenzentriert – einzigartig

Eine »individualisierte« Psychiatrie

Unter »individualisierter« Therapie wird in der Regel ein Ansatz verstanden, bei dem das spezifische genetische Muster jedes einzelnen Individuums bestimmt wird, um beispielsweise die Verträglichkeit und die sich daraus ergebenden Hinweise für die Dosierung von Medikamenten abzuleiten. Wichtig für das Verständnis dieses Konzepts ist es, darauf hinzuweisen, dass wir Menschen dieselben *Gene* haben, aber innerhalb dieser Gene, das heißt der sinnhaft codierenden Einheiten, Varianzen aufweisen. Bekannte Varianzen in diesen Bereichen sind etwa die Blutgruppen A, B und 0, die weltweit in unterschiedlicher Häufigkeit auftreten. Solche genetisch bedingten Unterschiede können auch die Produktion von Enzymen beeinflussen, die Medikamente abbauen (Heinz u.a. 2014).

Eine anhand der individuellen genetischen Gegebenheiten ausgerichtete, »individualisierte« Therapie kann ein Fortschritt gegenüber pauschalen Annahmen wie derjenigen sein, dass man bei bestimmten Bevölkerungsgruppen auf der Welt besser »höher« dosiere, weil zum Beispiel häufiger Menschen vorkommen, die ein bestimmtes Medikament schneller metabolisieren (abbauen) und damit niedrigere Wirkspiegel (bei gleicher Dosierung) aufweisen. Das Problem mit einer derart pauschalen Herangehensweise ist, dass zwar weltweit durchaus Varianzen in der Häufigkeit schneller bzw. langsamer Metabolisierer eines bestimmten Medikaments vorkommen, dass diese Häufigkeitsunterschiede aber meist im Bereich von maximal 10 bis 20 Prozent der Bevölkerung liegen. Das heißt, in der einen Population (etwa in Nordeuropa) gibt es nur 5 Prozent aller Personen, die ein gewisses Medikament schnell abbauen, in der anderen (etwa in Westafrika) 15 Prozent. Selbst in einer Population, in der also ein bestimmtes Medikament relativ häufig schnell abgebaut wird, ist es immer noch die weit überwiegende Mehrheit (in dem genannten Beispiel 85 Prozent), die das Medikament »normal« oder sogar »langsam« metabolisiert. Keinesfalls hilft es also beispielsweise, anhand grober Richtlinien vorzugeben, bei Menschen aus »Afrika« oder bei Menschen aus »Japan« oder »China« ein gewisses Medikament generell höher zu dosieren – den meisten Personen aus dieser Region wird man damit nicht gerecht (Müller u.a. 2013).

Solche pauschalisierenden Ansätze benutzen häufig zudem den Begriff der »Rasse«, der aber auch in diesem Kontext (wie in allen anderen) nicht weiterhilft, denn menschliche »Rassen« sind keine biologisch definierbaren Einheiten mit klaren Grenzen. So variiert die Häufigkeit unterschiedlicher genetischer Varianzen (der Allele) zwar durchaus von Region zu Region, jede genetische Varianz hat aber ihr eigenes Verteilungsmuster und es gibt keine übergeordneten kategorialen Grenzen, die mit dem tradierten Rassebegriff übereinstimmen. Deshalb kann es sein, dass eine Person aus Westafrika dieselbe Blutgruppe hat wie eine mitteleuropäische und dennoch bezüglich einer anderen genetischen Varianz, die den Abbau eines Medikaments beeinflusst, ein anderes Allel aufweist als die europäische.

Dies ist biologisch auch ganz verständlich, denn wenn Menschen aus Afrika nach Europa und Asien migriert sind und sich hierbei zu einem gewissen Grad immer wieder mit bereits dort lebenden menschlichen Populationen wie dem Neandertaler mischten, dann gibt es kontinuierliche Varianzen in der Häufigkeit bestimmter Allele je nach lokalen Selektionsbedingungen (so ist helle Haut vorteilhaft, wenn Individuen bei wenig Sonneneinstrahlung die Vorform des Vitamin D in die Wirkform umwandeln müssen). Eine wichtige Rolle spielt aber auch die *zufällige* Auswahl genetischer Varianzen, die in dem Augenblick entsteht, in dem sich eine kleine Menschengruppe von einer anderen abspaltet und einen neuen Lebensraum erschließt, wie das vor ca. 150.000 Jahren bei der Besiedlung der Welt offenbar häufig der Fall war. Hinzu kommt, dass natürlich über die Jahrtausende eine weltweite Vermischung dieser Gründerpopulationen stattgefunden hat, sodass wir überall auf der Welt fließende Übergänge und keine klaren Grenzen zwischen den Menschen finden (HEINZ u.a. 2014).

Wir haben es also mit kontinuierlich verteilten an- und absteigenden Häufigkeiten genetischer Varianten zu tun, die keine klaren Grenzen und damit keine »Rassen« bilden. Deswegen sprach bereits vor mehr als fünfzig Jahren Livingston von der »Unbrauchbarkeit« des Rassenkonzeptes (LIVINGSTON 1962). So falsch er ist: Der Begriff der Rasse ist aber offenbar nur schwer loszuwerden, denn in der Regel denkt man bei diesem Wort an Unterschiede zum Beispiel zwischen blonden und blauäugigen Schweden versus sehr dunkelhäutigen Menschen aus Zentralafrika und vergisst dabei, dass es bereits innerhalb Schwedens wie Afrikas, aber gerade auch auf dem ganzen Weg von Nordeuropa nach Afrika alle möglichen Schattierungen der Hautfarbe gibt, die sich eben nicht mit kategorischen Unterschieden in der »Lockigkeit oder Glattheit« der Haare oder anderen Merkmalen überlappen, nach denen wir traditionell Menschen in »Rassen« einteilen.

Obwohl es also keine »Rassen« gibt, gibt es Rassismus – und der kann, wie wir im Hintergrund-Kapitel gesehen haben, auf die vereinzelt in einer fremdenfeindlichen Gegend wohnenden Personen (VELING 2013) durchaus traumatisierend wirken und die Manifestation psychotischer Erfahrungen steigern. »Individualisierte« psychiatrische Hilfen müssen also zukünftig die sozialen Lebensbedingungen der psychotisch reagierenden Individuen viel stärker in den Blick nehmen und eigene blinde Flecke zu überwinden suchen.

Personenzentrierung ist mehr als individualisierte Medikation

Erschöpft sich bisher die »individualisierte Medizin« meist weitgehend in der Untersuchung der genetischen Konstitution eines Individuums, um die gewollten und ungewollten Wirkungen eines Medikaments vorherzusagen, ist bereits auf dieser sehr basalen Ebene mit weiteren Einflussfaktoren zu rechnen, denn genetische Faktoren sind nicht die einzigen Einflüsse auf die biologische Verfügbarkeit eines Medikaments nach der Einnahme.

Eine wichtige Rolle spielen auch Aspekte wie das Körpergewicht oder der Fettanteil des Menschen bei fettlöslichen Medikamenten etc. Tatsächlich waren Versuche, Nebenwirkungen von Medikamenten anhand der genetischen Konstitution eines Individuums vorherzusagen, bisher nur von begrenzter Erklärungskraft. Dies liegt offenbar an der Vielzahl der Faktoren, die die Aufnahme (Resorption) eines Medikaments, seine Bindung an Transportproteine, den Transport durch die Blut-Hirn-Schranke, die Verteilung in anderen Geweben und damit die Bioverfügbarkeit, die Metabolisierung durch die Leber (die auch durch andere Faktoren wie Alkoholkonsum beeinflusst werden kann) und letztlich die Ausscheidung (in der Regel durch die Niere) beeinflussen.

Individualisierte Psychiatrie ist also ein Versprechen auf die Zukunft, bei dem die Kenntnis des individuellen genetischen Musters einer Person dazu beitragen kann, Medikamenteneffekte besser vorhersagen zu können. Sie ist aber deshalb noch keine »individualisierte« Medizin, noch nicht einmal auf der Ebene der Medikamenteneffekte, denn es ist letzlich unmöglich, die Vielzahl der genetischen Varianzen individuell genau abzuwägen und mit ihrer jeweilig möglichen Wirkung in Beziehung zu setzen. Man erinnere sich, dass jedes einzelne Individuum eine Unzahl allelischer Variationen aufweist, von denen wir durchaus nicht alle in ihrer funktionalen Bedeutung kennen! Was medizinisch geprüft werden kann, ist immer nur eine statistische Häufung, beispielsweise einer schnelleren Metabolisierung eines Medikaments bei einem bestimmten Genotyp, der eine ganze Gruppe von Menschen kennzeichnet, die aber im Individuum immer durch genetische Varianzen in einer Vielzahl anderer Vorgänge beeinflusst werden kann.

Was hier als »individualisierte« Psychiatrie auftritt, ist also letztlich ein statistischer Versuch, biologisch objektivierbare Befunde (Marker) zu finden, die die Reaktion einer bestimmten Personengruppe auf ein Medikament vorhersagen. Die ganze Prozedur beruht also nicht auf einer kompletten Erfassung des Individuums, sondern auf einer statistischen Auswertung einer größeren Anzahl von Menschen, die sich in einer bestimmten genetischen und anderen Variation oder einem Muster solcher Genotypen ähneln.

Dies bringt uns zur Frage nach der *personenzentrierten* Psychiatrie, die ja tatsächlich dem Individuum, das heißt der einzelnen Person, gerecht werden soll, und zwar nicht nur im Hinblick auf die für sie empfehlenswerte Dosierung eines möglicherweise hilfreichen Medikaments, sondern auf die gesamte Diagnostik und Therapie psychischer Erkrankungen und Probleme. Aus dem vorher Gesagten sollte schon deutlich geworden sein, dass es hier einen fundamentalen Unterschied gibt, denn mit der personenzentrierten Therapie ist tatsächlich die Fokussierung auf das einzelne Lebewesen Mensch in allen seinen sozialen, psychischen und biologischen Aspekten gemeint. Was eine personenzentrierte Psychotherapie und Psychiatrie schwierig macht, ist aber genau diese Individualität und damit Besonderheit jedes einzelnen Menschen – wie will man ihr gerecht werden? Auch der zum Standard gewordene Ausdruck der biopsychosozialen Einheit und der sich daraus ergebenden Therapieansätze hilft nur bedingt weiter, denn wie ist diese Einheit im klinischen Alltag zu fassen und zu respektieren?

Die Vielzahl der Konzepte zur Person macht es schwierig, hier universell nützliche Aussagen zu treffen. Hinzu kommt, dass unsere Vorstellungen bezüglich dessen, was denn eine Person ausmacht, kulturell, sozial und zeitgeschichtlich geprägt sind. Zu anderen Zeiten an anderen Orten der Welt kann dies jenseits der bereits beträchtlichen Bandbreite unserer derzeitigen westlichen »multikulturellen« Diskussion ganz anders gesehen werden (HEINZ u.a. 2012). Was wir im Folgenden vorstellen wollen, ist ein möglicher Ansatz, der uns plausibel erscheint. Wir sind uns aber darüber bewusst, dass man unterschiedliche Auffassungen dessen haben kann, was denn nicht nur die Welt, sondern uns Menschen »im Inneren« zusammenhält – bis hin zur postmodernen Auflösung des Individuums, das verschwinden werde wie ein in den Sand gezeichnetes Gesicht.

In sich und außer sich – die doppelte Positionalität des Menschen

Zur Beschreibung dessen, was denn eine Person ist, beziehen wir uns noch einmal auf Helmuth PLESSNER (1975). Wie bereits diskutiert, postulierte er, dass Menschen, anders als Tiere, in jedem Augenblick ihrer Existenz sich sowohl aktiv handelnd im Zentrum des Geschehens befinden, sich aber gleichzeitig in jedem Moment reflektieren, lachend oder weinend, von sich selbst distanzieren und damit exzentrierend auf sich Bezug nehmen können. Je nach Ausprägung des ständig ablaufenden »inneren Monologs« bzw. des vielstimmigen »Polylogs« ist diese doppelte Positionalität des Menschen in jedem Augenblick mehr oder weniger deutlich erfahrbar – wir haben das oben dargestellt. Dies bedeutet, dass ich als Mensch grundsätzlich in jedem Augenblick auf mich selbst »wie von außen« Bezug nehmen kann, auch wenn sich der Beobachter immer nur eingeschränkt selbst beobachten kann und die Beobachtung immer ein Element der Konstruktion beinhaltet. Mein lebendiger Leib wird dann zum »Körper«, das heißt zum Objekt unter anderen, meine Gefühle können beobachtet und klassifiziert werden, meine Lebensgeschichte wird zu einer Erzählung (Narration) unter vielen.

Woher weiß ich aber, welches denn nun meine eigene Lebensgeschichte ist, welcher Körper unter all den sichtbaren mein eigener Leib und welche Gedanken oder Impulse »von mir« selbst stammen und welche nicht? Wir beziehen uns hier auf den Philosophen Manfred FRANK (1991), der ähnlich wie Jean-Paul SARTRE (1993) postuliert, dass dafür eine Vertrautheit mit sich selbst notwendig ist, die nicht erst der wörtlichen oder sonst wie rationalen Begründung bedürfe. Es ist also eine Selbstkenntnis, die vor jeder Aussage bereits gegeben ist, die ich treffe. Denn sonst wüsste ich ja, wenn ich in einer Aussage über »mich« rede, gar nicht, wer denn das »Ich« ist, von dem hier die Rede ist. Es ist nachvollziehbar, dass eine solche Selbstvertrautheit aus unterschiedlichsten Gründen beeinträchtigt werden kann, sei es, weil mir unsagbares Leid zugefügt wurde oder weil sich das, was sich in meiner Erlebniswelt zeigt, tatsächlich im Rahmen des Rumorens eines »biologischen Untergrundes« verändert – man denke an psychotische Erfahrungen bei Autoimmunerkrankungen wie dem Lupus erythematodes oder an eine dopamininduzierte Psychose bei Überdosierung im Rahmen eines Parkinson-Syndroms.

Wenn wir davon ausgehen, dass wir Menschen uns also immer gleichzeitig im Zentrum unseres Leibes befinden und daraus herauskatapultiert im Nirgendwo stehen und uns aus der Vogel- oder Froschperspektive, von der Seite, vom Rand oder aus der Peripherie erfahren können, dann ergibt sich eine komplexe Struktur der menschlichen Welt: ein Innen des Leibes, der im Zentrum des Geschehens erlebt wird, eine Außenwelt, die ihn im Sinne einer Umwelt umgibt, wie sie wahrscheinlich jedes Tier in der einen oder anderen Form wahrnimmt, um seine Reaktionen darin auszurichten (UEXKÜLL 1956), und schließlich eine Mitwelt, die dadurch möglich wird, dass ich mich aus meiner jeweils individuellen Sichtweise zumindest partiell lösen kann, mich selbst und andere »wie von außen« erleben und diese Erfahrung versprachlichen und damit kommunizieren kann.

Die sich aus dieser Vogelperspektive ergebende »Mitwelt« ist gleichzeitig die Welt aller anderen Menschen, soweit ich mich bei einem Versuch der Exzentrierung tatsächlich in sie hineinversetzen kann. Dass dies immer nur partiell gelingt und eine Frage der Konstruktion ebenso wie der Empathie bleibt, dass ich mich also in meiner Erfahrung des anderen verschätzen, ja diese sogar vorurteilsbedingt verzerren oder ganz verfehlen kann, bedeutet nicht, dass es diese Möglichkeit überhaupt nicht gäbe. Vielmehr ist sie, so zumindest Plessner, die Grundlage des menschlichen Miteinanders.

Brüchige Vielfalt – die Notwendigkeit von Metaphern

Was wir im zuvor Umrissenen wiederfinden, ist die biopsychosoziale Einheit des Menschen, die aber eben gar keine Einheit ist, schon gar keine dauerhaft stabile, sondern ein brüchiges Vielfaches, bei dem die leibliche Innenwelt nur dann zum biologisch erfassbaren Körper wird, wenn ich sie quasi wie von außen erfahre und mit anderen Körpern in der Außenwelt vergleiche. Auch die eigenen Erlebnisse, Gefühle und Gedanken werden erst aus der exzentrischen Position zu einer Innenwelt, die sich gegenüber der Außenwelt abgrenzen lässt. Denn erst dann, wenn ich quasi wie von außen auf mich selbst Bezug nehme, kann ich versuchen zu unterscheiden, welche meiner Gedanken kreativ von mir selbst stammen und welche ich nur im Sinne von Bruchstücken eines Gesprächs mit Freunden, Bekannten oder Fremden wiederhole.

Eine Patientin beschrieb zu Beginn ihrer Psychose den Mechanismus, anhand dessen sie ihr »Fremdwerden« in der Sprache bemerkte, das dann in die Fremdattribution der sprachlichen Äußerungen als »Stimmen« oder als »eingegebene Gedanken« umschlagen kann. »Im Beginn einer Psychose ist das Verlaufen der Gedanken, wie zu bemerken, irgendwie ganz anders, sie sind, was ich denke, und doch nicht so. – Sehen Sie, jetzt auch: So kompliziert würde ich das sonst nie sagen!«, bemerkte die Patientin dazu. Fremd kann also der Duktus der Sprache wirken, wenn wir ihn übernehmen, wie er von anderen alltäglich auf uns einwirkt; fremd kann uns aber unsere eigene Sprachproduktion auch vorkommen, weil das oben angesprochene Rumoren des biologischen Untergrundes sie unerwartet verändert oder weil ich über Dinge nicht sprechen kann, die so tabuisiert und affektiv besetzt sind, dass sie meine normale Sprachproduktion verändern.

Solche Erklärungsversuche sind Metaphern, das heißt, sie übertragen Bilder des »Erdbebens« oder des stress- oder traumabedingten »Zerreißens« einer Erzählkette auf das Erleben der Psychose. Metaphern sind aber notwendig, wenn man versucht, eine Situation zu beschreiben, für die zumindest bisher die Anwendung passender Begriffe nicht interindividuell ausgehandelt wurde, beispielsweise deshalb, weil psychotische Erfahrungen jeweils sehr individuell sind, aber auch aufgrund der Stigmatisierung und Ausschließung vieler Menschen mit ungewöhnlichen Erlebnissen aus dem vorherrschenden Diskurs.

Genau aus diesem Grund sind Psychoseseminare und alle anderen Formen des individuellen Ausdrucks eigener Erfahrungen so wichtig, damit wir eine

Kommunikationsmöglichkeit der existenziellen Erlebnisse und Gefühle finden und sie »narrativ« so in die eigene Lebensgeschichte einordnen können. Es ist also die soziale Komponente der Mitwelt, die immer dann schon gegenwärtig ist, wenn wir Sprache nutzen, denn die Bedeutung der sprachlichen Ausdrücke ergibt sich nicht auf dem Reißbrett anhand logischer Vorgaben, sondern durch deren Gebrauch (WITTGENSTEIN 1997). Gebrauchen können wir aber etwas nur in einer Welt, die wir mit anderen zumindest zeitweise teilen und in die wir uns dabei ansatzweise hineinversetzen können, sodass die uns als Subjekte umgebende Umwelt zur Mitwelt wird, zum mit anderen Menschen geteilten sozialen Raum.

Pionierreise in eine unbekannte Welt

Psychosen sind so etwas wie einsame Pionierreisen in eine unbekannte Welt, in der wir vereinsamen und verloren gehen, aus der wir aber auch zurückkommen und den »Daheimgebliebenen« neue Informationen mitbringen können. Für das Leben in der Mitwelt ist diese Möglichkeit des Zurückkommens entscheidend. Das heißt, die therapeutische Grundhaltung, von der wir schon oben gesprochen haben, muss offen und akzeptierend sein, Platz für das Staunen, Wundern, auch für jenes Befremden und jene Angst lassen, die Berichte aus der Psychose bei allen Mitmenschen auslösen können, die sich einer solchen Erzählung auch emotional aussetzen. Die Rückkehr umfasst aber nicht nur jene ins therapeutische Milieu, sondern in die Mitwelt überhaupt, dazu können Selbsthilfegruppen ebenso beitragen wie Psychoseseminare, entscheidend ist der alltägliche Kontakt mit der Gesellschaft, die sie umgibt. Deswegen das Grundprinzip der Behandlung und deren Verortung im Lebensumfeld statt in geschlossenen Heimen, Chronikerstationen oder sonstigen Institutionen zur Verwahrung und Vermeidung gesellschaftlicher Konflikte. Dass dies nicht immer einfach ist, Zeit, Personal, hilfsbereite Menschen und Ressourcen braucht, das liegt auf der Hand.

In diesem Zusammenhang lohnt es sich, noch einmal Bezug zu nehmen auf Plessners Unterscheidung von Gemeinschaft und Gesellschaft, denn sie kann helfen, die hier angestrebte soziale Inklusion zu beschreiben. Plessner unterscheidet in den zwanziger Jahren des vorherigen Jahrhunderts unter dem Eindruck des Stalinismus wie des heraufkommenden Nationalsozialismus zwischen Gesellschaft und Gemeinschaft, wobei er älteren Denkfiguren eine zeitgeschichtlich aktuelle Bedeutung verleiht. Die Gemeinschaft ist für ihn durch die geteilten Werte und Intentionen oder – wie im besonders bedrohlichen Fall der völkischen Gemeinschaft – durch vermeintlich biologische

Homogenität, in jedem Fall aber durch die Sehnsucht nach Übereinstimmung bis hin zur Uniformität gekennzeichnet. In der Gemeinschaft ist das Private politisch, kein Rückzugsort, sondern ein Platz, an dem sich die einzelnen Personen mit anderen rückhaltlos verbünden.

Ein solches Ideal liegt unausgesprochen auch vielen Konzepten der therapeutischen Gemeinschaft zugrunde, bei der die Unterschiede zwischen Therapeuten und Patienten vermeintlich verschwinden, sich auflösen. Was man – gegen Plessner – hier positiv hervorheben kann, ist der mögliche rebellische Charakter einer solchen Gemeinschaft. »Ich revoltiere, also sind wir«, formulierte Albert Camus den Kernsatz seines Werkes *Der Mensch in der Revolte* (Camus 1969). Es ist aber genau diese Rebellion, die eine humanitär ausgerichtete Gemeinschaft von einer »völkischen« unterscheidet und die im stalinistischen Gesinnungsterror verloren gegangen war. Die Rebellion beinhaltet ein Aufbegehren für die mitmenschlich geteilte Würde gegen eine herrschaftskonforme Institutionalisierung von Normen und Vorschriften, die die individuelle Variabilität und Diversität im Namen einer Volks- oder Staatengemeinschaft ersticken. Die Camus'sche Revolte bricht an allen Punkten der Gesellschaft immer wieder aus. »Antagonismen« durchziehen die Kämpfe um Gleichberechtigung – der Behinderten, psychisch Kranken, der sozial benachteiligten Arbeiterinnen und Arbeiter, der Frauen, der vermeintlich Fremden, Zugewanderten – all jener Menschen, die für ihre Selbstbestimmung in der Mitwelt kämpfen (müssen). Nicht alle diese Kämpfe sind, wie das Beispiel der völkischen Gemeinschaft und der neorassistischen Umtriebe zeigen, positiv zu werten. Will die Rebellion sich institutionalisieren und Gesellschaft uniform gestalten und will sie kontrollieren, dann kommt es zum Gesinnungsterror.

Das Recht darauf, Doppelgänger meiner selbst zu sein

In Helmuth Plessners Gesellschaft besitzen die Menschen das Recht, zum Doppelgänger ihrer selbst zu werden, eine öffentliche Rolle auszuüben und gleichzeitig einen privaten Rückzugsraum zu besitzen, Maskenträger und Rollenspieler zu sein. Was hier etwas altväterlich klingt, hat neue Aktualität gewonnen durch die geheimdienstlichen Ausspähskandale der jüngeren Vergangenheit mitten in unserer Privatsphäre. Es ist genau dieser private Rückzugsraum, in dem wir all jene Eigenschaften wahrnehmen und (soweit für andere nicht schädlich) ausleben können, die die Gesellschaft tabuisiert: Begierden und Lüste, Gier und Habgier, Leidenschaften, Sehnsüchte und suchtartiges Verlangen. Gerade dieser Raum ist durch die umfassende Ausspähung all unserer Kommunikations- und Verhaltensweisen auf eine Art bedroht, die derzeit erst in Umrissen sichtbar wird. Die therapeutische Grundhaltung, von der wir oben gesprochen haben, setzt aber die freie Zugänglichkeit unserer eigenen Emotionen und Befindlichkeiten voraus, auch und gerade der negativen, gesellschaftlich wie gegebenenfalls individuell verurteilten und abgelehnten Emotionen, Triebe, Lüste und Begierden. Ich muss diese eventuell für andere Menschen schädlichen Lüste und Begierden nicht ausleben, ich sollte ihnen aber angstfrei begegnen können. Verdränge ich sie, kehren sie – wie die aus der Zivilisation verbannte Hexe des Ethnologen Hans-Peter Duerr (1985) – über die Kellertreppe wieder und werden schlimmstenfalls auf andere, vermeintlich böse Menschen projiziert.

Der gefährlichste Gesinnungsterror ist jener, der den eigenen verdrängten Lüsten entspringt, die im anderen bekämpft werden. So kommt es zu einem Handeln, das seinem Gegenstand immer unangemessen bleibt, weil es ihn durch den beherrschenden Zugriff ebenso »in den Griff« zu bringen versucht wie die eigenen verdrängten Begierden: »Die Moral handelt und wenn man ihr nicht entgegenkommt, fuchtelt sie mit den Armen und zieht einen herbei. [...] Diese Moral ist Treu- und Glaubens Dürftigkeit und der Verwirrung Beginn«, übersetzt Richard Wilhelm (1921, S. 43) einen Absatz von Laotses *Tao Te King*.

Eine personenzentrierte Psychiatrie und Psychotherapie muss sich diesen Ungeheuern, die der Schlaf der Vernunft gebiert bzw. aus ihrem Keller befreit, stellen. Sie darf sie nicht bekämpfen, verdrängen und auf das vermeintlich »Böse« reduzieren, auch wenn im Sinne des menschlichen Miteinanders oft nur ein kleiner Teil dieser Emotionen sozial sichtbar werden kann. Es sind aber die umfassende Verdrängung, die herrschaftskonforme Zurichtung und die Disziplinierung unserer Leiber und Gedanken, die zur allgegenwärtigen Aggression gegen jene Menschen führen, die solche Normen nicht erfüllen. Dies ist die Schattenseite der Stigmatisierung psychischer Erkrankungen. In diesen werden Sehnsüchte, unkontrollierbare Ängste und Begierden bekämpft, die sozial stigmatisiert werden, um die soziale Fassade aufrechtzuerhalten, die der »Homo normalis« um sich errichtet, damit er – wie von Wilhelm Reich (1973) bespöttelt – rational im Geschäft, bigott in der Kirche und pervers im Bett sein könne.

Unsere moderne Welt ist aber vielfältiger geworden. Darin gibt es keine nationalstaatlich uniformen Gesellschaften mehr. Migration und Diversität sind allgegenwärtig, waren es bei genauerem Hinsehen auch schon zu allen Zeiten, auch wenn sie verleugnet und unterdrückt wurden. Nehmen wir psychisch kranke Menschen als Psychoseerfahrene ernst, dann sind sie Forschungsreisende in bisher unbekanntes Territorium, Entdecker einer

Erlebnisbreite menschlicher Erfahrungen. Je offener eine Gesellschaft, je wertschätzender und respektvoller sie mit diesen Menschen und ihren Erfahrungen umgeht, desto menschlicher kann sie sein.

Merkmale und Konsequenzen einer anthropologischen Psychiatrie – Schlussbemerkungen

Die vorherigen Überlegungen führen uns zu einer Diskussion der besonderen Bedingungen, Überlegungen und Grundannahmen einer anthropologisch ausgerichteten Psychiatrie und Psychotherapie, die sich der herrschaftsförmigen Zurichtung der Individuen verweigert, ihre Diversität und besonderen Erfahrungen respektiert und ihnen Raum geben will, um den Horizont aller Menschen zu erweitern. Die folgenden Leitsätze können formuliert werden, und der Umgang mit psychoseerfahrenen Menschen ist dafür ein guter Maßstab.

1. **Den ganzen Menschen sehen:** Die pathologische Sicht auf psychische Phänomene um anthropologische Aspekte zu ergänzen bedeutet, neben dem Besonderen das alle Menschen Verbindende, neben dem Verschiedenen das Gemeinsame, neben dem Störenden und Dysfunktionalen das Bedeutungsvolle und Sinnhafte zu sehen.
2. **Personen verstehen, statt auf Krankheiten zu reduzieren:** Psychische Besonderheiten erscheinen nicht vorschnell als Symptome einer der Person fremden abstrakten Erkrankung, sondern bleiben immer auch Ausdruck der Lebensgeschichte und -situation des konkreten Menschen in seinem besonderen Sein. Das die individuelle Geschichte berücksichtigende Verstehen tritt gleichberechtigt neben das Erklären objektivierbarer Zusammenhänge; Person und Krankheit werden als Einheit gesehen. So wird die Gefahr der Abspaltung reduziert und die Chance des biografischen Lernens bleibt erhalten.
3. **Beziehung und Verantwortung:** Die Suche nach Vollständigkeit einer anthropologisch geprägten Wahrnehmung verhindert eine vorschnelle, einseitige Übernahme von Verantwortung und erweitert den Spielraum der therapeutischen Beziehung. Der Blick auf die immer vorhandenen Ressourcen und der Vorrang der Selbstregulation bleiben erhalten. Fremdhilfe ist auf »Supervision von Selbsthilfe« angelegt. An die Stelle thera-

peutischer Be-Handlung tritt das Ringen um gemeinsame Handlungsstrategien.

4. **Eigensinn:** »Eigensinnige« Erklärungsmodelle und Bewältigungsstrategien werden als Ausdruck von Individualität und Lebenskraft, als Chance für Lebensqualität sowie als Zugang zur Person wertgeschätzt. Krankheitseinsicht ist nicht als Vorleistung oder Voraussetzung für Hilfen zu verstehen und zu verlangen, sondern kann immer nur das Ergebnis einer gemeinsamen Anstrengung um einen offenen Diskurs sein. Das Risiko, dass eine rein »pathologische Sicht« die Abspaltung des subjektiven Erlebens befördert, wird reduziert.
5. **Empowerment statt Compliance:** Um Kooperation muss gerungen werden. Nur so kann verhindert werden, dass die notwendige therapeutische Hilfe und das ebenso notwendige Ringen um Autonomie in einen kontraproduktiven Gegensatz geraten. Compliance sollte kein bedingungsloses Behandlungsziel sein; das Risiko des Missverstehens oder des Missbrauchs als Unterwerfungsstrategie ist zu groß. An deren Stelle tritt das Bemühen um Empowerment, auch in dem Sinne, Wahl- und Entscheidungsmöglichkeiten wiederherzustellen bzw. zu erweitern.
6. **Je früher – desto vorsichtiger:** Eine anthropologische Psychiatrie bevorzugt die rechtzeitige und möglichst wenig invasive therapeutische Intervention. Das Wissen um die Brüchigkeit unserer Identität, um den zutiefst menschlichen Charakter psychotischer Ausnahmezustände und um die fließenden Übergänge zwischen Gesundheit und Krankheit verringert das Dilemma der Früherkennung und vergrößert die Chancen der Frühintervention. Für Interventionen in diesem Bereich gilt nicht bedingungslos »je früher – desto besser«, sondern immer auch »je früher – desto vorsichtiger«. Damit steigen auch die Chancen primärer Prävention.
7. **Der Trialog wird zur Selbstverständlichkeit:** Eine anthropologische Psychiatrie ist immer trialogisch angelegt in dem Sinne, dass der psychisch leidende oder auffällige Mensch eine Begegnung auf Augenhöhe erfährt und im Kontext des sozialen Zusammenlebens wahrgenommen wird. Die Angehörigen und Freunde werden in ihrer unterschiedlichen Beziehung, in ihrer Betroffenheit wie in ihren Stärken, in ihrem Mitgefühl wie in ihrer Eigenständigkeit wahrgenommen, einbezogen und unterstützt.
8. **Sozial- und Bedeutungsraum:** Der soziale Raum rückt in den Mittelpunkt des gemeinsamen Handelns, bewusst nicht nur als Ort potenzieller Stigmatisierung und Ausgrenzung, sondern im Zusammenhang von Sinnsuche und Sinnbedürfnis gerade auch als Bedeutungsraum. Im Sozialraum ist der Betroffene nicht nur Objekt und Opfer, sondern auch Handelnder und »Täter«. Raum zu schaffen für die Übernahme von Verantwortung

und Aufgaben ist wesentlicher Teil einer anthropologisch geprägten Therapie.

9. **Integration der Psychotherapie:** Eine Psychose wird verstanden als ein zutiefst menschlicher Ausnahmezustand – dazu gehört der Blick auf psychosenahe Wahrnehmungsformen, auf die Parallelen zum Traum, auf biografische Umbruchphasen, aber auch auf die Sinnhaftigkeit eines veränderten Umgangs mit Realität bei der Abwehr erlebter oder befürchteter Traumatisierungen. Diese Sichtweise erleichtert die Integration von Psychotherapie im doppelten Sinne: Psychotherapie wird zum Leitbild allen psychiatrischen Handelns, aber sie muss gerade im Umgang mit Psychosen auch lernen, sich selbst zu integrieren, denn wenn Handeln, Fühlen und Denken nicht mehr selbstverständlich zusammenwirken, hat es wenig Sinn, wenn die jeweiligen Spezialisten ohne jede Koordination und Abstimmung miteinander und ohne die Entwicklung übergreifender Konzepte die Trennung noch verstärken.
10. **Toleranz und Abbau von Vorurteilen:** Ganz wesentlich ist die anthropologische Sicht beim Abbau von Vorurteilen. Entscheidend für mehr Toleranz im Umgang mit anderen und mehr Sensibilität im Umgang mit sich selbst ist es, dass wir die Vielfalt der Psychosen wahrnehmen und vermitteln und der gesellschaftlichen Tendenz zur Ausgrenzung des Fremden und Fremdwirkenden entgegenwirken. Psychotische Erfahrungen werden zugänglicher (für Patienten, Angehörige, weiteres soziales Umfeld und Bevölkerung insgesamt), wenn unser Menschenbild offen ist für die Vielfalt des Erlebens und die Bedeutung psychotischer Erfahrungen gerade auch für jene Menschen, die solche Erfahrungen noch nicht gemacht haben.
11. **Stigma resistenz und Sensibilität:** Dasselbe gilt für die Abwehr von Selbststigmatisierung und bei der Stärkung der Stigmaresistenz. Wer seine eigene existenzielle Krise nicht nur mit einer bestimmten Erkrankung, sondern mit seinem Menschsein verbindet, läuft weniger Gefahr, den Kontakt zu sich selbst zu verlieren.
12. **Home Treatment und Milieutherapie:** Eine anthropologisch geprägte Psychiatrie bietet Hilfen dort und so, dass das Risiko weiterer Ängstigung, Ausgrenzung und Entwürdigung möglichst gering ist. Behandlung in gewohnter Umgebung (Home Treatment) und in einem offenen, möglichst reizarmen und sozial verbindenden Milieu (Soteria-Elemente auf allen, möglichst offenen Akutstationen) sind wesentliche Säulen der Behandlung – nicht als spezialisierte Parallelwelt, sondern als prägendes Element für die gesamte psychiatrische Hilfestruktur. Beide Elemente sind miteinander verbunden – auch im Sinne des Ziels personeller Kontinuität mit hoher Flexibilität hinsichtlich Zeit, Ort und Setting.

13. **Integrierte Versorgung:** Eine andere Art der Finanzierung im Sinne des Regionalen Budgets oder der Integrierten Versorgung ist eine wichtige Voraussetzung, um falsche Belohnungsmechanismen zu entkräften und die therapeutischen Ressourcen bedürfnisnah, kontinuierlich und flexibel einsetzen zu können.
14. **Peerbegleitung:** In einer anthropologisch geprägten Psychiatrie hat die Peerberatung im Sinne einer Genesungsbegleitung einen besonders hohen Stellenwert. Bei der Vermittlung von Selbst- und Fremdhilfe kann sie zum entscheidenden Scharnier werden. Bei der Entscheidung zur Annahme einer psychiatrischen Hilfe kann sie ein wichtiger Filter sein – sowohl in Richtung einer notwendigen Annahme als auch in Richtung eines berechtigten Verzichts. Dasselbe gilt an dem neuralgischen Punkt der Beendigung professioneller Hilfen. So kann sie zur Reduktion des Risikos einer wiederholten Hospitalisierung und Chronifizierung beitragen.
15. **Kohärenz und Recovery:** Psychotische Symptome haben eine Sprache. Sie sind nicht einfach Ausdruck einer abstrakten Erkrankung, sondern immer auch einer konkreten Person, einer Biografie und einer Lebenssituation. »Symptomfreiheit« kann also kein bedingungsloses Ziel sein; das hieße, den Patienten nicht nur von den Symptomen, sondern von sich selbst zu trennen. Der Satz »Es hat Gründe, dass du bist, wie du bist« kann schmerzhaft, aber auch entlastend sein. Vor allem gibt er die Richtung an auf dem Weg zu mehr Kohärenz: zum Verständnis des individuellen Sinns der Erfahrungen und ihres Ausdrucks in der eigenen Lebensgeschichte wie der Mitwelt. Die Förderung der Gesundheit und eines gesunden Lebens, auch im Sinne des gesunden Lebens mit einer Erkrankung bzw. mit Restsymptomen, ergänzt das Bemühen, die Belastung durch Symptome zu reduzieren.
16. **Sinnbedürfnis:** Psychosen sind belastend, aber sie sind nicht nur schrecklich, sondern in mancher Hinsicht auch mit einem intensiven und anregenden Erleben verknüpft. Psychosen können Angst machen, aber sie zerstören nicht nur Lebenskonzepte, sondern helfen auch, sie zu überprüfen. Sie enttäuschen nicht nur, sondern sind auch Anlass für wichtige neue Lebensentscheidungen. Je mehr es gelingt, Lebens- und Psychoseerfahrung wieder zusammenzubringen, desto positiver wird das Erleben der Psychose und desto hoffnungsvoller der Blick in die Zukunft.
17. **Zwangsmaßnahmen vermeiden:** Die veränderte Wahrnehmungs- und Beziehungskultur, die verbesserte Kontinuität und Flexibilität, die Gestaltung und Pflege möglichst angstfreier Behandlungsräume sowie ganz konkret die Öffnung der Stationen, die neuen Modelle der Integrierten Versorgung und der Genesungsbegleitung durch Peerberater tragen wesentlich dazu bei, dass die Rate der Zwangsmaßnahmen auf weniger

als 10 Prozent des bisherigen Ausmaßes sinken kann. Aber auch in unvermeidlichen Zwangssituationen gilt es, in Vor- und Nachbereitung ebenso wie in der Durchführung Wege zu finden, die das Risiko einer Traumatisierung und tiefen Enttäuschung mindern.

18. **Partizipative Wissenschaft:** Die Psychiatrie ist eine »empirische« Wissenschaft, auch im Sinne einer Erfahrungswissenschaft, die auf den Erfahrungen von Betroffenen und Angehörigen beruht. Gleichberechtigt zu kommunizieren, sich als Experten auch in eigener Sache auszutauschen, ist also nicht nur ein lohnendes Ergebnis der Trialogarbeit oder ein ethisch-moralisches Gebot, sondern unabdingbar für ein angemessenes wissenschaftliches Verständnis psychischer Erkrankungen und seelischen Leidens. Die Beteiligung von Peerforschern und die Entwicklung von partizipativen Entscheidungsstrukturen kann der Vielfalt und der Praxisrelevanz psychiatrischer Forschung nur zuträglich sein. Schließlich ist eine anthropologische Psychiatrie und Psychotherapie von Plessners Konzept des Homo absconditus geprägt, der letztlichen Unergründlichkeit des menschlichen Wesens, die anstelle des Durchsetzens eines bestimmten Menschenbildes Diversität und Toleranz erfordert.
19. **Ringen um Selbstverständlichkeit:** Wir sind überzeugt davon, dass nicht nur die Psychoseerfahrenen um ihre Selbstverständlichkeit ringen – im mehrfachen Sinne des Wortes: sich selbst verständlich werden oder bleiben und selbstverständlich sein bzw. sein dürfen, so wie man ist, wie man geworden ist und sich weiterentwickelt –, *alle* Menschen müssen mit ihrer Weltoffenheit ringen. Doch das Ausmaß der Last dieser Erfahrungen ist ungleich. In diesem Sinne dürfen wir Psychoseerfahrene in ihrem Ringen um Selbstverständlichkeit nicht alleinlassen. Auch Psychiatrie und Psychotherapie brauchen mehr Selbstverständlichkeit in der Unterstützung von Psychoseerfahrenen. Auch die Psychiatrie braucht mehr Selbstverständlichkeit in einem respektvollen Umgang mit dieser stark verunsicherten Patientengruppe. Und nicht zuletzt brauchen Kultur und Gesellschaft einen trialogischen Austausch, um mehr Selbstverständlichkeit zu entwickeln gegenüber Menschen in Krisen, gegenüber den unterschiedlichen unterstützenden Institutionen (die weit über Psychiatrie und Psychotherapie hinausgehen) und gegenüber der manchmal unmittelbar gegebenen Verantwortung.

Die Diagnose einer schizophrenen Psychose war und ist mit Angst verbunden, in der Psychiatrie zu Zeiten des Nationalsozialismus mit Lebensgefahr. Sich und anderen fremd zu werden verunsichert alle Beteiligten. Umso wichtiger ist es, daran zu erinnern, dass psychotische Erfahrungen auf vielfache Weise mit dem Menschsein verbunden sind. Psychoseerfahrene prüfen die Psychiatrie im Hinblick auf ihre Beziehungsfähigkeit: Im Umgang mit Psychosen sind wir mit existenziellen Themen konfrontiert, mit Menschen, die um ihren inneren Zusammenhalt und ihre Autonomie ringen. Dass es nicht reicht, sich auf Neurotransmittersysteme, ein kognitives Defizit oder eine soziale Dynamik zu beschränken und dies isoliert zu betrachten, ist längst offensichtlich.

Nicht zufällig gibt es gerade bei der Psychosenpsychotherapie einen gemeinsamen Dachverband (siehe: www.ddpp.eu) der verschiedenen Schulen – es hat Sinn, die Kompetenzen zu bündeln. Nicht zufällig zielen gerade Modelle der Integrierten Versorgung insbesondere auf diese Personengruppe, für die es ganz besonders wichtig ist, dass Ressourcen entsprechend den individuellen Bedürfnissen flexibel verteilt werden, um Kontinuität und Alltagstauglichkeit der therapeutischen Beziehung zu verbessern. Nicht zufällig betonen alle Behandlungsleitlinien inzwischen den hohen Stellenwert der therapeutischen Beziehung, und endlich hat auch der gemeinsame Zulassungsausschuss in Deutschland den Zugang zur Psychotherapie bei Psychosen uneingeschränkt ermöglicht. – Viel ist gewonnen, wenn wir gerade bei Psychosen die vorhandenen Ressourcen koordiniert und flexibel einsetzen können. Doch all das setzt offenes Verstehen und Dialogfähigkeit voraus.

So werden Psychosen zum Maßstab einer guten Begegnungskultur: im medizinischen Versorgungssystem ebenso wie im gesellschaftlichen Alltag. Sich die psychotische Erfahrung wieder anzueignen und sie mit der eigenen Person und dem eigenen Leben zu verbinden, ermöglicht den Betroffenen, sie zu integrieren, zu entkräften und mit ihr leben zu lernen. Dieser notwendige Schritt in Richtung Selbstverständlichkeit erfordert meist eine verlässliche und beziehungsfähige Begleitperson, ein anthropologisches Verstehen, eine komplexe Hilfeleistung und gesellschaftliche Toleranz und Akzeptanz. Selbstverständlichkeit ist nie endgültig gegeben oder verloren, ist nie nur das Problem des Einzelnen oder einer bestimmten Erkrankung. Selbstverständlichkeit zu bewahren und zu fördern ist nicht nur Aufgabe des Einzelnen, sondern auch seiner Umgebung, nicht nur der Familie, sondern auch der Freunde, Mitschüler und Arbeitskollegen, nicht nur der Nachbarschaft, sondern auch der übrigen Gesellschaft und ihrer kulturellen Praktiken.

Im Umgang mit psychischer Erkrankung ist Selbstverständlichkeit vor allem eine Herausforderung für das psychiatrische und psychotherapeutische Versorgungssystem mit all seinen Berufsgruppen – im doppelten Sinn des Wortes: als Selbst-Verstehen und als Sich-vertraut-Bleiben bzw. Sich-wieder-vertraut-Werden. Beide Prozesse können wir behindern oder fördern. Dafür ein Bewusstsein zu schaffen und unseren Spielraum zu erweitern, ist Anliegen dieses Buches.

Danksagung

Bedanken möchten wir uns sehr herzlich bei Gwen Schulz für die beiden wertvollen Texte, die sie für das Buch geschrieben und zur Verfügung gestellt hat, bei Dorothea Buck für ihre zehn Thesen und weitere wichtige Zitate sowie bei Anna Sander, Psychologin am Hamburger Universitätskrankenhaus Eppendorf, und Christiane Montag, Fachärztin der Berliner Charité für die Unterstützung bei der Recherche zu einzelnen Texten.

Literatur

A

Abels, H. (2010): Identität. Wiesbaden.

Aderhold, V. (1993): Die akute Schizophrenie als Prozeß der Selbst-Gestaltung. Bremen (Dissertation der Universität Bremen), S. 6.

Aderhold, V. (1997): Psychosoziale Zerstörung aus klinischer Perspektive. In: Wiebel, B.; Pilenko, A.; Nintemann, G. (Hg.): Mechanismen psychosozialer Zerstörung – Neoliberales Herrschaftsdenken, Stressfaktoren der Prekarität, Widerstand. Wiesbaden, S. 97–116.

Aderhold, V.; Alanen, Y.; Hess, G.; Hohn, P. (2003): Psychotherapie der Psychosen – Integrative Behandlungsansätze aus Skandinavien. Gießen.

Aderhold, V.; Borst, U. (2009): Viele Wege in die Psychose – neue Empirie zur alten Hypothese von Vulnerabilität und Stress. In: *Familiendynamik*, 34, S. 370–385.

Aderhold, V.; Greve, N. (2009): Bedürfnisangepasste Behandlung und offene Dialoge. In: *Kontext*, 40, S. 228–242.

Aderhold, V.; Weinmann, S.; Hägele, C.; Heinz, A. (2015): Frontale Hirnvolumenminderung durch Antipsychotika? In: *Der Nervenarzt*, 86, S. 302–323.

AG der Psychoseseminare (2013): Es ist normal, verschieden zu sein – Psychosen verstehen und behandeln. Hamburg (Bezug über: www.irremenschlich.de).

Alanen, Y. O. (2000): Schizophrenie und Psychotherapie. Die Behandlung schizophrener Störungen mit einer Kombination aus systemischer und psychoanalytisch orientierter Psychotherapie. In: *Psychotherapeut*, 4, S. 214–222

Alanen, Y. O. (2001): Schizophrenie – Entstehung, Erscheinungsformen und die bedürfnisangepaßte Behandlung. Stuttgart.

Allardyce, J.; Gilmour, H.; Atkinson, J.; Rapson, T.; Bishop, J.; McCreadie, R. G. (2005): Social fragmentation, deprivation and urbanicity: Relation to first admission rates for psychoses. In: *British Journal of Psychiatry*, 187, S. 401–406.

Amering, M. (2007): Recovery. In: *Rundbrief* (Bundesverbands Psychiatrie-Erfahrener), 4.

Amering, M.; Schmolke, M. (2012): Recovery – Das Ende der Unheilbarkeit. Bonn.

Amering, M. (2013): Recovery ist eine Illusion – Pro & Kontra. In: *Psychiatrische Praxis*, 40, S. 246–247.

ANDERSCH, N. (2007): Symbolische Form und Gestalt. Ein Kreatives Spannungsverhältnis. Ernst Cassirers Beitrag zu einem »Modell mentaler Funktionsräume«. In: *Gestalt-Theory*, 29, S. 279–293.

ANDERSCH, N. (2011): Symbolräume und Psychopathologie. Braucht eine reformierte Psychopathologie ein zeichentheoretisches Konzept? In: *E-Journal Philosophie der Psychologie*, 15, S. 1–32.

ANDERSCH, N.; CUTTING, J. (2014): Ernst Cassirer's philosophy of symbolic forms and its impact on the theory of psychopathology. In: *History of Psychiatry*, 25, S. 202–223.

ANGERMAIER, M. J. W. (1994): Gruppenpsychotherapie. Lösungsorientiert statt problemhypnotisiert. Weinheim.

ANGERMEYER, M. C.; BUUL, N.; BERNERT, S.; DIETRICH, S.; KOPF, A. (2006): Burnout of caregivers: A comparison between partners of psychiatric patients and nurses. In: *Archives of Psychiatric Nursing*, 20, S. 158–165.

ANGERMEYER, M. C.; HOLZINGER, A.; CARTA, M.; SCHOMERUS, G. (2011): Biogenetic explanations and public acceptance of mental illness: Systematic review of population studies. In: *British Journal of Psychiatry*, 199, S. 367–372.

ANTHONY, W. A. (1993): Recovery from mental illness. The guiding vision of the mental health service system in the 1990's. In: *Psychosocial Rehabilitation Journal*, 16, S. 11–23.

ANTONOVSKY, A. (1979): Health, stress, and coping. The Jossey-Bass social and behavioral science series. San Francisco.

ANTONOVSKY, A. (1997): Salutogenese. Zur Entmystifizierung der Gesundheit. Tübingen.

ARISTOTELES (1970): Metaphysik. Jena.

B

BARKER, P. K. (1998): The voice inside: A practical guide to coping with hearing voices. MIND new edition, Manchester.

BASAGLIA, F. (1971): Die negierte Institution oder die Gemeinschaft der Ausgeschlossenen. Frankfurt a. M.

BAUER, J. (2005): Warum ich fühle, was du fühlst. München.

BAUR, E.; FISCHER, E.; LENZ, F. (1921): Grundriss der menschlichen Erblichkeitslehre und Rassenhygiene. München.

BECHTOLF, A.; KLINGBERG, S. (2014): Psychotherapie bei schizophrenen Psychosen – kein Evidenz-, sondern ein Implementierungsproblem. Editorial. In: *Psychiatrische Praxis*, 41, S. 8–10.

BECKER, T. (2012): Soziale Ungleichheit und psychische Gesundheit – Impulsvortrag auf der Tagung »Subjektive Seite der Schizophrenie« in Stralsund. Unveröffentlichtes Manuskript.

BECKER, T.; CHECCHIA, C.; KRUMM, S. (2012 a): Soziale Ungleichheit und psychische Gesundheit. Vortrag auf der XIV. Tagung »Die subjektive Seite der Schizophrenie«, 22. bis 24. Februar 2012 in Stralsund.

BECKER, T.; STIAWA, M. (2014): Die soziale Dimension psychischer Erkrankung. Vortrag auf dem Jubiläumssymposium der Hamburger Sozialpsychiatrie »Spuren in die Zukunft – Sozialpsychiatrie!«, 1. November 2014 in Hamburg.

BEJERHOLM, U.; EKLUND, M. (2007): Occupational engagement in persons with schizophrenia: Relationships to self-related variables, psychopathology, and quality of life. In: *American Journal of Occupational Therapy*, 61, S. 21–32.

BELLACK, A. (2006): Scientific and consumer models of recovery in schizophrenia. concordance, contrasts, and implications. In: *Schizophrenia Bulletin*, 32, S. 432–442.

BENEDETTI, G.; BLEULER, M.; KIND, H.; MIELKE, F. (1960): Entwicklung der Schizophrenielehre seit 1941. Darmstadt.

BENEDETTI, G. (1987): Psychotherapeutische Behandlungsmethoden. In: KISKER, K.; LAUTER, H.; MEYER, J. E.; MÜLLER, C. M.; STRÖMGREN, E. (Hg.): Schizophrenien. Psychiatrie der Gegenwart, Band 4. Berlin u. a., S. 285–323.

BENEDETTI, G. (1994): Todeslandschaften der Seele. Göttingen.

BENGEL, J.; STRITTMATTER, R.; WILLMANN, H. (2001): Was erhält Menschen gesund? Antonovskys Modell der Salutogenese – Diskussionsstand und Stellenwert. In: *Forschung und Praxis der Gesundheitsförderung*, 6, S. 5–172.

BENGTSSON-TOPS, A.; HANSSON, L. (2001): The validity of Antonovsky's sense of coherence measure in a sample of schizophrenic patients living in the community. In: *Journal of Advanced Nursing*, 33, S. 432–438.

BENGTSSON-TOPS, A.; BRUNT, D.; RASK, M. (2005): The structure of Antonovsky's sense of coherence in patients with schizophrenia and its relationship to psychopathology. In: *Scandinavia Journal of Caring Sciences*, 19, S. 280–287.

BENTALL, R. P. (1990): The illusion of reality: A review and integration of psychological research into psychotic hallucinations. In: *Psychological Bulletin*, 107, S. 82–95.

BENTALL, R. P. (2003): Madness explained. Psychosis and human nature. London.

BERGSTEIN, M.; WEIZMAN, A.; SOLOMON, Z. (2008): Sense of coherence among delusional patients: Prediction of remission and risk of relapse. In: *Comprehensive Psychiatry*, 49, S. 288–296.

BERNDT, C. (2015): Resilienz: Das Geheimnis der psychischen Widerstandskraft. Was uns stark macht gegen Stress, Depressionen und Burn-out. München.

BILLER, K.; STIEGELER, M. L. (2008): Wörterbuch der Logotherapie und Existenzanalyse von Viktor Frankl. Wien.

BINSWANGER, L. (1947): Ausgewählte Vorträge und Aufsätze, Band I. Bern.

BINSWANGER, L. (1956): Drei Formen missglückten Daseins. Tübingen.

BINSWANGER, L. (1994): Der Mensch in der Psychiatrie. In: Ludwig BINSWANGER: Ausgewählte Werke, Band 4. Heidelberg, S. 57–72.

BIRD, V.; PREMKUMAR P.; KENDALL T.; WHITTINGTON C.; MITCHELL J.; KUIPERS E. (2010): Early intervention services, cognitive-behavioural therapy and family intervention. Early Psychosis: Systematic Review. In: *British Journal of Psychiatry*, 197, S. 350–356.

BLANKENBURG, W. (1971/2012): Der Verlust der natürlichen Selbstverständlichkeit – ein Beitrag zum Verständnis symptomarmer Schizophrenien. Berlin.

BLANKENBURG, W. (1980): Phenomenology and Psychopathology. In: *Journal of Phenomenological Psychology*, 11, S. 50–79.

BLÄTTNER, B. (2007): Das Modell der Salutogenese. Eine Leitorientierung für die berufliche Praxis. In: *Prävention und Gesundheitsförderung*, 2, S. 67–73.

BLEULER, E. (1911): Dementiapraecox oder Gruppe der Schizophrenien. Leipzig/Wien.

BLEULER, E. (1960): Lehrbuch der Psychiatrie. Heidelberg u. a.

BLEULER, M. (1971): Gedanken und Erfahrungen zur Schizophrenielehre. In: BLEULER, M.; ANGST, J. (Hg.): Die Entstehung der Schizophrenie. Bern, S. 107–190.

BLEULER, M. (1987): Schizophrenie als besondere Entwicklung. In: DÖRNER, K. (Hg.): Neue Praxis braucht neue Theorie. Ökologische und andere Denkansätze für gemeindepsychiatrisches Handeln. Gütersloh, S. 18–25.

BOCK, T. (2005): Stimmrecht der Seele – Stimmenhören in einem anthropologischen Psychosekonzept. In: KATSCHNIG, H.; AMERING, M. (Hg.): Stimmenhören – medizinische, psychologische und anthropologische Aspekte. Wien. S. 22–32.

BOCK, T. (2005a): Aus dem Trialog lernen – Konsequenzen für den Psychiatrischen Alltag. In: ABDERHALDEN, C.; NIEDHAM, I. (Hg.): Psychiatrische Pflege – verschiedene Settings, Partner, Populationen. Unterostendorf, S. 154–167.

BOCK, T.; PRIEBE, S. (2005): Psychosis-seminars: An unconventional approach for how users, carers and professionals can learn from each other. In: *Psychiatric Services*, 56, S. 1441–1443.

BOCK, T. (2007): Lichtjahre. Psychosen ohne Psychiatrie. Bonn.

BOCK, T.; ESTERER, I.; BUCK, D. (2007): Stimmenreich – Mitteilungen über den Wahnsinn. Bonn.

BOCK, T.; FRITZ-KRIEGER, S.; STIELOW, K. (2008): Belastungen und Herausforderungen – Situation und Perspektive von Geschwistern schizophrener Patienten. In: *Sozialpsychiatrische Informationen*, 38, 1, S. 28 ff.

BOCK, T. (2010): Integrierte Versorgung ist mehr: Neues Handeln, anderes Bewusstsein. In: FAULBAUM-DECKE, W.; ZECHERT, C. (Hg.): Ambulant statt stationär. Psychiatrische Behandlung durch Integrierte Versorgung. Köln, S. 67–79.

BOCK, T.; BRYSINSKI, T.; KLAPHECK, K.; BENING, U.; LENZ, A.; NABER, D. (2010): Zum subjektiven Sinn von Psychosen. Erstellung, Validierung und erste Anwendung eines Fragebogens – Das Hamburger SuSi-Projekt. In: *Psychiatrische Praxis*, 37, S. 285–291.

BOCK, T. (2011a): Und sie bewegt sich doch. Die Sozialpsychiatrie in der Zeit nach der Enquete. In: *Soziale Psychiatrie*, 132, S. 22–26.

BOCK, T. (2011b): Integrierte Versorgung ist mehr: Neues Handeln – anderes Bewusstsein. In: *Dr. med. Mabuse*, 190, S. 44–47.

BOCK, T. (2011c): Sinnsuche in der psychischen Störung – ein narrativer Ansatz in der Psychiatrie. In: *Kontext – Zeitschrift für systemische Therapie und Familientherapie*, 42, S. 227–244.

BOCK, T.; SIELAFF, G.; RUPPELT, F.; NORDMEYER, S.; KLAPHECK, K. (2012): Trialog und Psychosenpsychotherapie. In: *Psychotherapeut*, 57, S. 514–521.

BOCK, T. (2012a): Krankheitsverständnis – zwischen Stigmatisierung und Empowerment. In: *Schweizer Archiv für Neurologie und Psychiatrie*, 163, S. 138–144.

BOCK, T. (2012b): Partizipation in Klinischer und Sozial-Psychiatrie – Impulse aus dem Trialog. In: ROSENBROCK, R.; HARTUNG, S. (Hg.): Handbuch Partizipation im Gesundheitswesen. Berlin, S. 365–380.

BOCK, T.; LAMBERT, M. (2013): Hamburger Modell. Entwicklungspotentiale der Krankenhausversorgung. In: *Nervenheilkunde*, 5, S. 270–274.

BOCK, T. (2013a): Basiswissen: Umgang mit psychotischen Patienten. Köln.

BOCK, T. (2013b): Psychiatrie im Widerstreit der Interessen. Risiken und Chancen für die Zukunft. In: *Forum für Gemeindepsychologie*, 18, S. 1–10

BOCK, T.; URBAN, A.; SCHULZ, G.; SIELAFF, G. (2013a): Antistigma-Arbeit und Prävention. In: SCHIMMELMANN, B.; RESCH, F. (Hg.): Psychosen in der Adoleszenz – Entwicklungspsychologie, Früherkennung, Behandlung. Stuttgart, S. 241–265.

BOCK, T.; MEYER, H. J.; ROUHIAINEN, T. (2013b): Trialog – eine Herausforderung mit Zukunft. In: ROESSLER, W.; KAWOHL, W. (Hg.): Handbuch Sozialpsychiatrie, Band 2. Stuttgart, S. 243–255.

BOCK, T. (2014): Eigensinn und Psychose – Noncompliance als Chance. Neumünster.

BOCK, T.; KLAPHECK, K.; RUPPELT, F. (2014): Sinnsuche und Genesung – Erfahrungen und Forschungen zum subjektiven Sinn von Psychosen. Köln.

BOCK, T. (2015): Wird die Menschheit kränker oder die Krankheit menschlicher? Editorial. In: *Psychiatrische Praxis*, 41, S. 121–123.

BOCK, T.; UTSCHAKOWSKI, J.; KRÄMER, U.; DEMKE, E.; MAHLKE, C.; SIELAFF, G.; AMERING, M. (2015): Wohin geht die Reise? In: *Nervenheilkunde*, 34, S. 281–284.

Bock, T. (2016): Raum und Psyche – aus sozialpsychiatrischer, anthropologischer, trialogischer Sicht. In: Haslinger, B. (Hg.): Raum und Psyche – ein transdisziplinärer Dialog zu Freiräumen in der Psychiatrie. Gießen, S. 57–78.

Bola, J. R. (2006): Medication-free research in early episode schizophrenia: Evidence of long-term harm? In: *Schizophrenia Bulletin*, 32, S. 288–296.

Bola, J. R.; Lehtinen, K.; Aaltonen, J.; Räkköläinen, V.; Syvälahti, E.; Lehtinen, V. (2006a): Predicting medication-free treatment response in acute psychosis: Cross-validation from the finnish need-adapted project. In: *Journal of Nervous and Mental Disease*, 194, S. 732–739.

Boorse, C. (1976): What a theory of mental health should be. In: *Journal for the Theory of Social Behavior*, 6, S. 61–84.

Bora, E.; Yücel, M.; Pantelis, C. (2009): Theory of mind impairment: A distinct trait-marker for schizophrenia spectrum disorders and bipolar disorder? In: *Acta Psychiatrica Scandinavica,* 120, S. 253–264.

Boss, M. (1979): Von der Psychoanalyse zur Daseinsanalyse. Wien u. a.

Bottlender, R. (2013): Recovery ist eine Illusion – Pro & Kontra. In: *Psychiatrische Praxis*, 40, S. 244–245.

Bröckling, U. (2003): »You are not responsible for being down, but you are responsible for getting up.« Über Empowerment. In: *Leviathan: Berliner Zeitschrift für Sozialwissenschaften*, 31, S. 323–344.

Brüne, M. (2005): »Theory of mind« in schizophrenia: A review of the literature. In: *Schizophrenia Bulletin*, 13, S. 21–42.

Buber, M. (1923/2008): Ich und Du. Stuttgart.

Buck, D. (2012): Ermutigungen. Ausgewählte Schriften. Norderstedt/Neumünster.

Buck, D. (2013): Zehn Thesen zum subjektiven Psychose-Verständnis. Lebenserfahrungen und -träume. Vortrag auf dem Evangelischen Kirchentag in Hamburg am 2. Mai 2013.

Buckley, L. A.; Maayan, N.; Soares-Weiser, K.; Adams, C. E. (2015): Supportive therapy for schizophrenia. In: *Cochrane Database Systematic Review*, 4

Buck-Zerchin, D. (2002): Lasst euch nicht entmutigen. Texte 1968–2001. Norderstedt.

Buck-Zerchin, D. (2005): Auf der Spur des Morgensterns – Psychose als Selbstfindung. Norderstedt/Neumünster.

Burkhardt, A. (2002): Die Bedeutung des Begriffs »Ambivalenz« im Diskurs und Handlungsfeld von Psychotherapeuten. Arbeitspapier Nr. 41, Universität Konstanz, Fachbereich Geschichte und Soziologie, Forschungsbereich »Gesellschaft und Familie«. In: www:nbn-resolving.de/urn:nbn:de:bsz:352-opus-9397 (letzter Zugriff: 01.02.2016).

Burr, C.; Schulz, M.; Winter, A.; Zuaboni, G. (Hg.) (2012): Recovery in der Praxis: Voraussetzungen, Interventionen, Projekte. Köln.

C

Camus, A. (1969): Der Mensch in der Revolte. Reinbek.

Canguilhem, G. (1974): Das Normale und das Pathologische. München.

Cantor-Graae, E.; Selten, J. P. (2005): Schizophrenia and migration: A meta-analysis and review. In: *American Journal of Psychiatry*, 162, S. 12–24.

Carothers, J. C. (1951): Frontal lobe function and the African. In: *Journal of Mental Science*, 97, S. 12–48.

Cassirer, E. (1929/2002): Philosophie der symbolischen Formen. Gesammelte Werke, Bände 11–13. Hamburg.

Chaudhary, P.; Sharma, U. (1976): Existential frustration and mental illness. A comparative study of purpose in life in psychiatric patients and normals. In: *Indian Journal of Clinical Psychology*, 3, S. 171–174.

Ciompi, L. (1986): Zur Integration von Denken und Fühlen im Lichte der Affektlogik. Die Psyche als Teil eines autopoietischen Systems. In: Kisker, K.; Lauter, H.; Meyer, J. E.; Müller, C.; Stromgren, E. (Hg.): Psychiatrie der Gegenwart, Band 1. Heidelberg u. a., S. 373–410.

Ciompi, L. (1995): Die Philosophie der Sozialpsychiatrie im Rahmen eines psychosozio-biologischen Verstehensmodells der Psyche. In: Bock, T.; Buck, D.; Gross, J. (Hg.): Abschied von Babylon. Bonn, S. 293–300

Ciompi, L. (1998/2002/2011): Affektlogik: Über die Struktur der Psyche und ihre Entwicklung; ein Beitrag zur Schizophrenieforschung. Stuttgart.

Ciompi, L. (2014): Die Bedeutung von verletzten Selbstwertgefühlen und Scham in der Sozialpsychiatrie. Leading opinions, Iatros I. In: *Neurologie und Psychiatrie*, 1, S. 40–42.

Conrad, I. (2010): Präventiv und stigmareduzierend? Evaluation des Schulprojekts »Verrückt? Na und!«. In: *Zeitschrift für Psychiatrie, Psychologie und Psychotherapie*, 58, S. 257–264.

Corcoran, C.; Walker, E.; Hout, R.; Mittal, V.; Tessner, K.; Kestler, L.; Malaspina, D. (2003): The stress cascade and schizophrenia: Etiology and onset. In: *Schizophrenia Bulletin*, 29, S. 671–692.

Corin, E.; Lauzon, G. (1992): Positive withdrawal and the quest for meaning – the reconstruction of experience among schizophrenics. In: *Psychiatry*, 55, S. 266–278.

Crumbaugh, J. C.; Maholick, L. T. (1964): An experimental study in existentialism: The psychometric approach to Frankl's concept of noogenic neurosis. In: *Journal of Clinical Psychology*, 20, S. 200–207.

D

Davidson, L.; Bellamy, C.; Guy, K.; Miller, R. (2012): Peersupport among persons with severe mental illnesses: A review of evidence and experience. In: *World Psychiatry*, 11, S. 123–128.

Davidson, L.; Strauss, J. S. (1992): Sense of self in recovery from severe mental illness. In: *British Journal of Medical Psychology*, 65, S. 131–145.

Deister, A.; Zeichner, D.; Witt, T.; Forster, H.J. (2009): Veränderung der psychiatrischen Versorgung durch ein regionales Budget. In: *Psychiatrische Praxis*, 36, S. 335–342.

Demke, E. (2014a): Traumatheorie. In: Galliker, M.; Wolfradt, U. (Hg.): Kleines Kompendium psychologischer Theorien. Frankfurt a.M., S. 505–509.

Demke, E. (2014b): Vulnerabilitäts-Stress-Theorie. In: Galliker, M.; Wolfradt, U. (Hg.): Kleines Kompendium psychologischer Theorien. Frankfurt a.M., S. 525–527

Deneke, F. (1989): Das Selbstsystem. In: *Psyche*, 43, S. 577–608.

Deneke, F. (1992): Die Strukturierung der subjektiven Wirklichkeit. In: Andresen, B.; Stark, M.; Gross, J. (Hg.): Mensch, Psychiatrie, Umwelt. Bonn, S. 143–160.

DGPPN (2012): S3-Leitlinie Psychosoziale Therapien bei schweren psychischen Erkrankungen. Heidelberg u.a.

Dierks, T.; Linden D.E.; Jandl M.; Formisano E.; Goebel R.; Lanfermann H.; Singer W. (1999): Activation of Heschel's gyrus during auditory hallucinations. In: *Neuron*, 22, S. 615–621.

Dietz, A.; Pörksen, N.; Völzke, W. (1998): Behandlungsvereinbarung: Vertrauensbildende Maßnahmen in der Akutpsychiatrie. Bonn.

Dilthey, W. (1924): Ideen über eine beschreibende und zergliedernde Psychologie. Gesammelte Schriften, Band 5: Die geistige Welt: Einleitung in die Philosophie des Lebens. Abhandlung zur Grundlegung der Geisteswissenschaften. Berlin/Leipzig.

Dirmaier, J.; Haerter, M. (2012): Partizipative Entscheidungsfindung in der medizinischen Versorgung. In: Rosenbrock, R.; Hartung, S. (Hg.): Partizipation im Gesundheitswesen. Göttingen, S. 212–235

Dohrenwend, B. P.; Levav, I.; Shrout, P. E.; Schwartz, S.; Naveh, G.; Link, B. G.; Skodol, A. E.; Stueve, A. (1992): Socioeconomic status and psychiatic disorders: The causation-selection issue. In: *Science*, 21, S. 946–952.

Dörner, K. (1987): Schizophrenie als besondere Entwicklung. In: Dörner, K. (Hg.): Neue Praxis braucht neue Theorie. Gütersloh, S. 18–25

Dörner, K.; Plog, U. (1978/2016): Irren ist menschlich. Lehrbuch für Psychiatrie und Psychotherapie. Köln.

Dümpelmann, M. (2000): Wahn und Beziehung – Wahn in Beziehung. In: *Forum der analytischen Psychosentherapie*, 2, S. 80–99.

Dürr, H.-P. (1984): Traumzeit. Über die Grenzen zwischen Wildnis und Zivilisation. Frankfurt a.M.

E

Eckstaedt; A. (1989): Nationalsozialismus in der »zweiten Generation«. Psychoanalyse von Hörigkeitsverhältnissen. Frankfurt a. M.

Ehrenberg, A. (2011): Das Unbehagen in der Gesellschaft. Berlin.

Emrich, H.; Schneider, U.; Zedler, M. (2002): Welche Farbe hat der Montag? Synästhesie: Das Leben mit verknüpften Sinnen. Stuttgart.

Erikson, E. H. (1965): Kindheit und Gesellschaft. Stuttgart.

Erikson, M.; Lindström, B. (2006): Antonovsky's sense of coherence scale and the relation with help: A systematic review. In: *Journal of Epidemiology and Community Health*, 60, S. 376–381.

Evans-Pritchard, E. E. (1937): Witchcraft, oracles, and magic among the Azande. Oxford.

F

Faris, R. E. L.; Dunham, H. W. (1939): Mental disorders in urban areas: an ecological study of schizophrenia and other psychoses. In: *Journal of the American Medical Association,* 4, S. 331–332.

Feder, A.; Nestler, E. J.; Charney, D. S. (2009): Psychobiology and molecular genetics of resilience. In: *Nature Reviews Neuroscience*, 10, S. 446–457.

Federn, P. (1978): Ich-Psychologie und die Psychosen. Frankfurt a. M.

Fegert, J. M.; Resch, F. (2012): Risiko, Vulnerabilität, Resilienz und Prävention. In: Fegert, J. M.; Eggers, C. (Hg.): Psychiatrie und Psychotherapie des Kindes- und Jugendalters. Heidelberg u. a., S. 132–142.

Finzen, A. (2013): Schizophrenie – die Krankheit verstehen, behandeln, bewältigen. Köln.

Fischer, G.; Riedesser, P. (2009): Lehrbuch der Psychotraumatologie. München.

Fleck, L. (1980): Entstehung und Entwicklung einer wissenschaftlichen Tatsache: Einführung in die Lehre vom Denkstil und Denkkollektiv. Frankfurt a. M.

Fleck, S. (2007): Theory of Mind bei Patienten paranoider Schizophrenie und Patienten mit Asperger-Syndrom: Untersuchungen mit einem neuen filmischen Testverfahren (Dissertation Psychologie). Ruhr-Universität Bochum.

Fonagy, P.; Target, M. (1997): Attachment and reflective function: Their role in self-organization. In: *Development and Psychopathology*, 4, S. 679–700.

Fonagy, P.; Gergely, G.; Jurist, E.; Target, M. (2002): Affektregulierung, Mentalisierung und die Entwicklung des Selbst. Stuttgart.

Foucault, M. (1969): Wahnsinn und Gesellschaft. Frankfurt a. M.

Foucault, M. (1988): Die Geburt der Klinik. Frankfurt a. M.

Foudraine, J. (1973): Wer ist aus Holz? München.

FRANK, J. D.; FRANK, J. B. (1991): Persuasion and healing: A comparative study of psychotherapy. Baltimore.
FRANK, M. (1991): Selbstbewusstsein und Selbsterkenntnis. Stuttgart.
FRANKL, V. E. (1972/1997): Der Wille zum Sinn: Ausgewählte Vorträge über Logotherapie. München.
FRANKL, V. E. (1998): Der leidende Mensch: Anthropologische Grundlagen der Psychotherapie. Bern.
FRANKL, V. E. (2002): Was nicht in meinen Büchern steht. Lebenserinnerungen. Weinheim.
FRANKL, V. E. (2005): Ärztliche Seelsorge. Grundlagen der Logotherapie und Existenzanalyse. Wien.
FRENKEL-BRUNSWICK, E. (1949): Intolerance of ambiguity as an emotional and perceptual personality variable. In: *Journal of Personality*, 18, S. 108–143.
FRENZEL, I. (1966): Nietzsche. Reinbek.
FREUD, S. (1981): Das Ich und das Es und andere metapsychologische Schriften. Frankfurt a. M.
FREYTAG, A. (1999): Kann das Resilienzparadigma integrierende Funktion für die konzeptuelle Weiterentwicklung der Frühförderung übernehmen? In: OPP, G.; FINGERLE, M.; FREYTAG, A. (Hg.): Was Kinder stärkt: Erziehung zwischen Risiko und Resilienz. München, S. 166–169.
FRITH, C. D. (1992): The cognitive neuropsychology of schizophrenia. Hove.
FRITH, C. D. (2004): Schizophrenia and theory of mind. In: *Psychological Medicine*, 34, S. 385–389.
FRÖHLICH-GILDHOFF, K. (2014): Schutzmechanismen gegen psychische Belastungen. In: *Der Neurologe & Psychiatrie*, 15, S. 59–62.
FROMM, E. (1964): Die Seele des Menschen. Ihre Fähigkeit zum Guten und zum Bösen. GSA II. Stuttgart.
FROMM, E. (1976/2010): Haben oder Sein – die seelischen Grundlagen einer neuen Gesellschaft. München.
FRÜCHTEL, F.; CYPRIAN, G.; BUDDE, W. (2007): Sozialer Raum und Soziale Arbeit – ein Lehrbuch. Wiesbaden.
FUCHS, T. (2007): Das Gehirn - ein Beziehungsorgan. Eine phänomenologisch-ökologische Konzeption. Kohlhammer, Stuttgart.
FUCHS, C. (2011): Theory of mind bei akut- und postpsychotischer paranoider Schizophrenie – eine neuropsychologische und neurofunktionelle Untersuchung (Dissertation Philosophie). Ludwig-Maximilians-Universität München.
FUCHS, T. (2012): Das Gehirn – ein Beziehungsorgan. Eine phänomenologisch-ökologische Konzeption. Stuttgart.
FURNHAM, A.; RIBCHESTER, T. (1995): Tolerance of ambiguity: A review of the concept, its measurement and applications. In: *Current Psychology*, 14, S. 179–199.

G

Gallagher, S. (2000): Philosophical conceptions of the self: Implications for cognitive science. In: *Trends in Cognitive Sciences*, 4, S. 14–21.

Gallagher, S. (2004): Neurocognitive models of schizophrenia: A neurophenomenological critique. In: *Psychopathology*, 37, S. 8–19.

Gergely, G.; Watson, J. S. (1996): The social biofeedback theory of parental affect-mirroring: The development of emotional self-awareness and self-control in infancy. In: *International Journal of Psychoanalysis*, 77, S. 1181–1212.

Gigerenzer, G. (2007): Bauchentscheidungen. Die Intelligenz des Unbewussten und die Macht der Intuition. München.

Goffman, E. (1975): Stigma. Über Techniken der Bewältigung beschädigter Identitäten. Frankfurt a. M.

Grätz, J.; Brieger, P. (2012): Einführung und Umsetzung einer Behandlungsvereinbarung – eine empirische Studie unter Berücksichtigung von Betroffenen, Ärzten und Sozialarbeitern. In: *Psychiatrische Praxis*, 39, S. 388–393.

Grawe, K. (2005): Empirisch validierte Wirkfaktoren statt Therapiemethoden. In: *Report Psychologie*, 7/8, S. 311.

Greiner, U. (2014): Schamverlust – vom Wandel der Gefühlskultur. Reinbek.

Griesinger, W. (1845): Die Pathologie und Therapie der psychischen Krankheiten, für Aerzte und Studierende. Stuttgart.

Gross, D.; Müller, S.; Steinmetzer, J. (Hg.) (2008): Normal – anders – krank? Akzeptanz, Stigmatisierung und Pathologisierung im Kontext der Medizin. Berlin.

Gühne, U.; Weinmann, S.; Arnold, K.; Atav, E. S.; Becker, T.; Riedel-Heller, S. (2011): Akutbehandlung im häuslichen Umfeld: Systematische Übersicht und Implementierungsstand in Deutschland. In: *Psychiatrische Praxis*, 38, S. 114–122.

Gutmann, P. (2006): Anthropologische Psychiatrie und Sprachphilosophie. In: *Schweizer Archiv für Neurologie und Psychiatrie*, 157, S 4–14.

H

Habermas, J. (1981): Theorie des kommunikativen Handelns. Frankfurt a. M.

Habermas, J. (1984): Wahrheitstheorien: Vorstudien und Ergänzungen zur Theorie des kommunikativen Handelns. Frankfurt a. M.

Hadar, Y. (1991): Existentielle Erfahrung oder Krankheitssyndrom? Überlegungen zum Begriff der »Zweiten Generation«. In: Stoffels, H. (Hg.): Schicksale der Verfolgten – Psychische und somatische Auswirkungen von Terrorherrschaft. Heidelberg u. a., S. 160–172.

Hamann, J.; Cohen, R.; Leucht, S.; Busch, R.; Kissling, W. (2005): Do patients with schizophrenia wish to be involved in decision about their medical treatment. In: *American Journal of Psychiatry*, 162, S. 2382–2384.

HÄNNI, S. (2003): Eine Untersuchung der punktuellen Nützlichkeit der Fantasietherapie: Eine Gruppentherapie für stationäre psychotische Patienten (Diplomarbeit Psychologie). Hochschule für Angewandte Psychologie HAP, Zürich, Winterthur.

HANSEN, H.; PEINICKE, H. (1981): Reizentzug und Gehirnwäsche in der BRD. Hamburg.

HEIDEGGER, M. (1927/2006): Sein und Zeit. Tübingen.

HEINRICH, K. (1984): Psychopathologie der Regression. Stuttgart u. a.

HEINZ, A. (1994): Der Begriff psychischer Gesundheit. Unveröffentlichte Magisterarbeit, Berlin.

HEINZ, A.; SCHMIDT, L. G.; WINTERER, G.; GERHARD, L.; PRZUNTEK, H. (1995): Optische Halluzinose als klinischer Beginn einer CJE. In: *Der Nervenarzt*, 66, S. 712–716.

HEINZ, A.; KNABLE, M. B.; WEINBERGER, D. R. (1996): Dopamine D2 receptor imaging and neuroleptic drug response. In: *Journal of Clinical Psychiatry.*, 57, S. 84–88, discussion S. 89–93.

HEINZ, A. (1998): Colonial practices in the construction of the psychotic patient as primitive man. In: *Critique of Anthropology*, 18, S. 421–444.

HEINZ, A.; KNABLE, M.; COPPOLA, R.; GOREY, J.; JONES, D.; LEE, K. S.; WEINBERGER, D. R. (1998): Psychomotor slowing, negative symptoms, and dopamine receptor availability – an IBZM SPECT study in neuroleptically treated and drug-free schizophrenic patients. In: *Schizophrenia Res*earch, 1, S. 19–26.

HEINZ, A.; PAYNE-JACKSON, A. (1998): Blood terms and concepts in Jamaicans and Jamaican Americans – acculturation of explanatory models. In: *Maclas Latin American Essays*, 11, S. 19–28.

HEINZ, A.; SAUNDERS, R. C.; KOLACHANA, B.; JONES, D. W.; GOREY, J.; BACHEVALIER, J.; WEINBERGER, D. R. (1999): Striatal dopamine receptors and transporters in monkeys with neonatal temporal limbic damage. In: *Synapse*, 32, S. 71–79.

HEINZ, A.; WEINBERGER, D. R. (2000): Die neurobiologische Entwicklungshypothese. In: HELMCHEN, H.; HENN, F.; LAUTER, H.; SARTORIUS, N. (Hg.): Psychiatrie der Gegenwart, Band 5. Heidelberg u. a., S. 89–104.

HEINZ, A. (2002 a): Anthropologische und evolutionäre Modelle in der Schizophrenieforschung. Berlin.

HEINZ, A. (2002 b): Dopaminergic dysfunction in alcoholism and schizophrenia – psychopathological and behavioral correlates. In: *European Psychiatry*, 17, S. 9–16.

HEINZ, A.; BATRA, A. (2003): Neurobiologie der Alkohol- und Nikotinabhängigkeit. Stuttgart.

HEINZ, A.; GRACE, A. A.; BECK, A. (2009): The intricacies of dopamine neuron modulation. In: *Biological Psychiatry*, 65, S. 101–102

Heinz, A.; Schlagenhauf, F. (2010): Dopaminergic dysfunction in schizophrenia: Salience attribution revisited. In: *Schizophrenia Bulletin*, 36, 3, S. 472–485.

Heinz, A.; Beck, A. (2011): Neurobiologie und Soziales: ein hermeneutischer Zirkel. In: Kupke, C.; Brückner, B. (Hg.): Das Verschwinden des Sozialen. Berlin, S. 105–117.

Heinz, A.; Öhrlich, W. (2011): Inklusion fördernde Behandlung. In: Aktion Psychisch Kranke; Weiss, P. (Hg.): Psychiatriereform 2011 ... Der Mensch im Sozialraum. Bonn, S. 69–72.

Heinz, A.; Bermpohl, F.; Frank, M. (2012): Construction and interpretation of self-related function and dysfunction in intercultural psychiatry. In: *European Psychiatry*, 27, S. 32–43.

Heinz, A.; Deserno, L.; Reininghaus, U. (2013): Urbanicity, social adversity, and psychosis. IN: *World Psychiatry*, 12, S. 187–197.

Heinz, A. (2014): Der Begriff der psychischen Krankheit. Berlin.

Heinz, A.; Müller, D. J.; Krach, S.; Cabanis, M.; Kluge, U. P. (2014): The uncanny return of the race concept. In: *Frontiers of Human Neuroscience*, 8, S. 836.

Heinz, A. J.; Beck, A.; Meyer-Lindenberg, A.; Sterzer, P.; Heinz, A. (2011): Cognitive and neurobiological mechanisms of alcohol-related aggression. In: *Nature Reviews Neuroscience*, 12, S. 400–413.

Heissler, M. (2011): Es wird kein Stein auf dem anderen bleiben – auf dem Weg zur Post-Psychiatrie. In: *Soziale Psychiatrie*, 4, S. 4–9.

Henkel, D.; Zemlin, U. (2008): Arbeitslosigkeit und Sucht. Frankfurt a. M.

Herder, J. G. (1965): Ideen zur Philosophie der Geschichte der Menschheit, Band 1. Berlin/Weimar, S. 140–147.

Hermans, H.; Kempen, H.; Rens, J. (1992): The dialogical self – beyond individualism and rationalism. In: *American Psychologist*, 47, S. 23–33.

Hermans, H. (2001): The dialogical self: Toward a theory of personal and cultural positioning. In: *Culture & Psychology*, 7, S. 243–281.

Hess, C.; Hess-Cabalzar, A. (2012): Menschenmedizin. Für eine kluge Heilkunst. Frankfurt a. M.

Heumann, K.; Utschakowski, J.; Mahlke, C.; Bock, T. (2015 a): Implementierung von Peerarbeit. In: *Nervenheilkunde*, 4, S. 275–278.

Heumann, K.; Bock, T.; Lincoln, T. (2015 b): »Bitte macht (irgend)was!« Eine bundesweite Online-Befragung Psychiatrieerfahrener zum Einsatz von milderen Maßnahmen zur Vermeidung von Zwangsmaßnahmen. In: *Psychiatrische Praxis*, 43, S. 1–7.

Hofacker, B.; Ebner, G. (2000): Meine Psychotherapie der Psychosen in der Psychotherapie der Gegenwart. Zusammenfassung des Vortrags von Prof. Dr. med. Gaetano Benedetti am 16. Januar 1999 im Psychiatriezentrum Schaffhausen. In: *Schweizer Archiv für Neurologie und Psychiatrie*, 15, S. 128–129.

Hoffmann, R. E. (2010): Revisiting Arieti's »listening attitude« and hallucinated voices. In: *Schizophrenia Bulletin*, 36, S. 440–442.
Hoffmann, R. E.; Pittman, B.; Constable, R.T.; Bhagwagar, Z.; Hampson, M. (2011): Time course of regional brain activity accompanying auditory verbal hallucinations in schizophrenia. In: *British Journal of Psychiatry*, 198, S. 277–283.
Hollinghead, A.; Redlich, F.R.; Hobroken, N.J. (1958): Social class and mental illness: Community study. New York.
Holzhey-Kunz, A. (1994): Leiden am Dasein. Die Daseinsanalyse und die Aufgabe einer Hermeneutik psychopathologischer Phänomene. Wien.
Holzhey-Kunz, A. (2008): Daseinsanalyse. In: Längle, A.; Holzhey-Kunz, A. (Hg.): Existenzanalyse und Daseinsanalyse. Wien, S. 181–348.
Honneth, A. (1992): Kampf um Anerkennung. Zur moralischen Grammatik sozialer Konflikte. Frankfurt a. M.
Horan, W. P.; Ventura, J.; Nuechterlein, K. H.; Subotnik, K. L.; Hwang, S.S.; Mintz, J. (2005): Stressful life events in recent-onset schizophrenia: Reduced frequencies and altered subjective appraisals. In: *Schizophrenia Research*, 75, S. 363–374.
Huber, M. (2003): Trauma und die Folgen – Trauma und Traumabehandlung. Paderborn.
Hurtz, R.; Nischk, D.; Showah, M.; Rusch, J. (2014): Raum für die persönliche Geschichte – Sinnsuche in der Soteria. In: Bock, T.; Klapheck, K.; Ruppelt, F. (Hg.): Sinnsuche und Genesung. Erfahrungen und Forschungen zum subjektiven Sinn von Psychosen. Köln, S. 202–216.
Husserl, E. (1962): Phänomenologie Psychologie. Gesammelte Werke, Band 9. Haag.

I

Ideler, K. W. (1835): Grundriss der Seelenheilkunde I. Berlin.
Ideler, K. W. (1848): Der Wahnsinn in seiner psychologischen und sozialen Bedeutung. Bremen.

J

Jablensky, A. (1987): Multicultural studies and the nature schizophrenia: A review. In: *Journal of the Royal Society of Medicine*, 80, S. 162–167.
Jablensky, A.; Sartorius, N. (2008): What did the WHO studies really find? In: *Schizophrenia Bulletin*, 34, S. 253–255.
Jacobi, F.; Höfler, M.; Siegert, J.; Mack, S.; Gerschler, A.; Scholl, L.; Busch, M. A.; Hapke, U.; Maske, U.; Seiffert, I.; Gaebel, W.; Maier, W.; Wagner, M.; Zielasek, J.; Wittchen, H. U. (2014): Twelve-month prevalence, comorbidity, and correlates of mental disorders in Germany: The mental health module of the german health interview and examination survey for adults (DEGS1-MH). In: *International Journal of Methods in Psychiatric Research*, 23, S. 304–319.

JACOBI, F.; MAIER, W.; HEINZ, A. (2013): Diagnostic and statistical manual of mental disorders: Hilfestellung zur Indikation. In: *Deutsches Ärzteblatt*, 110, S. 49.

JAHODA, M. (1958): Current concepts of positive mental health. New York.

JAHODA, M.; LAZARSFELD, P. F.; ZEISEL, H. (1933/1975): Die Arbeitslosen von Marienthal – ein soziographischer Versuch über die Folgen langandauernder Arbeitslosigkeit. Frankfurt a. M.

JANSSEN, I.; HANSSEN, M.; BAK, M.; BIJL, R. V.; DE GRAAF, R.; VOLLEBERGH, W.; MCKENZIE, K.; VAN OS, J. (2003): Discrimination and delusional ideation. In: *British Journal of Psychiatry*, 182, S. 71–76.

JASPERS, K. (1946): Allgemeine Psychopathologie. Berlin.

JASPERS, K. (1965): Hoffnung und Sorge. Schriften zur deutschen Politik 1945–1965. München

JASPERS, K., (1973): Allgemeine Psychopathologie. Berlin.

JOST, A. (2000): Zeitstörungen – vom Umgang mit Zeit in Psychiatrie und Alltag. Bonn.

K

KANT, I. (1798): Anthropologie in pragmatischer Hinsicht. Stuttgart.

KAPFHAMMER, H. P. (2012): Trauma und Psychose – Teil I. In: *Neuropsychiatrie*, 26, S. 171–178.

KAPFHAMMER, H. P. (2013): Trauma und Psychose – Teil II. In: *Neuropsychiatrie*, 27, S. 21–37.

KAPUR, S. (2003): Psychosis as a state of aberrant salience: A framework linking biology, phenomenology, and pharmacology in schizophrenia. In: *American Journal of Psychiatry*, 160, S. 13–23.

KAROW, A.; NABER, D.; LAMBERT, M.; MORITZ, S. (2011): Remission as perceived by people with schizophrenia, family members, and psychiatrists. In: *European Psychiatry*, 27, S. 401–405.

KASPER, S.; HARING, C.; MARKSTEINER, J.; SACHS, G.-M.; TÖLK, A.; WROBEL, M. (2008): Das Resilienzkonzept bei psychiatrischen Erkrankungen. In: *CliniCum Neuropsy – Expertise*, Sonderausgabe, S. 1–6.

KIBÉD, M. V.; SPARRER, I. (2009): Ganz im Gegenteil. Heidelberg.

KIENAST, T.; HARIRI, A. R.; SCHLAGENHAUF, F.; WRASE, J.; STERZER, P.; BUCHHOLZ, H. G.; SMOLKA, M. N.; GRÜNDER, G.; CUMMING, P.; KUMAKURA, Y.; BARTENSTEIN, P.; DOLAN, R. J.; HEINZ, A. (2008): Dopamine in amygdala gates limbic processing of aversive stimuli in humans. In: *Nature Neuroscience*, 11, S. 12.

KILIAN, R.; BECKER, T. (2006): Die Prävention psychischer Erkrankungen und die Förderung psychischer Gesundheit. In: KIRCH, W.; BADURA, B. Prävention – ausgewählte Beiträge des Nationalen Präventionskongresses, Dresden, 1. und 2. Dezember 2005, Heidelberg, S. 443–472.

KINGDON, D.; TURKINGTON, D. (2005): Cognitive therapy of schizophrenia. New York.

Kipphardt, H. (1987): März. Reinbek.

Kisker, K.-P. (1960): Der Erlebniswandel des Schizophrenen. Ein psychopathologischer Beitrag zur Psychonomie schizophrener Grundsituationen. Heidelberg u. a.

Kisker, K.-P. (1976): Mit den Augen eines Psychiaters. Stuttgart.

Klapheck, K.; Nordmeyer, S.; Cronjäger, H.; Naber, D.; Bock, T. (2012): Subjective experience and meaning of psychoses: the German Subjective Sense in Psychosis Questionnaire (SUSE). In: *Psychological Medicine*, 42, S. 61–71.

Klee, E. (1997): Dokumente zur Euthanasie. Frankfurt a. M.

Klee, E. (2009): »Euthanasie« im NS-Staat: Die »Vernichtung lebensunwerten Lebens«. Frankfurt a. M.

Kleinman, A. (2003): Patients and healers in the context of culture. Berkeley u. a.

Kliche, T.; Kröger, G. (2008): Empowerment in Prävention und Gesundheitsförderung. Eine konzeptkritische Bestandsaufnahme von Grundverständnissen, Dimensionen und Erhebungsproblemen. In: *Gesundheitswesen*, 70, S. 715–720.

Klika, D. (2000): Identität – ein überholtes Konzept? In: *Zeitschrift für Erziehungswissenschaften*, 3, S. 285–304.

Klingberg, S.; Hesse, K. (2013): Kognitive Verhaltenstherapie bei schizophrenen Psychosen – Grundzüge einer evidenzbasierten störungsspezifischen Psychotherapie. In: *Psychotherapeut*, 58, S. 323–353.

Kluge, U. (2011): Sprach- und Kulturmittler im interkulturellen psychotherapeutischen Setting. In: Machleidt, W.; Heinz, A. (Hg.): Praxis der interkulturellen Psychiatrie und Psychotherapie. München, S. 145–160.

Knuf, A. (2003): Empowerment fördern. Beispiel Psychiatrie. In: *Managed Care*, 7, S. 17–19.

Knuf, A. (2008): Recovery: Wider den demoralisierenden Pessimismus. Genesung auch bei langzeiterkrankten Menschen. In: *Kerbe*, 26, S. 8–11.

Knuf, A. (2009): Basiswissen: Empowerment in der psychiatrischen Arbeit. Bonn.

Kohlhofer, T. (1992): Schizophrenie. Ätiologische Erklärungsmodelle, Überprüfung der existentiellen Dimension. Unveröffentlichte Diplomarbeit. Universität Wien.

Klostermann, W.; Vieregge, P.; Kömpf, D. (1992): Musik-Halluzinationen bei erworbener Schwerhörigkeit. In: *Fortschritte der Neurologie Psychiatrie*, 60, S. 262–273.

Kraepelin, E. (1913): Psychiatrie. Leipzig.

Kretschmer, E. (1922): Medizinische Psychologie. Leipzig.

Kropotkin, P. (1989): Gegenseitige Hilfe in der Tier- und Menschenwelt. Grafenau.

KRÜGER, H.-P. (1999): Zwischen Lachen und Weinen. Band 1: Das Spektrum menschlicher Phänomene. Berlin.

KÜHNLEIN, I.; MUTZ, G. (2008): Psychotherapie im gesellschaftlichen Wandel. In: *Psychotherapeutenjournal*, 4, S. 338–347.

KÜHNLEIN, I.; MUTZ, G. (2009): Neue Prozesse der Prekarisierung und Exklusion – Eine Herausforderung für die Psychotherapie. In: KEUPP, H.; RUDECK, R.; SCHROER, H.; SECKINGER, M.; STRAUS, F. (Hg.): Armut und Exklusion. Gemeindepsychologische Analysen und Gegenstrategien. Tübingen. S. 155–184.

KUMAKURA, Y.; CUMMING, P.; VERNALEKEN, I.; BUCHHOLZ, H. G.; SIESSMEIER, T.; HEINZ, A.; KIENAST, T.; BARTENSTEIN, P.; GRÜNDER, G. (2007): Elevated [18 F] fluorodopamine turnover in brain of patients with schizophrenia: An [18 F] fluorodopa/positron emission tomography study. In: *Journal of Neuroscience*, 25, S. 27–30.

L

LACAN, J. (1996): Das Seminar von Jacques Lacan. Buch VII (1959–1960). Berlin.

LAING, R. D. (1972): Das geteilte Selbst. Köln.

LAMBERT, M.; BOCK, T.; SCHÖTTLE, D.; GOLKS, D.; MEISTER, K.; RIETSCHEL, L.; BUSSOPULOS, A.; FRIELING, F.; SCHÖDLBAUER, M.; BURLON, M.; HUBER, C.; OHM, G.; PAKRASI, P.; CHIRAZI-STARK, M.; NABER, D.; SCHIMMELMANN, B. (2010a): Assertive community treatment as part of integrated care versus standard care: A 12-month trial in patients with first- and multiple-episode schizophrenia spectrum disorders treated with quetiapine immediate release (ACCESS Trial). In: *Journal of Clinical Psychiatry*, 71, S. 1313–1323.

LAMBERT, M.; NABER, D.; BOCK, T.; MEIGEL-SCHLEIFF, C. (2010b): Integrierte Versorgung von Patienten mit psychotischen Erkrankungen. In: *Soziale Psychiatrie*, 34, S. 30–32.

LAMBERT, M.; SCHÖTTLE, D.; RUPPELT, F.; LÜDECKE, D.; SARIKAYA, G.; SCHULTE-MARKWORT, M.; GALLINAT, J.; KAROW, A. (2015): Integrated care for patients with first and multiple episodes of severe psychotic illnesses: 3-year results of the Hamburg model. In: *Bundesgesundheitsblatt –Gesundheitsforschung – Gesundheitsschutz*, 58, S. 408–419.

LAMBO, A. (1955): The role of cultural factors in paranoid psychosis among the Yoruba tribe. In: *The Journal of Mental Science*, 101, S. 239–266.

LAMPARTER, M.; BOLKAN, S. (2015): Angehörige als Peerbegleiterinnen – die Familie ernst nehmen. In: *Nervenheilkunde*, 4, S. 263–267.

LANG, U.; HEINZ, A. (2010): Wie viel kostet eine offene Akutpsychiatrie? In: *Psychiatrische Praxis*, 37, S. 411–412.

LANG, U. (2013): Innovative Psychiatrie mit offenen Türen. Deeskalation und Partizipation in der Akutpsychiatrie. Berlin u. a.

Langdon, R.; Ward, P. (2009): Taking the perspective of the other contributes to awareness of illness in schizophrenia. In: *Schizophrenia Bulletin*, 35, S. 1003–1011.

Langer, S. (1992): Philosophie auf neuem Wege. Frankfurt a. M.

Längle, A. (1996): Der Verlust des Zusammenhalts – Psychopathologie und existentielle Themen in der Schizophrenie. In: *Existenzanalyse*, 13, S. 14–23.

Leamy, M.; Bird, V.; Le Boutillier, C.; Williams, J.; Slade, M. (2011): Conceptual framework for personal recovery in mental health. Systematic review and narrative synthesis. In: *The British Journal of Psychiatry*, 199, S. 445–452.

Leferink, K.; Heinz, A. (1999): Schizophrenie als Zeichenprozeß. Sozial- und psycho-semiotische Aspekte der »Sprache der Schizophrenie«. In: *Fundamenta Psychiatrica*, 13, S. 112–118.

Lempa, G. (2006): Schizophrenie-Screening und anschließende Frühintervention. In: Juckel, G.; Lempa, G.; Troje, E. (Hg.): Psychodynamische Therapie von Patienten im schizophrenen Prodromalzustand. Göttingen, S. 31–41.

Lempa, G.; Montag, C.; von Haebler, D. (2013): Auf dem Weg zu einem Manual der psychodynamischen Psychosentherapie. In: *Psychotherapeut*, 58, S. 327–338.

Lempa, G.; von Haebler, D. (2012): Werkzeugkasten des psychodynamischen Psychosetherapeuten. In: *Psychotherapeut*, 57, S. 495–504.

Leschinsky, A. (Hg.) (2003): Ursula Plog – von einer, die auszog, die Psychiatrie das Zuhören zu lehren. Vorträge und Essays. Bonn.

Lévi-Strauss, C. (1973): Das wilde Denken. Frankfurt a. M.

Lietzmann, A. (2003): Theorie der Scham. Eine anthropologische Perspektive auf ein menschliches Charakteristikum. Dissertation Sozialwissenschaften, Eberhard-Karls-Universität. Tübingen.

Lincoln, T.; Lüllmann, E.; Rief, W. (2007): Correlates and long-term consequences of poor insight in patients with schizophrenia. A systematic review. In: *Schizophrenia Bulletin*, 33, S. 1324–1342.

Lisman, J. E.; Grace, A. A. (2005): The hippocampal-VTA loop: Controlling the entry of information into long-term memory. In: *Neuron*, 2, 46, S. 703–713.

Livingston, F. B. (1962): On the non-existence of human races. In: *Current Anthropology*, 33, S. 279–281

Ludewig, K. (1993): Gedanken zum Selbst aus systemischer Sicht. In: *Mitteilungsblatt des Instituts für systemische Studien*, 4, S. 9–18.

Lütz, M. (2002): Lebenslust. Wider die Diät-Sadisten, den Gesundheitswahn und den Fitness-Kult. Düsseldorf.

LYSAKER, P. H.; LYSAKER, J. T. (2001): Psychosis and the disintegration of dialogical self structure: Problems posed by schizophrenia for the maintenance of dialogue. In: *British Journal of Medical Psychology*, 74, S. 23–33.

LYSAKER, P. H.; LYSSAKER, J. T. (2006): Psychotherapy and schizophrenia: An analysis of acquirements of an individual psychotherapy for persons with profoundly disorganized selves. In: *Journal of Constructivist Psychology*, 19, S. 171–189.

LYSAKER, P. H.; ROE, D.; YANOS, P.T. (2007): Toward understanding the insight paradox: Internalized stigma moderates the association between insight and social functioning, hope and self-esteem among people with schizophrenia spectrum disorders. In: *Schizophrenia Bulletin*, 33, S. 192–199.

LYSAKER, P. H; ROE, D.; YANOS, P. T. (2010): The Impact of Illness Identity on Recovery from Severe Mental Illness. In: *American Journal of Psychiatric Rehabilitation*, 13, S. 73–93.

M

MACHLEIDT, W.; PASSIE, T.; SPAZIER, D. (Hg.) (2007): Psychiatersein. Karl Peter Kisker – Auswahl seiner Schriften. Bonn.

MAHLER, L.; JARCHOV-JÀDI, I.; MONTAG, C.; GALLINAT, J. (2014): Das Weddinger Modell – Resilienz- und Ressourcenorientierung im klinischen Kontext. Köln.

MAHLKE, C.; KRÄMER, U.; BECKER, T.; BOCK, T. (2014): Peer support in mental health services. In: *Current opinion*, 27, S. 276–281.

MAHLKE, C.; KRÄMER, U.; KILIAN, R.; BECKER, T. (2015): Bedeutung und Wirksamkeit von Peer-Arbeit in der psychiatrischen Versorgung. In: *Nervenheilkunde*, 34, S. 235–239.

MARCHART, O. (2013): Das unmögliche Objekt. Eine postfundamentalistische Theorie der Gesellschaft. Berlin.

MCCULLOCH, J. (1995): Colonial psychiatry and »The African mind«. Cambridge.

MCGUIRE, P. K.; MURRAY, R. M.; SHAH, G. M. S. (1993): Increased blood flow in Brocas area during auditory hallucinations in schizophrenia. In: *Lancet*, 342, S. 703–706.

MCGUIRE, P. K.; SILBERSWEIG, D. A.; WRIGHT, I.; MURRAY, R. M.; DAVID, A. S.; FRACKOWIAK, R. S.; FRITH, C. D. (1995): Abnormal monitoring of inner speech: A physiological basis for auditory hallucinations. In: *Lancet*, 346, S. 596–600.

MEAD, G. H. (1987): Gesammelte Aufsätze. Band 1. Frankfurt a. M.

MEANEY, M. J.; CERVONI, N.; CHAMPAGNE, F. A.; D'ALESSIO, A. C.; SHARMA, S.; SECKL, J. R.; DYMOV, S.; SZYF, M.; MEANEY, M. J. (2004): Epigenetic programming by maternal behavior. In: *Nature Neuroscience*, 7, S. 847–854.

Mehnert, A.; Müller, D.; Koch, U. (2007): Die Erfassung von sinnbasierten Bewältigungsstrategien und Lebenseinstellungen. Die deutsche Adaptation des Life Attitude Profile-Revised (LAP-R) an einer repräsentativen Stichprobe und Brustkrebspatientinnen. In: *Zeitschrift für Klinische Psychologie und Psychotherapie*, 36, S. 176–188.

Melchinger, H. (2008): Wie gut ist die ambulante psychiatrische Versorgung? In: *Neurotransmitter*, Sonderheft, S. 16–22.

Mennemann, H. (2000): Leben angesichts des Todes. Sozialpädagogische Überlegungen zu Sinnfragen. In: Breloer, G. (Hg.): Sinnfragen im Alter. Münster, S. 53–79.

Mentzos, S. (1984): Neurotische Konfliktverarbeitung. Einführung in die psychoanalytische Neurosenlehre unter Berücksichtigung neuer Perspektiven. Frankfurt a. M.

Mentzos, S. (2000): Das psychosoziale Feld ist nicht nur für das So-sein, sondern partiell auch für das Da-sein der Psychose von Bedeutung. In: Mentzos, S.; Münch, A. (Hg.): Die Bedeutung des sozialen Feldes und der Beziehung für Genese, Psychodynamik, Therapie und Prophylaxe der Psychosen. Göttingen, S. 9–25.

Mentzos, S. (2010): Begründung des Bipolaritätsmodells der Psychosen und einige Erläuterungen zu deren neurobiologischer Dimension. In: Mentzos, S.; Münch, A. (2010): Reflexionen zu Aspekten einer Theorie der Psychosen. Göttingen, S. 10–23.

Mewes, J.; von Peter, S. (2014): Die kollektiv ordnungsgebenden Modi des Stimmenhörens – ein psychiatrisch-anthropologisches Kooperationsprojekt. In: *Psychiatrische Praxis*, 41, S. 23–28.

Meyer, A. E.; Stuhr, U.; Deneke, F. W. (1977): Arzt-Patient-Beziehung – diagnostische und interaktionelle Aspekte aus psychoanalytischer Sicht. In: Deneke, F. W. (Hg.): Medizinische Psychologie. Köln, S. 272–293.

Mielau, J.; Altunbay, J.; Gallinat, J.; Heinz, A.; Bermpohl, F.; Lehmann, A.; Montag, C. (2015): Subjective experience of coercion in psychiatric care: A study comparing the attitudes of patients and healthy volunteers towards coercive methods and their justification. In: *European. Archives of Psychiatry and Clinical Neuroscience*, im Erscheinen.

Miklowitz, D. J.; Richards, J. A.; George, E. L.; Frank, E.; Suddath, R. L.; Powell, K. B.; Sacher, J. A. (2003): Integrated family and individual therapy for bipolar disorder: Results of a treatment development study. In: *Journal of Clinical Psychiatry*, 64, S. 182–191.

Miklowitz, D. J.; Axelson, D. A.; Birmaher, B.; George, E. L.; Taylor, D. O.; Schneck, C. D.; Beresford, C. A.; Dickinson, L. M.; Craighead, W. E.; Brent, D. A. (2008): Family-focused treatment for adolescents with bipolar disorder: Results of a 2-year randomized trial. In: *Archives of General Psychiatry*, 65, S. 1053–1061.

Moldzio, A. (2004): Schizophrenie – eine philosophische Erkrankung. Würzburg.

MOLDZIO, A. (2010): Philosophie der Psychosen – vom Symptom zum Phänomen. In: BOCK, T.; DÖRNER, K.; NABER, D. (Hg.): Anstöße: Zu einer anthropologischen Psychiatrie. Bonn, S. 72–83.

MONTAG, C.; DZIOBEK, I.; RICHTER, I. S.; NEUHAUS, K.; LEHMANN, K.; SYLLA, R.; GALLINAT, J. (2011): Different aspects of theory of mind in paranoid schizophrenia: Evidence from a video-based assessment. In: *Psychiatry Research*, 186, S. 203–209.

MORÉ, A. (2013): Die unbewusste Weitergabe von Traumata und Schuldverstrickungen an nachfolgende Generationen. In: *Journal für Psychologie – Theorie, Forschung, Praxis*, 21, S. 1–34.

MORITZ, S. FAVROD, J.; ANDREOU, C.; MORRISON, A. P.; BOHN, F.; VECKENSTEDT, R.; TONN, P.; KAROW A. (2013): Beyond the usual suspects: Positive attitudes towards positive symptoms is associated with medication noncompliance in Psychosis. In: *Schizophrenia Bulletin*, 39, S. 917–922.

MORITZ, S.; WITTEKIND, C.; PLANELLS-KELLER, K. (2014): Raum für Individualität – Weiterentwicklung des Metakognitiven Trainings. In: BOCK, T.; KLAPHECK, K.; RUPPELT, F. (Hg.): Sinnsuche und Genesung – Erfahrungen und Forschungen zum subjektiven Sinn von Psychosen. Köln, S. 245–254.

MORTON, A.; FAIRHURST, A.; RYAN, R. (2010): Promoting recovery: Service user and stuff perceptions of resilience provided by a new early intervention in psychosis service. In: *Early Intervention in Psychiatry*, 4, S. 89–92.

MOSHER, L. R.; HENDRIX, V.; FORT, D. C. (1994): Dabeisein: das Manual zur Praxis in der Soteria. Bonn.

MÜLLER, D. J.; KLUGE, U.; HEINZ, A. (2013): Haben die Ostfriesen andere Gene? Pharmakotherapie und Ethnizität in Zeiten globaler Migration. In: *Deutsches Ärzteblatt International*, 110, S. 314–317.

MÜLLER, M. (1930): Über Heilungschancen in der Schizophrenie. Berlin.

MÜLLER, S.; WALTER, H.; HEINZ, A. (2012): Zwangsbehandlung bei psychisch Kranken. Fixieren statt behandeln? In: *Deutsches Ärzteblatt*, 109, S. 5.

MÜLLER, S.; HEINZ, A. (2013): Stigmatisierung oder Entstigmatisierung durch Biologisierung psychischer Krankheiten? In: *Nervenheilkunde*, 32, S. 955–961.

MÜLLER-SCHENKENBRINK, R.; KOSTARELLOS, C. (Hg.) (2015): Psychisch immun. Mit Resilienz das psychische Immunsystem stärken. Norderstedt.

MUNTANER, C.; EATON, W. W.; MIECH, R.; O'CAMPO, P. (2004): Socioeconomic position and major mental disorders. In: *Epidemiologic Reviews*, 26, S. 53–62.

N

NAPO, F.; HEINZ, A.; AUCKENTHALER, A. (2012): Explanatory models and concepts of West African Malian patients with psychotic symptoms. In: *European Psychiatry*, 27, S. 44–49.

NAVRATIL, L. (1994): Schizophrene Dichter. Frankfurt a. M.
NEILL, A. S. (1969): Theorie und Praxis der antiautoritären Erziehung: Das Beispiel Summerhill. Reinbek.
NERAAL, T. (2013): Familiendynamik und psychoanalytische Familientherapie bei Psychosen. Vortrag im Berliner Symposium für Psychosenpsychotherapie, 26. November 2013. Unveröffentlicht.
NICE-GUIDELINE (2009): siehe: www.nice.org.ul/CG82 (letzter Zugriff: 01.02.2016).
NIETZSCHE, F. (2009): Sämtliche Werke. Band 11. München.
NOISEUX, S.; TRIBBLE, S.; CYR, D.; CORIN, E.; ST-HILAIRE, P. L.; MORISSETTE, R.; LECLERC, C.; FLEURY, D.; VIGNEAULT, L.; GAGNIER, F. (2010): The process of recovery of people with mental illness. The perspectives of patients, family members and care providers: Part 1. In: *BMC Health Services Research*, 10, S. 161.

O

OLUSOGA, D.; ERICHSEN, C. (2010): The Kaiser's holocaust: Germany's forgotten genocide and the colonial roots of nazism. London.

P

PARK, C.; FOLKMAN, S. (1997): Meaning in the context of stress and coping. In: *Review of general Psychology*, 1, S. 115–144.
PARSONS, T. (1967): Sociological theory and modern society. New York.
PAUL, K. I.; MOSER, K. (2009). Unemployment impairs mental health: Metaanalyses. In: *Journal of Vocational Behavior*, 74, S. 264–282.
PERLICK, D.; CLARKIN J. F.; SIREY J.; RAUE, P.; GREENFIELD, S.; STRUENING, E.; ROSENHECK, R. (1999): Burden experienced by care-givers of persons with bipolar affective disorder. In: *British Journal of Psychiatry*, 175, S. 56–62.
PETZOLD, H. G. (2012): Identität. Ein Kernthema moderner Psychotherapie – interdisziplinäre Perspektiven. Wiesbaden.
PICKETT, K.; WILKINSON, R. (2010): Inequality: An underacknowledged source of mental illness and distress. In: *British Journal of Psychiatry*, 197, S. 426–428.
PLESSNER, H. (1928/2003): Die Stufen des Organischen und der Mensch. Einleitung in die philosophische Anthropologie. GS IV. Frankfurt a. M.
PLESSNER, H. (1960). Das Problem der Öffentlichkeit und die Idee der Entfremdung. Göttingen.
PLESSNER, H. (1975): Die Stufen des Organischen und der Mensch. Berlin u. a.
PLESSNER, H. (2003): Macht und menschliche Natur. In: Ders.: Grenzen der Gemeinschaft. Eine Kritik des sozialen Radikalismus. Frankfurt a. M., S. 135–234.
LESCHINSKI, A. (2003): Ursula Plog. Von einer, die auszog, der Psychiatrie das Zuhören zu lehren. Vorträge und Essays. Bonn.
PODVOLL, E. M. (1994): Verlockung des Wahnsinns. Therapeutische Wege aus entrückten Welten. München.

Pruessner, M.; Iyer, S. N.; Faridi, K.; Joober, R.; Malla, A. K. (2011): Stress and protective factors in individuals at ultra-high risk for psychosis, first episode and healthy controls. In: *Schizophrenia Research*, 129, S. 29–35.

R

Rappaport, J. (1981): In praise of paradox. A social policy of empowerment over prevention. In: *American Journal of Community Psychology*, 9, S. 1–25.

Räwel, J. (2000): Konzeptionelle Überlegungen zu Ambivalenz. Magisterarbeit, Universität Konstanz, Sozialwissenschaftliche Fakultät. Konstanz.

Reich, W. (1973): Charakteranalyse. Frankfurt a. M.

Reichart, T.; Kissling, W.; Scheuring, E.; Hamann, J. (2008): Patientenbeteiligung in der Psychiatrie – eine kritische Bestandsaufnahme. In: *Psychiatrische Praxis*, 35, S. 11–121.

Reimann, S.; Hammelstein, P. (2006): Ressourcenorientierte Ansätze. In: Renneberg, B.; Hammelstein, P. (Hg.): Gesundheitspsychologie. Heidelberg, S. 13–28.

Ricœur, P. (1995): Figuring the sacred: Religion, narrative, and imagination. Minneapolis.

Ridgway, P. (2001): Restoring psychiatric disability: Learning from first person recovery narratives. In: *Psychiatric Rehabilitation Journal*, 24, S. 335–343.

Riemann, F. (1961): Grundformen der Angst und die Antinomien des Lebens. München / Basel.

Ripke, S. u. a. (Schizophrenia Working Group of the Psychiatric Genomics Consortium) (2014): Biological insights from 108 schizophrenia-associated genetic loci. In: *Nature*, 511, S. 421–427.

Robinson, T. E.; Berridge, K. C. (1993): The neural basis of drug craving: An incentive-sensitization theory of addiction. In: *Brain Research Reviews*, 18, S. 247–91.

Rogers, C. R. (1983): Therapeut und Klient. Grundlagen der Gesprächspsychotherapie. Frankfurt a. M.

Romme, M.; Escher, S. (1993): Accepting voices. London.

Romme, M.; Escher, S. (2013): Stimmenhören akzeptieren. Berlin.

Romme, M.; Escher, S. (2008): Therapeutische Arbeit mit Halluzinationen. In: *Psychiatrische Praxis*, 35, S. 412–413.

Romme, M.; Escher, S. (2013): Stimmenhören verstehen. Der Leitfaden zur Arbeit mit Stimmenhörern. Köln.

Rorty, R. (1992): Kontingenz, Ironie und Solidarität. Frankfurt a. M.

Rosenfarb, I. S.; Miklowitz D. J.; Goldstein M. J.; Harmon L.; Nuechterlein K. H.; Rea, M. M. (2001): Family transactions and relapse in bipolar disorder. In: *Family Process*, 40, S. 5–14.

RÖSSLER, W.; SALIZE, H. J.; CUCCHIARO, G.; REINHARD, I.; MERNIG, C. (1999): Does the place of treatment influence the quality of life of schizophrenics? In: *Psychiatra Scandinavica*, 100, S. 142–148.

ROTH, G. (1997): Das Gehirn und seine Wirklichkeit: Kognitive Neurobiologie und ihre philosophische Konsequenzen. Frankfurt a. M.

ROTH, G. (2010): Wie einzigartig ist der Mensch? Die lange Evolution der Gehirne und des Geistes. Heidelberg.

RUPPELT, F.; KLAPHECK, K.; BOCK, T. (2014): Erfolgreiche Evaluation: Psychoseseminare stärken Sinnsuche und Genesung. In: *Soziale Psychiatrie*, 145, S. 3.

RUPPELT, R.; MAHLKE, C.; HEUMANN, K.; SIELAFF, G.; BOCK, T. (2015): Peerstadt Hamburg – doppelte Peerberatung an der Schnittstelle ambulant-stationär. In: *Nervenheilkunde*, 34, S. 259–262.

RÜSCH, N.; CORRIGAN, P. W.; TODD, A. R.; BODENHAUSEN, G. V. (2011): Automatic stereotyping against people with mental illness. In: *Psychiatry Research*, 186, S. 34–39.

S

SARACENO, B.; LEVAV, I.; KOHN, R. (2005): The public mental health significance of research on socio-economic factors in schizophrenia and major depression. In: *World Psychiatry*, 4, S. 181–185.

SARTRE, J. P. (1993): Das Sein und das Nichts. Versuch einer phänomenologischen Ontologie. Reinbek.

SASS, L., (1992): Madness and modernism: Insanity in the light of modern art. Literature, and Thought. New York.

SASS, L.; PARNAS, J. (2003): Schizophrenia, consciousness, and the self. In: *Schizophrenia Bulletin*, 29, S. 427–444.

SCHÄFER, I. (2009a): Traumatisierungen bei Psychosepatienten: Welche Konsequenzen ergeben sich für die Therapie? In: *Schizophrenie*, 25, S. 17–24.

SCHÄFER, I. (2009b): Traumasensible Therapie bei psychosekranken Menschen. In: *Die Kerbe – Forum für Sozialpsychiatrie*, 27, S. 35–38.

SCHARFETTER, C. (1986): Schizophrene Menschen. München/Weinheim.

SCHARFETTER, C. (2004): Der Wahn – ein Fenster zur Seele. In: BOCK, T.; DÖRNER, K.; NABER, D. (Hg.): Anstöße: Zu einer anthropologischen Psychiatrie. Bonn, S. 55–71.

SCHELER, M. (1930): Die Stellung des Menschen im Kosmos. Darmstadt.

SCHMIDT, S. (1979): Freiheit heilt. Bericht über die demokratische Psychiatrie in Italien. Berlin.

SCHNEIDER, K. (1942): Psychischer Befund und psychiatrische Diagnose. Leipzig.

SCHNEIDER, K. (1959/1980): Klinische Psychopathologie. Stuttgart.

SCHÖDLBAUER, M. (2016): Wahnbegegnungen. Zugänge zur Paranoia. Köln.

SCHOMERUS, G. (2014): Stigma-Forschung: Reduktionismus entfremdet. Vortrag am 1. November auf dem Geburtstagssymposium »Spuren in die Zukunft – Sozialpsychiatrie«. Hamburg.

SCHOMERUS, G.; SCHWAHN C.; HOLZINGER A.; CORRIGAN P.W.; GRABE H.J.; CARTA M.G.; ANGERMEYER M.C. (2012): Evolution of public attitudes about mental illness: A systematic review and meta-analysis. In: *Acta Psychiatrica Scandinavica*, 125, S. 440–452.

SCHÖTTLE, D.; RUPPELT, F.; KAROW, A.; LAMBERT, M. (2015): Home treatment – a treatment model of integrated care in Hamburg. In: *Psychotherapie, Psychosomatik, medizinische Psychologie.*, 65, S. 140–145.

SCHRANK, B.; AMERING, M. (2007): »Recovery« in der Psychiatrie. In: *Neuropsychiatrie*, 21, S. 45–50.

SCHULTZ, W.; DAYAN, P.; MONTAGUE, P. R. (1997): A neural substrate of prediction and reward. In: *Science*, 275, S. 1593–1599.

SCHULZ VON THUN, F. (2003): Miteinander reden – Kommunikationspsychologie für Führungskräfte. Reinbek.

SCHULZ, G. (2011): Spurensuche, Zutrauen, Geduld, Übersetzen, Hoffen – mein Wunsch an Psychotherapie. In: VON HAEBLER, D.; MENTZOS, S.; LEMPA, G. (Hg.): Psychosenpsychotherapie im Dialog. In: *Forum der psychoanalytischen Psychosentherapie*, 26, S. 296–297.

SCHULZ, G.; STOPAT, S. (2015): Denn die Hoffnung, die wir geben, kehrt ins eigene Herz zuürck. Peerbegleitung aus persönlicher Sicht. In: *Nervenheilkunde*, 4, S. 240–244.

SCHUMACHER, J.; LEPPERT, K.; GUNZELMANN, T.; STRAUSS, B.; BRÄHLER, E. (2005): Die Resilienzskala – Ein Fragebogen zur Erfassung der psychischen Widerstandsfähigkeit als Personenmerkmal. In: *Zeitschrift für Klinische Psychologie, Psychiatrie und Psychotherapie*, 53, S. 16–39.

SCHWEITZER, J.; BEHER, S.; VON SYDOW, K.; RETZLAFF, R. (2007): Systemische Therapie / Familientherapie. In: *Psychotherapeutenjournal*, 6, S. 4–19.

SENNETT, R. (1983): Verfall und Ende öffentlichen Lebens. Frankfurt a. M.

SHAMAY-TSOORY, S. G.; SHUR, S.; BARCAI-GOODMAN, L.; MEDLOVICH, S.; HARARI, H.; LEVKOVITZ, Y. (2007): Dissociation of cognitive from affective components of theory of mind in schizophrenia. In: *Psychiatry Research*, 149, S. 11–23.

SHAY, J. (1998): Achill in Vietnam. Kampftrauma und Persönlichkeitsverlust. Hamburg.

SHERGILL, S. S.; BRAMMER, M. J.; AMARO, E.; WILLIAMS, S. C.; MURRAY, R. M.; MCGUIRE, P. K. (2004): Temporal course of auditory hallucinations. In: *British Journal of Psychiatry*, 185, S. 516–517.

SIELAFF, G.; JANSSEN, L.; BODEN, I.; RUPPELT, F.; BOCK, T. (2015): »Helfen, ein Gegenüber zu bleiben« – Peer-Fortbildung für Angehörige. In: *Nervenheilkunde*, 4, S. 253–258.

SLABY, J. (2011): Affektive Intentionalität – Hintergrundgefühle, Möglichkeitsräume, Handlungsorientierung. In: SLABY, J.; STEPHAN, A.; WALTER, H.; WALTER, S. (Hg.): Affektive Intentionalität. Beiträge zur welterschließenden Funktion der menschlichen Gefühle. Paderborn, S. 23–48.

SLADE, M.; AMERING, M.; OADES, L. (2008): Recovery: An international perspective. In: *Epidemiologia e Psichiatria Sociale*, 17, S. 128–137.

SLOTERDIJK, P. (2016): Raum und Psyche. In: HASLINGER, B. (Hg.): Raum und Psyche – ein transdisziplinärer Dialog zu Freiräumen in der Psychiatrie. Gießen, S. 27–41.

SPITZER, M. (2004): Selbstbestimmen. Gehirnforschung und die Frage: Was sollen wir tun? Heidelberg.

STIERLIN, H. (1984): Psychosomatische und schizopräsente Familien: Wechselfälle der bezogenen Individuation. In: *Familiendynamik*, 9, S. 278–294.

STIERLIN, H.; WYNNE, L.; WIERSCHING, M. (Hg.) (1985): Psychotherapie und Sozialtherapie der Schizophrenie. Heidelberg u. a.

STRASSBERG, D. (2004): Scham als Problem der psychoanalytischen Praxis. In: *Schweizer Archiv für Neurologie und Psychiatrie*, 155, S. 225–228.

STUBENVOLL, M.; SCHÄFER, I. (2014): Wachstum durch Trauma – per aspera ad astra? In: BOCK, T.; KLAPHECK, K.; RUPPELT, F. (Hg.): Sinnsuche und Genesung. Köln, S. 168–176.

SZASZ, T. (1960): »The Myth of Mental Illness«. In: *American Psychologist*, 15, S. 113–118.

SZASZ, T. (1997): Grausames Mitleid. Über die Aussonderung unerwünschter Menschen. Frankfurt a. M.

T

TEISING, M. (2013): Die Beziehung zu psychotisch erkrankten Menschen – die Arbeit an der Kontaktschranke. Vortrag bei der DDPP-Veranstaltung am 4. Mai 2013.

TERZIOGLU, P. (2006): Die gelungene Arzt-Patient-Kooperation in der psychiatrischen Praxis. Bonn.

TIENARI, P., WYNNE, L. C.; SORRI, A.; LAHTI I.; LÄKSY K.; MORING J.; NAARALA M.; NIEMINEN P.; WAHLBERG K.E. (2004): Genotype environment interaction in schizophrenia-spectrum disorder – Long-term follow-up study of Finnish adoptees. In: *British Journal of Psychiatry*, 184, S. 216–222.

TOMASELLO, M. (2010): Warum wir kooperieren. Berlin.

TRESS, W. (1986): Das Rätsel der seelischen Gesundheit. Traumatische Kindheit und früher Schutz gegen psychogene Störungen. Eine retrospektive epidemiologische Studie an Risikopersonen. Göttingen.

TROJE, E (2000): Die Weitergabe psychischer Inhalte von Generation zu Generation und ihre potentielle Auswirkung auf die Entstehung einer Psychose. In: MENTZOS, S.; MÜNCH, A. (Hg.): Die Bedeutung des psychosozialen Feldes und der Beziehung für Genese, Psychodynamik, Therapie und Prophylaxe der Psychosen. Göttingen, S. 26–52.

TUGENDHAT, E.; WOLF, U. (1986): Logisch-semantische Propädeutik. Stuttgart.

U

UEXKÜLL, J. (1956): Streifzüge durch die Umwelten von Tieren und Menschen. Reinbek.

UTSCHAKOWSKI, J.; SIELAFF, G.; BOCK, T.; WINTER, A. (2016): Experten aus Erfahrung. Peerarbeit in der Psychiatrie. Köln.

V

VAN OS, J. (2001): Prevalence of psychotic disorder and community level of psychotic symptoms: An urban-rural comparison. In: *Archives of General Psychiatry*, 58, S. 663–668.

VARESE, F. L.; SMEETS, F.; DRUKKER, M.; LIEVERSE, R.; LATASTER, T.; VIECHTBAUER, W.; READ, J.; VAN OS, J.; BENTALL, R. P. (2012): Childhood adversities increase the risk of psychosis: A meta-analysis of patient-control, prospective- and cross-sectional cohort studies. In: *Schizophrenia Bulletin*, 38, S. 661–671.

VELING, W. (2013): Ethnic minority position and risk for psychotic disorders. In: *Current Opinion in Psychiatry*, 26, S. 166–171.

VELING, W.; SUSSER, E.; VAN OS, J.; MACKENBACH, J. P.; SELTEN, J. P.; HOEK, H.W. (2008): Ethnic density of neighborhoods and incidence of psychotic disorders among immigrants. In: *American Journal of Psychiatry*, 165, S. 66–73.

VOLLMANN, J. (2008): Ein kognitionsbasierter Ansatz zur Feststellung der Selbstbestimmungsfähigkeit in der Psychiatrie. Eine medizinethische Kritik des MacCAT-T. In: VOLLMANN, J. (Hg.): Patientenselbstbestimmung und Selbstbestimmungsfähigkeit. Stuttgart, S. 73–83.

VOSGERAU, G.; VOSS, M. (2014): Authorship and control over thoughts. In: *Mind & Language*, 29, S. 534–565.

W

WALDENFELS, B. (2008): Grenzen der Normalisierung. Studien zur Phänomenologie des Fremden, Band 2. Frankfurt a. M.

WALSH, F. (1998): Strengthening family resilience. New York.

WEAVER, I. C.; CERVONI, N.; CHAMPAGNE, F. A.; D'ALESSIO, A. C.; SHARMA, S.; SECKL, J. R.; DYMOV, S.; SZYF, M.; MEANEY, M. J. (2004): Epigenetic programming by maternal behaviour. In: *Nature Neuroscience*, 7, S. 847–854.

WEIGAND, W. (1998): Was frag-würdig ist und ambivalent macht. In: SCHATTENHOFER, K.; WEIGAND, W. (Hg.): Die Dynamik der Selbststeuerung. Wiesbaden, S. 75–99.

WEISE, K. (2012): Psychiatriereform in Sachsen 1960 bis 1990. In: www.sozialpsychiatrie-in-sachsen.de/klaus-weise-psychiatriereform-in-sachsen (letzter Zugriff: 30.09.2012).

WEISE, K. (2014): Psychiatriereform in Sachsen 1960–1990, Symptom 6, Sächsisches Psychiatriemuseum. In: www. sozialpsychiatrie-in-sachsen.de/klaus-weise-psychiatriereform-in-sachsen (letzter Zugriff: 01.02.2016).

WETZEL, J. (2006): Versuche der Verständigung. Das Psychose-Seminar Pankow. Unveröffentlichte Diplomarbeit, Katholische Hochschule für Sozialwesen. Berlin.

WHISMAN, M. A. (1999): Marital dissatisfaction and psychiatric disorders: Results from the National Comorbidity Survey. In: *Journal of Abnormal Psychology*, 108, S. 701–706.

Wikipedia-Eintrag zu Amadeu Antonio Kiowa. In: www.wikipedia.org/wiki/Amadeu_Antonio_Kiowa (letzter Zugriff: 20.04.2015).

WILHELM, R. (1921): Laotse. Tao te king. Das Buch vom Sinn und Leben. Jena.

WILKINSON, R.; PICKET, K. (2010): The spirit level: Why Equality is better for Everyone. London.

WINTERER, G.; WEINBERGER, D. R. (2004): Genes, dopamine and cortical signal-to-noise ratio in schizophrenia. In: *Trends in Neuroscience*, 27, S. 683–690.

WITTCHEN, H.-U. (2014): »Sind wir alle verrückt?« – Vortrag beim Hygiene Museum Dresden am 9. Januar 2014 bei der Vortragsreihe »Innenansichten psychischer Erkrankungen«. Dresden.

WITTGENSTEIN, L. (1997): Philosophical Investigations. Oxford/Cambridge.

WULFF, E. (1995): Wahnsinnslogik – von der Verstehbarkeit schizophrener Erfahrung. Bonn.

Y

YALOM, I. D. (1989): Existentielle Psychotherapie. Köln.

Z

ZAUMSEIL, M, (1997): Modernisierung der Identität von psychisch Kranken. In: ZAUMSEIL, M.; LEFERINK, K. (Hg.): Schizophrenie in der Moderne, Modernisierung der Schizophrenie. Bonn, S. 145 – 200.

ZINKLER, M. (2014): Offener Brief zur Neuregelung der Zwangsbehandlung im Betreuungsrecht. In: *Psychosoziale Umschau*, 1, S. 24–25.

ZUBIN, J.; SPRING, B. (1977): Vulnerability: A new view on schizophrenia. In: *Journal of Abnormal Psychology*, 86, S. 103–123.

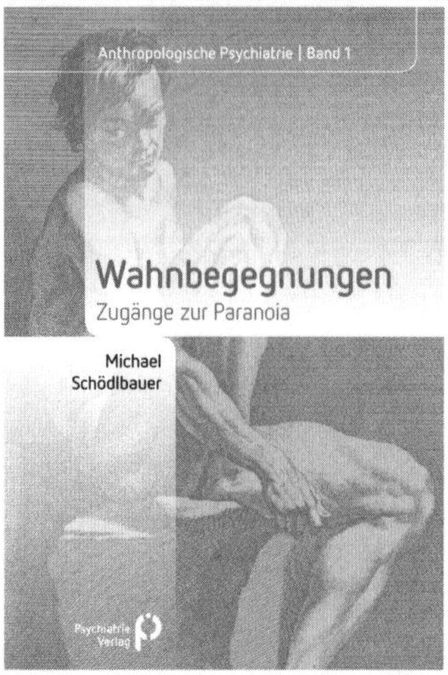

Michael Schödlbauer
Wahnbegegnungen
Zugänge zur Paranoia
2016, 368 Seiten
49,95 €, ISBN Print 978-3-88414-620-0
39,99 €, ISBN eBook 978-3-88414-874-7

Wahnverwandtschaften – die Entfremdung vom Gewohnten
Der Wahn ist das zentrale Moment der psychotischen Erfahrung und Ausdruck des menschlichen Wunsches nach Sinnbildung. Der erste Band unserer Reihe »Anthropologische Psychiatrie« erschließt das ganze Spektrum von Wahnhaftigkeit in Wissenschaft, Religion und Kultur. Michael Schödlbauer beschreibt Wahnbildungen aus den menschlichen Wahrnehmungsmöglichkeiten und den psychischen Verarbeitungsprozessen heraus, kontrastiert dimensionale und kategoriale psychiatrische Diagnostik des Wahns und diskutiert souverän die psychiatrische und philosophische Literatur und ihre Fallbeispiele aus zwei Jahrhunderten.

»Ein umfassendes Werk über den Wahn. Braucht es das in einer Zeit, in der die Psychiatrie über differenzierte Diagnosesysteme verfügt, die evidenzbasiert entwickelt wurden und weiterentwickelt werden? (…) Ja. Das Fach braucht ein solches Werk dringend! Gerade in einer Zeit, in der die Psychiatrie die Inseln der Anstalten hinter sich gelassen hat und in psychiatrischen Abteilungen, Tageskliniken, psychiatrischen und psychotherapeutischen Praxen, Institutsambulanzen und Sozialpsychiatrischen Diensten mitten in der Gesellschaft angekommen ist. Aber vor allem, weil die Monografie von Michael Schödlbauer ein Glücksfall ist. Es setzt an einer Stelle an, die in der Ausbildung von Fachärzten in den letzten zwei Jahrzehnten sträflich vernachlässigt wurde, nämlich am Inhalt der Symptome. (…) Einen besseren Start hätte sich der Psychiatrie Verlag für seine neue Reihe ›Anthropologische Psychiatrie‹ nicht wünschen können.«
Michael Konrad, Psychiatrische Praxis

Psychiatrie Verlag

Telefon 0221 167 989 -0, Fax 0221 167 989-20,
E-Mail: verlag@psychiatrie.de, Internet: www.psychiatrie-verlag.de